Wheeler

Anatomía, fisiología y oclusión dental

Wheeler
Anatomía, fisiología y oclusión dental

Novena edición

Stanley J. Nelson, DDS, MS

Professor
School of Dental Medicine
University of Nevada
Las Vegas, Nevada

Major M. Ash Jr, BS, DDS, MS, MD hc*

Marcus L. Ward Professor and Research Scientist, Emeritus
The University of Michigan
Ann Arbor, Michigan

*Fallecido

ELSEVIER

Ámsterdam Barcelona Beijing Boston Filadelfia Londres Madrid
México Milán Múnich Orlando París Roma Sídney Tokio Toronto

ELSEVIER

Edición en español de la novena edición de la obra original en inglés
Wheeler's Dental Anatomy, Physiology, and Occlusion

Revisión científica:

Dra. María Cristina Manzanares Céspedes
Profesora Titular. Unidad de Anatomía y Embriología Humana
Facultad de Odontología. Universitat de Barcelona

Dra. Patrícia Carvalho Lobato
Profesora Asociada. Unidad de Anatomía y Embriología Humana
Departamento de Patología y Terapéutica Experimental
Facultad de Odontología. Universitat de Barcelona

Dr. Antonio Bascones Martínez
Catedrático del Departamento de Medicina y Cirugía Bucofacial
Universidad Complutense de Madrid

ISBN edición original: 978-1-4160-6209-7
ISBN edición española: 978-84-8086-690-3

Traducción y producción editorial: Diorki Servicios Integrales de Edición
Depósito Legal: M. 42.199 – 2010
Impreso en España por Gráficas Muriel, S.A.

Advertencia

La medicina es un área en constante evolución. Aunque deben seguirse unas precauciones de seguridad estándar, a medida que aumenten nuestros conocimientos gracias a la investigación básica y clínica habrá que introducir cambios en los tratamientos y en los fármacos. En consecuencia, se recomienda a los lectores que analicen los últimos datos aportados por los fabricantes sobre cada fármaco para comprobar la dosis recomendada, la vía y duración de la administración y las contraindicaciones. Es responsabilidad ineludible del médico determinar la dosis y el tratamiento más indicado para cada paciente en función de su experiencia y del conocimiento de cada caso concreto. Ni los editores ni los directores asumen responsabilidad alguna por los daños que pudieran generarse a personas o propiedades como consecuencia del contenido de esta obra.

El editor

A Thomas P. Nowlin, DDS, MA

Obituario

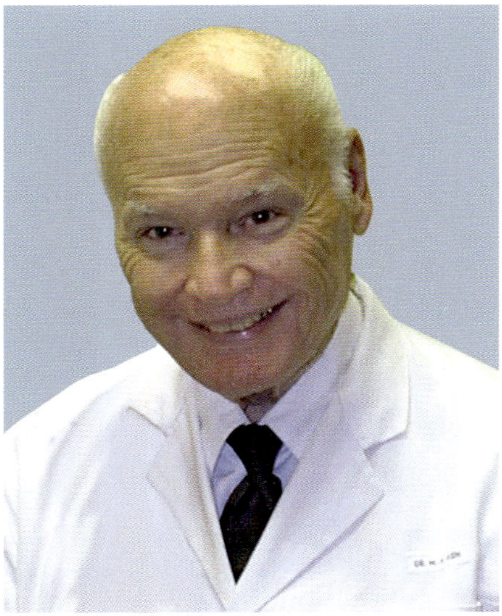

El **Profesor Doctor Comandante McKinley Ash** nació el 7 de abril de 1921. En 1942 se graduó en ingeniería eléctrica en el Instituto Tecnológico de Illinois. En 1943 se licenció en física por la Universidad de Chicago. El Dr. Ash sirvió en el ejército durante la Segunda Guerra Mundial y fue condecorado con la Estrella de Plata (Estados Unidos), el Corazón Púrpura (Estados Unidos) y la Cruz de Guerra (Francia). Después completó su licenciatura en Ciencias Químicas en la Universidad estatal de Michigan y se casó con Fayola Foltz el 2 de septiembre de 1947. En 1951, el Dr. Ash recibió su Doctorado en Cirugía Dental en la Universidad Emory de Georgia y cursó un máster en Periodontología por la Universidad de Michigan en 1954.

Durante sus 53 años de carrera en la Facultad de Odontología de la Universidad de Michigan, el Dr. Ash fundó y presidió el Departamento de Oclusión y dirigió la TMJ/Oral Facial Pain Clinic and Stomatognathic Physiology Laboratory, desde 1969 hasta 1987. Fue nombrado profesor de la Cátedra Marcus L. Ward de Odontología en 1984 y obtuvo el Premio al Servicio Distinguido de su facultad en 1992. A lo largo de su carrera, el Dr. Ash fue un autor prolífico: publicó alrededor de 200 artículos científicos y siete libros, entre los que se encuentra *Wheeler. Anatomía, fisiología y oclusión dental.* Sus trabajos han sido publicados en chino, francés, alemán, italiano, japonés, coreano, polaco, portugués y español.

El Dr. Ash falleció el 21 de marzo de 2007 en Scottsdale, Arizona. Fue un gran educador.

Referencia: Universidad de Michigan *Record for Faculty and Staff of the University of Michigan*, presentado por Jerry Mastey, Facultad de Odontología, 2 de abril de 2007. Fotografía por cortesía de la Facultad de Odontología de la Universidad de Michigan.

Prefacio

La novena edición del texto de *Wheeler. Anatomía, fisiología y oclusión dental* es una celebración de la vida y las muchas aportaciones de uno de los mejores educadores dentales que he conocido: el Profesor Doctor Mayor McKinley Ash. Pese a que el Dr. Ash no pudo ver esta nueva versión, su contribución a esta edición así como a las ediciones sexta a octava continuarán mejorando la educación y la práctica odontológica en los años venideros. Fui uno de sus muchos estudiantes durante toda mi carrera y aún echo en falta su opinión. En su memoria, intentaré tomar las riendas y continuar con la excelente tradición del texto de Wheeler.

La continuidad del tema y la información básica de las pasadas ediciones se han conservado a fin de reflejar los muchos años que este libro ha servido como fuente de información en el campo de la anatomía dental; sin embargo, esta novena edición incluye nuevos e interesantes contenidos. En especial, es de destacar el color de algunas ilustraciones y fotografías antes en blanco y negro. A menudo, se ha conservado la fotografía original por aportar un sentido histórico, pero se han combinado con imágenes coloreadas de los dientes estudiados y dibujos lineales simplificados para subrayar los principales relieves del contorno del diente y sus principales características anatómicas.

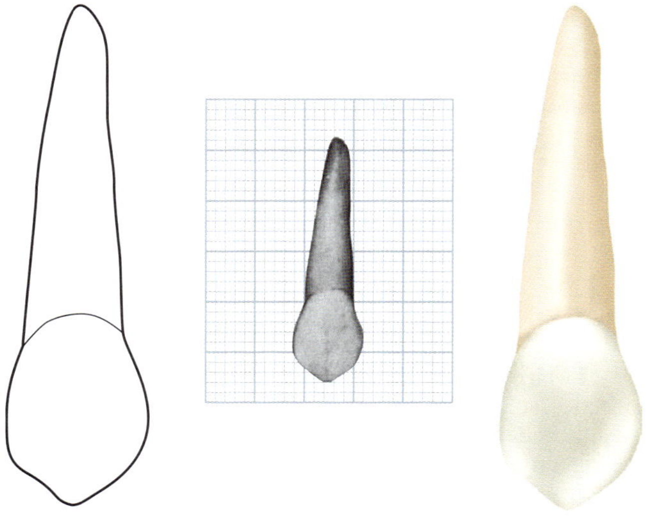

FIGURA 8-2 Canino izquierdo maxilar, cara vestibular. (Cuadrícula = 1 mm².)

La sección de «Odontología forense» se ha ampliado y puesto al día, reflejando el crecimiento y el aumento del interés en esta ciencia en desarrollo. Como en la edición precedente, las tablas de resumen del apéndice proporcionan un útil instrumento para la preparación de exámenes.

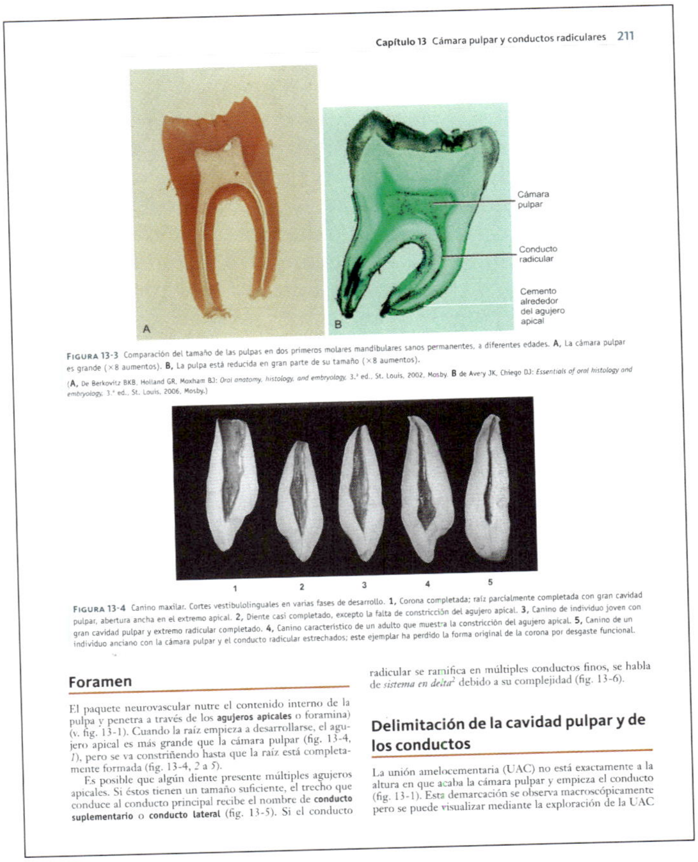

Capítulo 13 Cámara pulpar y conductos radiculares 211

FIGURA 13-3 Comparación del tamaño de las pulpas en dos primeros molares mandibulares sanos permanentes, a diferentes edades. **A,** La cámara pulpar es grande (×8 aumentos). **B,** La pulpa está reducida en gran parte de su tamaño (×8 aumentos).

(**A,** De Berkovitz BKB, Holland GR, Moxham BJ: *Oral anatomy, histology, and embryology,* 3.ª ed., St. Louis, 2002, Mosby. **B** de Avery JK, Chiego DJ: *Essentials of oral histology and embryology,* 3.ª ed., St. Louis, 2006, Mosby.)

FIGURA 13-4 Canino maxilar. Cortes vestibulolinguales en varias fases de desarrollo. **1,** Corona completada; raíz parcialmente completada con gran cavidad pulpar, abertura ancha en el extremo apical. **2,** Diente casi completado, excepto la falta de constricción del agujero apical. **3,** Canino de individuo joven con gran cavidad pulpar y extremo radicular completado. **4,** Canino característico de un adulto que muestra la constricción del agujero apical. **5,** Canino de un individuo anciano con la cámara pulpar y el conducto radicular estrechados; este ejemplar ha perdido la forma original de la corona por desgaste funcional.

Foramen

El paquete neurovascular nutre el contenido interno de la pulpa y penetra a través de los **agujeros apicales** o foramina) (v. fig. 13-1). Cuando la raíz empieza a desarrollarse, el agujero apical es más grande que la cámara pulpar (fig. 13-4, *1*), pero se va constriñendo hasta que la raíz está completamente formada (fig. 13-4, *2* a *5*).

Es posible que algún diente presente múltiples agujeros apicales. Si éstos tienen un tamaño suficiente, el trecho que conduce al conducto principal recibe el nombre de **conducto suplementario** o **conducto lateral** (fig. 13-5). Si el conducto radicular se ramifica en múltiples conductos finos, se habla de *sistema en delta*[2] debido a su complejidad (fig. 13-6).

Delimitación de la cavidad pulpar y de los conductos

La unión amelocementaria (UAC) no está exactamente a la altura en que acaba la cámara pulpar y empieza el conducto (fig. 13-1). Esta demarcación se observa macroscópicamente pero se puede visualizar mediante la exploración de la UAC

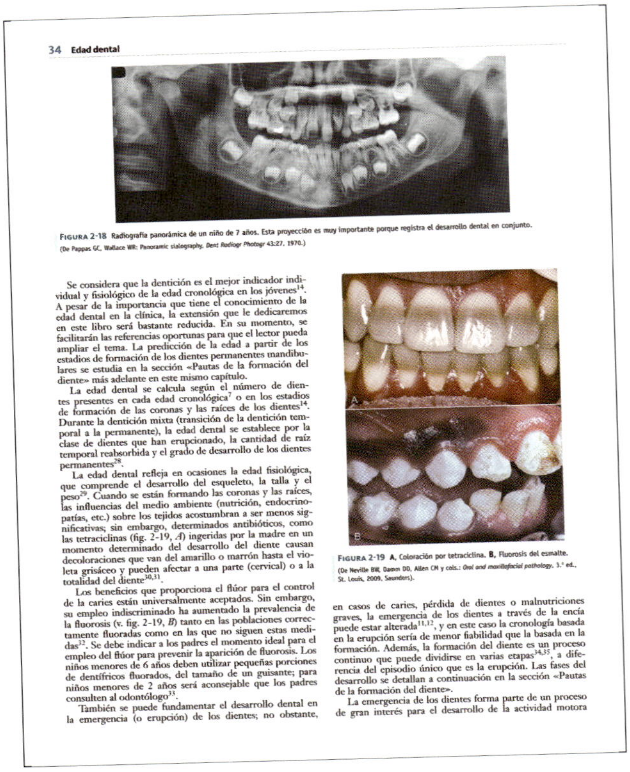

FIGURA 2-18 Radiografía panorámica de un niño de 7 años. Esta proyección es muy importante porque registra el desarrollo dental en conjunto. (De Pappas GC, Wallace WR: Panoramic sialography, *Dent Radiogr Photogr* 43:27, 1970.)

Se considera que la dentición es el mejor indicador individual y fisiológico de la edad cronológica en los jóvenes[14]. A pesar de la importancia que tiene el conocimiento de la edad dental en la clínica, la extensión que le dedicaremos en este libro será bastante reducida. En su momento, se facilitarán las referencias oportunas para que el lector pueda ampliar el tema. La predicción de la edad a partir de los estadios de formación de los dientes permanentes mandibulares se estudia en la sección «Pautas de la formación del diente» más adelante en este mismo capítulo.

La edad dental se calcula según el número de dientes presentes en cada edad cronológica[7] o en los estadios de formación de las coronas y las raíces de los dientes[14]. Durante la dentición mixta (transición de la dentición temporal a la permanente), la edad dental se establece por la clase de dientes que han erupcionado, la cantidad de raíz temporal reabsorbida y el grado de desarrollo de los dientes permanentes[28].

La edad dental refleja en ocasiones la edad fisiológica, que comprende el desarrollo del esqueleto, la talla y el peso[29]. Cuando se están formando las coronas y las raíces, las influencias del medio ambiente (nutrición, endocrinopatías, etc.) sobre los tejidos acostumbran a ser menos significativas; sin embargo, determinados antibióticos, como las tetraciclinas (fig. 2-19, *A*) ingeridas por la madre en un momento determinado del desarrollo del diente causan decoloraciones que van del amarillo o marrón hasta el violeta grisáceo y pueden afectar a una parte (cervical) o a la totalidad del diente[30,31].

Los beneficios que proporciona el flúor para el control de la caries están universalmente aceptados. Sin embargo, su empleo indiscriminado ha aumentado la prevalencia de la fluorosis (v. fig. 2-19, *B*) tanto en las poblaciones correctamente fluoradas como en las que no siguen estas medidas[32]. Se debe indicar a los padres el momento ideal para el empleo del flúor para prevenir la aparición de fluorosis. Los niños menores de 6 años deben utilizar pequeñas porciones de dentífricos fluorados, del tamaño de un guisante; para niños menores de 2 años será aconsejable que los padres consulten al odontólogo[33].

También se puede fundamentar el desarrollo dental en la emergencia (o erupción) de los dientes; no obstante, en casos de caries, pérdida de dientes o malnutriciones graves, la emergencia de los dientes a través de la encía puede estar alterada[11,12], y en este caso la cronología basada en la erupción sería de menor fiabilidad que la basada en la formación. Además, la formación del diente es un proceso continuo que puede dividirse en varias etapas[34,35], a diferencia del episodio único que es la erupción. Las fases del desarrollo se detallan a continuación en la sección «Pautas de la formación del diente».

La emergencia de los dientes forma parte de un proceso de gran interés para el desarrollo de la actividad motora

FIGURA 2-19 A, Coloración por tetraciclina. B, Fluorosis del esmalte. (De Neville BW, Damm DD, Allen CM y cols.: *Oral and maxillofacial pathology*. 3.ª ed., St. Louis, 2009, Saunders).

DVD

El DVD que acompaña a esta novena edición (que ya se presentaba en la anterior edición) ha ampliado sus contenidos en diversos aspectos. Incluye **animaciones 3D, fichas de repaso electrónicas, ejercicios de nomenclatura** y un **cuestionario de identificación dental por medio de realidad virtual.** El material adicional contiene patrones del movimiento mandibular y los contactos oclusales resultantes que se producen cuando el individuo alcanza la máxima intercuspidación de los dientes en el momento en el que las articulaciones temporomandibulares están situadas en posición céntrica.

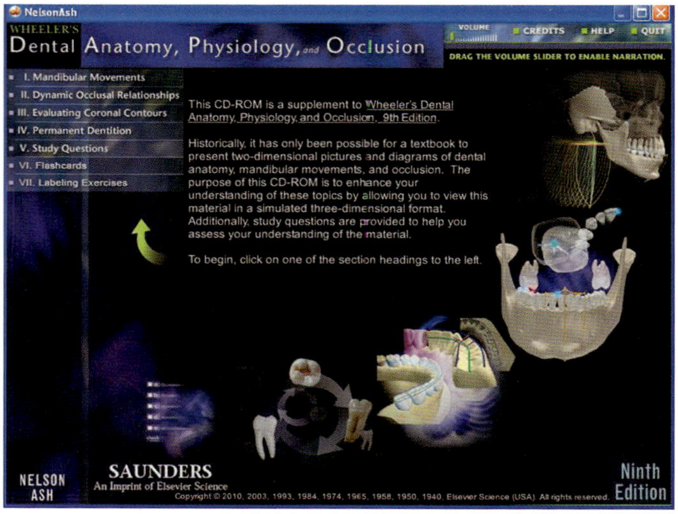

El cuestionario de identificación dental se considera un «rito de paso» en los cursos de numerosas facultades de odontología. Dada la creciente dificultad para obtener colecciones de dientes naturales, una experiencia de realidad virtual en identificación dental puede ayudar a afinar las habilidades requeridas para examinar una pieza dental. Asimismo permite una correcta identificación basada en el conocimiento de las principales características de cada tipo dentario. En esta sección, el estudiante podrá ver una película de **realidad virtual** ***Quick Time*** del diente. Esta filmación permite su inspección desde múltiples proyecciones hasta que se consigue una identificación positiva.

Evolve

Estamos muy ilusionados con la inclusión de la **NUEVA** página web de ayuda evolve. Profesores y estudiantes pueden utilizar libremente este material en la medida en que sea útil para sus cursos. El profesor tiene a su disposición todas las figuras de este libro en formato electrónico, una colección de 300 preguntas de examen y una clase en PowerPoint. Todos estos recursos tienen como objetivo ayudar a desarrollar nuevos materiales docentes o mejorar los contenidos del currículum. El estudiante puede usar las «Fichas de repaso» en formato electrónico, ejercicios de nomenclatura y animaciones. Visiten la página web de Evolve en la dirección **http://evolve.elsevier.com/Nelson/dentalanatomy/**.

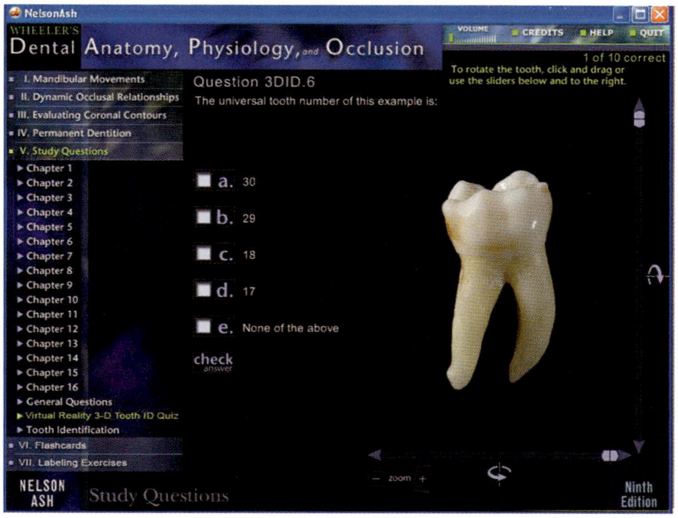

Iconos

A lo largo del texto podrán verse iconos DVD en los márgenes. Cuando se muestra un icono DVD, el lector puede acceder a la parte del DVD identificada para ver el material en un formato 3D interactivo.

Como en las ediciones anteriores, se han incluido referencias tanto específicas como generales para ampliar contenidos. A través de estas referencias, el lector podrá comprobar la rica historia de las contribuciones aportadas por numerosas disciplinas. A este respecto, la terminología empleada en las secciones de oclusión se ha actualizado para reflejar tanto los términos utilizados actualmente como la terminología necesaria para comprender el desarrollo histórico y la investigación fundamental en este campo.

Una vez más, se ha intentado considerar lo que es importante que el estudiante y el odontólogo clínico sepan y lo que puede ser de utilidad para los especialistas de otras áreas científicas.

Stanley J. Nelson, DDS, MS

Agradecimientos

El Dr. Edward Herschaft, de la University of Nevada-Las Vegas School of Dental Medicine, merece un agradecimiento especial por haber escrito la sección de odontología forense del capítulo 4, igual que nuestro colega el Dr. David Ord por aportar las fotografías forenses incluidas en esta sección. Asimismo, gracias a mi colega el Dr. Bill Dahlke por su ayuda en la redacción de las preguntas de examen. Quisiera dar las gracias a David Baker, MA (Ilustrador médico) de la University of Texas Health Sciences Center en San Antonio, y a sus colegas Sam Newman y Lee Bennack. Sin su trabajo de preparar las nuevas animaciones y las fotografías de realidad virtual QuickTime, el DVD no hubiera podido realizarse. Deseo manifestar un agradecimiento especial a Jodie Bernard por su trabajo en las maravillosas nuevas ilustraciones que se encuentran a lo largo del texto. Quisiera dar las gracias también al Dr. George Ash y a la familia Ash por prestarme su ayuda con los documentos del Dr. Ash.

También quisiera agradecer todo el duro trabajo realizado por John Dolan, Brian Loehr, Courtney Sprehe y el resto del equipo de Elsevier Science por hacer realidad la novena edición.

A los estudiantes, profesores y personal de la University of Nevada-Las Vegas School of Dental Medicine, gracias por su apoyo durante este proyecto de dos años y por concederme esta oportunidad.

A mi esposa, Mary Sarah, gracias por todo tu apoyo y tu ayuda y, finalmente, a mi padre, Charles S. Nelson, DDS, gracias por tu ejemplo, dirección y apoyo a medida que he progresado en la vida y en esta maravillosa profesión de odontólogo.

SJN

Índice de capítulos

1

Introducción a la anatomía dental

La anatomía dental es el estudio del desarrollo, la morfología, la función y la identificación de cada uno de los dientes de las denticiones humanas, así como del modo en que los dientes se relacionan en cuanto a su tamaño, forma, estructura, color y función con los restantes dientes, tanto de la misma arcada como de la arcada opuesta, aunque no se limita únicamente a estos aspectos. De esta manera, el estudio de la anatomía dental, su fisiología y su oclusión proporciona el fundamento para dominar las diversas especialidades de la odontología.

La aplicación de la anatomía dental a la práctica clínica puede evidenciarse en la figura 1-1, *A*, en la que se aprecia que una alteración en la formación del esmalte (estudiada brevemente en el cap. 2) ha causado problemas estéticos, psicológicos y periodontales, los cuales pueden corregirse con un tratamiento restaurador apropiado, tal como se ilustra en la figura 1-1, *B*. El profesional debe conocer la morfología, oclusión, estética, fonética y función del diente para poder realizar el tratamiento adecuado.

Formación de las denticiones (síntesis)

La especie humana posee dos series de dientes a lo largo de la vida. La primera serie que aparece en la boca es la llamada dentición **temporal** o **decidua**, que empieza a formarse antes del nacimiento, aproximadamente en la semana 14 de vida intrauterina, y se completa después del nacimiento hacia los 3 años. Si no existen alteraciones congénitas, enfermedades dentales o traumatismos, los primeros dientes temporales aparecen en la cavidad oral a los 6 meses aproximadamente y el último erupciona alrededor de los 28 ± 4 meses. La dentición decidua permanece intacta (salvo pérdida por caries o traumatismo) hasta que el niño alcanza los 6 años de edad. En este momento, los primeros dientes **de reemplazo** o **permanentes** empiezan a erupcionar en la boca. La emergencia de estos dientes inicia el **período de transición** o **de dentición mixta**, en el que concurren dientes temporales con dientes de reemplazo. El período de transición se extiende desde los 6 hasta los 12 años y termina cuando todos los dientes temporales se han exfoliado. En este momento comienza la fase de dentición permanente. Así pues, la transición de la dentición temporal a la definitiva empieza con la erupción de los primeros molares permanentes, la caída de los incisivos deciduos y la aparición de los incisivos permanentes. El período de dentición mixta es, en ocasiones, un intervalo difícil para el niño, a causa de los hábitos, la pérdida de dientes, los cambios de tono y de color, los apiñamientos y las malposiciones.

Los dientes permanentes o de reemplazo sustituyen a los temporales siguiendo una secuencia de erupción que presenta algunas variaciones y que se trata en el capítulo 16.

Después de la pérdida de los caninos y molares temporales, hacen erupción los caninos y premolares definitivos, y posteriormente el segundo molar, con lo que la erupción queda completada (incluidas las raíces) alrededor de los 14-15 años, excepto para los terceros molares, que aparecen de los 18 a los 25 años. Así pues, el período de dentición permanente se inicia hacia los 12 años o algo más. La dentición permanente completa consta de 32 dientes, si no existe alguna ausencia congénita. En el capítulo 2 se describe el desarrollo de los dientes, de las denticiones y del complejo craneofacial, y en el capítulo 16 se estudia el desarrollo de la oclusión en ambas denticiones.

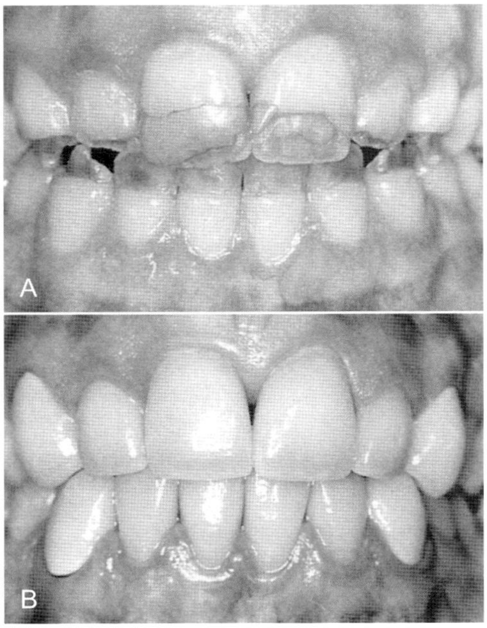

FIGURA 1-1 **A,** Alteración de desarrollo cronológico que afecta a todos los dientes anteriores. **B,** Resultado del tratamiento conservador terminado, teniendo en cuenta la estética, la oclusión y la salud periodontal. Obsérvese que la situación gingival no está completamente resuelta.
(De Ash MM, Ramfjord S: *Occlusion,* 4.ª ed., Filadelfia, 1995, Saunders.)

Nomenclatura

El primer paso para conocer la anatomía dental es aprender la nomenclatura y los sistemas que se emplean para describir y clasificar el material que se va a estudiar. Cuando aparece por primera vez un término significativo, se escribe en negrita. Los otros términos se examinan en los capítulos siguientes.

El término **mandibular** se refiere a la arcada inferior o mandíbula, y el término **maxilar,** al maxilar superior. Cuando se emplea más de un nombre para describir algo, inicialmente se emplearán los dos nombres de uso más común. Después, se pueden combinar o utilizarse individualmente, de acuerdo con la literatura especializada de referencia de determinadas especialidades de la odontología, como por ejemplo **dentición primaria o decidua** o **dentición permanente o de reemplazo.** Podemos poner como ejemplo el uso de estos dos términos. El diccionario en lengua inglesa define el término *primario* como «constitutivo o perteneciente al primer período de cualquier proceso». El término *deciduo* significa «no permanente, transitorio». El mismo diccionario remite del término *diente deciduo* a *diente de leche,* que se define como «uno de los dientes temporales de un mamífero, que es reemplazado por los dientes permanentes. También llamados *dientes infantiles* o *dientes deciduos».* Así, en inglés[1], el término *primario* puede referirse a la primera dentición y el término *deciduo* puede indicar que no es permanente, pero no por ello es intrascendente. El término *de reemplazo* puede describir una dentición de sustitución y no sugiere permanencia, mientras que el término *permanente* sugiere una dentición permanente, lo que puede no ser el caso debido a caries dental, enfermedad periodontal o traumatismos. Las cuatro descripciones aparecen en la literatura médica en lengua inglesa.

Fórmulas dentales de los mamíferos

La denominación y el número de los dientes de los mamíferos se expresan mediante fórmulas que diferencian la dentición humana de la de otras especies. Frecuentemente se representan los dientes con la letra inicial de su nombre (I por incisivo, C por canino, P por premolar, M por molar); cada letra va seguida por una línea horizontal y el tipo de diente se coloca por encima de la línea en el maxilar (arcada superior) o por debajo si se trata de la mandíbula (arcada inferior). La fórmula incluye al final el número total de dientes de cada arcada y es la misma para los seres humanos.

La fórmula dental para la dentición temporal o decidua en los humanos es la siguiente:

$$I\frac{2}{2}\ C\frac{1}{1}\ M\ \frac{2}{2} = 10$$

Esta fórmula debe leerse así: incisivos, dos maxilares y dos mandibulares; caninos, uno maxilar y uno mandibular; molares, dos maxilares y dos mandibulares; o 10 en total en cada lado, derecho o izquierdo (fig. 1-2, *A*).

La fórmula de la dentición permanente humana es la siguiente:

$$I\frac{2}{2}\ C\frac{1}{1}\ P\frac{2}{2}\ M\frac{3}{3} = 16$$

Ahora se han añadido los premolares a la fórmula, dos maxilares y dos mandibulares, y el tercer molar, uno maxilar y otro mandibular (v. fig. 1-2, *B*).

Existen otros sistemas para la clasificación de las características morfológicas de la dentición permanente que se emplean en estudios antropológicos, pero que aquí no detallaremos. No obstante, en los capítulos siguientes se mencionarán algunas particularidades morfológicas que se usan en los estudios antropológicos[2] (diente en pala, tubérculo de Carabelli, proyecciones del esmalte, incisivos cónicos). Algunos antropólogos emplean las anotaciones di_1, di_2, dc, dm_1, dm_2 para la dentición decidua, e I_1, I_2, C, P_1, P_2, M_1, M_2, M_3 para los dientes permanentes. Estas claves se reservan generalmente para las tablas antropológicas debido a la dificultad de impresión.

Sistemas de numeración dental

En la práctica clínica se necesita un sistema «taquigráfico» rápido para registrar los datos. En el mundo se emplean muchos métodos, pero aquí sólo consideraremos unos pocos. En 1947, un comité de la American Dental Association (ADA) recomendó el sistema simbólico (Zsigmondy/Palmer) como método de elección para la numeración[3]. Sin embargo, debido a las dificultades del teclado con el sistema de anotación de símbolos, en 1968 la ADA recomendó oficialmente el sistema de numeración «universal». Este sistema tiene algunas limitaciones y ha

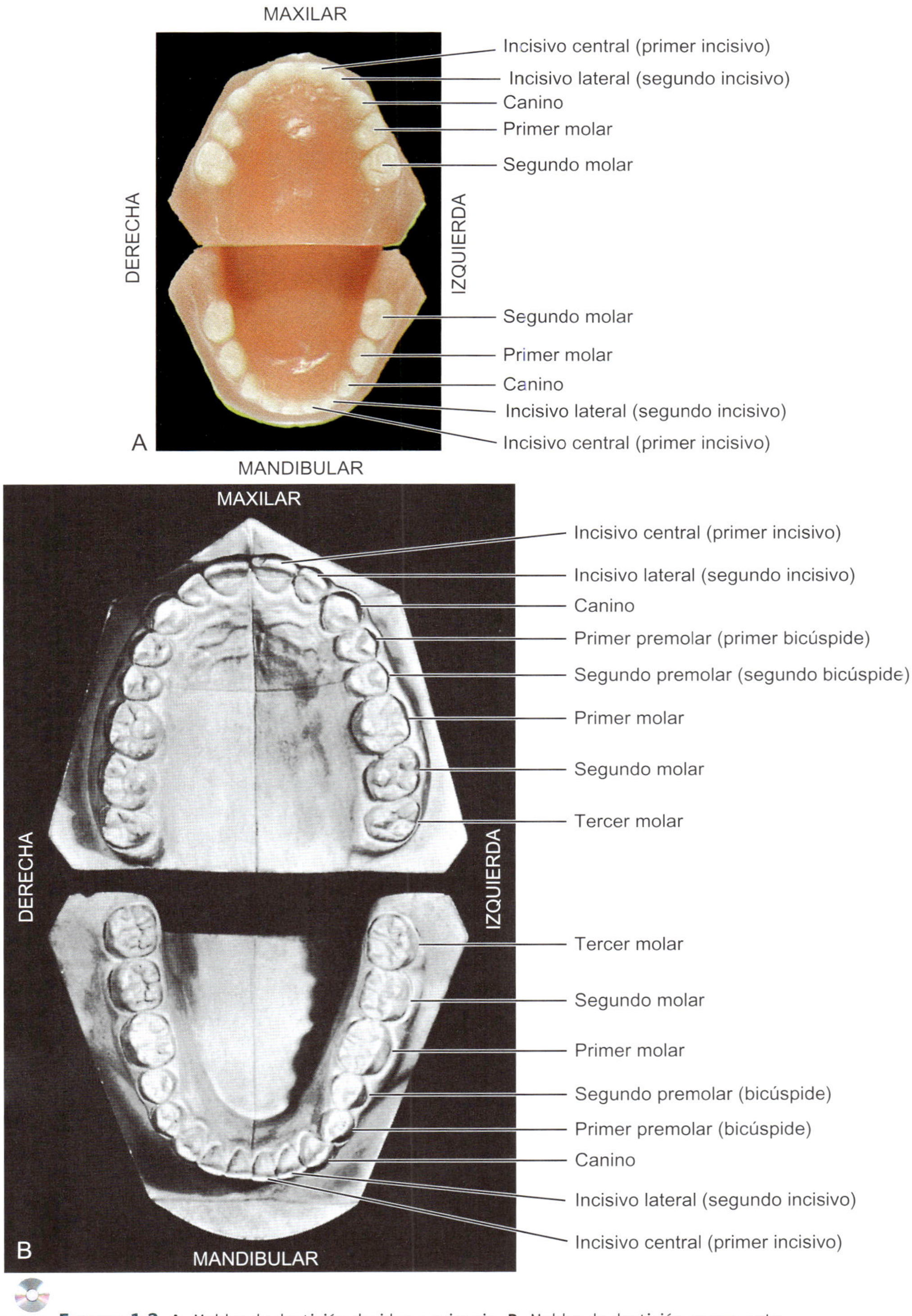

III C, D **FIGURA 1-2** **A,** Moldes de dentición decidua o primaria. **B,** Moldes de dentición permanente.
(**A,** De Berkovitz BK, Holland GR, Moxham BJ: *Oral anatomy, histology and embryology*, 3.ª ed., St. Louis, 2002, Mosby.)

perdido parte de su popularidad, incluso se han recomendado algunos cambios[4].

El sistema de anotación **universal** para la dentición temporal utiliza una letra mayúscula para cada diente temporal. Para los dientes maxilares, empezando por el segundo molar derecho, se designan con las letras A hasta la J; para los dientes mandibulares se emplean las letras K hasta la T, empezando por el segundo molar mandibular izquierdo. El sistema de anotación universal para la dentición temporal completa es como sigue:

Plano medio sagital

Derecha	A	B	C	D	E	F	G	H	I	J	Izquierda
	T	S	R	Q	P	O	N	M	L	K	

El sistema **simbólico** para la dentición permanente fue introducido por Adolph Zsigmondy de Viena en 1861 y modificado para la dentición temporal en 1874.

Por su parte, Palmer publicó el sistema simbólico en 1870. El sistema simbólico se conoce habitualmente en Estados Unidos como el **sistema de anotación de Palmer**, y con menos frecuencia como **sistema de Zsigmondy/Palmer**. En este método, se dividen las arcadas en cuadrantes y la dentición temporal se anota de la manera siguiente:

E	D	C	B	A	A	B	C	D	E
E	D	C	B	A	A	B	C	D	E

De esta manera, para designar un diente determinado, como el incisivo central maxilar derecho, la indicación sería A|. Para el incisivo central mandibular izquierdo se emplearía: |A. Este sistema de numeración presenta dificultades cuando no se dispone del teclado de registro del sistema simbólico de Zsigmondy/Palmer. Para simplificar, esta anotación simbólica se denomina comúnmente adaptación dental de Palmer en vez de anotación de Zsigmondy/Palmer.

En el **sistema de anotación universal** de la dentición permanente, los dientes maxilares se numeran del 1 al 16, empezando por el tercer molar derecho. A partir del tercer molar mandibular izquierdo se numeran del 17 al 32. De esta forma, el primer molar maxilar derecho se designa como 3, el incisivo central maxilar izquierdo como 9, y el primer molar mandibular izquierdo, como 30. En la figura siguiente aparece la dentición permanente completa siguiendo la anotación universal:

1	2	3	4	5	6	7	8	9	10	11	12	13	14	15	16
32	31	30	29	28	27	26	25	24	23	22	21	20	19	18	17

El sistema de Zsigmondy/Palmer divide la dentición permanente en cuatro cuadrantes, numerando los dientes a partir de los incisivos centrales con el número 1, hasta el número 8 (o más) en cada arcada. Por ejemplo, el primer molar maxilar derecho se designa como 6| y el incisivo central mandibular izquierdo como |1. La notación de Palmer en la dentición permanente completa queda así:

8	7	6	5	4	3	2	1	1	2	3	4	5	6	7	8
8	7	6	5	4	3	2	1	1	2	3	4	5	6	7	8

Viktor Haderup, de Dinamarca, ideó en 1891 una variante del sistema de cuadrantes de ocho dientes diferenciando el superior del inferior por el signo + o −, respectivamente, y el lado derecho del izquierdo por la colocación del signo (+1 indica el incisivo central superior izquierdo; 1− indica el incisivo central inferior derecho). Los dientes temporales se designan así: superior derecho (de 05+ a 01+), inferior izquierdo (de −01 a −05). Este sistema todavía se utiliza en Dinamarca[5].

El sistema universal es compatible con el lenguaje de los ordenadores, mientras que el método de Palmer es incompatible con los ordenadores y los tratamientos de texto. En el sistema universal, cada diente se designa con un número específico y se presta a menos confusiones que con el sistema de Palmer.

La Fédération Dentaire Internationale (FDI) propuso un sistema de dos dígitos para la dentición temporal y la permanente que ha sido adoptado por la Organización Mundial de la Salud (OMS) y aceptado por otras organizaciones, como la International Association for Dental Research (IADR). El sistema de anotación de la FDI para la dentición temporal es como sigue:

Superior derecha					Superior izquierda				
55	54	53	52	51	61	62	63	64	65
85	84	83	82	81	71	72	73	74	75
Inferior derecha					Inferior izquierda				

El número 5 indica el maxilar derecho y el número 6, el maxilar izquierdo. El segundo dígito corresponde al número del diente de cada lado. El número 8 indica el lado mandibular derecho, y el número 7, el lado mandibular izquierdo. El segundo dígito señala el número del diente. Por ejemplo, el número 51 indica el **incisivo central temporal maxilar derecho.**

Para la dentición permanente:

Superior derecha								Superior izquierda							
18	17	16	15	14	13	12	11	21	22	23	24	25	26	27	28
48	47	46	45	44	43	42	41	31	32	33	34	35	36	37	38
Inferior derecha								Inferior izquierda							

Como en el sistema de dos dígitos de la FDI para la dentición temporal, el primer dígito indica el cuadrante: del 1 al 4 para la dentición permanente y para la dentición temporal del 5 al 8. El segundo dígito indica el diente en el cuadrante: del 1 al 8 para los dientes permanentes y del 1 al 5 para los temporales. Por ejemplo, el incisivo central superior derecho es el 11 (pronunciando «uno uno», no «once»).

CORONA Y RAÍZ

Cada diente tiene una corona y una porción radicular. La corona está cubierta por el esmalte y la raíz por el cemento. La corona y la raíz se unen en la unión amelocementaria (UAC), también llamada **línea cervical** (fig. 1-3), claramente visible en cualquier diente. La masa principal del diente está compuesta por dentina, que aparece de color claro en una sección transversal del diente. Esta sección pone al descubierto la cámara pulpar y los conductos, que normalmente contienen tejido pulpar. La cámara pulpar ocupa principalmente la porción coronal y el conducto la radicular (fig. 1-4). Los espacios se continúan unos con otros y se designan en conjunto con el nombre común de *cavidad pulpar.*

Los tejidos dentales son cuatro: esmalte, cemento, dentina y pulpa. Los tres primeros se conocen como **tejidos duros,** y el último como **tejido blando.** El tejido pulpar proporciona al diente vascularización e inervación. Para comprender la fisiología del diente, se debe considerar al tejido dental íntimamente relacionado con los demás tejidos de las estructuras orofaciales (figs. 1-5 y 1-6).

La corona de un incisivo consta de un borde o cresta incisal, como en los incisivos centrales y laterales; una cúspide, única en los caninos, o dos o más cúspides, como en los premolares y molares. Los bordes incisales y las cúspides constituyen las superficies de corte de las coronas.

La porción radicular del diente puede ser simple, con un ápice o extremo terminal, como en los incisivos centrales y algunos premolares, o múltiple con una bifurcación o trifurcación que divide la raíz en dos o más segmentos, cada uno con su ápice terminal, como ocurre en los molares y algunos premolares.

La raíz está firmemente anclada al hueso de la arcada, de manera que cada diente mantiene su posición independiente pero relacionada con los otros. La parte de la mandíbula que sirve de soporte a los dientes se denomina **apófisis** o **porción alveolar.** La cavidad del hueso donde se inserta el diente es el *alveolo dentario* (fig. 1-7).

La corona, una vez ha erupcionado completamente, nunca está cubierta por tejido óseo, pero en los adultos jóvenes el tercio gingival está parcialmente revestido de tejido blando conocido como *encía* o *tejido gingival*. En algunas personas, todo el esmalte y a menudo parte del cemento cervical pueden permanecer al descubierto.

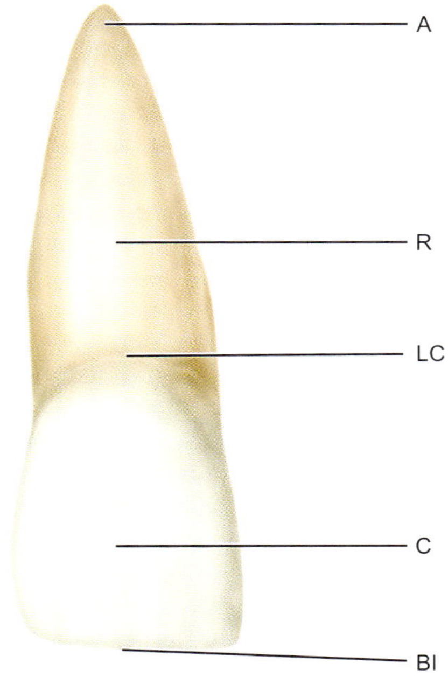

IV A(8), B **FIGURA 1-3** Incisivo central maxilar (aspecto vestibular). *A,* Ápice de la raíz; *BI,* borde incisal; *C,* corona; *LC,* línea cervical; *R,* raíz.

SUPERFICIES Y BORDES

Las coronas de los incisivos y caninos tienen cuatro caras y un borde, y las de los premolares y molares cinco caras o superficies. Las superficies se denominan de acuerdo con su situación y función (fig. 1-8). En la literatura médica anglosajona, en los incisivos y los caninos las superficies en contacto con los labios son las **caras** o **superficies labiales;** en los premolares y molares, las superficies frente a las mejillas se llaman **caras** o **superficies vestibulares.** Según la terminología española el conjunto de superficies «labiales» y «vestibulares» se conoce como **superficies vestibulares.** Las superficies que están en contacto con la lengua se conocen como **superficies** o **caras linguales.** Las superficies de los premolares y molares que entran en contacto (oclusión) con las de la arcada opuesta en la posición de cierre se llaman **superficies oclusales.**

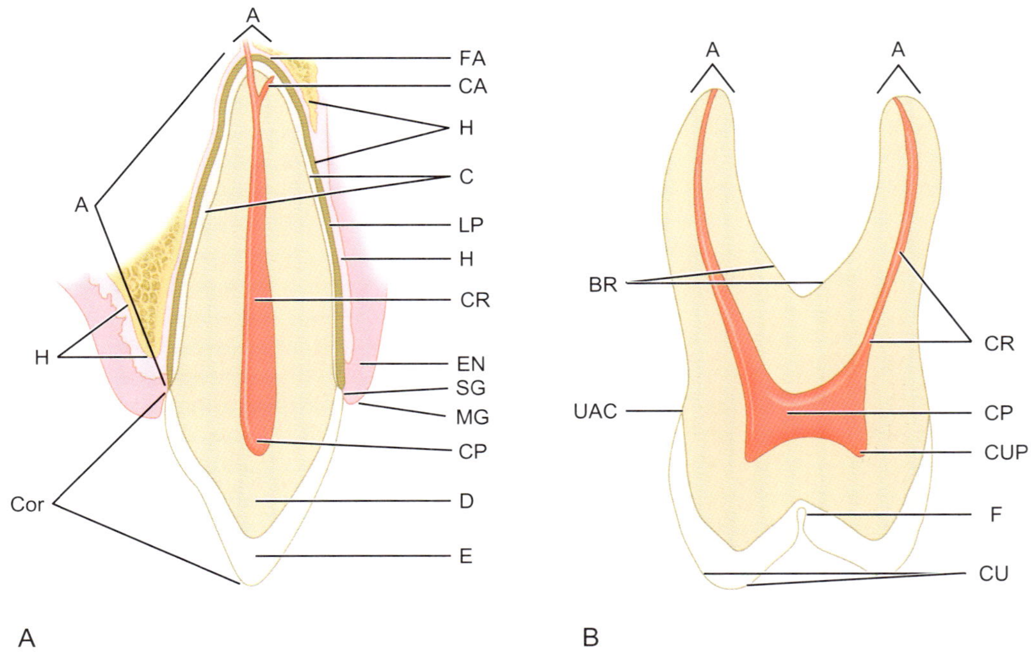

FIGURA 1-4 Dibujo esquemático de una sección longitudinal de un diente anterior y un diente posterior. **A,** Diente anterior. *A,* Ápice; *C,* cemento; *CA,* canal accesorio; *Cor,* corona; *CP,* cámara pulpar; *CR,* conducto radicular; *D,* dentina; *E,* esmalte; *EN,* encía; *FA,* foramen apical; *H,* hueso; *LP,* ligamento periodontal; *MG,* margen gingival; *SG,* surco gingival. **B,** Diente posterior. *A,* Ápices; *BR,* bifurcación de las raíces; *CR,* conducto radicular; *CP,* cámara pulpar; CU, cúspide; *CUP,* cuerno pulpar; *F,* fisura; *UAC,* unión amelocementaria.

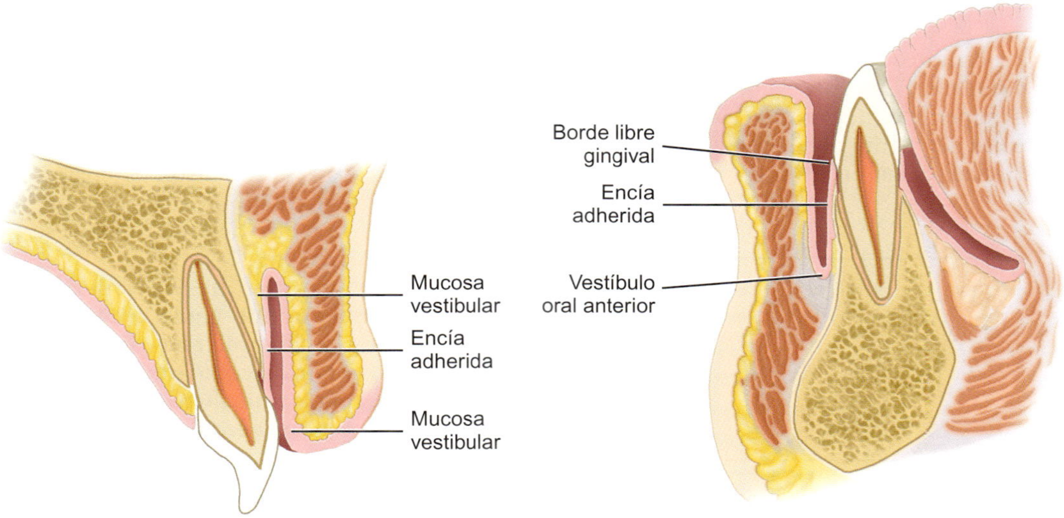

FIGURA 1-5 Sección sagital a través de los incisivos centrales maxilares y mandibulares.

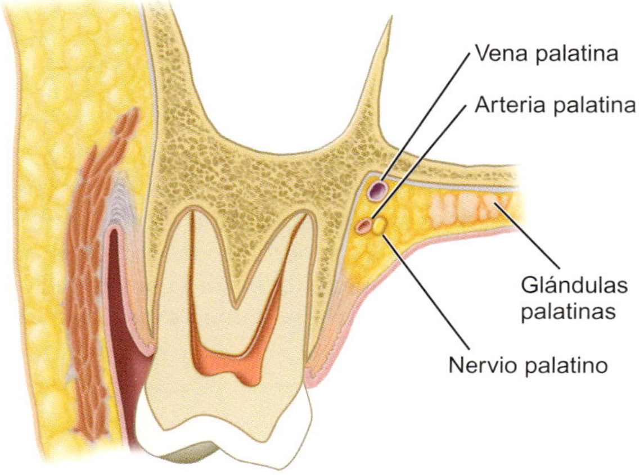

FIGURA 1-6 Sección a través del segundo molar maxilar y tejidos vecinos.

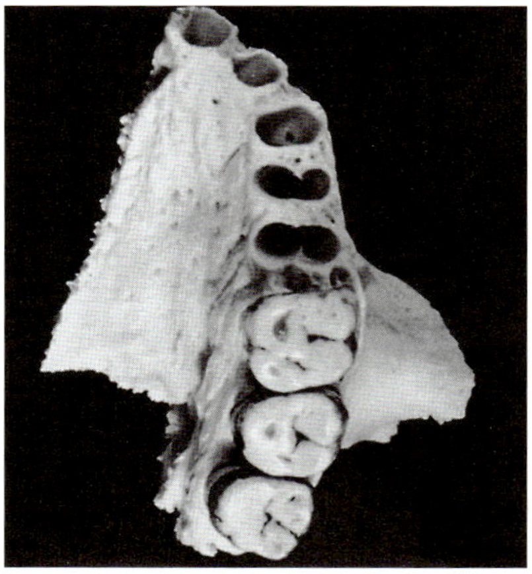

FIGURA 1-7 Hueso maxilar izquierdo que muestra el proceso alveolar con tres molares y los alveolos del incisivo central, incisivo lateral, canino y primer y segundo premolares. Obsérvese la abertura en el fondo del alveolo del canino, por donde penetran los vasos sanguíneos y los nervios cuando el diente es vital. Aunque no se puedan ver en la imagen, los otros alveolos presentan la misma disposición.

En los incisivos y caninos se conocen como **superficies** o **bordes incisales.**

Las superficies en contacto con los dientes adyacentes de la misma arcada se denominan **superficies** o **caras proximales.** La cara proximal será **mesial** o **distal** según su posición en relación a la línea media. Esta línea media pasa verticalmente por el centro de la cara y atraviesa el punto de contacto de los incisivos superiores e inferiores. Las superficies proximales que, siguiendo la curva de la arcada, quedan más cerca de la línea media son las **superficies** o **caras mesiales;** las que quedan más alejadas de la línea media se denominan **superficies** o **caras distales.**

En cuatro dientes existe contacto de las superficies mesiales entre sí: son los **incisivos centrales maxilares** y **mandibulares.** En los demás casos, la superficie mesial de un diente entra en contacto con la superficie distal del diente vecino, excepto en las superficies distales de los terceros molares en la dentición permanente y las superficies distales de los segundos molares temporales, los cuales no tienen otro diente por distal. El área mesial y distal en que se establece el contacto del diente con su vecino se conoce como **área** o **punto de contacto.**

Los incisivos centrales laterales y caninos forman un grupo conocido como **grupo anterior;** los premolares y molares forman el **grupo posterior.**

OTRAS REFERENCIAS

El estudio integral del diente de forma inteligente precisa conocer otros puntos de referencia y su nomenclatura. Por ello, en este punto es necesario estar familiarizado con términos adicionales como los siguientes:

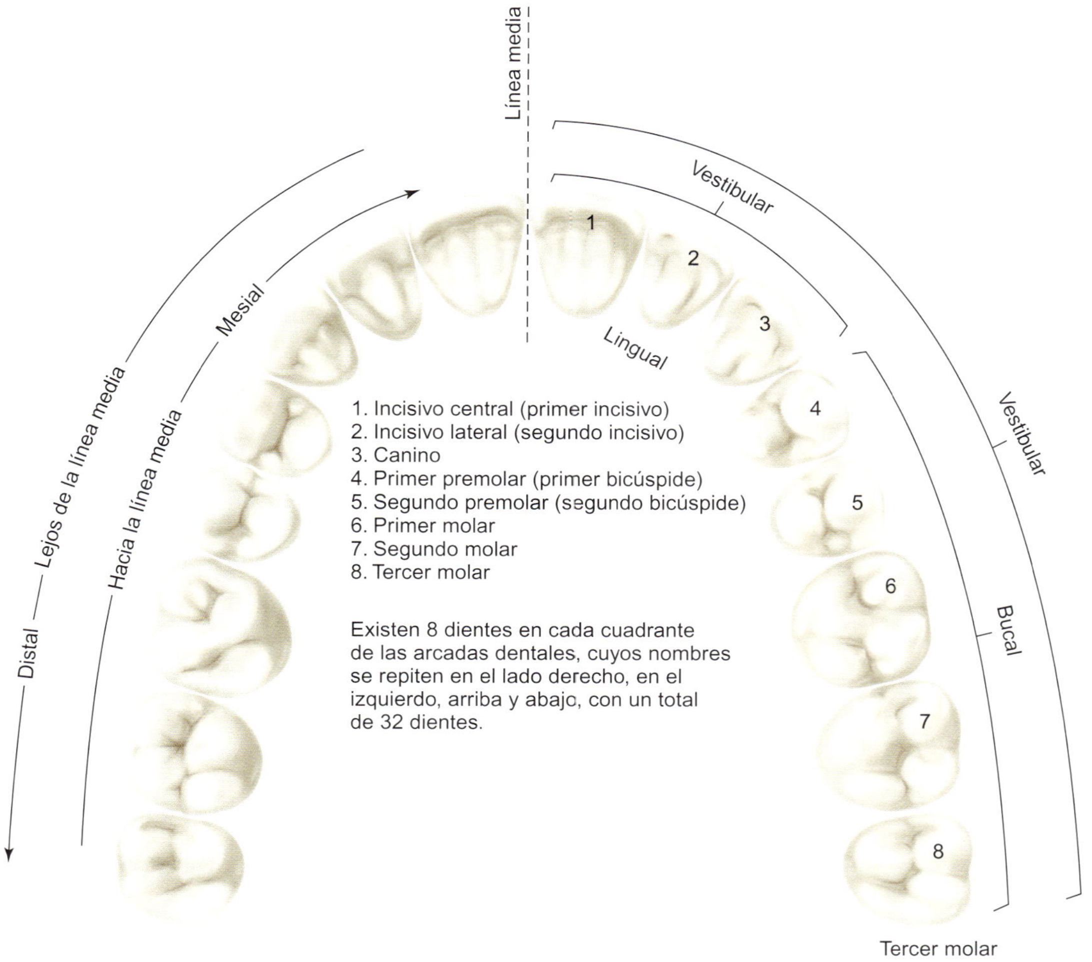

FIGURA 1-8 Aplicación de la nomenclatura. Los dientes maxilares izquierdos del uno al ocho se numeran así: 1 a 8. Las superficies de los dientes que entran en contacto con la lengua (lingual), la mejilla (bucal), los labios (vestibular) y la cara (vestibular) se denominan de la forma indicada en los cuatro cuadrantes y en el cuadrante superior izquierdo. Los dientes y sus superficies se describen según miren hacia la línea media (mesial) o lejos de la línea media (distal).

cúspide	cresta triangular	surco de desarrollo
tubérculo	cresta transversa	surco accesorio
cíngulo	cresta oblicua	fóvea
cresta	fosa	lóbulo
cresta marginal	sulcus	

La **cúspide** es una elevación o eminencia de la corona del diente que divide la superficie oclusal (v. figs. 1-4 y 1-9).

El **tubérculo** es una pequeña prominencia de una zona de la corona producida por una formación excesiva de esmalte (v. fig. 4-14, *A*), y que causa una desviación de su forma característica.

El **cíngulo** o cinto es el lóbulo lingual de un diente anterior y determina el grosor del tercio cervical de la superficie lingual. Es convexo mesiodistalmente y asemeja un cinturón que rodea dicha zona (v. figs. 1-10 y 4-13, *A*).

La **cresta** es una elevación lineal de la superficie del diente con una calificación que varía según la localización (cresta bucal, incisal o marginal).

Las **crestas marginales** son los bordes redondeados de esmalte que forman los márgenes mesiales y distales de las

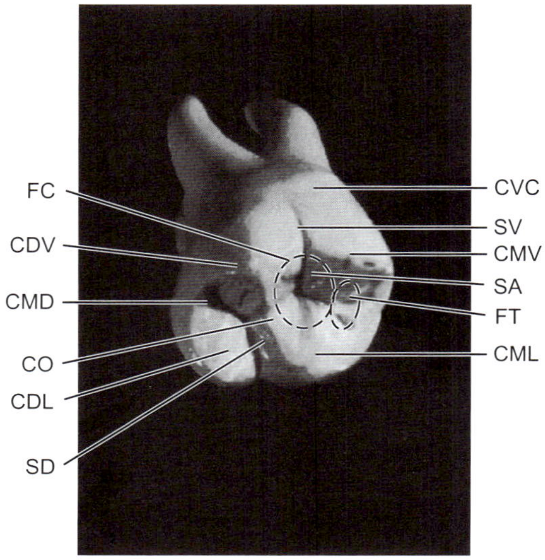

IV A(3), B **FIGURA 1-9** Puntos y líneas de referencia del primer molar maxilar. *CDL*, Cúspide distolingual; *CDV*, cúspide distovestibular; *CMD*, cresta marginal distal; *CML*, cúspide mesiolingual; *CMV*, cúspide mesiovestibular; *CO*, cresta oblicua; *CVC*, cresta vestibulocervical; *FC*, fosa central; *FT*, fosa triangular; *SA*, surco accesorio; *SV*, surco vestibular; *SD*, surco de desarrollo.

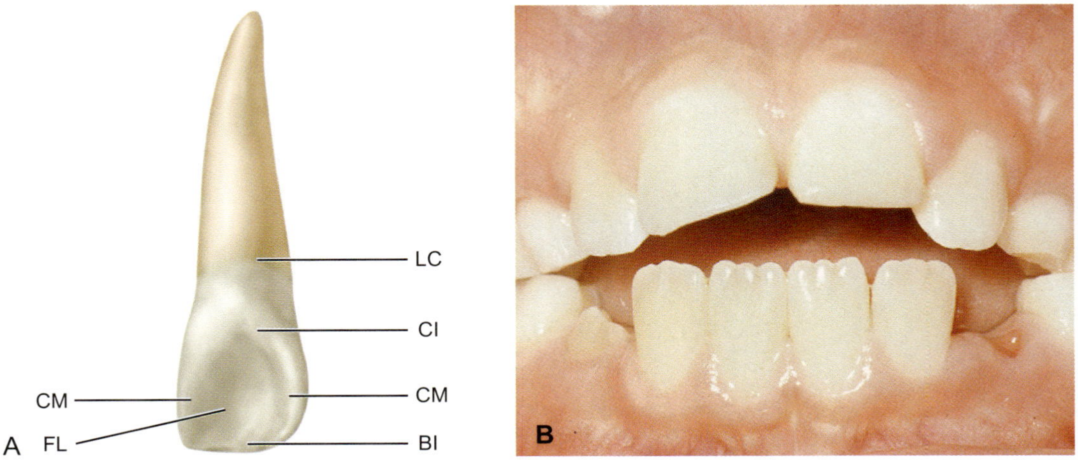

FIGURA 1-10 **A,** Incisivo central maxilar izquierdo (cara lingual). *BI,* Borde incisal; *CI,* cíngulo (también llamado *cresta linguocervical*); *CM,* cresta marginal; *FL,* fosa lingual; *LC,* línea cervical. **B,** Tubérculos de erupción (incisivos centrales sin contacto).
(**B,** De Bath-Balogh M, Fehrenbach MJ: *Illustrated dental embryology, histology and anatomy*, 2.ª ed., St. Louis, 2006, Saunders.)

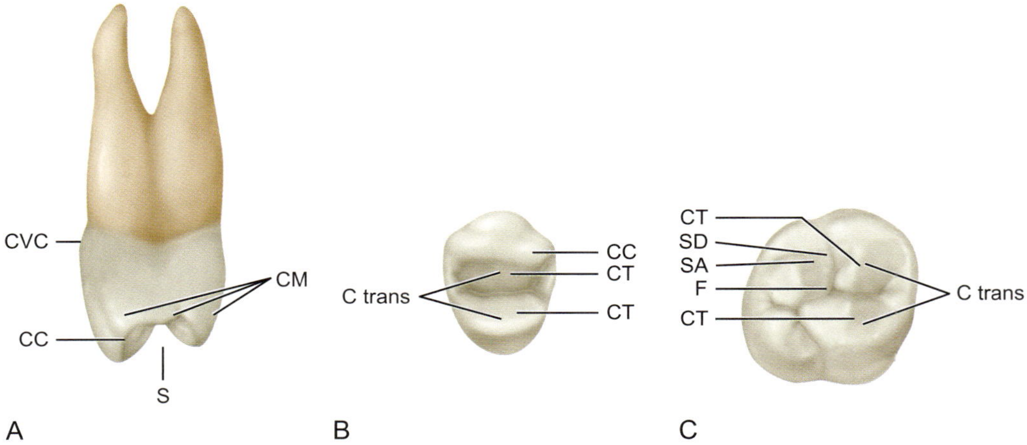

FIGURA 1-11 **A,** Cara mesial del primer premolar maxilar derecho. *CC,* Cresta cuspídea; *CM,* cresta marginal; *CVC,* cresta vestibulocervical; *S,* sulcus que atraviesa la superficie oclusal. **B,** Cara oclusal del primer premolar maxilar derecho. *CC,* Cresta cuspídea; *CT,* crestas triangulares; *C trans,* cresta transversa formada por dos crestas triangulares que cruzan transversalmente el diente. **C,** Cara oclusal del primer molar maxilar derecho. *CT,* Cresta triangular; *C trans,* cresta transversa; *SA,* surco accesorio; *SD,* surco de desarrollo; *F,* fóvea formada por la unión de los surcos de desarrollo.

superficies oclusales de premolares y molares, y los márgenes mesiales y distales de las superficies linguales de los incisivos y caninos (figs. 1-10, *A*, y 1-11).

Las **crestas triangulares** descienden desde las vertientes de las cúspides de los premolares y molares hasta el centro de la superficie oclusal. Se llaman así porque sus lados están inclinados y semejan los lados de un triángulo (figs. 1-11, *B* y *C*, y 1-12). Se denominan según la cúspide a la que pertenecen (p. ej., cresta triangular de la cúspide vestibular del primer premolar maxilar).

Cuando se junta una cresta triangular vestibular con otra lingual forman una **cresta transversa.** Una cresta transversa es la unión de dos crestas triangulares que cruzan transversalmente la superficie de un diente posterior (v. fig. 1-11, *B* y *C*).

La **cresta oblicua** es una cresta que cruza oblicuamente la superficie oclusal de los molares maxilares y está formada por la unión de la cresta triangular de la cúspide distovestibular y la cresta distal de la cúspide mesiolingual (fig. 1-9).

La **fosa** es una concavidad o depresión irregular. La **fosa lingual** está en la cara lingual de los incisivos (fig. 1-10). La **fosa central** está en la superficie oclusal de los molares. Están formadas por la convergencia de las crestas que se unen en un punto central situado en el fondo de la depresión (fig. 1-12) donde está la unión de los surcos. La **fosa triangular** se encuentra en la superficie oclusal de los molares y premolares, mesial o distal de las crestas marginales (fig. 1-9). A veces se observan en las superficies linguales de los incisivos maxilares, en el borde de la fosa lingual, donde confluyen las crestas marginales y el cíngulo (v. fig. 4-14, *A*).

El **sulcus** es una depresión o valle en la superficie del diente, situado entre las crestas y las cúspides, cuyas inclinaciones se unen formando un ángulo. El sulcus tiene un surco de desarrollo en la unión de sus caras. (El término *sulcus* no debe confundirse con *surco*.)

El **surco de desarrollo** es una hendidura o línea tenue entre las partes fundamentales del diente o la raíz. El **surco accesorio,** menos marcado, es también una depresión lineal suave en la superficie del diente, pero accesoria al surco de desarrollo y no señala la unión de partes fundamentales. Los **surcos vestibulares** y **linguales** son surcos de desarrollo

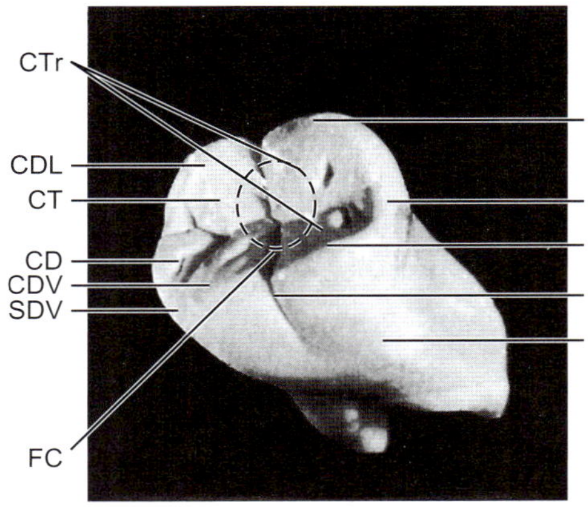

IV A(30), B **FIGURA 1-12** Primer molar mandibular derecho. *CD,* Cúspide distal; *CDL,* cúspide distolingual; *CDV,* cúspide distovestibular; *CML,* cúspide mesiolingual; *CMM,* cresta marginal mesial; *CMV,* cúspide mesiovestibular; *CT,* cresta triangular; *CTr,* cresta transversa; *CVC,* cresta vestibulocervical; *FC,* fosa central; *SDV,* surco distovestibular; *SMV,* surco mesiovestibular.

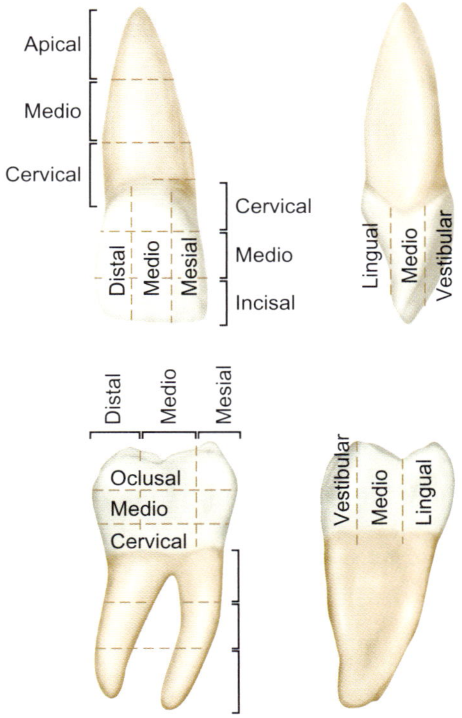

FIGURA 1-13 División en tercios.

de la superficie vestibular y lingual de los dientes posteriores (figs. 1-9 y 1-12).

Las **fóveas** son depresiones puntiformes situadas en la unión de los surcos de desarrollo o en los extremos de estos surcos. Por ejemplo, **fóvea central** es el término empleado para describir un punto de la fosa central de los molares donde confluyen los surcos de desarrollo (fig. 1-11, *C*).

El **lóbulo** es un componente principal de la formación y el desarrollo de la corona. Los mamelones y las cúspides son sus equivalentes. Se llama **mamelón** a cualquiera de las tres protuberancias redondeadas presentes en los bordes incisales de los incisivos recién erupcionados (fig. 1-10, *B*). (Para una descripción de los lóbulos más detallada, v. figs. 4-11 a 4-14.)

Las **raíces** del diente pueden ser únicas o múltiples. Los dientes anteriores maxilares y mandibulares tienen solamente una raíz. Los primeros y segundos premolares mandibulares y el segundo premolar maxilar son de raíz única, pero el primer premolar maxilar tiene dos raíces en la mayoría de los casos, una vestibular y otra lingual. Los molares maxilares tienen tres raíces, una mesiovestibular, otra distovestibular y otra lingual o palatina. Los molares mandibulares tienen dos raíces, una mesial y otra distal. Hay que tener presente que la descripción anatómica no puede seguir reglas estrictas e invariables; a menudo se producen variaciones, especialmente en las raíces de los dientes (raíces linguales y vestibulares de caninos mandibulares).

División en tercios, líneas angulares y puntos angulares (unión de tres superficies)

Con fines descriptivos, las coronas y raíces de los dientes se dividen en tercios, y las uniones de las superficies de la corona se describen como líneas angulares y puntos angulares. Realmente, no existen ángulos, ni puntos, ni planos en la superficie de los dientes, excepto cuando se han formado por desgaste **(erosión** o **abrasión)** o por fracturas accidentales. Las *líneas* y *puntos angulares* se emplean solamente como términos descriptivos para indicar una localización.

Cuando las superficies de las coronas y las raíces se dividen en tercios, éstos de denominan según su situación. Observando el diente desde la cara vestibular, se puede dividir la corona y la raíz en tercios desde la superficie oclusal o incisal hasta el ápice de la raíz (fig. 1-13). La corona se divide en tercio oclusal o incisal, tercio medio y tercio cervical. La raíz se divide en tercio cervical, tercio medio y tercio apical.

La corona se puede dividir en tercios siguiendo tres direcciones: incisocervical u oclusocervical, mesiodistal y vestibulolingual. Mesiodistalmente se divide en tercio mesial, medio y distal. Vestibulolingualmente, se divide en tercio vestibular, medio y lingual. Cada una de las cinco superficies de la corona se puede dividir a su vez. Un tercio medio y otros dos tercios se denominan según su localización (cervical, oclusal, mesial, lingual).

La **línea angular** está formada por la unión de dos superficies, y su nombre se debe al ángulo formado al unirse los dos planos. Por ejemplo, en un diente anterior, la unión de la superficie mesial y distal se conoce como **línea angular mesiovestibular.**

Las líneas angulares de los **dientes anteriores** (fig. 1-14, *A*) son:

mesiovestibular	distolingual
distovestibular	vestibuloincisal
mesiolingual	linguoincisal

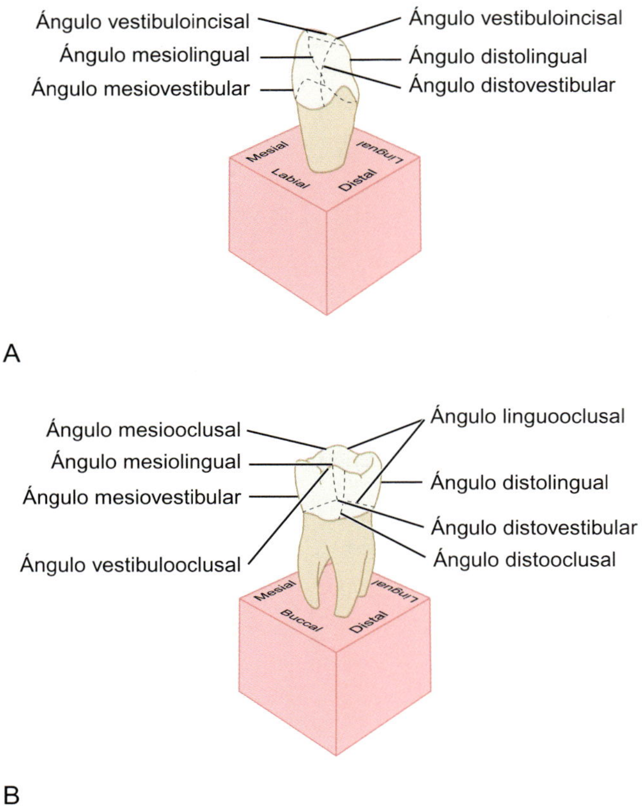

FIGURA 1-14 Ángulos. **A,** Diente anterior. **B,** Diente posterior.

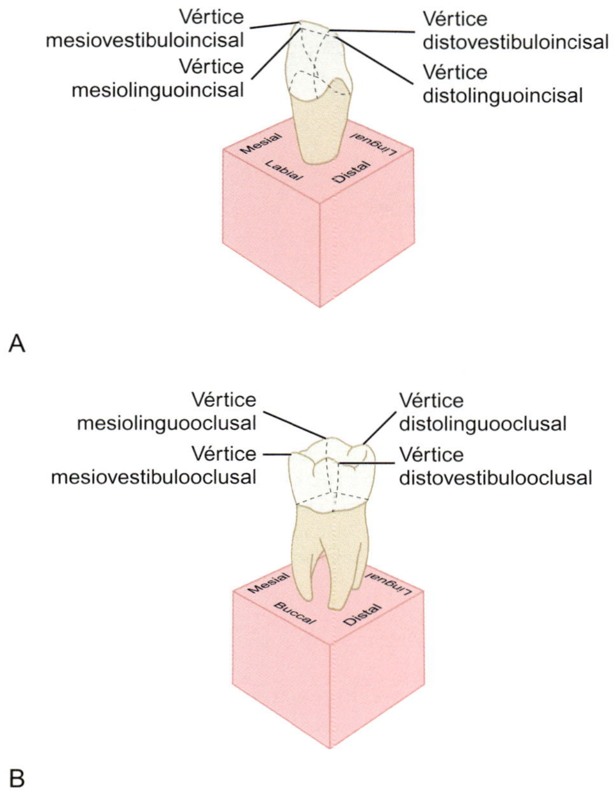

FIGURA 1-15 **A,** Vértices en los dientes anteriores. **B,** Vértices en los dientes posteriores.

Como los ángulos incisales mesiales y distales de los dientes anteriores son redondeados, se considera que las **líneas angulares mesioincisales** y **distoincisales** no existen. Se mencionan sólo como ángulo **incisal mesial** y **distal.**

Las *líneas angulares* de los **dientes posteriores** (fig. 1-14, *B*) son:

mesiovestibular	distolingual	vestibulooclusal
distovestibular	mesiooclusal	linguooclusal
mesiolingual	distooclusal	

Un **punto** o **vértice angular** está formado por la unión de tres caras o superficies. El vértice angular recibe el nombre de la combinación de los nombres de las superficies que lo forman. Por ejemplo, la unión de la cara mesial, vestibular y oclusal de un molar se llama **vértice mesiovestibulooclusal.**

Los *vértices* de los **dientes anteriores** (fig. 1-15, *A*) son los siguientes:

mesiovestibuloincisal	mesiolinguoincisal
distovestibuloincisal	distolinguoincisal

Los *vértices* de los **dientes posteriores** (fig. 1-15, *B*) son los siguientes:

mesiovestibulooclusal	mesiolinguooclusal
distovestibulooclusal	distolinguooclusal

Dibujo y modelado de los dientes

En este punto se trata la importancia del dibujo y modelado de los dientes porque la experiencia demuestra que el aprendizaje integral de la morfología del diente (disección, diseño y modelado) conviene realizarlo simultáneamente con la lectura de publicaciones y trabajos que traten la anatomía dental. No obstante, no se incluyen en esta obra las técnicas de ilustración, dibujo y modelado.

Las referencias para el modelado individual de los dientes están contenidas en una tabla de medidas promedio para los dientes permanentes, confeccionada por el Dr. G. V. Black[6]. Sin embargo, el dibujo y modelado de los dientes basados en estas medidas promedio no debe aplicarse a la oclusión ideal. Con objeto de obtener una serie completa de dientes articulados (figs. 1-16 a 1-18), modelados en ivorina, se han hecho cambios mínimos en la tabla del Dr. Black. Igualmente, el modelado de los dientes a tamaño natural, calibrados en décimas de milímetro, no resulta práctico. Las medidas adoptadas se exponen en la tabla 1-1. Las únicas fracciones que se mantienen a veces son de 0,5 y 0,3 mm. Siempre que sea posible, deben evitarse las fracciones, pues crean confusión y dificultan familiarizarse con la técnica.

Una tabla de medidas debe permitir establecer el estudio comparativo de una característica determinada de un diente en relación a la de otro diente. Se ha comprobado que

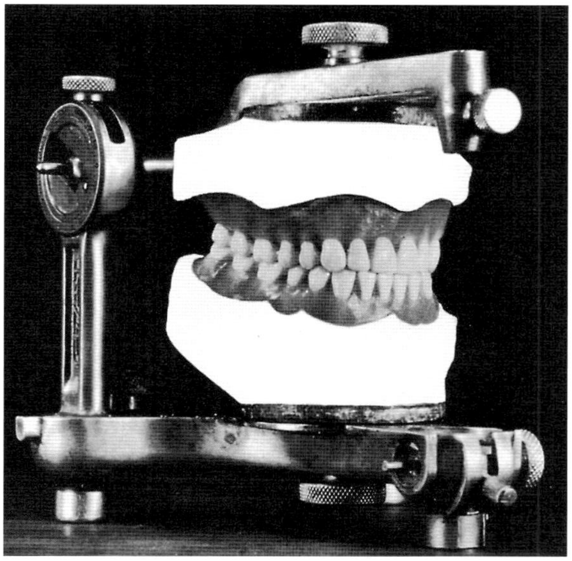

FIGURA 1-16 Modelo individual de dientes en ivorina de acuerdo con la tabla de medidas (v. tabla 1-1). Como los cráneos y los dientes extraídos presentan muchas variaciones y alteraciones, se han establecido unas normas generales para poder realizar estudios comparativos. A partir de aquí, se modelaron 32 dientes a tamaño natural con una alineación y oclusión consideradas normales, y se confeccionó una tabla de medidas.

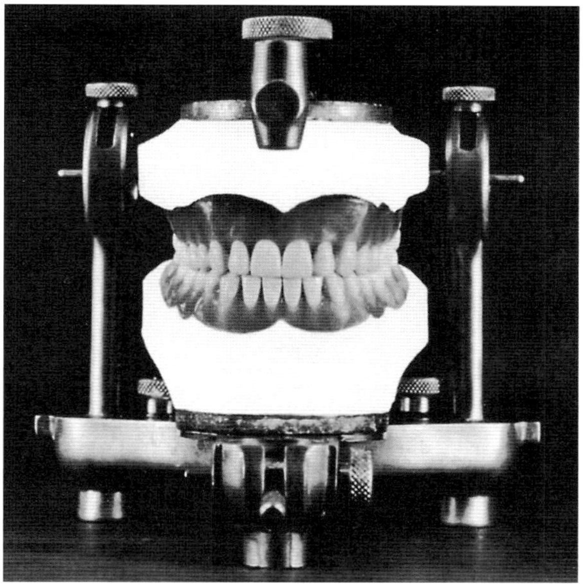

FIGURA 1-17 Vista anterior de los modelos de la figura 1-16.

cuando la tabla se diseña teniendo en cuenta este concepto, se consiguen buenos resultados. Por ejemplo, si la distancia mesiodistal de un incisivo central maxilar es de 8,5 mm, el canino es aproximadamente 1 mm más estrecho; si el incisivo central es más ancho o más estrecho de 8,5 mm, la medida del canino se corresponde proporcionalmente.

Superponiendo fotografías de las cinco caras de los dientes (mesial, distal, vestibular, lingual y oclusal o incisal) sobre un papel milimetrado, se puede dibujar el perfil de cada cara de una forma bastante precisa, útil para establecer comparaciones y guardar los registros obtenidos (figs. 1-19 y 1-20).

La observación detallada de los contornos dibujados en el papel milimetrado revela la relación entre la corona y la raíz, la amplitud de las curvaturas en determinados puntos, la inclinación de las raíces, la anchura relativa de las superficies oclusales, la altura de las crestas marginales, las zonas de contacto, etc.

Debemos ser capaces de dibujar razonablemente bien el perfil de cualquier aspecto de cualquier diente en la boca. Debe estar proporcionado sin necesidad de utilizar otro dibujo o un modelo tridimensional.

Los siguientes consejos ayudarán a desarrollar nuestra habilidad para el conocimiento y la restauración de las formas perdidas del diente:

1. Familiarizarse con la tabla de medidas de manera que sea posible establecer comparaciones mentales inmediatas de las proporciones entre un diente y otro.
2. Aprender a dibujar con precisión los contornos de cualquier superficie del diente.
3. Aprender a modelar los diseños obtenidos con los dibujos.

Medición de los dientes

Los lectores que no estén familiarizados con el empleo del **pie de rey** deben estudiarlo antes de leer las siguientes instrucciones sobre su utilización en la tabla de medidas.

Para comprender la tabla, explicaremos primero cómo se registran las calibraciones y las referencias que enmarcan. Se deben recordar **ocho medidas** en cada diente. Estas medidas se muestran en el ejemplo del incisivo central maxilar (v. ejemplo incluido en la tabla 1-1).

El método para la medición de un diente anterior se encuentra en el cuadro 1-1 (figs. 1-21 a 1-27) y para uno posterior en el cuadro 1-2 (figs. 1-28 a 1-34).

Resumen

La terminología sirve para establecer las bases de la comunicación; por ello, no se debe minimizar la importancia de su conocimiento al aprender la anatomía dental. Los términos que se emplean al describir la morfología del diente son aplicables a cualquier especialidad de la odontología.

Aunque en la naturaleza no existen normas inmutables, en el estudio de la anatomía es preciso establecer unas reglas como punto de partida. Por ello, empezaremos con un **criterio arbitrario,** que la experimentación ha probado aceptable. Ahora bien, la odontología restauradora exige una gran destreza manual, por tanto se dará preferencia a la experimentación práctica con modelos, planos, fotografías y ejemplares naturales por encima de disquisiciones puramente teóricas.

El texto continúa en la página 18

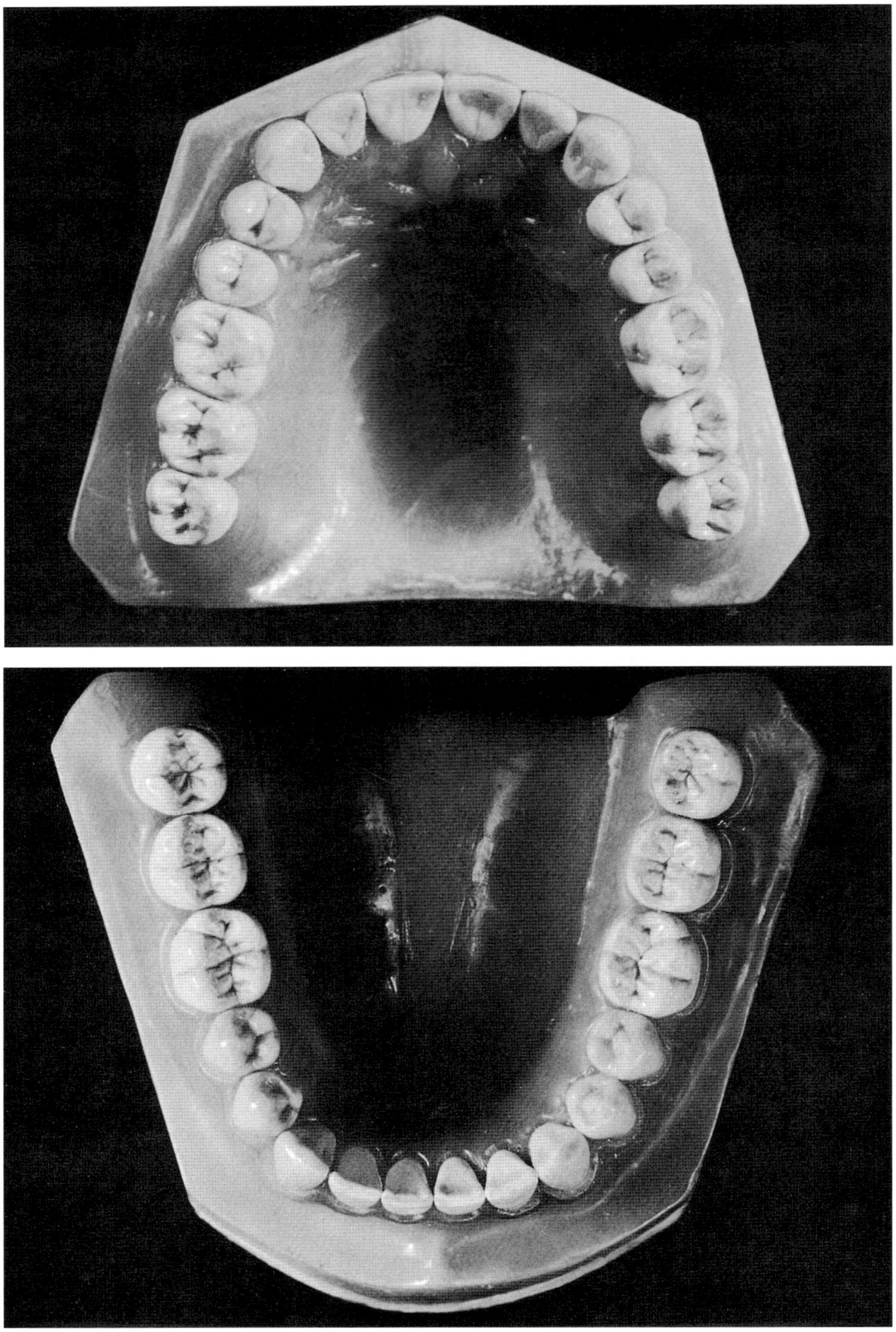

FIGURA 1-18 Vista oclusal de los modelos de las figuras 1-16 y 1-17.

TABLA 1-1 Medidas de los dientes: especificaciones para el dibujo y modelado de dientes de tamaño medio*

	LONGITUD DE LA CORONA	LONGITUD DE LA RAÍZ	DIÁMETRO MESIODISTAL DE LA CORONA†	DIÁMETRO MESIODISTAL DE LA CORONA EN EL CUELLO	DIÁMETRO VESTIBULOLINGUAL DE LA CORONA	DIÁMETRO VESTIBULOLINGUAL DE LA CORONA EN EL CUELLO	CURVA MESIAL DE LA LÍNEA CERVICAL	CURVA DISTAL DE LA LÍNEA CERVICAL
Dientes maxilares								
Incisivo central	10,5	13,0	8,5	7,0	7,0	6,0	3,5	2,5
Incisivo lateral	9,0	13,0	6,5	5,0	6,0	5,0	3,0	2,0
Canino	10,0	17,0	7,5	5,5	8,0	7,0	2,5	1,5
Primer premolar	8,5	14,0	7,0	5,0	9,0	8,0	1,0	0,0
Segundo premolar	8,5	14,0	7,0	5,0	9,0	8,0	1,0	0,0
Primer molar	7,5	V P	10,0	8,0	11,0	10,0	1,0	0,0
		12 13						
Segundo molar	7,0	V P	9,0	7,0	11,0	10,0	1,0	0,0
		11 12						
Tercer molar	6,5	11,0	8,5	6,5	10,0	9,5	1,0	0,0
Dientes mandibulares								
Incisivo central	9,0‡	12,5	5,0	3,5	6,0	5,3	3,0	2,0
Incisivo lateral	9,5‡	14,0	5,5	4,0	6,5	5,8	3,0	2,0
Canino	11,0	16,0	7,0	5,5	7,5	7,0	2,5	1,0
Primer premolar	8,5	14,0	7,0	5,0	7,5	6,5	1,0	0,0
Segundo premolar	8,0	14,5	7,0	5,0	8,0	7,0	1,0	0,0
Primer molar	7,5	14,0	11,0	9,0	10,5	9,0	1,0	0,0
Segundo molar	7,0	13,0	10,5	8,0	10,0	9,0	1,0	0,0
Tercer molar	7,0	11,0	10,0	7,5	9,5	9,0	1,0	0,0

P, Palatino; *V,* vestibular.
*En milímetros. Esta tabla se ha «probado» en los modelados de las figuras 1-16 y 1-17.
†La suma de los diámetros mesiodistales, izquierdo y derecho, da la longitud del arco, que en el maxilar es de 128 mm y en la mandíbula de 126 mm.
‡Las medidas linguales aumentan 0,5 mm aproximadamente.

TABLA 1-1 Medidas de los dientes: especificaciones para el dibujo y modelado de dientes de tamaño medio *(cont.)*

MEDIDAS DE LOS DIENTES: UN EJEMPLO*

	LONGITUD DE LA CORONA	LONGITUD DE LA RAÍZ	DIÁMETRO MESIODISTAL DE LA CORONA†	DIÁMETRO MESIODISTAL DE LA CORONA EN EL CUELLO	DIÁMETRO VESTIBULOLINGUAL DE LA CORONA	DIÁMETRO VESTIBULOLINGUAL DE LA CORONA EN EL CUELLO	CURVA MESIAL DE LA LÍNEA CERVICAL	CURVA DISTAL DE LA LÍNEA CERVICAL
Dientes maxilares								
Incisivo central	10,5	13,0	8,5	7,0	7,0	6,0	3,5	2,5

*En milímetros.
†La suma de los diámetros mesiodistales, izquierdo y derecho, da la longitud del arco, que en el maxilar es de 128 mm y en la mandíbula de 126 mm.

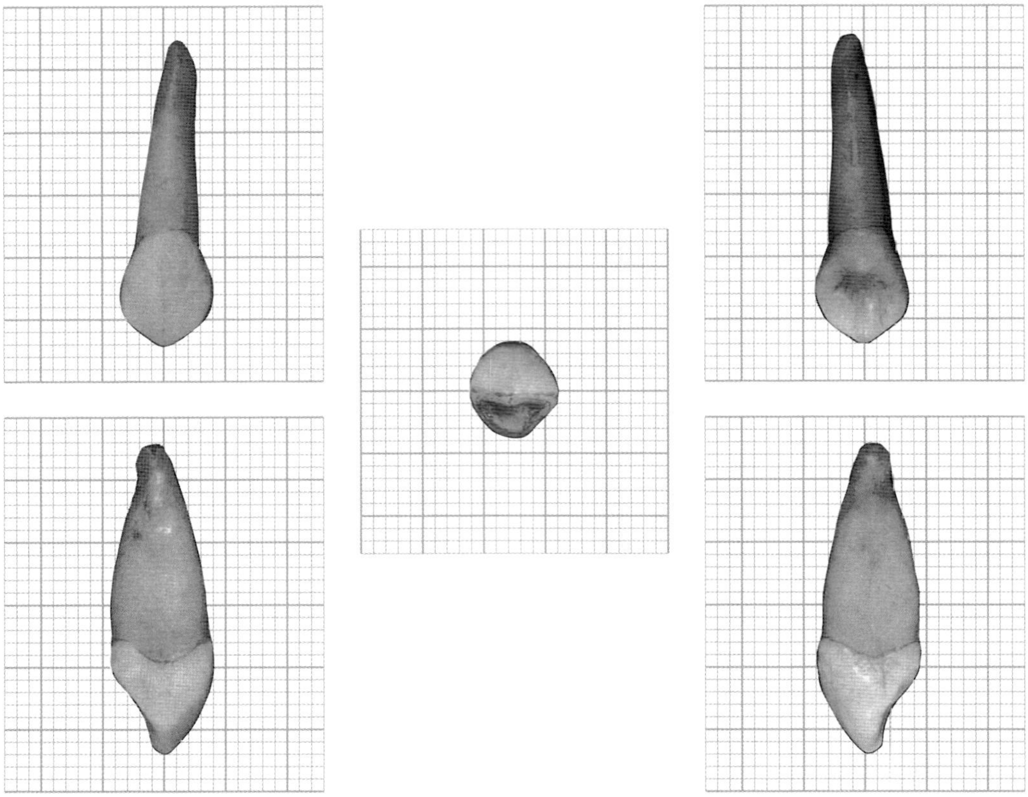

FIGURA 1-19 Canino maxilar izquierdo. Visto desde la cara mesial y distal, se aprecia la curva o arqueamiento de la corona en el tercio cervical por debajo de la unión amelocementaria, que se conoce con el nombre de *cresta cervical* o *cresta amelocementaria*.

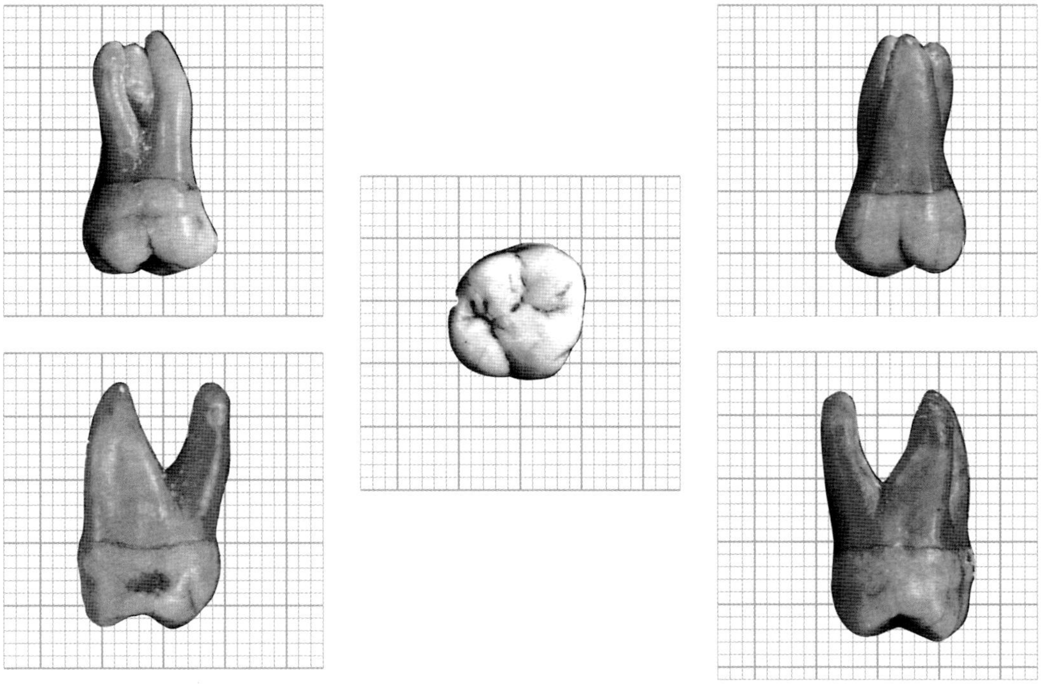

IV A(3), B **FIGURA 1-20** Primer molar maxilar derecho. Cuando se mira desde la cara mesial o distal, se aprecia la curvatura o arqueamiento de la corona en el tercio cervical, bajo la unión amelocementaria.

CUADRO 1-1 Método de medición de un diente anterior

(Mantener el eje largo del diente en posición vertical.)

1. **LONGITUD DE LA CORONA (VESTIBULAR)***

   Medición { Cresta de la curva en la unión amelocementaria
   Borde incisal

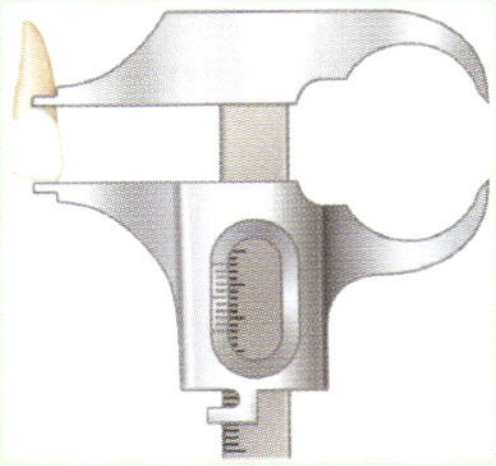

FIGURA 1-21 Longitud de la corona.

2. **LONGITUD DE LA RAÍZ**

   Medición { Ápice
   Cresta de la curva en el cuello de la corona

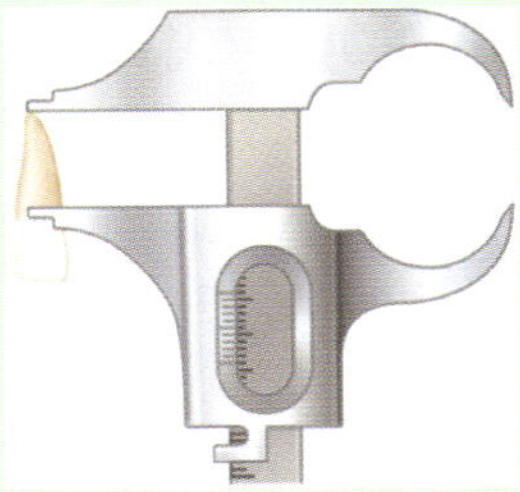

FIGURA 1-22 Longitud de la raíz.

3. **DIÁMETRO MESIODISTAL DE LA CORONA**

   Medición { Cresta de la curva en la cara mesial (área de contacto mesial)
   Cresta de la curva en la cara distal (área de contacto distal)

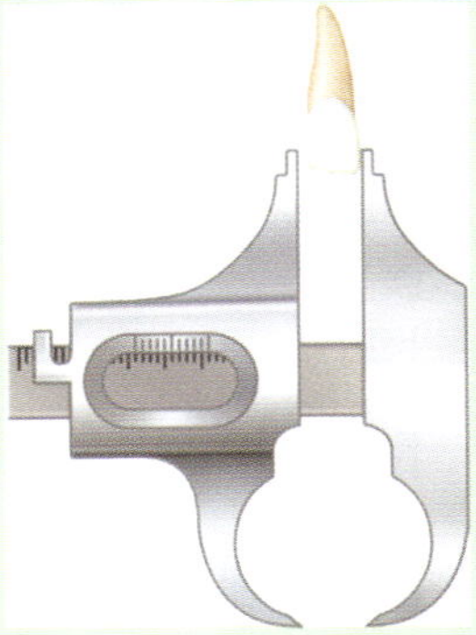

FIGURA 1-23 Diámetro mesiodistal de la corona.

4. **DIÁMETRO MESIODISTAL DE LA CORONA EN EL CUELLO**

   Medición { Unión de la corona y la raíz en la cara mesial
   Unión de la corona y la raíz en la cara distal (usar los extremos curvos del calibrador en vez de los paralelos)

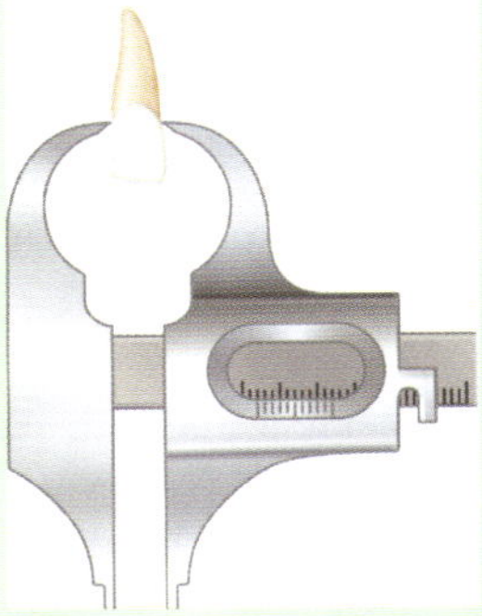

FIGURA 1-24 Diámetro mesiodistal de la corona en el cuello.

**Usar los extremos paralelos del calibrador siempre que sea posible. El contraste de las distintas curvaturas con los bordes rectos ayuda a familiarizar al observador con los perfiles dentarios.*

CUADRO 1-1 Método de medición de un diente anterior *(cont.)*

5. **DIÁMETRO VESTIBULOLINGUAL DE LA CORONA**
Medición { Cresta de la curva de la cara vestibular / Cresta de la curva de la cara lingual

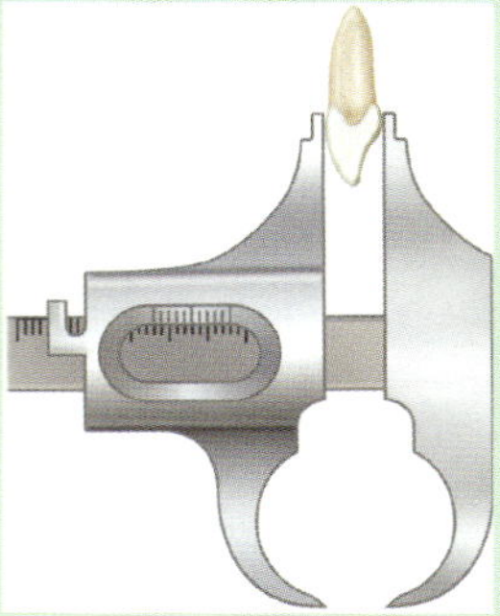

FIGURA 1-25 Diámetro vestibulolingual de la corona.

6. **DIÁMETRO VESTIBULOLINGUAL DE LA CORONA EN EL CUELLO**
Medición { Unión de la corona y la raíz en la cara vestibular / Unión de la corona y la raíz en la cara lingual (usar los extremos curvos del calibrador)

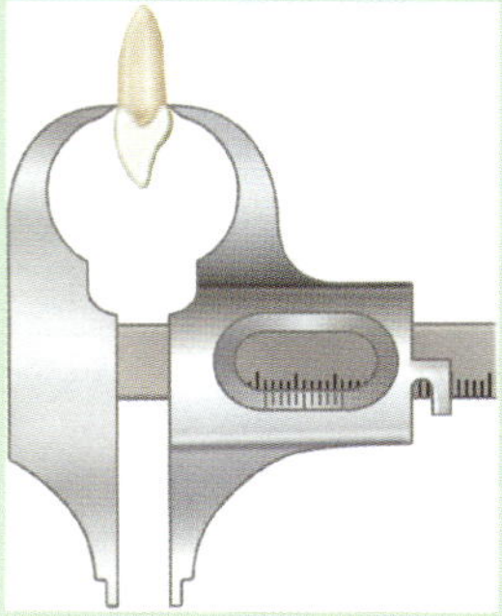

FIGURA 1-26 Diámetro vestibulolingual del cuello.

7. **CURVATURA DE LA UNIÓN AMELOCEMENTARIA EN LA CARA MESIAL†**
Medición { Cresta de la curva en la unión amelocementaria de la cara vestibular y lingual / Curva de la unión amelocem entaria de la cara mesial

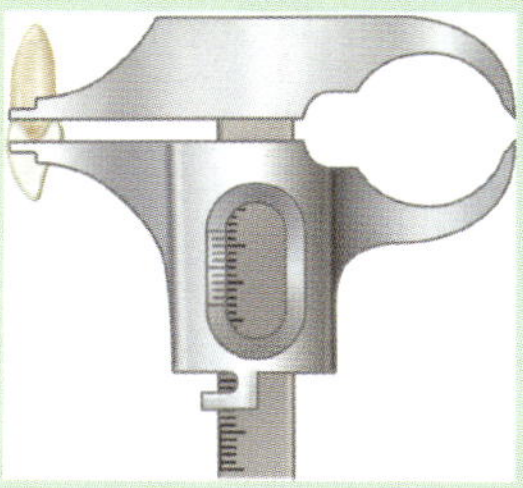

FIGURA 1-27 Curvatura de la unión amelocementaria en la cara mesial.

8. **CURVATURA DE LA UNIÓN AMELOCEMENTARIA EN LA CARA DISTAL** (Dar la vuelta al diente y calibrarlo como en la fig. 1-27.)
Medición { Cresta de la curvatura en la unión amelocementaria en la superficie vestibular y lingual / Cresta de la curvatura en la unión amelocementaria de la cara distal

†*Esta medición es muy importante porque representa la curvatura normal aproximada del anclaje periodontal cuando el diente está en su posición normal en la arcada.*

CUADRO 1-2 Método de medición de un diente posterior

(Mantener el eje largo del diente en posición vertical.)

1. **LONGITUD DE LA CORONA (VESTIBULAR)**

   Medición
   - Cresta de la cúspide o cúspides vestibulares
   - Cresta de la curva de la unión amelocementaria

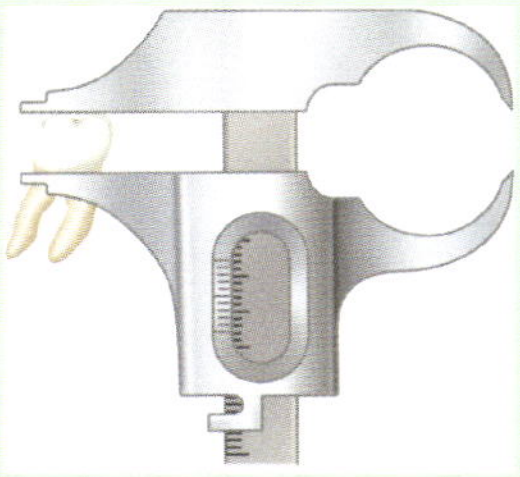

FIGURA 1-28 Longitud de la corona.

2. **LONGITUD DE LA RAÍZ**

   Medición
   - Cresta de la curva de la cara mesial
   - Ápice de la raíz

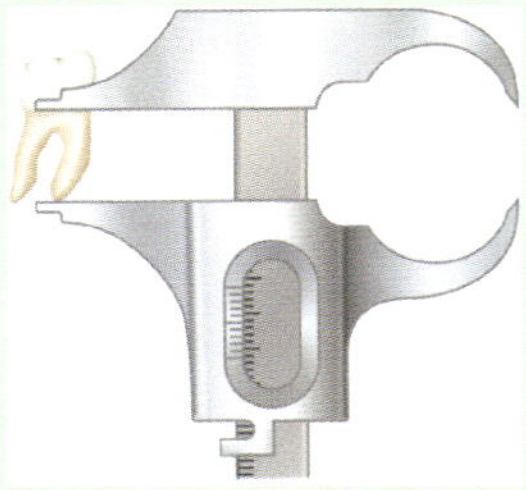

FIGURA 1-29 Longitud de la raíz.

3. **DIÁMETRO MESIODISTAL DE LA CORONA**

   Medición
   - Cresta de la curva de la cara mesial (área de contacto mesial)
   - Cresta de la curva de la cara distal (área de contacto distal)

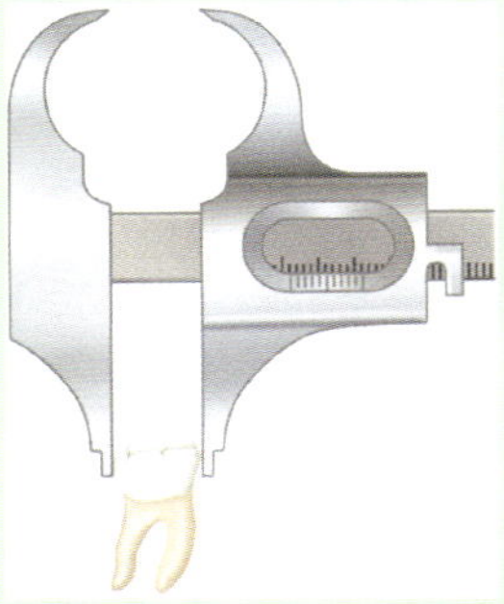

FIGURA 1-30 Diámetro mesiodistal de la corona.

4. **DIÁMETRO MESIODISTAL DE LA CORONA EN EL CUELLO**

   Medición
   - Unión de la corona y la raíz en la cara mesial
   - Unión de la corona y la raíz en la cara distal (usar los extremos curvos del calibrador)

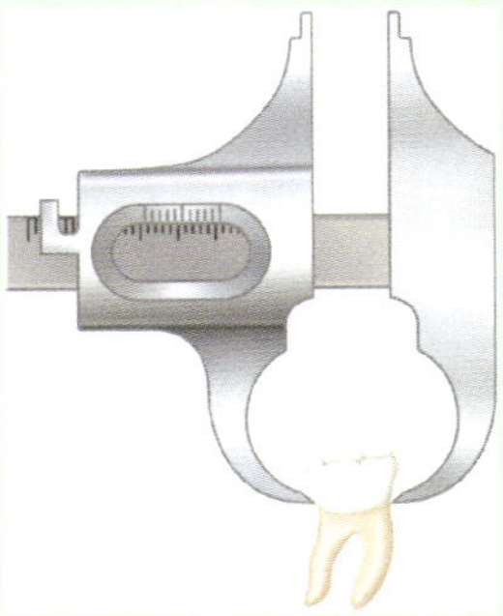

FIGURA 1-31 Diámetro mesiodistal de la corona en el cuello.

CUADRO 1-2 Método de medición de un diente posterior *(cont.)*

5. **DIÁMETRO VESTIBULOLINGUAL DE LA CORONA**
 Medición { Cresta de la curva de la cara vestibular / Cresta de la curva de la cara lingual

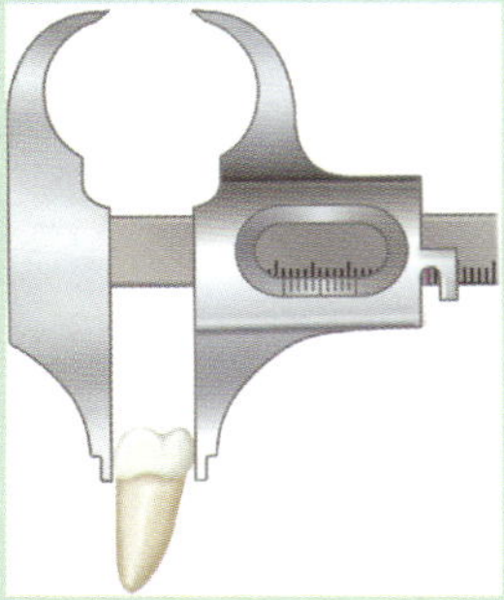

FIGURA 1-32 Diámetro vestibulolingual de la corona.

6. **DIÁMETRO VESTIBULOLINGUAL DE LA CORONA EN EL CUELLO**
 Medición { Unión de la corona con la raíz en la cara vestibular / Unión de la corona con la raíz en la cara lingual (usar los extremos curvos del calibrador)

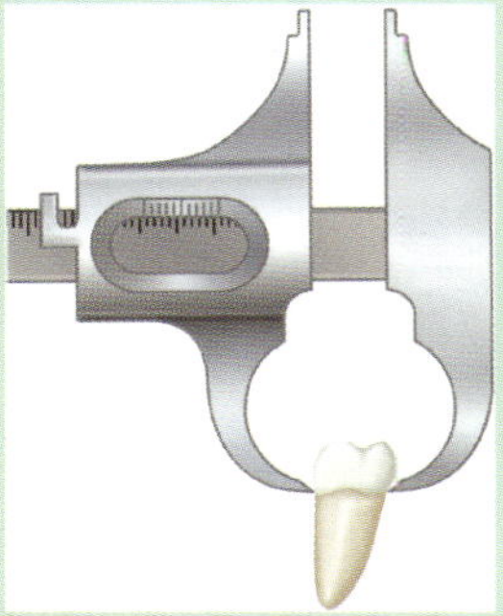

FIGURA 1-33 Diámetro vestibulolingual de la corona en el cuello.

7. **CURVATURA DE LA UNIÓN AMELOCEMENTARIA POR MESIAL**
 Medición { Cresta de la curva de la unión amelocementaria en la cara mesial / Cresta de la curva de la unión amelocementaria en las caras vestibular y lingual

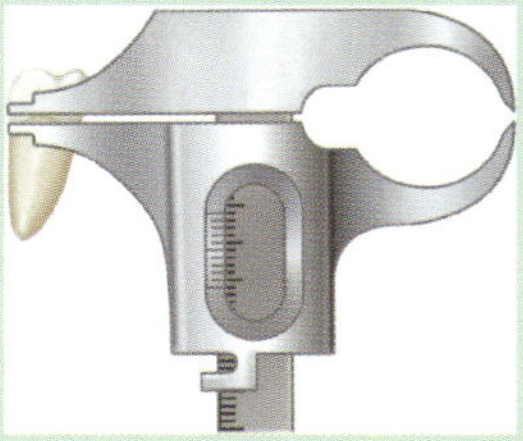

FIGURA 1-34 Curvatura de la unión amelocementaria en la cara mesial.

8. **CURVATURA DE LA UNIÓN AMELOCEMENTARIA POR DISTAL** (Dar la vuelta al diente y calibrarlo como en la figura 1-34.)
 Medición { Cresta de la curvatura de la unión amelocementaria en la cara distal / Curvatura de la unión amelocementaria en las caras vestibular y lingual

Cada curva o segmento del diente normal tiene una actividad funcional, de ahí la importancia de reproducirlo fielmente. Los resultados clínicos satisfactorios en odontología dependen de la habilidad del profesional para diseñar las restauraciones dentales creando mentalmente imágenes del diente en distintas proyecciones y relacionando la anatomía con la función. Solamente cuando se está familiarizado con los principales detalles de la morfología del diente se pueden conseguir imágenes completas.

Referencias

1. *Webster's new universal unabridged dictionary*, New York, 1996, Barnes & Noble Books.

2. Turner CG, Nichol CR, Scott GR: Scoring procedures for key morphological traits of the permanent dentition: The Arizona State University Dental Anthropology System. In Kelley MA, Larsen CS editors: *Advances in dental anthropology*, New York, 1991, Wiley-Liss.
3. Lyons H: Committee adopts official method for the symbolic designation of teeth, *J Am Dent Assoc* 34:647, 1947.
4. Peck S, Peck L: A time for change of tooth numbering systems, *J Dent Educ* 57:643, 1993.
5. Carlsen O: *Dental morphology*, Copenhagen, 1987, Munksgaard.
6. Black GV: *Descriptive anatomy of the human teeth*, ed 4, Philadelphia, 1897, S. S. White Dental Manufacturing.

Bibliografía

American Dental Association, Committee on Nomenclature: Committee adopts official method for the symbolic designation of teeth, *J Am Dent Assoc* 34:647, 1947.

American Dental Association: Committee on Dental Education and Hospitals: Tooth numbering and radiographic mounting, *Am Dent Assoc Trans* 109:25, 247, 1968.

Fédération Dentaire Intemationale: Two-digit system of designating teeth, *Int Dent J* 21:104, 1971.

Goodman P: A universal system for identifying permanent and primary teeth, *J Dent Child* 34:312, 1987.

Haderup V: Dental nomenklatur og stenograft, *Dansk Tandl Tidskr* 3:3, 1891.

Palmer C: Palmer's dental notation, *Dental Cosmos* 33:194, 1981.

World Health Organization: *Oral health surveys: basic methods*, ed 3, Geneva, 1987, The Organization.

Zsigmondy A: Grundzüge einer praktischen Methode zur raschen und genauen Vonnerkung der zahnärztlichen Beobachtungen und Operationen, *Dtsch Vjschr Zahnhk* 1:209, 1861.

Zsigmondy A: A practical method for rapidly noting dental observations and operations, *Br J Dent Sci* 17:580, 1874.

Use el CD-ROM para ver las animaciones y las fichas de repaso. Visite la página web de evolve para acceder a recursos de estudio adicionales.

2

Desarrollo y erupción de los dientes

El conocimiento del desarrollo de los dientes y su erupción en la cavidad oral es de gran utilidad, no solamente para la práctica clínica sino también para los estudios de antropología, demografía, medicina forense y paleontología. Aquí trataremos preferentemente las aplicaciones dentales. Este capítulo trata del desarrollo y la erupción de los dientes, la cronología específica de la dentición humana temporal y permanente, la edad dental, la formación del diente y la aplicación de estos conocimientos al quehacer profesional (p. ej., conocer la cronología del desarrollo permite practicar intervenciones quirúrgicas sin alterar el crecimiento normal y asimismo prevenir los efectos de las enfermedades y de las alteraciones del medio ambiente). El empleo de los términos **temporal** o **deciduo**, o a menudo, **primario/deciduo**, refleja la diferencia de opiniones que existe sobre el vocablo más apropiado para describir la primera dentición del ser humano. Los lectores de literatura científica pueden manejar indistintamente ambos términos.

Consideraciones clínicas

Debemos tener presente que el estado de salud de la boca considerado «normal» no se limita exclusivamente al aspecto de las **coronas clínicas** y los tejidos gingivales que las rodean, sino también al número, forma, tamaño, posición, coloración y angulación de los dientes; los límites de las raíces; los contactos oclusales; la función y existencia de parafunciones y, finalmente, la fonética y la estética. La mayor parte de la superficie del diente oculta por la encía se puede visualizar radiográficamente. Mediante una sonda periodontal se puede determinar la profundidad, normal o patológica, de los bordes de la encía, y con un explorador dental es posible reseguir las superficies por debajo del margen libre gingival, para comprobar a qué distancia del ápice se encuentra la inserción epitelial. Además, en las bolsas patológicas profundas se puede sondar hasta más allá de la inserción del ligamento periodontal en el cemento. Quizá el método más sencillo de predecir la edad y el desarrollo es la observación directa en la boca del niño del número de dientes que han erupcionado a través de la encía. Si no disponemos de otros datos, nos limitaremos a contar el número de dientes presentes[1].

Sumando los resultados obtenidos por el examen clínico y radiográfico y los conocimientos sobre cronología y erupción de la dentición humana, el profesional adquirirá suficiente experiencia para diagnosticar y tratar la mayoría de las alteraciones de tamaño, forma, número y colocación, así como las estéticas y el desarrollo y los problemas de la erupción dental y las relaciones oclusales. Por ejemplo, en la figura 2-1, *A*, los tejidos gingivales aparentemente están en buen estado; sin embargo, la forma de los incisivos maxilares y los espacios interdentales pueden representar un problema estético para la persona. Si el profesional es capaz de interpretar el deseo estético del sujeto y logra solucionarlo mediante ortodoncia o una odontología restauradora adecuada, el paciente quedará satisfecho y juzgará su problema cosmético resuelto. En la figura 2-1, *B*, se muestra una enfermedad periodontal (gingivitis localizada en el margen gingival del incisivo central derecho) que, en parte, se debe a un contacto interproximal incorrecto de los incisivos que causa la impactación de los alimentos y acumulación de placa dental con cálculos. La mayor parte del problema se debe, no obstante, a una mala higiene oral. El tratamiento conservador, en este caso, consiste fundamentalmente en la eliminación de los agentes irritantes, el cepillado correcto y el uso diario de la seda dental, especialmente en las zonas

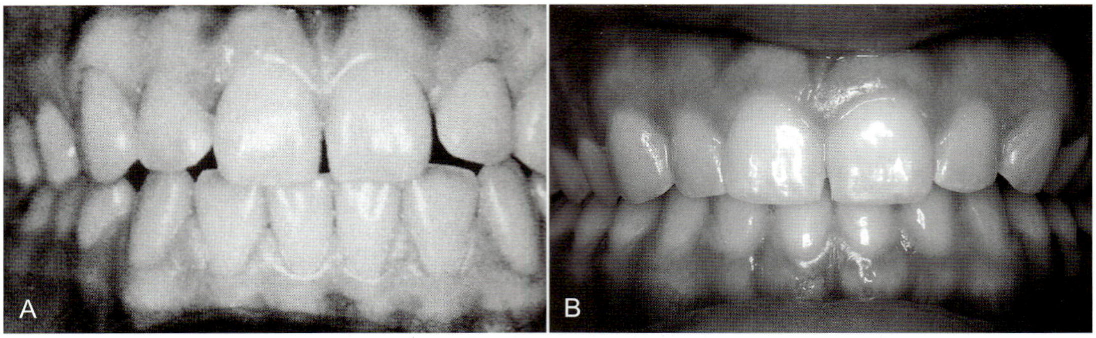

FIGURA 2-1 Observaciones clínicas: coronas clínicas. Obsérvense las diferentes formas de los dientes en **A** y en **B,** así como los espacios interdentales y la presencia y localización de los contactos proximales. En el contorno de los dientes **(A),** repárese en los contactos oclusales del incisivo, el canino y el premolar, y en la encía del incisivo central maxilar derecho, así como en la estética en **A** y **B.**

(**A,** De Ramfjord S, Ash MM: *Periodontology and periodontics*, Filadelfia, 1979, Saunders; **B,** de Ash MM: Paradigmatic shifts in oclussion and temporomandibular disorders, *J Oral Rehabilitation* 28:1-13, 2001.)

interproximales de los incisivos centrales. A pesar de ello, debemos recordar que el contacto proximal incorrecto persiste, con el riesgo que comporta. Si la morfología del diente no corresponde a la función que le está encomendada en la arcada dental, posiblemente los contactos proximales no funcionales conducirán a situaciones como la de la figura 2-1, *B*.

La forma de cada diente guarda relación con su posición y angulación en la arcada, los contactos con los dientes de la arcada opuesta, los contactos proximales con los dientes vecinos y con el periodonto. La forma y la coloración son asimismo importantes factores estéticos que hay que tener en cuenta.

Variabilidad

No es suficiente conocer la morfología «normal» del diente; también es necesario integrar el concepto de variabilidad morfológica funcional, estética y estadística. La mayoría de datos que poseemos sobre morfología se han obtenido del estudio de poblaciones de americanos de origen europeo, y, como se indica en este capítulo en la sección de «Pautas de la formación del diente», existe una gran variedad de secuencias de erupción que dependen de la muestra de población escogida. Después de la Immigration Reform Act de 1965, es probable que los futuros patrones de la morfología del diente reflejen cambios significativos en las características étnicas de la población de Estados Unidos (aumento de la varianza de nuestras poblaciones).

En el capítulo 6 se tratan las variaciones poco frecuentes de los incisivos centrales maxilares (v. fig. 6-12). Son ejemplos extraídos de una población muy antigua de americanos de origen europeo. Podemos aceptar que estos incisivos han sido representativos de esa población y quizá «normales» para la población de americanos de origen europeo de aquella época. Los incisivos en forma de pala se encuentran con escasa frecuencia en la población caucásica (menos del 5%); sin embargo, son característicos de los pacientes con síndrome de Down (trisomía 21) y normales en los naturales de China y Japón, así como en los mongoles y los esquimales. Estadísticamente, el carácter de diente en pala debe considerarse anómalo en la población caucásica, pero no en la mongoloide. El profesional debe estar preparado para afrontar estas variaciones.

Malformaciones

El conocimiento de la cronología de la dentición temporal y permanente es necesario para resolver los problemas de forma, color, colocación y estructura del diente. Las anomalías dentales se observan con más frecuencia en los terceros molares, los incisivos laterales maxilares y los segundos premolares mandibulares. Las coronas anómalamente formadas, como los laterales cónicos y los segundos premolares mandibulares con dos cúspides linguales, presentan problemas de restauración y de espacio, respectivamente.

A los pacientes con alteraciones como las de la figura 2-2 no les basta con saber la manera de solucionarlos, sino que además desean conocer la causa y el momento de su aparición. Cómo se produjo el problema es la parte más difícil de la pregunta. La **hipoplasia del esmalte** es un término general que hace referencia a todos los defectos cuantitativos del espesor del esmalte. Pueden oscilar desde fóveas únicas o múltiples, pequeñas fisuras, amplias fosas, hasta la completa ausencia del esmalte. La hipocalcificación y las opacidades son defectos cualitativos. La localización del defecto en la corona proporciona una evidencia básica para determinar el momento del desarrollo en que se produjo el defecto, con un potencial índice de error[2-5]. En la sección «Pautas de la formación del diente» de este capítulo se ofrece un método de estimación.

En la fisura vestibular y palatina se observan varias malformaciones que afectan a las coronas de las dos denticiones y que no se limitan a la región de la fisura, sino que implican también a los dientes posteriores[6]. Muchas malformaciones

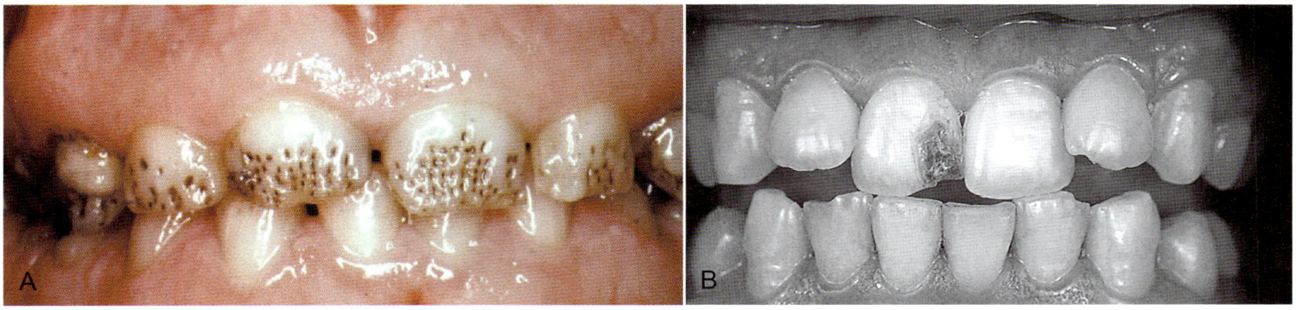

FIGURA 2-2 **A,** Hipoplasia del esmalte. **B,** Defecto de la estructura dental producido por traumatismo en los predecesores temporales durante el desarrollo del incisivo central permanente.

(**A,** De Neville BW, Damm DD, Allen CM y cols.: *Oral and maxillofacial pathology,* 3.ª ed., St Louis, 2009, Saunders; **B,** de Ash MM: *Oral pathology*, 6.ª ed., Filadelfia, 1992, Lea & Febiger.)

congénitas afectan a los dientes, algunas debidas a factores endógenos y otras a agentes exógenos. Cuando una malformación tiene una característica particular (como los incisivos centrales «en destornillador») y aparece en una fase determinada del desarrollo, es posible determinar el motivo causante de la alteración. Esta característica se estudia más adelante en la sección «Edad dental» de este mismo capítulo.

Cronología de la dentición temporal

La cronología que aparece en la tabla 2-1 se basa en los datos de las tablas 2-3 y 2-4 de la sección «Pautas de la formación del diente» de este capítulo. En la tabla 2-1 se emplea el sistema de numeración universal. Las gráficas (figs. 2-3 y 2-4) no representan el patrón ideal de desarrollo dental. Se emplean sobre todo para explicar al paciente los aspectos generales de la evolución y del desarrollo dental y no como guía para la actuación clínica.

TABLA 2-1 Cronología de la dentición temporal*

Dientes		Primera evidencia de calcificación (semanas en el útero)	Corona completada (meses)	Erupción (edad media) (meses)	Raíz completada (años)
Superior					
1i	E, F	14	1½	10	1½
2i	D, G	16	2½	11	2
C	C, H	17	9	19	3¼
1m	B, I	15	6	16	2½
2m	A, J	19	11	29	3

Dientes maxilares
Derecha A B C D E | F G H I J Izquierda
T S R Q P | O N M L K
Dientes mandibulares

Dientes		Primera evidencia de calcificación (semanas en el útero)	Corona completada (meses)	Erupción (edad media) (meses)	Raíz completada (años)
Inferior					
1i	P, O	14	2½	8	1½
2i	Q, N	16	3	13	1½
C	R, M	17	9	20	3¼
1m	S, L	15½	5½	16	2¼
2m	T, K	18	10	27	3

c, Canino; *1i,* incisivo central; *2i,* incisivo lateral; *1m,* primer molar; *2m,* segundo molar.
*Sistema de numeración universal de la dentición temporal o decidua. Véase el capítulo 1. Véanse las tablas 2-3 y 2-4 para más detalles.

Desarrollo y erupción o emergencia de los dientes

Históricamente, el término *erupción* se ha empleado para describir la aparición del diente a través de la encía, pero se define mejor como el movimiento continuo del diente desde la fase de germen hasta que se consigue el contacto oclusal[7]. Sin embargo, no todas las tablas cronológicas siguen esta definición; utilizaremos aquí los términos **erupción** y **emergencia** para evitar cualquier confusión entre el uso tradicional de *erupción* y el significado más amplio que se le atribuye recientemente.

La emergencia de la dentición temporal tiene lugar entre el sexto y el decimotercer mes del nacimiento. La primera dentición tarda en completarse de 2 a 3 años. Comienza con la calcificación inicial del incisivo central y acaba con la formación completa de la raíz del segundo molar (v. fig. 2-3).

La emergencia de la dentición temporal a través de la membrana mucosa alveolar marca una época decisiva en el desarrollo de la actividad motora oral y en la adquisición de los hábitos masticatorios[8]. En esta etapa de la evolución, la presencia de «complicaciones» dentales puede afectar al desarrollo de los futuros mecanismos neuroemocionales, entre los que se incluyen los movimientos de las arcadas y los propios de la masticación. El aprendizaje de la masticación depende, en gran medida, del estado y del desarrollo

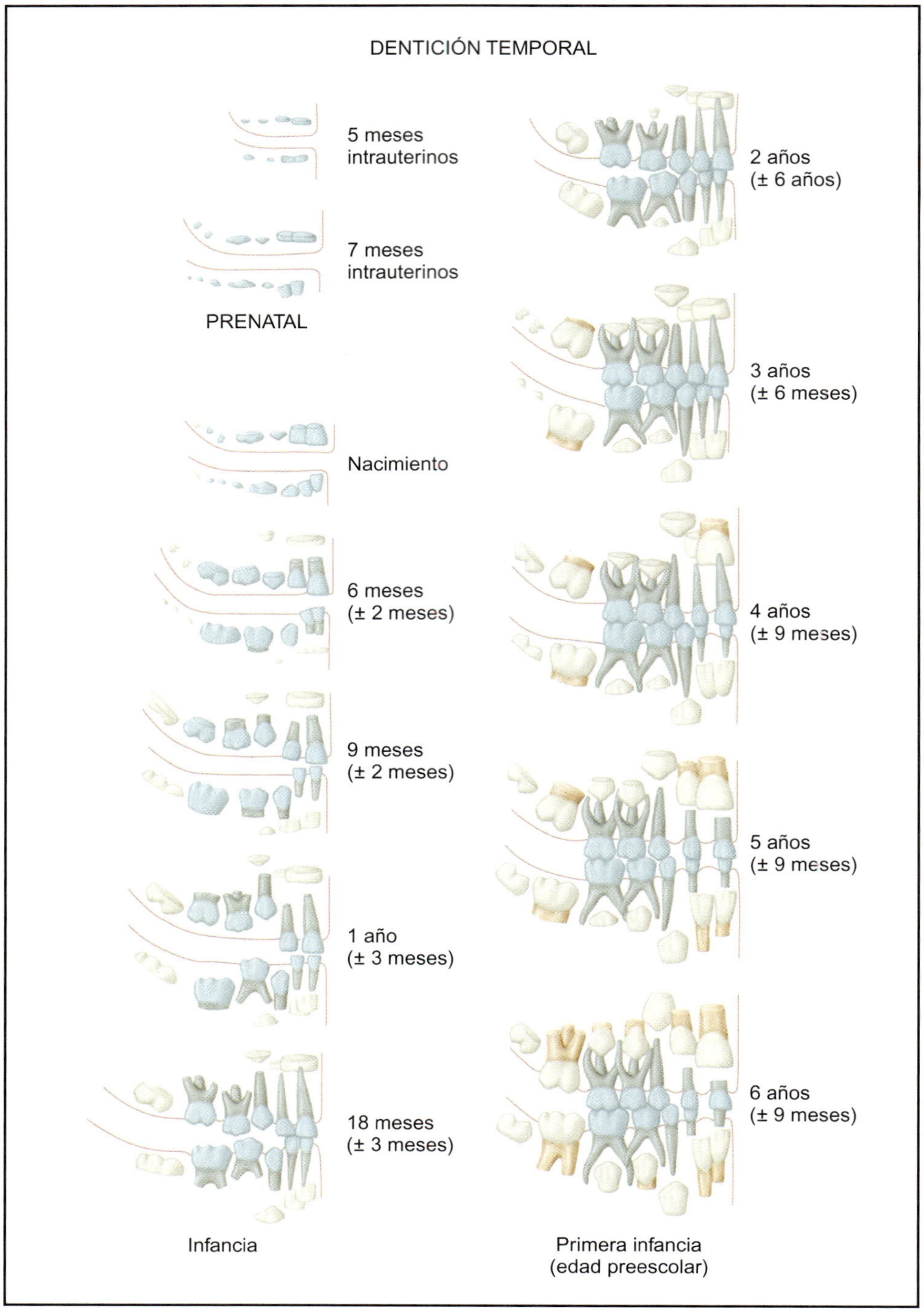

FIGURA 2-3 Desarrollo de la dentición humana hasta los 6 años. Los dientes temporales se representan con un color más oscuro. (De Schour L, Massler M: The development of the human dentition, *J Am Dent Assoc* 28:1153, 1941.)

de la dentición (tipo y número de dientes presentes y sus relaciones oclusales), de la maduración del sistema neuromuscular y de otros factores, como la dieta.

DENTICIÓN TEMPORAL

No todos los órganos del esmalte (fig. 2-5) se desarrollan al mismo tiempo; algunos dientes están completamente formados mientras otros se están formando y, por tanto, existen distintos períodos de erupción para los diferentes grupos de dientes. Algunos dientes deciduos se están reabsorbiendo al mismo tiempo que las raíces de otros todavía no han acabado de formarse. Asimismo, no toda la dentición temporal se pierde al mismo tiempo; algunos dientes (incisivos centrales) caen 6 años antes que los caninos. Los dientes se desarrollan por grupos con un ritmo específico, de forma que la secuencia de erupción y emergencia de la dentición temporal se puede calcular con bastante exactitud y pocas desviaciones. No obstante, para cada niño podemos

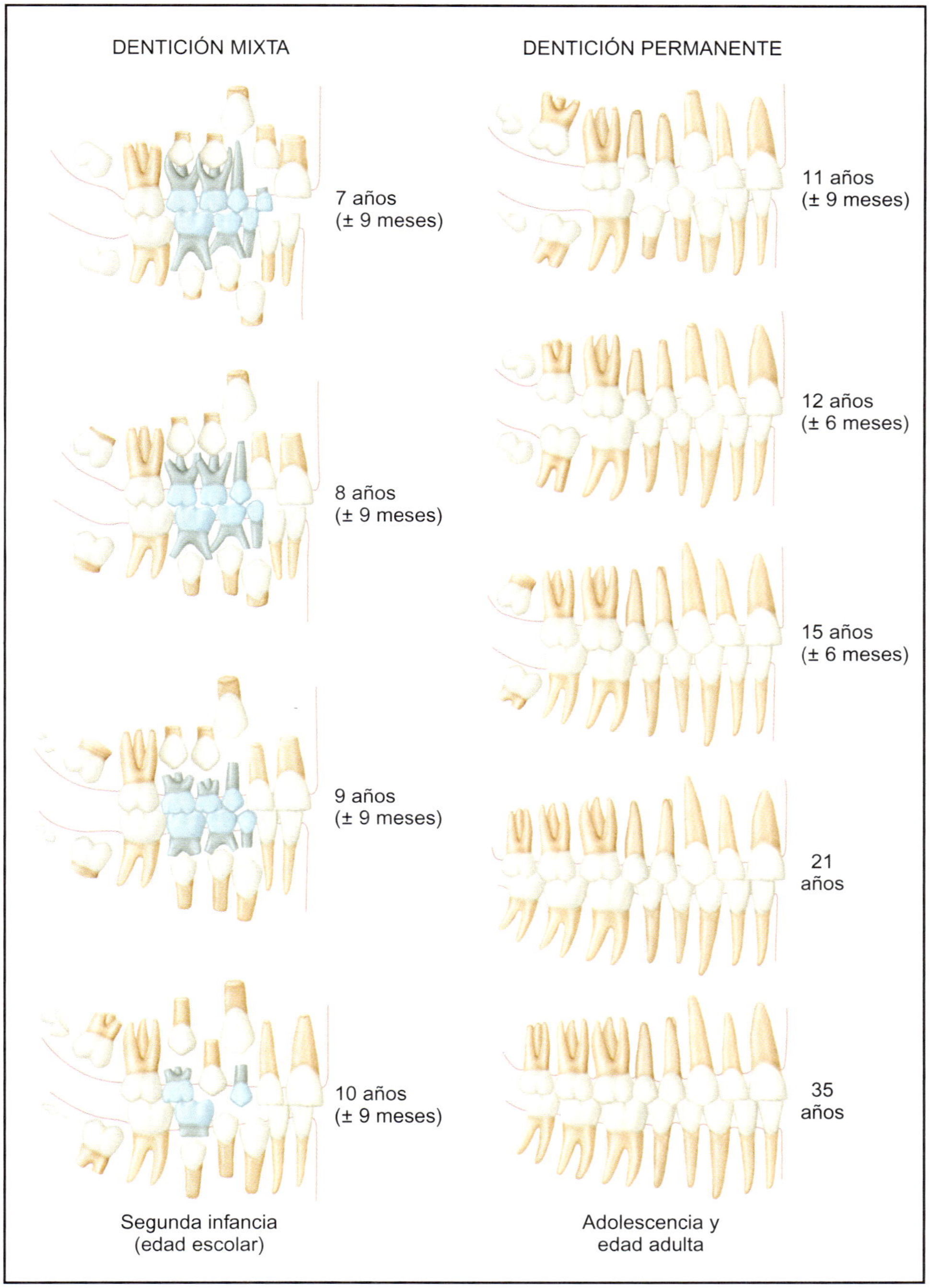

FIGURA 2-4 Desarrollo de la dentición humana desde los 7 años hasta la madurez. Obsérvese el desplazamiento de los dientes temporales. (De Schour L, Massler M: The development of the human dentition, *J Am Dent Assoc* 28:1153, 1941.)

encontrar considerables variaciones. La primera dentición se completa alrededor de los 3 años y funciona durante un período de tiempo relativamente corto antes de su desaparición completa alrededor de los 11 años. La dentición permanente se completa hacia los 25 años, al aparecer los terceros molares (v. figs. 2-3 y 2-4)[9].

La calcificación de los dientes temporales comienza en el útero, de 13 a 16 semanas después de la fecundación. Entre las 18 y las 20 semanas todos los dientes temporales han empezado a calcificarse. La formación de las coronas de los dientes temporales sólo dura de 2 a 3 años, desde la calcificación inicial hasta la formación completa de la raíz. En cambio, la mineralización de la dentición permanente es posnatal y la formación de cada diente tiene lugar en un período que oscila entre 8 y 12 años. La variabilidad del desarrollo dental es similar a la de la erupción, la maduración sexual y otros indicadores de crecimiento[10].

La formación de la corona temporal continúa después del nacimiento, durante unos 3 meses en el incisivo central, 4 meses en el lateral, 7 meses en el primer molar, 8,5 meses

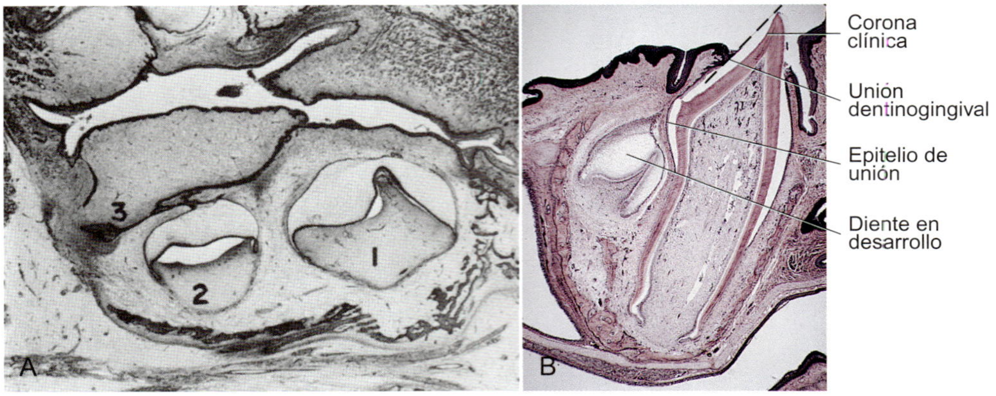

FIGURA 2-5 Órgano del esmalte. **A,** *1,* Inicio del primer molar temporal; *2,* fase de campana del segundo molar temporal; *3,* lámina dental del primer molar permanente. **B,** Incisivo temporal parcialmente desarrollado y, labialmente, desarrollo del incisivo permanente.

(**A,** De Ash MM: *Oral pathology,* 6 ª ed., Filadelfia, 1992, Lea & Febiger; **B,** de Avery JK, Chiego Jr DJ: *Essentials of oral histology and embryology,* 3.ª ed., St. Louis, 2006, Mosby.)

para el canino y 10,5 meses para el segundo molar. Durante este tiempo, antes y después del nacimiento pueden producirse alteraciones de la forma, pigmentación, mineralización y estructura (más adelante se estudia la fluorosis).

Desarrollo de la corona y la raíz

En el desarrollo del diente existen dos componentes: 1) la formación de las coronas y las raíces y 2) la erupción propiamente dicha. La primera parece resistir mejor a las influencias medioambientales; la segunda puede verse perturbada por la aparición de caries y la pérdida de dientes[11,12].

Después de la formación de la **corona** del diente empieza la formación de la **porción radicular.** En el borde cervical del esmalte (el cuello de la corona) comienza a formarse el cemento que cubre la dentina de la raíz. El **cemento** es, de algún modo, similar al tejido óseo y envuelve la raíz a modo de lámina delgada. En ausencia del diente permanente de reemplazo, la raíz del diente temporal puede ser parcialmente reabsorbida. Cuando la reabsorción radicular no sigue el patrón normal, el diente permanente puede no emerger o puede quedar fuera de su posición normal. Además, si falla la reabsorción de la raíz, se puede prolongar la presencia del diente deciduo. A pesar de que los dientes mandibulares no comienzan a desplazarse oclusalmente hasta que la formación de la corona se ha completado, su índice de erupción no guarda relación con el proceso de alargamiento de la raíz. Después de la formación de la corona y de una parte de la raíz, el diente atraviesa la encía alveolar y hace su aparición (emergencia) en la boca.

La formación final de la raíz se considera un factor activo en el movimiento de la corona hacia su posición final en la boca. El proceso de erupción se completa cuando la mayor parte de la corona se hace visible y establece contacto con el diente o dientes de la arcada antagonista. La formación de la **raíz** no acaba cuando el diente emerge; la formación de dentina y cemento radicular continúa aun después de que el diente sea funcional. Finalmente, la raíz se completa cuando está cubierta completamente por el cemento. Puede producirse una formación secundaria de cemento como respuesta a movimientos del diente o posteriormente a su erupción. También puede aparecer cemento adicional (de reparación) o reabsorberse, en respuesta a un trauma oclusal periodontal. Además, puede producirse una aposición secundaria de cemento como respuesta periodontal a un trauma oclusal. La capa de cemento de los dientes permanentes tiene mayor grosor que la de los dientes temporales.

Las denticiones

La dentición en los seres humanos se clasifica habitualmente en temporal, mixta (de transición) y permanente. La transición de dentición temporal a permanente es particularmente interesante por los cambios que comporta, que pueden significar el comienzo de una maloclusión y disparar la alarma que ponga en marcha el tratamiento corrector. Por tanto, es imprescindible para el profesional el conocimiento de las interacciones que pueden existir entre la morfogénesis del diente, el desarrollo de la dentición y el crecimiento del complejo craneofacial.

DESARROLLO PRENATAL, PERINATAL Y POSNATAL

El primer indicio de la formación del diente aparece precozmente, a la sexta semana de la vida prenatal, cuando las arcadas han adquirido su forma inicial; sin embargo, en este momento, las arcadas son pequeñas comparadas con la gran bóveda craneal y con las órbitas. La altura facial inferior es pequeña si se relaciona con el neurocráneo (fig. 2-6). El arco mandibular es mayor que el arco maxilar y las dimensiones verticales de las arcadas están poco desarrolladas. En esta fase de desarrollo, cuando se juntan las arcadas, entran en contacto con la lengua y ésta, a su vez, con las mejillas. La forma prenatal de la cabeza varía considerablemente, pero las diferencias relativas entre la bóveda craneal, las órbitas y la altura facial inferior permanecen constantes. Durante este período, en ambas arcadas se producen todos los estadios del desarrollo dental.

DESARROLLO DE LA DENTICIÓN TEMPORAL

Después del nacimiento se produce un crecimiento considerable del neurocráneo y el esplacnocráneo. Normalmente al nacer no hay ningún diente visible, aunque, ocasionalmente,

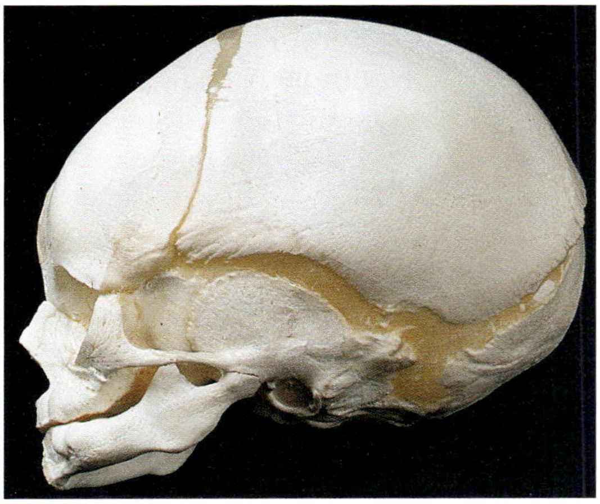

FIGURA 2-6 Cráneo de recién nacido que muestra una gran caja craneal y grandes órbitas; el neurocráneo es mayor que el esplacnocráneo, que contiene las arcadas y todos los dientes en desarrollo.

(De Avery JK, Chiego Jr DJ: *Essentials of oral histology and embryology*, 3.ª ed., St Louis, 2006, Mosby.)

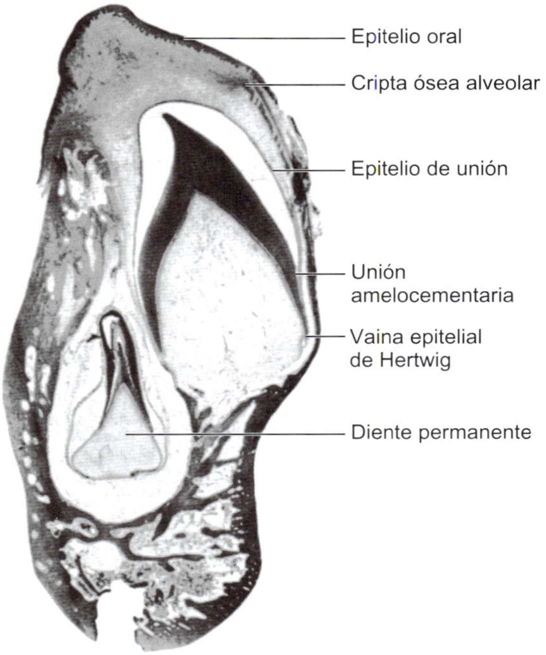

FIGURA 2-7 Sección de la mandíbula de un niño de 9 meses a través del canino temporal no erupcionado y el sucesor permanente, situado apical y lingualmente. El esmalte de la corona del canino temporal está completado, aunque se ha perdido por decalcificación. Ha comenzado la formación de la raíz.

(Modificado de Schour I, Noyes HJ: *Oral histology and embriology*, 8.ª ed, Filadelfia, 1960, Lea & Febiger.)

hay niños que nacen con incisivos mandibulares erupcionados. En este período continúa el desarrollo de ambas denticiones, y la arcada crece según las necesidades de espacio posterior para los dientes de futura aparición. Además, la altura del hueso alveolar aumenta para acomodarse al aumento de longitud del diente. Sin embargo, el crecimiento de la parte anterior de la arcada se frena hacia el primer año de vida posnatal.

SECUENCIA DE LA ERUPCIÓN DE LOS DIENTES TEMPORALES

La secuencia predominante en cada arcada es la siguiente: incisivo central (A), incisivo lateral (B), primer molar (D), canino (C) y segundo molar (E), como se aprecia en la tabla 2-1. Pueden aparecer variaciones de este orden como resultado de inversiones entre los incisivos centrales y laterales, del primer molar y del incisivo lateral, o de la erupción de dos dientes al mismo tiempo[13]. Este tema se estudia con más detalle en la sección «Pautas de la formación del diente» de este capítulo y en el capítulo 16, que se ocupa del desarrollo de la oclusión de los dientes temporales.

Las investigaciones sobre cronologías de erupción de los dientes temporales en distintas razas y grupos étnicos revelan variaciones considerables[7], aunque se dispone de poca información sobre la formación de dientes en poblaciones de origen distinto de las blancas/europeas[14]. Las variaciones que presentan las poblaciones del mundo en los estándares dentales presuponen la existencia de patrones diferentes, si bien las diferencias no parecen ser muy importantes[14]. El tamaño, la morfología y la formación del diente son caracteres claramente hereditarios[15]. Existe poca relación entre la erupción de los dientes temporales y otros parámetros fisiológicos, como la maduración esquelética, la altura y el sexo[16].

ERUPCIÓN DE LA DENTICIÓN TEMPORAL

Alrededor de los 8 meses (de 6 a 10), los incisivos centrales mandibulares emergen a través de la encía alveolar y a continuación lo hacen los otros dientes anteriores, de manera que hacia los 13-16 meses han erupcionado los ocho incisivos temporales (v. tabla 2-1). Los primeros molares emergen en torno a los 16 meses y establecen contacto con los antagonistas varios meses después, antes de la erupción completa del canino. El tránsito a través de la cresta alveolar (fig. 2-7) se produce cuando están formados aproximadamente los dos tercios de la raíz[17], y la aparición en la cavidad oral tiene lugar cuando se han completado las tres cuartas partes de la raíz[18]. La fecha de emergencia coincide con la señalada por Smith[14].

Respecto a la erupción de los primeros molares, lo más frecuente es que el maxilar emerja antes que el mandibular[19]. En los primeros molares existen diferencias según el sexo del individuo, pero no se ha encontrado una respuesta que relacione las discrepancias con el dimorfismo sexual[7].

Los caninos maxilares erupcionan hacia los 19 meses (de 16 a 22) (fig. 2-8) y los mandibulares hacia los 20 meses (de 17 a 23). El primer molar mandibular erupciona a una edad media de 27 meses (23-31 niños; 24-30 niñas), y el segundo molar maxilar aparece a continuación, a los 29 meses (25-33 ± 1 DE). En la figura 2-8, *A* y *B*, los primeros molares están en oclusión.

Desarrollo neuromuscular

El movimiento mandibular controlado por un mecanismo neuromuscular maduro precisa de la aparición del diente,

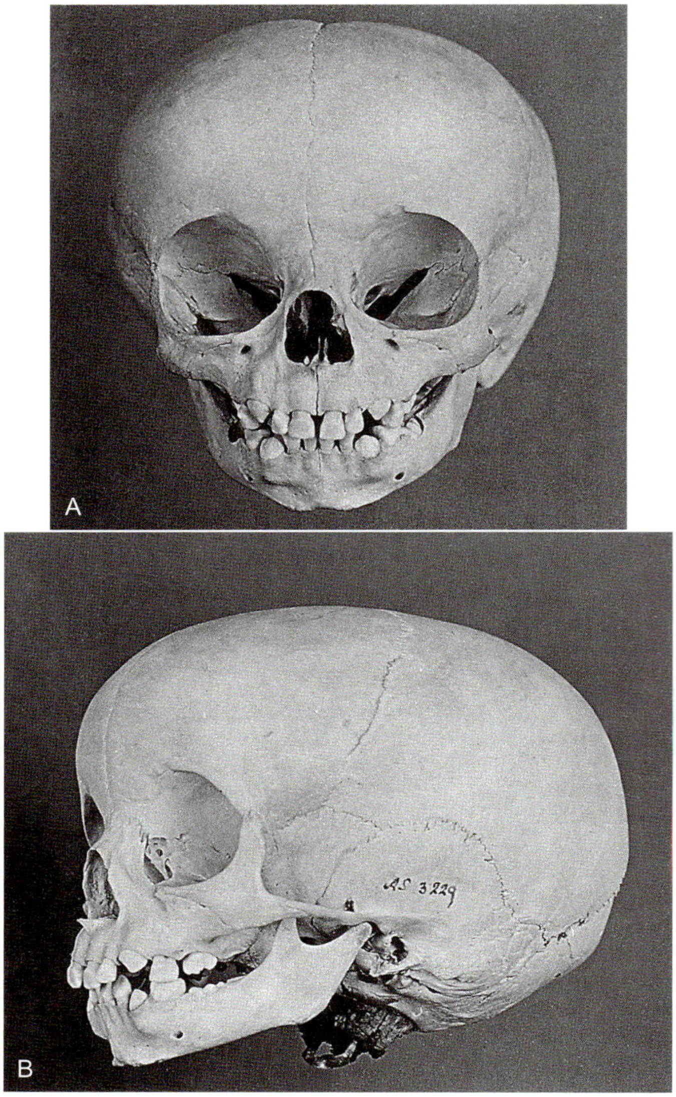

FIGURA 2-8 Cráneo de un niño de aproximadamente 20 meses. **A,** La vista frontal muestra la presencia de todos los incisivos y los caninos en erupción. **B,** En la vista lateral se aprecia que los primeros molares están en oclusión; el segundo molar mandibular empieza a emerger en oposición al segundo molar maxilar, casi erupcionado.

(Modificado de Karl W: *Atlas der Zahnheilkunde*, Berlín [sin fecha de publicación], Verlag von Julius Springer.)

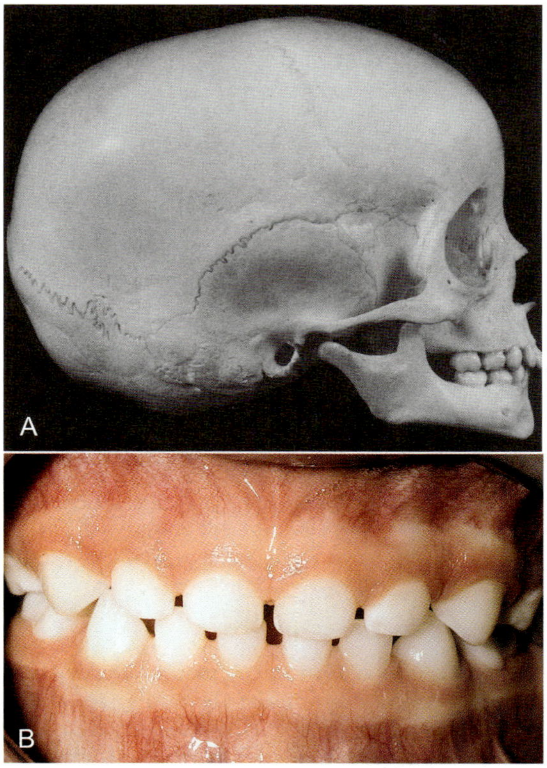

FIGURA 2-9 **A,** Cráneo de un niño de 4 años con la dentición temporal completa. **B,** Dentición temporal completa. Obsérvese el desgaste incisal.

(**A,** Modificado de van der Linden FPGM, Duterloo HS: *Development of the human dentition: an atlas*, Nueva York, 1976, Harper & Row; **B,** de Bird DL, Robinson DS: *Modern dental assisting*, 9.ª ed., St. Louis, 2009, Saunders.)

de su articulación y de la información propioceptiva que proporciona el periodonto. Así, con el contacto de los primeros molares con sus oponentes comienza el desarrollo de la oclusión y del sustrato neuromuscular necesario para las funciones más complejas de la lengua y la mandíbula.

DENTICIÓN TEMPORAL

La dentición temporal se completa alrededor de los 30 meses o cuando el segundo molar está en oclusión (fig. 2-9). El período de la dentición (desde los 30 meses hasta los 6 años) incluye fases en las que no se producen alteraciones intraorales aparentes.

La forma del arco dental permanece relativamente constante, sin cambios significativos en profundidad y anchura. Cuando caen los primeros incisivos, se aprecia un ligero aumento de la distancia intercanina y asimismo se produce un aumento de ambas arcadas en sentido sagital, necesario para conseguir el espacio que necesitan los dientes definitivos. El esqueleto facial experimenta un aumento de la dimensión vertical como resultado de la aposición de hueso en la sincondrosis entre la porción basal del hueso occipital y el esfenoides, y en el complejo sutural maxilar y, además, como consecuencia del crecimiento del cóndilo[20]. El esplacnocráneo sigue siendo pequeño comparado con el neurocráneo. La zona de las arcadas que contiene los dientes temporales ha alcanzado casi la anchura del adulto. en la primera parte del período de transición, alrededor de los 8 años, la anchura de la mandíbula se aproxima a la anchura del neurocráneo. Las arcadas dentales quedan completadas y la oclusión de los dientes temporales se vuelve funcional. Durante este período, se puede observar en la mayoría de niños el estado de erosión o desgaste de los dientes. La oclusión temporal se trata en el capítulo 16.

Período de dentición mixta (de transición)

Empieza con la emergencia de los primeros molares permanentes y termina con la pérdida del último diente temporal, que ocurre generalmente hacia los 11-12 años. La fase inicial del período de transición dura unos 2 años, durante los cuales erupcionan los primeros molares definitivos

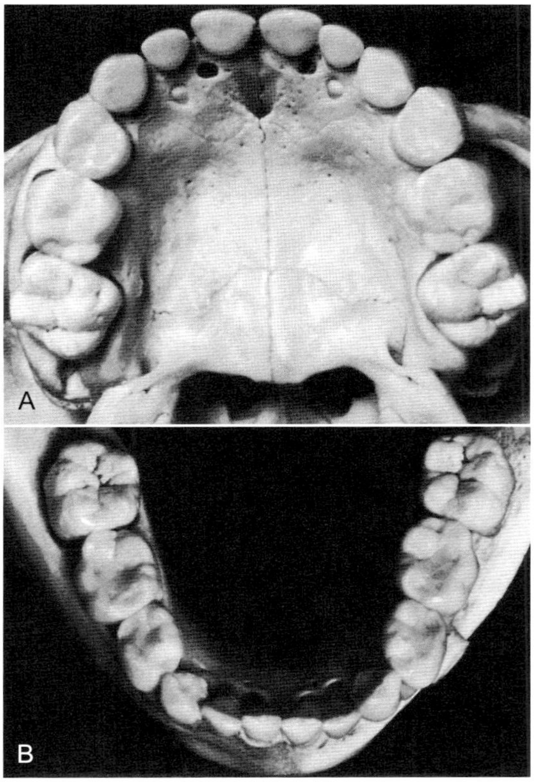

FIGURA 2-10 Dentición temporal con los primeros molares permanentes. **A,** Arcada maxilar. **B,** Arcada mandibular.

(figs. 2-10 y 2-11); los incisivos temporales han caído y los incisivos permanentes aparecen en su lugar (fig. 2-12). Los dientes permanentes no inician el movimiento de erupción hasta que la corona está completada. Durante la erupción, el primer molar mandibular permanente se guía por la superficie distal del segundo molar temporal. Si en este momento se produce una discrepancia distal terminal, se puede producir una maloclusión (v. fig. 16-5).

Caída de los dientes temporales

La pérdida prematura de los dientes temporales por caries afecta directamente al desarrollo de la dentición permanente[21] y además de reflejar en muchas ocasiones un desconocimiento grave de la importancia de la higiene bucal, crea unas condiciones negativas para la prevención de caries en la dentición adulta. La pérdida de dientes temporales puede suponer una pérdida de espacio para la dentición definitiva. Muchas personas sin conocimientos sobre este tema creen que la pérdida de los dientes deciduos, a veces llamados **dientes de niño** o **dientes de leche,** no tiene importancia porque se trata de dientes exclusivamente temporales. Sin embargo, hay que tener presente que la dentición temporal se utiliza desde los 2 años hasta los 7, o más, es decir, alrededor de 5 años en total, y que algunos dientes se emplean desde los 6 meses hasta los 12 años (11,5 años en total). Por tanto, debemos recordar que la dentición temporal tiene una función importante y que contribuye a mantener la salud y el bienestar del individuo durante los primeros años, en los que el desarrollo físico y mental es mayor.

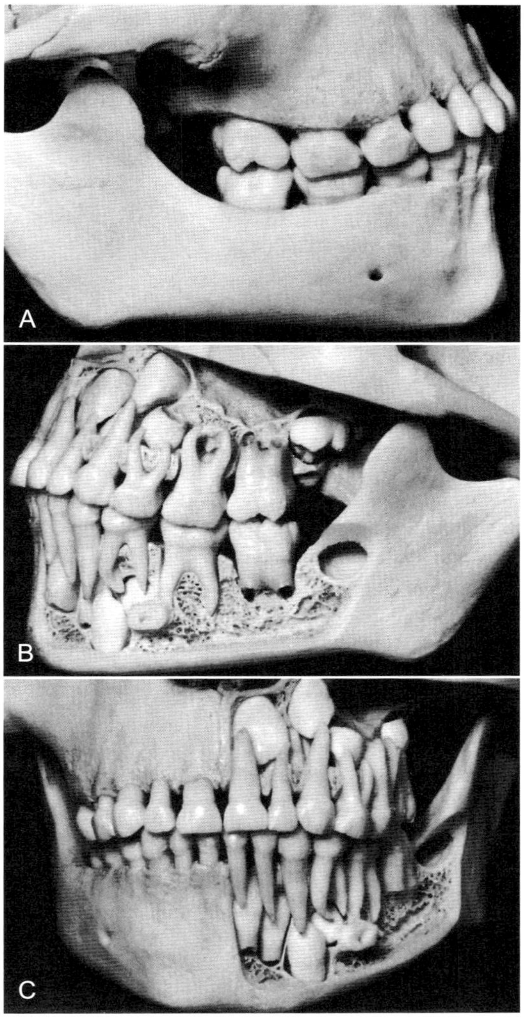

FIGURA 2-11 El mismo niño de la figura 2-10. **A,** Lado derecho. **B,** En el lado izquierdo se aprecia la posición de los primeros molares permanentes y la cripta ósea vacía del segundo molar en desarrollo, que perdió en la preparación de la pieza anatómica. **C,** Vista frontal que muestra el lado derecho con el hueso recubriendo las raíces y los dientes permanentes en desarrollo y el lado izquierdo con los dientes anteriores permanentes en fase de desarrollo.

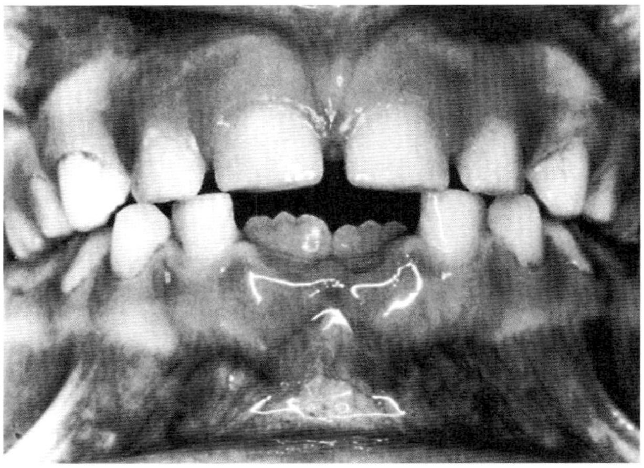

FIGURA 2-12 Erupción de los incisivos centrales permanentes. Se pueden apreciar los bordes incisales con sus mamelones, así como la anchura de los dientes.

La pérdida prematura de la primera dentición, la retención de los dientes temporales, las ausencias congénitas, las alteraciones dentales y la insuficiencia de espacio se consideran factores decisivos en la aparición de oclusiones anómalas. Además, esta pérdida prematura por descuido o negligencia puede causar una disminución de la longitud de la arcada y la tendencia secundaria al apiñamiento de los dientes definitivos. En el capítulo 16 se estudia con más detalle la longitud de las arcadas.

Dentición permanente

La dentición permanente consta de 32 dientes y se completa hacia los 18-25 años al aparecer el tercer molar.

Aparentemente, existen cuatro o más **centros de formación** o tubérculos de desarrollo para cada diente. La formación de cada centro se mantiene hasta que se crea una coalescencia entre ellos. Durante este período de la odontogénesis, cualquier lesión que afecte al desarrollo del diente puede provocar la aparición de anomalías morfológicas (p. ej., incisivos laterales cónicos). A pesar de que no se han encontrado líneas de demarcación en la dentina que demuestren esta evolución, en las superficies de las coronas y las raíces sí se pueden observar en cambio los llamados **surcos de desarrollo** (v. fig. 4-12, *B*). Las fracturas de los dientes se producen con frecuencia a lo largo de estos surcos (v. fig. 13-26).

Los **folículos** de los **incisivos** y **caninos** en período de desarrollo están colocados por lingual de las raíces temporales (v. figs. 2-7 y 2-11; v. también fig. 3-4).

Los **premolares** que ocuparán el lugar de los molares deciduos, durante el desarrollo están colocados en la bifurcación de las raíces de los molares temporales (fig. 2-13, *A* y *B*). Los incisivos permanentes, los caninos y los premolares se conocen como dientes **de reemplazo** porque sustituyen a sus antecesores temporales.

El incisivo central es el segundo diente permanente que emerge en la cavidad oral. El momento de la erupción es parecido al del primer molar (de 6 a 7 años) (tabla 2-2). Como con el primer molar, a los 6 años de edad el 50% de las personas han alcanzado el estadio considerado la edad habitual para hacerlo, o más concretamente, la edad en la que aparece el incisivo central. Los dientes permanentes mandibulares tienden a aparecer antes que los maxilares. El incisivo central mandibular acostumbra a erupcionar antes que el incisivo central maxilar (v. fig. 2-12) y puede aparecer al mismo tiempo e incluso antes que el primer molar mandibular. El incisivo lateral mandibular puede erupcionar al mismo tiempo que el incisivo central.

Antes de que los incisivos centrales permanentes estén en su posición definitiva, los incisivos temporales centrales deben haberse exfoliado. Esto se produce por la reabsorción de las raíces deciduas. El diente permanente, en el interior del folículo, se dirige a la posición ocupada por su predecesor. Esta presión sobre la raíz temporal acelera su reabsorción, que continúa hasta que la corona temporal ha perdido el anclaje, se afloja y, finalmente, cae. Mientras tanto, el diente permanente se ha desplazado oclusalmente, de forma que cuando el temporal cae, el permanente queda situado en una posición de erupción adecuada para reemplazar a su predecesor.

Los **incisivos laterales mandibulares** erupcionan poco después de los centrales, a menudo simultáneamente. Los **incisivos centrales maxilares** aparecen a continuación, siguiendo un orden cronológico, y los **incisivos laterales maxilares** hacen su aparición aproximadamente un año más tarde (v. tabla 2-2 y figs. 2-3 y 2-4). Los **primeros premolares** siguen a los laterales maxilares cuando el niño tiene unos 10 años; los **caninos permanentes mandibulares** acostumbran a aparecer al mismo tiempo, los **segundos premolares** al año siguiente y, a continuación, los **caninos maxilares.** Normalmente, los segundos molares salen cuando el niño tiene 12 años; quedan por

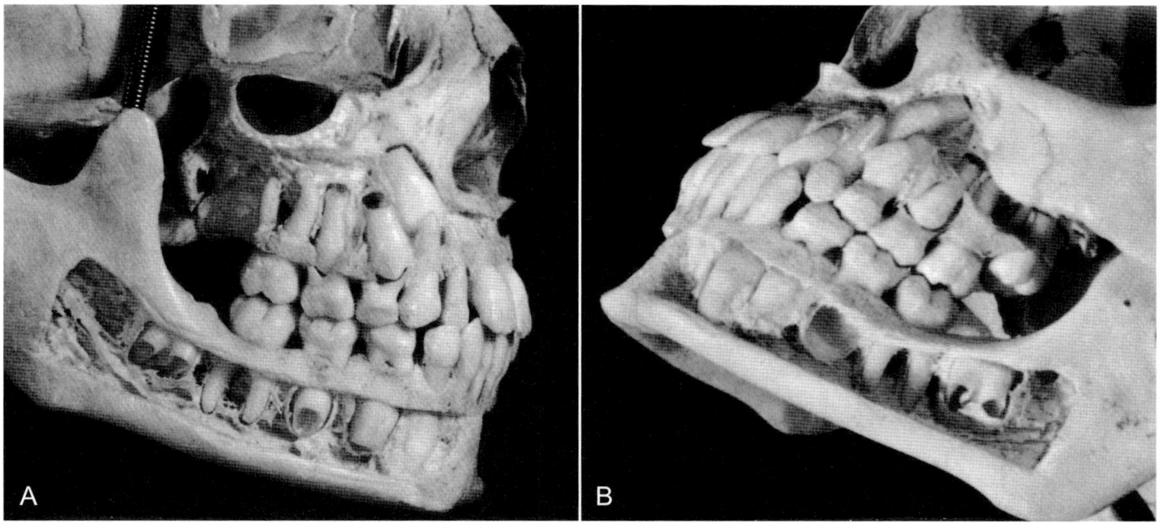

FIGURA 2-13 A, Vista del lado derecho del cráneo de un niño de 9-10 años. Obsérvense la cantidad de reabsorción de las raíces de los primeros molares temporales y, por debajo, las relaciones de los molares en desarrollo. También se ven las cámaras pulpares abiertas y los conductos pulpares de los molares mandibulares en desarrollo. Las raíces de los primeros molares permanentes están completadas. **B,** Lado izquierdo. Obsérvense la posición del canino maxilar permanente y del segundo premolar, y la posición y etapa de desarrollo del segundo molar permanente maxilar. La cripta ósea correspondiente al segundo premolar permanente perdido está completamente vacía. Obsérvense las amplias aberturas de las raíces del segundo molar permanente mandibular.

TABLA 2-2 Cronología de la dentición permanente*

Diente		Primera evidencia de calcificación	Corona completada (años)	Emergencia (erupción) (años)	Raíz completada (años)
1I	8, 9	3-4 meses	4-5	7-8	10
2I	7, 10	10-12 meses	4-5	8-9	11
C	6, 11	4-5 meses	6-7	11-12	13-15
1P	5, 12	1½-1¾ años	5-6	10-11	12-13
2P	4, 13	2-2¼ años	6-7	10-12	12-14
1M	3, 14	Al nacer	2½-3	6-7	9-10
2M	2, 15	2½-3 años	7-8	12-13	14-16
3M	1, 16	7-9 años	12-16	17-21	18-25

Dientes maxilares

Derecha	1	2	3	4	5	6	7	8	9	10	11	12	13	14	15	16	Izquierda
	32	31	30	29	28	27	26	25	24	23	22	21	20	19	18	17	

Dientes mandibulares

Diente		Primera evidencia de calcificación	Corona completada (años)	Emergencia (erupción) (años)	Raíz completada (años)
1I	24, 25	3-4 meses	4-5	6-7	9
2I	23, 26	3-4 meses	4-5	7-8	10
C	22, 27	4-5 meses	6-7	9-10	12-14
1P	21, 28	1¼-2 años	5-6	10-12	12-13
2P	20, 29	2¼-2½ años	6-7	11-12	13-14
1M	19, 30	Al nacer	2½-3	6-7	9-10
2M	18, 31	2½-3 años	7-8	11-13	14-15
3M	17, 32	8-10 años	12-16	17-21	18-25

1M, Primer molar; *2M,* segundo molar; *3M,* tercer molar; *1P,* primer premolar; *2P,* segundo premolar; *C,* canino; *1I,* incisivo central; *2I,* incisivo lateral.
*Véanse las tablas 2-3 y 2-4 para datos sobre pautas de la formación de los dientes.

detrás de los primeros molares y comúnmente se conocen como **molares de los 12 años.**

Los caninos maxilares erupcionan, en ocasiones, con los segundos molares, pero, en la mayoría de casos, los preceden.

Los **terceros molares** no aparecen hasta los 17 años o más tarde. Hace falta un desarrollo considerable de la zona posterior de la mandíbula antes de los 12 años para que exista espacio para estos dientes (fig. 2-14). Los terceros molares presentan muchas alteraciones y variaciones de forma. La insuficiencia de espacio causa frecuentemente complicaciones y los individuos con los terceros molares alineados correctamente son una minoría. Las alteraciones y variaciones de los terceros molares y las complicaciones derivadas de su malposición constituyen un tema muy extenso que no puede tratarse en esta obra. La figura 2-15 muestra una pieza anatómica con la dentición completa formada por 32 dientes.

Tamaño de los dientes

El tamaño de los dientes está determinado en gran medida por factores genéticos. Sin embargo, existen acusadas diferencias raciales, como ocurre con los lapones, la población quizá con los dientes más pequeños, y los aborígenes australianos, probablemente con los dientes más grandes[22]. Las diferencias de tamaño por dimorfismo sexual alcanzan el 4% y son mayores en los caninos maxilares y menores en los incisivos[23]. A menudo se observa una falta de armonía entre el tamaño del diente y el tamaño del hueso. El tamaño del diente y de la arcada se estudian en el capítulo 16 junto con el desarrollo de la oclusión.

Pulpa dental

La **pulpa dental** es un órgano de tejido conjuntivo que contiene numerosas estructuras, como arterias, venas, un sistema linfático y nervios. Su principal función es la de formar la dentina del diente. En el diente recién erupcionado la pulpa es grande y se va reduciendo progresivamente a medida que se completa el diente. En la dentición temporal y en los dientes permanentes jóvenes la pulpa es relativamente grande (v. fig. 3-9). Los dientes de los niños y los adultos jóvenes son más sensibles a los cambios de temperatura y a los tratamientos conservadores (que generan calor). La abertura de la pulpa en el ápice está constreñida y se llama **foramen apical.** La pulpa mantiene su actividad formadora de tejido (p. ej., para formar la **dentina secundaria**),

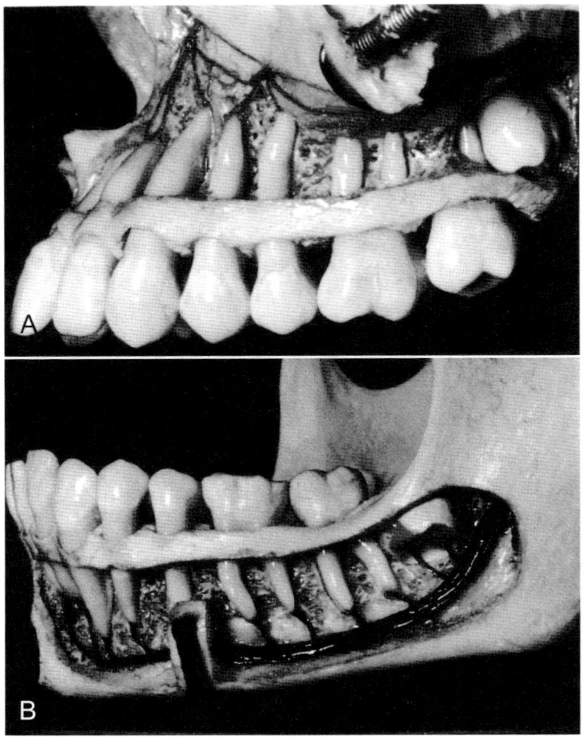

FIGURA 2-14 Desarrollo de los terceros molares maxilares y mandibulares.

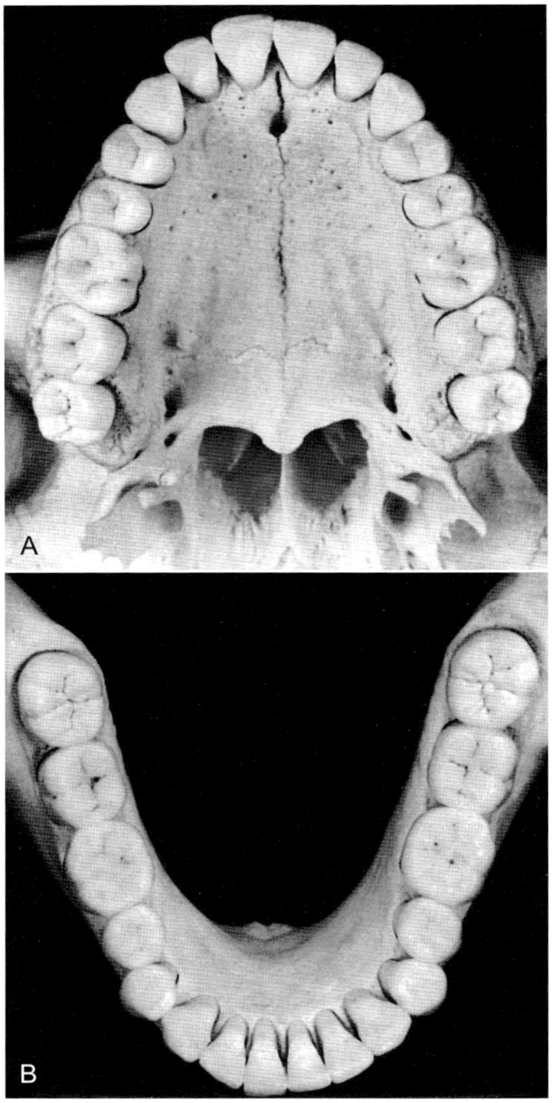

FIGURA 2-15 Arcada maxilar **(A)** y mandibular **(B)** con los 32 dientes de la dentición completa.

especialmente cuando la caries avanza hacia la pulpa. Con la edad, la cavidad pulpar se vuelve más pequeña y estrecha (v. fig. 13-3). La cámara pulpar de la corona puede quedar casi completamente obliterada por la dentina secundaria (osteodentina). Este proceso no es tan acusado en los dientes temporales.

Unión amelocementaria

La unión amelocementaria (UAC) (v. figs. 1-3 y 1-4) se conoce también como línea cervical anatómica y en ella se pueden presentar las siguientes posibilidades: 1) el esmalte sobrepasa al cemento; 2) se produce una unión borde a borde; 3) hay una falta de conexión entre el esmalte y el cemento, de forma que la dentina queda expuesta en una zona de la raíz, y 4) se encuentra un solapamiento del esmalte por parte del cemento. Estas diferencias en la unión tienen importancia clínica en presencia de enfermedad (p. ej., gingivitis, recesión de la encía con exposición de la UAC, periodontitis con pérdida de anclaje o soporte de las fibras periodontales), de hipersensibilidades cervicales, caries o erosión y cuando hay que colocar márgenes en las restauraciones dentales.

Cuando se sonda el diente, la UAC marca el límite que señala el nivel de inserción de las fibras en presencia de enfermedad periodontal. Con una sonda periodontal (fig. 2-16, *A*) es posible detectar la posición del margen gingival y el anclaje de la UAC (v. fig. 2-16, *B*), con lo cual comprobaremos el nivel de soporte (con independencia de si la pérdida de sujeción se debe a enfermedad periodontal, como en el caso de la profundidad patológica del margen gingival [bolsa periodontal]). El profesional debe imaginarse la situación de la UAC de cada diente para poder relacionarla con las zonas de riesgo (v. figs. 5-25 y 5-26) (protuberancia del esmalte dentro de la bifurcación de los molares mandibulares [v. fig. 2-16, *C*]). Las proyecciones del esmalte son apicales a la UAC y representan un factor de riesgo de enfermedad periodontal porque las fibras, inmersas en el cemento, no están en su posición normal y, por tanto, no actúan como barrera que frene el avance de la enfermedad periodontal. En realidad, la **inserción epitelial** no se adhiere a la superficie del esmalte y en las bifurcaciones, que son estrechas y difíciles de limpiar, se forman placa y cálculos que contribuyen a la aparición de dehiscencias. Por ello se considera que las proyecciones del esmalte en las caras linguales y vestibulares de las bifurcaciones aumentan la vulnerabilidad frente al avance de la enfermedad periodontal[24].

Así pues, la **localización** y las **características** de la UAC no son simples términos descriptivos de la morfología del diente, sino que tienen relevancia clínica. Esta observación

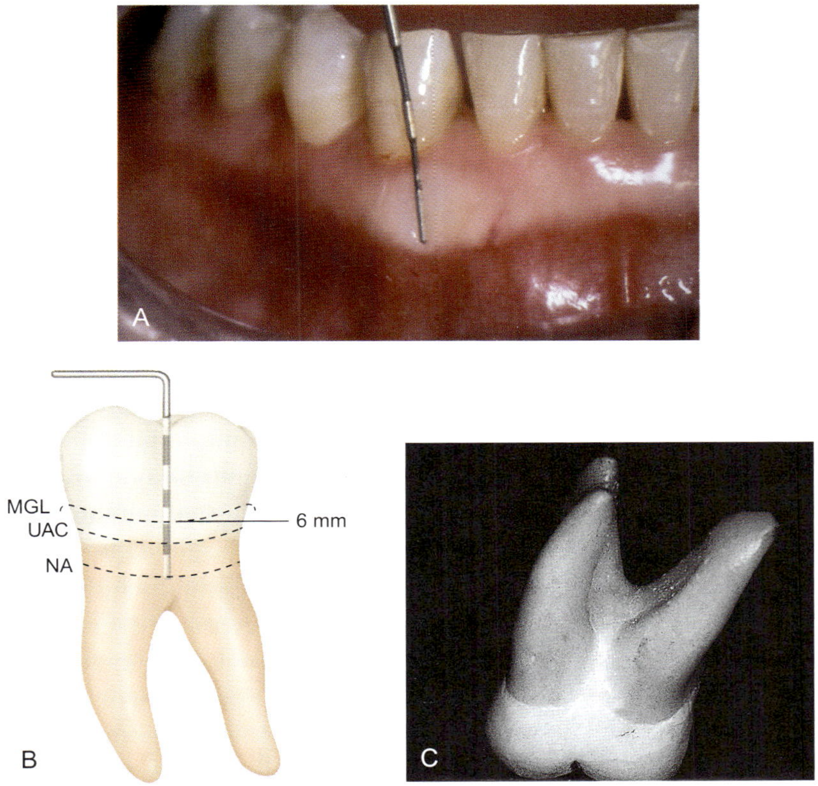

FIGURA 2-16 **A**, Sonda periodontal dividida en segmentos de 3 mm. **B,** Sonda a nivel de la inserción o anclaje (NA). La sonda indica la existencia de una profundidad patológica del margen de 6 mm y una pérdida de anclaje óseo de 3+ mm. **C,** Proyección del esmalte en la bifurcación de un molar mandibular. *MGL,* Margen gingival libre; *UAC,* unión amelocementaria.

(**A,** De Perry DA, Beemsterboer PL: *Periodontology for the dental hygienist*, 3.ª ed., St Louis, 2009, Saunders.)

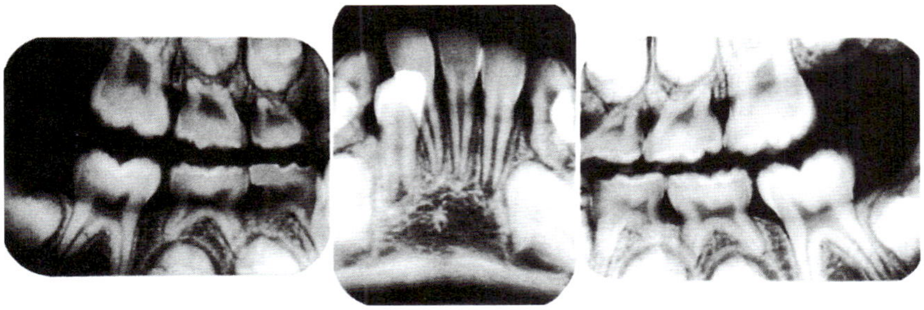

FIGURA 2-17 En esta radiografía se ven los molares de los 6 años en posición, las raíces de los dientes temporales en proceso de reabsorción y la formación de los dientes de reemplazo.

también es aplicable a la línea cervical, que es algo más que una simple línea de demarcación entre la corona anatómica y la raíz del diente. Es necesario establecer la naturaleza, la localización y los cambios patológicos de la UAC para diagnosticar y tratar adecuadamente, por ejemplo, las caries cervicales, recordando que en los adultos jóvenes (v. figs. 5-2 y 5-27) generalmente está situada apical a la inserción epitelial y al margen gingival.

Edad dental

La edad dental depende de la formación y de la erupción de los dientes. La erupción se produce en el momento en que el diente emerge a través de la membrana mucosa de la encía, que es un hecho singular para cada diente. Sin embargo, la formación se puede considerar como un proceso continuo que tiene lugar durante la juventud. Cuando el último diente ha completado su formación, el esqueleto, normalmente, ha alcanzado su maduración completa[14]. La erosión y el desgaste que sufren posteriormente los dientes pueden servir para calcular la edad cronológica[25], pero la estimación de la edad adulta puede variar del orden de ± 5 años[26]. Se puede calcular con más precisión la edad juvenil que la de los adultos.

La cronología de la formación prenatal del diente se basa generalmente en disecciones practicadas sobre fetos (v. figs. 2-3 y 2-7); la cronología del desarrollo posnatal se basa en hallazgos radiológicos, aunque no siempre (figs. 2-17 y 2-18)[27]. No obstante, las cronologías basadas en métodos únicos no ofrecen garantías.

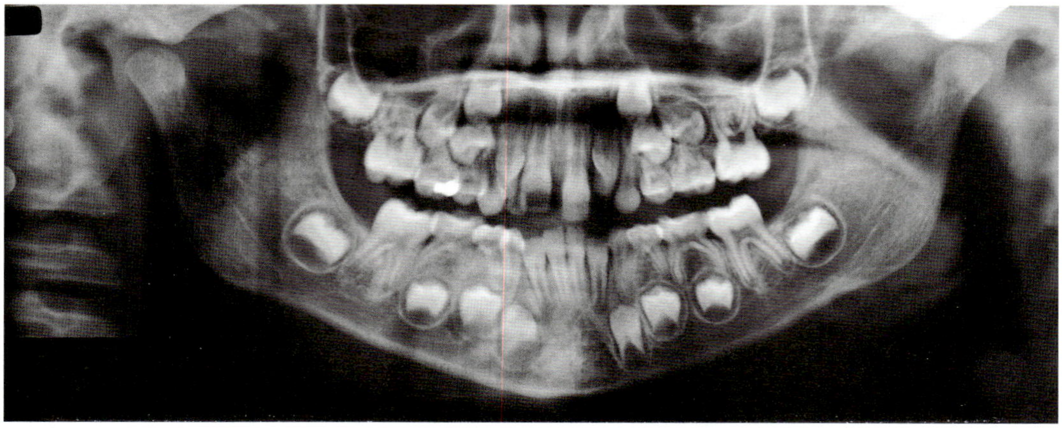

FIGURA 2-18 Radiografía panorámica de un niño de 7 años. Esta proyección es muy importante porque registra el desarrollo dental en conjunto. (De Pappas GC, Wallace WR: Panoramic sialography, *Dent Radiogr Photogr* 43:27, 1970.)

Se considera que la dentición es el mejor indicador individual y fisiológico de la edad cronológica en los jóvenes[14]. A pesar de la importancia que tiene el conocimiento de la edad dental en la clínica, la extensión que le dedicaremos en este libro será bastante reducida. En su momento, se facilitarán las referencias oportunas para que el lector pueda ampliar el tema. La predicción de la edad a partir de los estadios de formación de los dientes permanentes mandibulares se estudia en la sección «Pautas de la formación del diente» más adelante en este mismo capítulo.

La edad dental se calcula según el número de dientes presentes en cada edad cronológica[7] o en los estadios de formación de las coronas y las raíces de los dientes[14]. Durante la dentición mixta (transición de la dentición temporal a la permanente), la edad dental se establece por la clase de dientes que han erupcionado, la cantidad de raíz temporal reabsorbida y el grado de desarrollo de los dientes permanentes[28].

La edad dental refleja en ocasiones la edad fisiológica, que comprende el desarrollo del esqueleto, la talla y el peso[29]. Cuando se están formando las coronas y las raíces, las influencias del medio ambiente (nutrición, endocrinopatías, etc.) sobre los tejidos acostumbran a ser menos significativas; sin embargo, determinados antibióticos, como las tetraciclinas (fig. 2-19, *A*) ingeridas por la madre en un momento determinado del desarrollo del diente causan decoloraciones que van del amarillo o marrón hasta el violeta grisáceo y pueden afectar a una parte (cervical) o a la totalidad del diente[30,31].

Los beneficios que proporciona el flúor para el control de la caries están universalmente aceptados. Sin embargo, su empleo indiscriminado ha aumentado la prevalencia de la fluorosis (v. fig. 2-19, *B*) tanto en las poblaciones correctamente fluoradas como en las que no siguen estas medidas[32]. Se debe indicar a los padres el momento ideal para el empleo del flúor para prevenir la aparición de fluorosis. Los niños menores de 6 años deben utilizar pequeñas porciones de dentífricos fluorados, del tamaño de un guisante; para niños menores de 2 años será aconsejable que los padres consulten al odontólogo[33].

También se puede fundamentar el desarrollo dental en la emergencia (o erupción) de los dientes; no obstante,

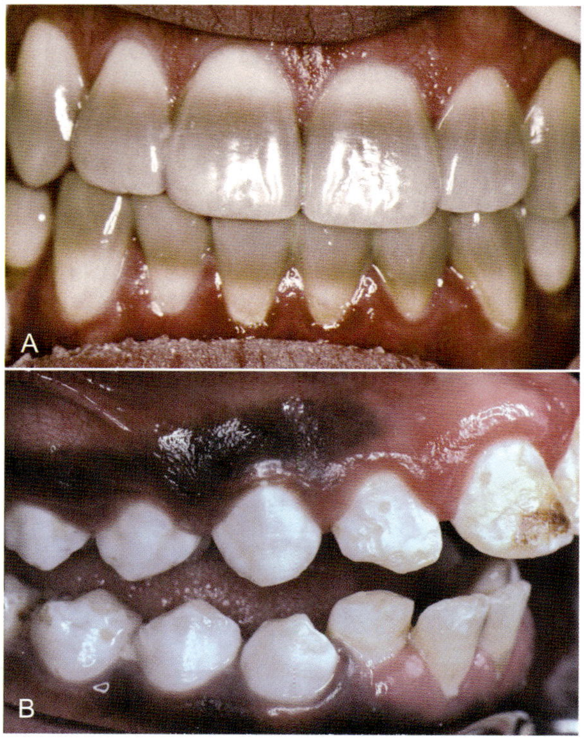

FIGURA 2-19 **A**, Coloración por tetraciclina. **B**, Fluorosis del esmalte. (De Neville BW, Damm DD, Allen CM y cols.: *Oral and maxillofacial pathology*, 3.ª ed., St. Louis, 2009, Saunders).

en casos de caries, pérdida de dientes o malnutriciones graves, la emergencia de los dientes a través de la encía puede estar alterada[11,12], y en este caso la cronología basada en la erupción sería de menor fiabilidad que la basada en la formación. Además, la formación del diente es un proceso continuo que puede dividirse en varias etapas[34,35], a diferencia del episodio único que es la erupción. Las fases del desarrollo se detallan a continuación en la sección «Pautas de la formación del diente».

La emergencia de los dientes forma parte de un proceso de gran interés para el desarrollo de la actividad motora oral y con frecuencia se menosprecia su importancia, en parte debido a la escasez de información. Sin embargo, los dientes aparecen en la boca en un momento estratégico de la maduración del sistema nervioso del niño y las influencias del medio ambiente causan un profundo impacto en los mecanismos neuroemocionales, que son fundamentales para el aprendizaje de las conductas alimentarias, y especialmente para la adquisición de la habilidad masticatoria.

Pautas de la formación del diente

La información que poseemos sobre la formación de la dentición humana se basa en las observaciones de disecciones anatómicas prenatales y en los datos que proporcionan las imágenes radiográficas obtenidas en los mismos sujetos a lo largo del tiempo (estudio longitudinal), o bien de diferentes sujetos a diferentes edades pero vistos al mismo tiempo (estudio sincrónico). A partir de estas investigaciones se pueden obtener informaciones descriptivas y cronológicas; sin embargo, para conseguir una descripción cronológica completa de la formación del diente sería conveniente disponer de más de una fuente de información y no emplear un solo método. De todas formas, no es fácil definir el patrón ideal de la formación de los dientes basándose en variables diferentes y en métodos estadísticos distintos. Los sujetos estudiados casi siempre son de ascendencia europea y las diferencias de población solamente se pueden establecer en estudios que compartan la metodología y la información en poblaciones de ascendientes no blancos no europeos[14].

La edad de emergencia del diente se ha podido establecer para distintos grupos de poblaciones, pero la cronología de su formación no está suficientemente acreditada.

Cronología de la dentición humana

La historia de los estudios cronológicos demuestra la dificultad de obtener documentación adecuada según el origen de los datos obtenidos. Muchas de las primeras tablas y esquemas no coinciden en cuanto a la cronología de los hechos. Se necesita un mejor conocimiento para actuar con seguridad al intervenir quirúrgicamente en la edad de formación del diente, en especial en las reconstrucciones de las fisuras palatinas. Una de las primeras y más ampliamente empleadas es la tabla de Kronfeld[36]. Esta tabla fue retomada y modificada parcialmente por Schour y Massler[37], y en ella aparecen numerosos cambios y recopilaciones[10,19]. La tabla 2-3 es una versión revisada y ampliada que pone en evidencia toda la historia acumulada sobre la cronología de la formación del diente de la tabla 2-4. La presentada en la tabla 2-4 es la versión de Kronfeld más utilizada[10].

La tabla 2-3 contiene algunos defectos en los métodos de recolección de muestras y, por tanto, las cronologías que encierra[36-40] no se pueden considerar pautas ideales del crecimiento normal. Las modificaciones introducidas por Lunt y Law[19] en la pauta de la calcificación y en los esquemas de erupción de la dentición temporal (v. tabla 2-4) se han incorporado en la cronología de Logan y Kronfeld en la tabla 2-3. Los problemas que se presentan al revisar las tablas o «informatizar» los datos que proporcionan las distintas fuentes, se hacen evidentes cuando se debe elegir entre varias fuentes, como demuestra Smith en las tablas 2-5 y 2-6[14].

Clases de cronologías

Según los diferentes métodos estadísticos, disponemos de tres fuentes de datos sobre la formación de los dientes: edad de comienzo de la cronología, basada en la emergencia del diente; edad de predicción cronológica, que se basa en que el cliente se encuentre en una etapa determinada del desarrollo, y las escalas de valoración de la madurez, que sirven para comparar cuándo un sujeto está al mismo nivel o más atrasado respecto de la población de referencia.

Etapas en la formación del diente

El estudio radiográfico de la formación de los dientes se utiliza, por lo menos, en tres etapas: comienzo de la calcificación, formación completa de la corona y formación completa de la raíz. Nolla[34] amplió el número de etapas a 11 y Gleiser y Hunt, a 13[44], las cuales han servido de fundamento a varios estudios, incluido el de Moorrees y cols.[35], que establecieron 14 fases en la formación de los dientes permanentes (fig. 2-20). Las 14 etapas no se numeran sino que se designan mediante abreviaturas (C, cúspide; Cor, corona; R, raíz; H, hendidura; A, ápice) y mediante subíndices: (i, iniciada; co, coalescencia; pc, perfil completo; c, completado). Moorrees y cols.[45] estudiaron también el desarrollo de los caninos mandibulares.

Edad de comienzo

La edad de comienzo de una fase del crecimiento no es fácil de determinar porque, en muchos casos, ocurre antes de lo previsto y en otros después. Se han utilizado varios métodos para elaborar cronologías de la formación de los dientes, pero muchos de ellos emplean criterios que no son comparables por varias razones y sobre todo por las diferencias de las variables fundamentales. La mayoría de métodos estadísticos empleados para obtener cronologías basadas en datos estadísticos se refieren a las diferentes variables fundamentales, las cuales se pueden utilizar para distintos propósitos[14]. Estas tablas intentan determinar cuándo se produce habitualmente el acontecimiento, es decir, a qué edad se produce la transición de una etapa a otra[14].

La edad de comienzo se puede obtener mediante funciones distributivas acumulativas, o por análisis de integridad[14] y por la edad media en la primera aparición menos medio intervalo entre las observaciones[46]. Las funciones distributivas acumulativas, empleadas por muchos investigadores (entre ellos Garn y cols.[10,47] y Demirjian y Levesque[48]), parecen ser el mejor método para determinar

TABLA 2-3 Cronología de la dentición humana*

Dentición	Diente	Primera evidencia de calcificación (semanas en el útero)[c]	Corona completada (Meses)	Erupción (Meses)[a,d]	Raíz completada (Años)
Temporal (superior)	1i	14 (13-16)	1½	10 (8-12)	1½
	2i	16 (14⅔-16½)[b]	2½	11 (9-13)	2
	c	17 (15-18)[b]	9	19 (16-22)	3¼
	1m	15½ (14½-17)	6	16 (13-19)♂ (14-18)♀	2½
	2m	19 (16-23½)	11	29 (25-33)	3
Temporal (inferior)	1i	14 (13-16)	2½	8 (6-10)	1½
	2i	16 (14⅔)[b]	3	13 (10-16)	1½
	c	17 (16)[b]	9	20 (17-23)	3¼
	1m	15½ (14½-17)	5½	16 (14-18)	2¼
	2m	18 (17-19½)	10	27 (23-31)♂ (24-30)♀	3
Permanente (superior)	1I	3-4 meses	4-5 años	7-8 años	10
	2I	10-12 meses	4-5 años	8-9 años	11
	C	4-5 meses	6-7 años	11-12 años	13-15
	1P	1½-1¾ años	5-6 años	10-11 años	12-13
	2P	2-2½ años	6-7 años	10-12 años	12-14
	1M	Al nacer	2½-3 años	6-7 años	9-10
	2M	2½-3 años	7-8 años	12-13 años	14-16
	3M	7-9 años	12-16 años	17-21 años	18-25
Permanente (inferior)	1I	3-4 meses	4-5 años	6-7 años	9
	2I	3-4 meses	4-5 años	7-8 años	10
	C	4-5 meses	6-7 años	9-10 años	12-14
	1P	1¾-2 años	5-6 años	10-12 años	12-13
	2P	2¼-2½ años	6-7 años	11-12 años	13-14
	1M	Al nacer	2½-3 años	6-7 años	9-10
	2M	2½-3 años	7-8 años	11-13 años	14-15
	3M	8-10 años	12-16 años	17-21 años	18-25

C, Canino; c, canino; *1i,* incisivo central; *2i,* incisivo lateral; *1I,* Incisivo central; *2I,* Incisivo lateral; *1m,* primer molar; *2m,* segundo molar; *1M,* primer molar; *2M,* segundo molar; *3M,* tercer molar; *1P,* primer premolar; *2P,* segundo premolar.

*Parte de los datos obtenidos de la cronología del crecimiento del diente humano de Schour y Massler[37], modificado por Kronfeld[36] para los dientes permanentes, y Kronfeld y Schour[38] para los dientes temporales. De Logan y Kronfeld[37], ligeramente modificado por McCall y Schour (Orban[40]) y reproduciendo otras cronologías: *a,* Lysell y cols[13]; *b,* Nomata[41]; *c,* Kraus y Jordan[42]; Lunt y Law[19]; *d,* edad media en meses, ±1 DE.

TABLA 2-4 Modificación de la tabla de la dentición humana*

DENTICIÓN TEMPORAL	COMIENZO DE LA FORMACIÓN† DE LOS TEJIDOS DUROS (EDAD EN SEMANAS POSCONCEPCIÓN)	VOLUMEN DE ESMALTE FORMADO AL NACIMIENTO	ESMALTE COMPLETADO (MESES DESPUÉS DEL NACIMIENTO)	ERUPCIÓN (EDAD MEDIA‡ EN MESES, ±1 DE)	RAÍZ COMPLETADA (AÑOS)
Maxilar					
Incisivo central	14 (13-16)	• Cinco sextos	1½	10 (8-12)	1½
Incisivo lateral	16 (14⅔-16½)§	• Dos tercios	2½	11 (9-13)	2
Canino	17 (15-18)§	• Un tercio	9	19 (16-22)	3¼
Primer molar	15½ (14½-17)	• Cúspides unidas; cara oclusal completamente calcificada más la mitad o tres cuartas partes de la altura de la corona†	6	16 (13-19) niños (14-19) niñas	2½
Segundo molar	19 (16-23½)	• Cúspides unidas; calcificación oclusal incompleta; el tejido calcificado cubre de una quinta a una cuarta parte de la altura de la corona†	11	29 (25-33)	3
Mandibular					
Incisivo central	14 (13-16)	• Tres quintos	2½	8 (6-10)	1½
Incisivo lateral	16 (14⅔-)§	• Tres quintos	3	13 (10-16)	1½
Canino	17 (16-)§	• Un tercio	9	20 (17-23)	3¼
Primer molar	15½ (14½-17)	• Cúspides unidas; calcificación oclusal completa†	5½	16 (14-18)	2¼
Segundo molar	18 (17-19½)	• Cúspides unidas; calcificación oclusal incompleta†	10	27 (23-31) niños (24-30) niñas	3

DE, desviación estándar.
*Modificación de la tabla de Cronología de la Dentición Humana (Logan y Kronfeld[39], ligeramente modificada por McCall y Schour [en Orban[40]]), sugerida por Lunt y Law[19] para la Calcificación y la Erupción de la Dentición Temporal.
†De Kraus y Jordan[42], págs. 107, 109 y 127 (excepto los índices de variación de los incisivos laterales y de los caninos).
‡Modificado de Lysell y cols.[13].
§Índices de variación de los incisivos laterales y de los caninos según Nomata[41]. (Se han hecho las conversiones longitud fetal-edad; no se dispone de valores del comienzo posterior de los incisivos laterales mandibulares ni de los caninos, puesto que los datos, según Nomata, eran anteriores a los valores medios de Kraus y Jordan[42].) Los datos de longitud fetal-edad son de Patten[43].

la edad de aparición[49]. Un ejemplo de esta clase de cronología es el esquema de emergencia dental ilustrado en la figura 2-21, en que la proporción de sujetos que se encuentran en una fase determinada se confronta con el grupo medio de cada grupo de edad. En la tabla 2-7 aparece un ejemplo de este tipo de cronología para la edad de comienzo de la formación del diente en las mujeres. El conocimiento de estos esquemas es útil para no producir lesiones cuando intervengamos en dientes en edad de formación y desarrollo.

Predicción de la edad

Varios investigadores han empleado la cronología de la formación de los dientes basada en la edad media de los sujetos en una determinada etapa de desarrollo[44,50-52]. Estas cronologías son más útiles para predecir la edad que para predecir el comienzo, aunque ninguna es ideal para este propósito y Smith[14] emplea una estrategia alternativa ideada por Goldstein[53] para elaborar unas tablas de predicción de la edad en los dientes mandibulares. En la tabla 2-8 se presentan los valores para predecir la edad en las mujeres. Esta tabla es útil para averiguar la edad del individuo, en general. En este esquema, cada diente se valora aisladamente y la media obtenida de todos ellos se considera la edad dental. En la tabla 2-8 la edad referida a una etapa refleja el punto medio entre la edad media de comienzo de la etapa actual y la de la etapa siguiente. Las tablas para la predicción de la edad se emplean cuando interesa averiguar la edad de un paciente en medicina forense y en investigaciones arqueológicas.

Determinación de la madurez

La determinación del grado de madurez del diente se basa sobre todo en la etapa media de la edad, más que en

TABLA 2-5 Valores utilizables para la formación prenatal de la dentición temporal

	Edad de la puesta en marcha del programa / Comienzo de la calcificación (en semanas posconcepción) — Sunderland y cols.[58]		Fases del programa según la edad — Cantidad de corona formada al nacer	
Diente	**Percentil 50**	**Rango***	**Kronfeld y Schour[38]†**	**Kraus y Jordan[42]**
1di	15	13-17	3/5	—
2di	17	14-19	3/5	—
Cd	19	17-20	1/3	—
1dm	16	14-17	Cúspides unidas	Unión oclusal
2dm	19	18-20	Puntas de cúspides aisladas	Cúspides unidas

cd, Canino deciduo; *1di,* incisivo central deciduo, *2di,* incisivo lateral deciduo; *1dm,* primer molar deciduo, *2dm,* segundo molar deciduo.
*La edad más temprana en que aparece mineralización y en la que el 100% de la muestra mostraba mineralización inicial.
†Estos valores se basan en el «análisis del anillo dental», que es el único no gráfico utilizable para los incisivos temporales[14].

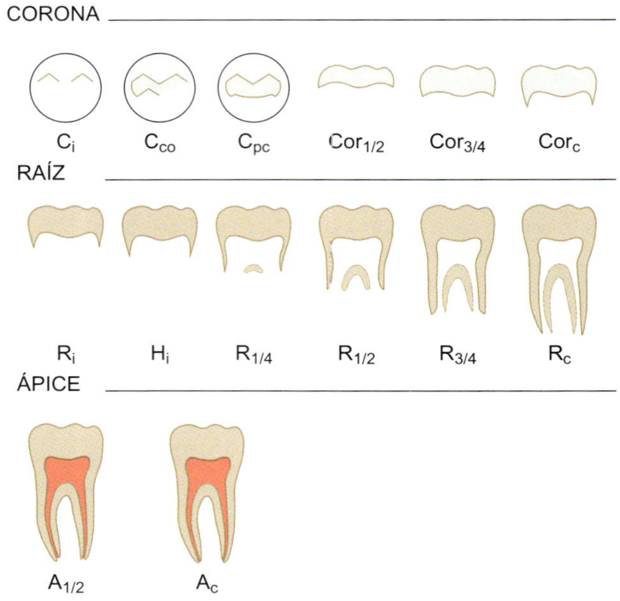

FIGURA 2-20 Etapas de la formación de los dientes permanentes. Véase el texto para identificar las abreviaturas.
(De Moorrees CFA y cols.: Age variation of formation stages for ten permanent teeth, *J Dent Res* 42:1490, 1963.)

TABLA 2-6 Edades de desarrollo posnatal de la dentición temporal mandibular expresada en años decimales

Diente mandibular	Edad de la corona completada (años) — Moorrees y cols.[45]* Promedio	−2 DE a 12 DE	Kronfeld y Schour[38]†	Edad de la corona completada (años) — Moorrees y cols.[45]* Promedio	−2 DE a 12 DE	Kronfeld y Schour[38]†
1di	—	—	0,1-0,2	—	—	1,5
2di	—	—	0,2	—	—	1,5-2,0
Dc	—	—	0,7	—	—	3,25
Hombres	0,7	0,4-1,0	—	3,1	2,4-3,8	—
Mujeres	0,7	0,4-1,0	—	3,0	2,3-3,8	—
1dm	—	—	0,5	—	—	2,25
Hombres	0,4	0,2-0,7	—	2,0	1,5-2,5	—
Mujeres	0,3	0,1-0,5	—	1,8	1,3-2,3	—
2dm	—	—	0,8-0,9	—	—	3,0
Hombres	0,7	0,4-1,0	—	3,1	2,4-3,9	—
Mujeres	0,7	0,4-1,0	—	2,8	2,2-3,6	—

dc, Canino deciduo; *DE,* desviación estándar; *1di,* incisivo central deciduo; *2di,* incisivo lateral deciduo; *1dm,* primer molar deciduo; *2dm,* segundo molar deciduo.
*Estos datos comprenden un esquema de la edad de partida.
†Estos valores se han obtenido combinando el «análisis del anillo dental» y las observaciones directas en niños; no existen métodos documentados que aporten otros valores para los incisivos temporales[14].

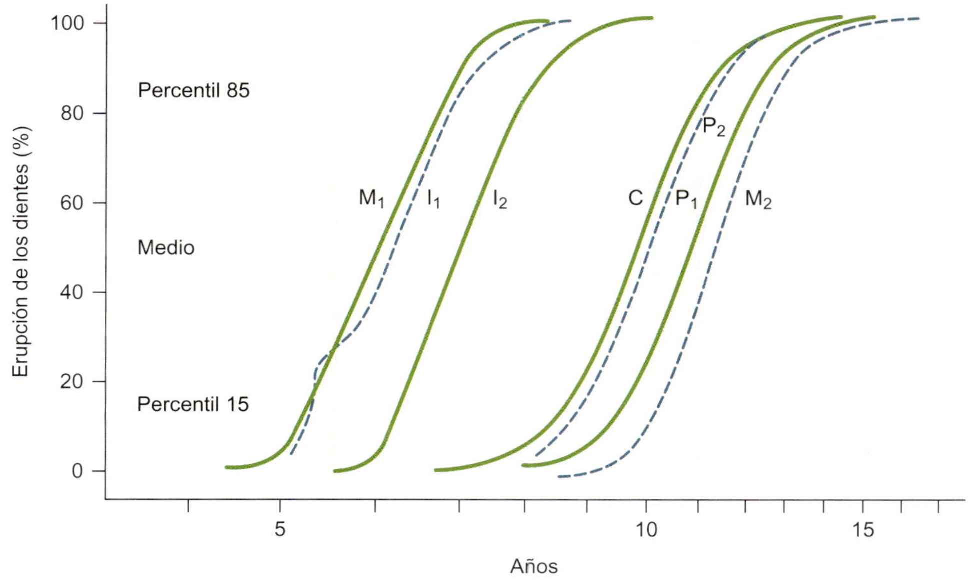

FIGURA 2-21 Edad de puesta en marcha de las etapas de desarrollo empleando la función de distribución acumulativa en que los números corresponden a la emergencia del diente. *C*, Canino; I_1, incisivo central; I_2, incisivo lateral; M_1, primer molar; M_2, segundo molar; P_1, primer premolar; P_2, segundo premolar.
(Modificado de Smith HB, Garn SM: Polymorphisms in eruption sequence of permanent teeth in American children, *Am J Phys Anthropol* 74:289, 1987.)

TABLA 2-7 Edad media de la puesta en marcha de las etapas de desarrollo en mujeres (dientes mandibulares permanentes)*

ETAPA DE DESARROLLO	1I	2I	C	1P	2P	1M	2M	3M
C_i	—	—	0,5	1,8	3,0	0,0	3,5	9,6
C_{co}	—	—	0,8	2,2	3,6	0,3	3,7	10,1
C_{pc}	—	—	1,2	2,9	4,2	0,8	4,2	10,7
$Cor_{1/2}$	—	—	2,0	3,6	4,8	1,0	4,8	11,3
$Cor_{3/4}$	—	—	3,0	4,3	5,4	1,5	5,4	11,7
Cor_c	—	—	4,0	5,1	6,2	2,2	6,2	12,3
R_i	—	—	4,7	5,8	6,8	2,7	7,0	12,9
H_i	—	—	—	—	—	3,5	7,7	13,5
$R_{1/4}$	4,5	4,7	5,3	6,5	7,5	4,5	9,2	14,8
$R_{1/2}$	5,1	5,2	7,1	8,2	8,8	5,1	9,8	15,7
$R^2/_3$	5,6	5,9	—	—	—	—	—	—
$R_{3/4}$	6,1	6,4	8,3	9,2	10,0	5,7	10,7	16,6
R_c	6,6	7,6	8,9	9,9	10,6	6,0	11,2	17,2
$A_{1/2}$	7,4	8,1	9,9	11,1	12,0	7,0	12,5	18,3
A_c	7,7	8,5	11,3	12,2	13,7	8,7	14,6	20,7

$A_{1/2}$, ápex completado ½; A_c, ápex completado; *C*, canino; C_i, cúspide iniciada; C_{pc}, perfil completado de las cúspides; C_{co}, cúspide coalescente; $Cor_{1/2}$, corona hemicompleta; $Cor_{3/4}$, corona completa ¾; Cor_c, corona completa; H_i, inicio de la formación del surco; R_i, raíz iniciada; $R_{1/4}$, raíz completada ¼; $R_{1/2}$, raíz completada ½; $R_{3/4}$, raíz completada ¾; R_c, raíz completada; *1I*, Incisivo central; *2I*, incisivo lateral; *1M*, primer molar; *2M*, segundo molar; *3M*, tercer molar. *1P*, primer premolar; *2P*, segundo premolar.
*Valores extraídos de Moorrees y cols.[35]; las edades están expresadas en años[14].

Tabla 2-8 Valores predictivos de la edad según las etapas de formación de la dentición mandibular permanente (mujeres)*

Etapa de desarrollo	1I	2I	C	1P	2P	1M	2M	3M
C_i	—	—	0,6	2,0	3,3	0,2	3,6	9,9
C_{co}	—	—	1,0	2,5	3,9	0,5	4,0	10,4
C_{pc}	—	—	1,6	3,2	4,5	0,9	4,5	11,0
$Cor_{1/2}$	—	—	2,5	4,0	5,1	1,3	5,1	11,5
$Cor_{3/4}$	—	—	3,5	4,7	5,8	1,8	5,8	12,0
Cor_c	—	—	4,3	5,4	6,5	2,4	6,6	12,6
R_i	—	—	5,0	6,1	7,2	3,1	7,3	13,2
H_i	—	—	—	—	—	4,0	8,4	14,1
$R_{1/4}$	4,8	5,0	6,2	7,4	8,2	4,8	9,5	15,2
$R_{1/2}$	5,4	5,6	7,7	8,7	9,4	5,4	10,3	16,2
$R_{2/3}$	5,9	6,2	—	—	—	—	—	—
$2_{3/4}$	6,4	7,0	8,6	9,6	10,3	5,8	11,0	16,9
R_c	7,0	7,9	9,4	10,5	11,3	6,5	11,8	17,7
$A_{1/2}$	7,5	8,3	10,6	11,6	12,8	7,9	13,5	19,5
A_c	—	—	—	—	—	—	—	—

Véase tabla 2-7 para las definiciones de los nombres de los dientes y de las fases del desarrollo.
*Valores extraídos de Moorrees y cols.[35]; las edades están expresadas en años[14].

Tabla 2-9 Formación de la corona y la raíz temporales: comienzo y duración* de la dentición mandibular temporal

Formación de la corona principio y fin	Crecimiento de la raíz principio y fin	Emergencia del diente	Cierre del ápice radicular
di_1†: desde 6 meses antes del nacimiento hasta 2-3 meses después	Comienzo: 3.er mes hasta ? Datos escasos/no disponibles	8 meses	Datos escasos/no disponibles (¿1½ año?)
di_2: desde 5,6 meses antes del nacimiento hasta 3-4 meses después	Comienzo: 4° mes hasta ? Datos escasos/no disponibles	13 meses	Datos escasos/no disponibles (¿1½ año?)
dm_1: desde 5,2 meses antes del nacimiento hasta 6-7 meses después	Comienzo: 7° mes Final: 10 meses	16 meses	16-23 meses
C: desde 4,2 meses antes del nacimiento hasta 8½ meses después	Comienzo: 8½ meses Final: 24 meses	20 meses	23-36 meses
dm_2: desde 4 meses antes del nacimiento hasta 10½ meses después	Comienzo: 10½ meses Final: 25½ mes	27 meses	25½-35 meses

*Datos obtenidos parcialmente de Smith[14], incluidos los de Moorrees y cols.[35,45], Sunderland y cols.[58], Anderson y cols.[46], Kronfeld[36], Lysell y cols.[13] y Hume[59].
†c, di_1, di_2, dm_1 y dm_2 son designaciones de dientes deciduos usadas por algunos antropólogos para denominar los caninos, los incisivos centrales y laterales y el primer y segundo molares, respectivamente.

la edad de los sujetos[34,54]. Sin embargo, para evitar problemas derivados del cálculo de la edad media o de la etapa media, varios investigadores, entre los que se incluyen Wolanski[55], Demirjian y cols.[29], Healy y Goldstein[56] y Nystrom y cols.[57], han confeccionado escalas que son útiles cuando se quiere averiguar el estado de madurez en sujetos cuya edad es conocida, pero no con fines antropológicos o forenses[14].

Duración de la formación de la raíz y de la corona

El comienzo y la duración de la formación de la corona y la raíz en la dentición temporal se pueden apreciar en la tabla 2-9, que explica las relaciones entre el comienzo y la formación completa del diente desde el principio hasta el final.

Resumen de cronologías

A diferencia de los métodos anteriores, cronologías descriptivas basadas en la disección anatómica y en los métodos estadísticos radiológicos para obtener datos sobre el desarrollo, los nuevos métodos procuran evitar las discrepancias debidas a las diferencias de poblaciones por el método empleado o por la recogida de muestras. Los datos de las tablas 2-7 y 2-8 son los recomendados para el estudio del desarrollo de la dentición temporal.

Las funciones de distribución acumulativa y los análisis de integridad se recomiendan para las soluciones estadísticas de los esquemas de la edad de comienzo en las etapas de crecimiento[14,35].

Los profesionales deben conocer las cronologías para evitar tratamientos que puedan dañar el desarrollo de los dientes (esquemas de comienzo), para determinar la edad desconocida de un paciente (predicción de la edad en medicina forense y demografía) y para la evaluación del estado de madurez (maduración)[14].

Secuencia de la erupción

La secuencia de erupción de la dentición temporal puede experimentar algunas variaciones, teniendo en cuenta que en gran parte es consecuencia de la herencia y en menor grado de los factores ambientales. Se ha observado que las inversiones en el tiempo de aparición de los caninos y primeros molares causan frecuentes variaciones en las secuencias[13,60]. Considerando las diferencias entre las dos arcadas, Lunt y Law[19] han llegado a la conclusión de que el incisivo lateral, el primer molar y el canino tienden a erupcionar antes en el maxilar que en la mandíbula. Sato y Ogiwara[60] encontraron el siguiente orden característico aproximadamente en un tercio de la población infantil:

$$\frac{AB \quad D \quad C \quad E}{A \quad B \quad D \quad CE}$$

Tabla 2-10 Secuencia y edad de erupción de los dientes temporales

Diente	Edad (meses)	Número de dientes presentes (promedio)	Distribución del número de dientes
$\overline{A}$	6	—	1-3, 33%
$\underline{A}$	9	3	1-6, 80%
$\underline{B}$	12	6	4-8, 50%
$\underline{D}$ $\overline{B}$, D	18	12	9-16, 85%
$\underline{C}$ C	24	16	15-18, 60%
$\overline{E}$, $\underline{E}$	30	19	20, 70%

A, Incisivo central; *B*, incisivo lateral; *C*, canino; *D*, primer molar; *E*, segundo molar; el *subrayado inferior* señala a los dientes maxilares; el *superior*, a los mandibulares.

Sin embargo, según Lysell y cols.[13] esta ordenación solamente aparece en un número pequeño de individuos. La secuencia y la edad de erupción de la dentición temporal se muestran en la tabla 2-10.

Estimación del momento de aparición de las hipoplasias del esmalte

Para estimar la cronología de la hipoplasia del esmalte hay que medir la distancia en milímetros desde la UAC hasta el punto medio del defecto del esmalte. Como dato comparativo, obsérvese que en la tabla 6-1, la distancia cervicoincisal de la corona del incisivo central maxilar permanente es de 10,5 mm. En la tabla 2-3 y en la tabla 6-1, la primera evidencia de calcificación aparece a los 3 o 4 meses. Considerando que existe un índice constante de desarrollo y que el incisivo maxilar central se desarrolla en un período de 4 a 5 años, la edad de aparición del defecto es inversa a la distancia desde la UAC hasta el defecto del esmalte y se puede calcular según el primer grado polinomial de estimación de la edad cronológica en la que ocurrió el defecto de esmalte[5,61]:

EHE = EFC − (años de formación/altura de la corona × distancia del defecto desde la UAC)

Aquí, EHE = *edad en la que ocurrió la hipoplasia del esmalte*, y EFC = *edad en la que se ha completado la formación de la corona*. Por ejemplo, si la longitud cervicoincisal de la corona del incisivo central maxilar permanente es de 10,5 mm, la corona se completa a los 4 o 5 años, y el punto medio del defecto se encuentra a 6,6 mm de la UAC. Informatizando los datos de 4 y de 5 años y obteniendo el promedio, se estima que la edad de formación del defecto es alrededor de los 2 años, teniendo en cuenta que aquí la estimación del tiempo, dividiendo entre uno o pocos meses, es una precisión que no está justificada, y que es más realista considerar períodos de 6 meses o períodos anuales. La estimación informatizada de la edad de la hipoplasia varía ligeramente según las tablas cronológicas empleadas.

Referencias

1. Moorrees CFA, Kent RL: A step function model using tooth counts to assess the developmental timing of the dentition, *Am Hum Biol* 5:55, 1978.
2. Massler M et al: Developmental pattern of the child as reflected in the calcification pattern of the teeth, *Am J Dis Child* 63:33, 1941.
3. Sarnat BG, Schour I: Enamel hypoplasias (chronic enamel aplasia) in relationship to systemic diseases: a chronological, morphological and etiological classification, *J Am Dent Assoc* 28:1989, 1941.
4. Goodman AH, Armelagos GJ, Rose JC: Enamel hypoplasias as indicators of stress in three prehistoric populations from Illinois, *Hum Biol* 52:515, 1980.
5. Goodman AH, Rose JC: Dental enamel hypoplasias as indicators of nutritional status. In Kelly MA, Larsen CS editors: *Advances in dental anthropology*, New York, 1991, Wiley-Liss.
6. Kraus B, Jordan R, Pruzansky S: Dental abnormalities in the deciduous and permanent dentitions of individuals with cleft lip and palate, *J Dent Res* 45:1736, 1966.

7. Demirjian A: Dentition. In Falkner F, Tanner JM, editors: *Human growth: a comprehensive treatise*, Vol. 2, ed 2, New York, 1986, Plenum.
8. Bosma JF: Maturation and function of the oral and pharyngeal region, *Am J Orthod* 49:94, 1963.
9. Schour L, Massler M: The development of the human dentition, *J Am Dent Assoc* 28:1153, 1941.
10. Garn SM et al: Variability of tooth formation, *J Dent Res* 38:135, 1959.
11. Alvarez J, Navia JM: Nutritional status, tooth eruption and dental caries: a review, *Am J Clin Nutr* 49:417, 1989.
12. Rönnerman A: The effect of early loss of primary molars on tooth eruption and space conditions: a longitudinal study, *Acta Odontol Scand* 35:229, 1977.
13. Lysell L et al: Time and order of eruption of the primary teeth: a longitudinal study, *Odontol Revy* 13:21, 1962.
14. Smith BH: Standards of human tooth formation and dental age assessment. In Kelley MA, Larsen CS editors: *Advances in dental anthropology*, New York, 1991, Wiley-Liss.
15. Garn SM et al: Genetic, nutritional, and maturational correlates of dental development, *J Dent Res* 44:228, 1965.
16. Falkner F: Deciduous tooth eruption, *Arch Dis Child* 32:386, 1957.
17. Schour I, Noyes HJ: *Oral histology and embryology*, ed 8, Philadelphia, 1960, Lea & Febiger.
18. Moyers RE: *Handbook of orthodontics*, ed 3, Chicago, 1973, Year Book.
19. Lunt RC, Law DB: A review of the chronology of deciduous teeth, *J Am Dent Assoc* 89:87, 1974.
20. van der Linden FPGM, Duterloo HS: Development of the human dentition: an atlas, Hagerstown, MD, 1976, Harper & Row.
21. Adler P: Studies on the eruption of the permanent teeth. IV. The effect upon the eruption of the permanent teeth of caries in the deciduous dentition, and of urbanization, *Acta Genet Stat Med* 8:78, 1958.
22. Garn SM, Lewis AB: Tooth-size, body-size and "giant" fossil man, *Am J Anthropol* 61:874, 1958.
23. Garn SM, Lewis AB, Kerewsky RS: Relationship between sexual dimorphism in tooth size as studied within families, *Arch Oral Biol* 12:299, 1966.
24. Masters DH, Hoskins SW: Projection of cervical enamel into molar furcations, *J Periodont* 35:49, 1964.
25. Kay RF, Cant JGH: Age assessment using cementum annulus counts and tooth wear in a free-ranging population of *Macaca mulata*, *Am J Primatol* 15:1, 1988.
26. Hojo M: On the pattern of the dental abrasion, *Sonderabdruck aus Okajimas* 26:11, 1954.
27. Pappas GC, Wallace WR: Panoramic sialography, *Dent Radiogr Photogr* 43:27, 1970.
28. Proffit WR, Fields HW: *Contemporary orthodontics*, ed 3, St Louis, 2000, Mosby.
29. Demirjian A et al: A new system of dental age assessment, *Hum Biol* 45:211, 1970.
30. Stewart DJ: The effects of tetracycline upon the dentition, *Br J Dermatol* 76:374, 1964.
31. Ash MM: Oral pathology, Philadelphia, 1992, Lea & Febiger.
32. Ismail AI, Bandekar RR: Fluoride supplements and fluorosis: a meta-analysis, *Community Dent Oral Epidemiol* 27:48, 1999.
33. Centers for Disease Control and Prevention: Recommendations for using fluoride to prevent and control dental caries in the United States, *MMWR Recomm Rep* 50(RR-14):1, 2001.
34. Nolla, C.M. (1952). The development of permanent teeth, doctoral thesis, Ann Arbor, 1952, University of Michigan.
35. Moorrees CFA et al: Age variation of formation stages for ten permanent teeth, *J Dent Res* 42:1490, 1963.
36. Kronfeld R: Development and calcification of the human deciduous and permanent dentition, *Bur* 15:11, 1935.
37. Schour I, Massler M: Studies in tooth development: the growth pattern of human teeth, part II, *J Am Dent Assoc* 27:1918, 1940.
38. Kronfeld R, Schour I: Neonatal dental hypoplasia, *J Am Dent Assoc* 26:18, 1939.
39. Logan WHG, Kronfeld R: Development of the human jaws and surrounding structures from birth to age fifteen, *J Am Dent Assoc* 20:379, 1933.
40. Orban B: *Oral histology and embryology*, ed 2, St Louis, 1944, Mosby.
41. Nomata N: A chronological study on the crown formation of the human deciduous dentition, *Bull Tokyo Med Dent Univ* 11(Mach):55, 1964.
42. Kraus BS, Jordan RE: The human dentition before birth, Philadelphia, 1965, Lea & Febiger.
43. Patten BM: *Human embryology*, Philadelphia, 1946, Blakison's.
44. Gleiser I, Hunt EE: The permanent mandibular first molar: its calcification, eruption, and decay, *Am J Phys Anthropol* 13:253, 1955.
45. Moorrees CFA: Formation and resorption of three deciduous teeth in children, *Am J Phys Anthropol* 21:205, 1963.
46. Anderson DL et al: Age of attainment of mineralization stages of the permanent dentition, *J Forensic Sci* 21: 191, 1976.
47. Garn SM et al: Variability of tooth formation in man, *Science* 128:1510, 1958.
48. Demirjian A, Levesque GY: Sexual differences in dental development and prediction of emergence, *J Dent Res* 59:1110, 1980.
49. Tanner JM: Use and abuse of growth standards. In Falkner F, Tanner JM, editors: *Human growth: a comprehensive treatise*, Vol. 3, ed 2, New York, 1986, Plenum.
50. Demisch A, Wartman P: Calcification of the mandibular third molar and its relation to skeletal and chronological age in children, *Child Dev* 27:459, 1956.
51. Haataja J: Development of the mandibular permanent teeth of Helsinki children, *Proc Finn Dent Soc* 61:43, 1965.
52. Fass EN: A chronology of growth of the human dentition, *J Dent Child* 36:391, 1969.
53. Goldstein H: The design and analysis of longitudinal studies, London, 1979, Academic Press.
54. Nolla CM: The development of permanent teeth, *J Dent Child* 27:254, 1960.
55. Wolanski N: A new method for the evaluation of tooth formation, *Acta Genet Stat Med* 16:186, 1966.
56. Healy MJR, Goldstein H: An approach to scaling of categorized attributes, *Biometrika* 63:219, 1976.
57. Nystrom M et al: Dental maturity in Finnish children, estimated from the development of seven permanent mandibular teeth, *Acta Odontol Scand* 44:193, 1986.
58. Sunderland EP et al: A histological study of the chronology of initial mineralization in the human deciduous dentition, *Arch Oral Biol* 32:167, 1987.
59. Hume VO: Ranges of normalcy in the eruption of permanent teeth, *J Dent Child* 16:11, 1949.
60. Sato S, Ogiwara Y: Biostatistic study of the eruption order of deciduous teeth, *Bull Tokyo Dent Coll* 12:45, 1971.

61. Murray KA, Murray SA: Computer software for hypoplasia analysis, *Am J Phys Anthropol* 78:277, 1989.

Bibliografía

Howe RP: A examination of dental crowding and its relationship to tooth size and arch dimension, *Am J Orthod* 83:363, 1983.

Johanson G: Age determinations from human teeth, *Odontol Revy* 22(suppl):1, 1971.

Kraus BS: Calcification of the human deciduous teeth, *J Am Dent Assoc* 59:1128, 1959.

McCall JO, Wald SS: *Clinical dental roentgenology*, ed 2, Philadelphia, 1947, Saunders.

Moorrees CFA, Kent RL: Interrelations in the timing of root formation and tooth emergence, *Proc Finn Dent Soc* 77:113, 1981.

Smith BH, Garn SM: Polymorphisms in eruption sequence of permanent teeth in American children, *Am J Phys Anthropol* 74:289, 1987.

Use el CD-ROM para ver las animaciones y las fichas de repaso. Visite la página web de evolve para acceder a recursos de estudio adicionales.

3

Dentición temporal (decidua)

Ciclo vital

Alrededor de los 3 años, todas las raíces de la dentición temporal están completamente formadas; algunos dientes deciduos están aún en funcionamiento, aunque solamente durante un período corto. Algunos de estos dientes se pierden a los 4 años; hacia los 6 años, el 19% puede haber desaparecido[1], y a los 10 años sólo está presente el 26%. Los segundos molares de ambas arcadas y los incisivos maxilares son los más variables. Sin embargo, la primera dentición cumple una función importante durante la primera fase de dentición temporal completa y también en el período de transición hacia la dentición permanente.

Importancia de la dentición temporal

El orden de erupción de la dentición temporal se puede ver en el diagrama de la figura 3-1: incisivo central, incisivo lateral, primer molar, canino y segundo molar, con los dientes mandibulares precediendo a los maxilares[2,3]. La pérdida de los dientes deciduos acostumbra a seguir el siguiente orden: incisivos, primeros molares, caninos y segundos molares, con los dientes mandibulares precediendo igualmente a los maxilares.

El pico más alto de caries se produce a los 13 años, cuando solamente permanece el 5% de los dientes deciduos. La susceptibilidad a la caries está en función del tiempo de exposición al medio oral y de la morfología del diente. El aumento de prevalencia de la caries dental entre los diferentes tipos de dientes guarda una relación inversa con el orden de erupción. Sin embargo, la susceptibilidad relativa de las diferentes superficies del diente es un problema complejo. La caries de la primera dentición y la pérdida de los dientes temporales se consideran erróneamente como un simple contratiempo, pero ello implica ignorar la trascendencia que tienen estas piezas en la masticación y en el mantenimiento del espacio necesario para la futura dentición permanente.

La falta de espacio por pérdida prematura de dientes deciduos es un factor significativo que determina la aparición de maloclusiones, y se estudia en al capítulo 16. El incremento del espacio necesario (fig. 3-2) es primordial para que el desarrollo de las relaciones oclusales de la dentición permanente sea normal. Por tanto, es incuestionable la necesidad de prevenir y tratar los deterioros de la primera dentición que impidan que el niño disfrute de una oclusión cómoda y funcional. Por ello, en este libro, la primera dentición se describe antes que la permanente, con objeto de presentar la secuencia más apropiada de la anatomía y la fisiología del diente. El desarrollo de la oclusión primaria se estudia en el capítulo 16.

Nomenclatura

Parte de la terminología empleada para la primera dentición se ha visto ya en el capítulo 2; aquí haremos una labor de revisión. La exfoliación de los dientes deciduos tiene lugar entre los 7 y los 12 años. No obstante, esto no significa que las raíces comiencen a reabsorberse. A partir de 1 o 2 años después de la formación completa de la raíz y del cierre del foramen apical, comienza la reabsorción en el extremo apical y continúa en dirección coronal hasta que la reabsorción es completa y la corona ha perdido el soporte.

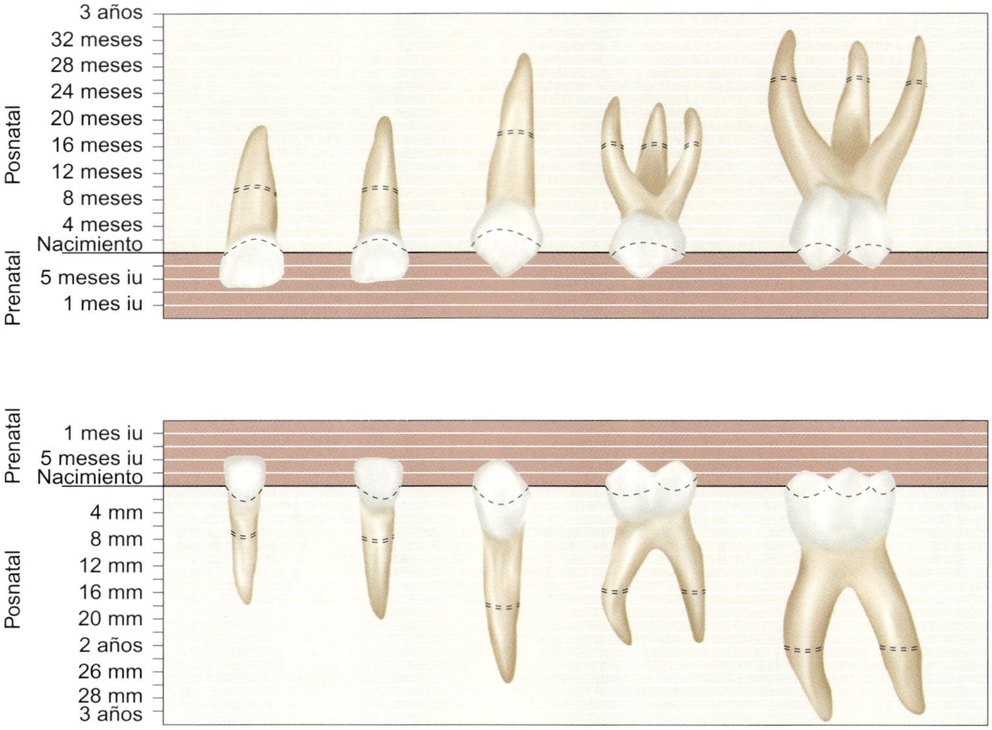

FIGURA 3-1 Diagrama representativo de la cronología de la dentición temporal. La erupción queda completada aproximadamente en el tiempo indicado por las áreas de puntos de las raíces. *iu,* Intrauterino.

(Modificado de McBeath EC: New concept of the development and calcification of the teeth, *J Am Dent Assoc* 23:675, 1936, y Noyes EB, Shour I, Noyes HJ: *Dental histology and embriology*, 5.ª ed., Filadelfia, 1938, Lea & Febiger.)

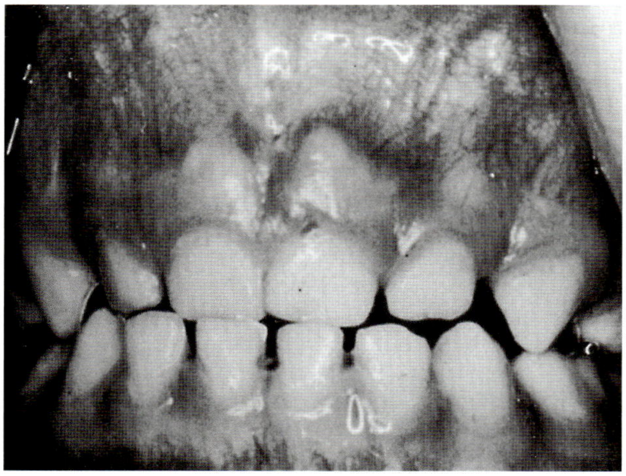

FIGURA 3-2 Dentición temporal de un niño de 5 años.

La dentición temporal consta de 20 dientes en total, 10 en cada arcada, que se clasifican de la forma siguiente: cuatro **incisivos**, dos **caninos** y cuatro **molares** en cada arcada. La figura 3-3 muestra la dentición primaria designada con el sistema universal descrito en el capítulo 1. Empezando a partir de la línea media, los dientes de cada lado de la arcada se denominan de la forma siguiente: **incisivo central, incisivo lateral, canino, primer molar** y **segundo molar.**

La dentición primaria se llama también **temporal, de leche** o **infantil.** Estos últimos términos son inapropiados porque fomentan la creencia de que estos dientes son útiles sólo durante un período corto de tiempo, y es preciso insistir en la necesidad de su presencia durante los años de crecimiento y desarrollo físico. La pérdida prematura de los dientes temporales por caries debe prevenirse y evitarse.

El primer molar permanente, comúnmente llamado **molar de los 6 años,** *aparece antes de la pérdida de ningún diente deciduo*. Se sitúa inmediatamente distal al segundo molar temporal (v. fig. 2-10).

La dentición temporal se completa alrededor de los 2,5 años (figs. 3-4 y 3-5), y hasta la erupción del primer molar permanente no se producen cambios aparentes en la dentición. La posición de los incisivos acostumbra a ser vertical, a veces con un espacio entre ellos. Cuando hay erosión se puede observar un patrón de desgaste.

Los molares temporales son reemplazados por los **premolares permanentes.** En la primera dentición no existen premolares y ningún diente deciduo se parece a los premolares permanentes. Sin embargo, las coronas de los primeros molares **temporales maxilares** se asemejan a las coronas de los premolares permanentes en cuanto a que actúan como molares permanentes. No obstante, tienen tres raíces bien definidas, como los primeros molares permanentes maxilares. El primer molar temporal **mandibular** es único porque la corona tiene una forma diferente de todos los dientes permanentes (v. fig. 3-24, *C*). Sin embargo posee dos potentes raíces, una mesial y otra distal, en una disposición similar a la de un molar permanente mandibular. Los dos primeros molares maxilares y mandibulares difieren de cualquier diente de la serie permanente si se observa la forma de la corona (v. figs. 3-21 y 3-24). Los primeros molares

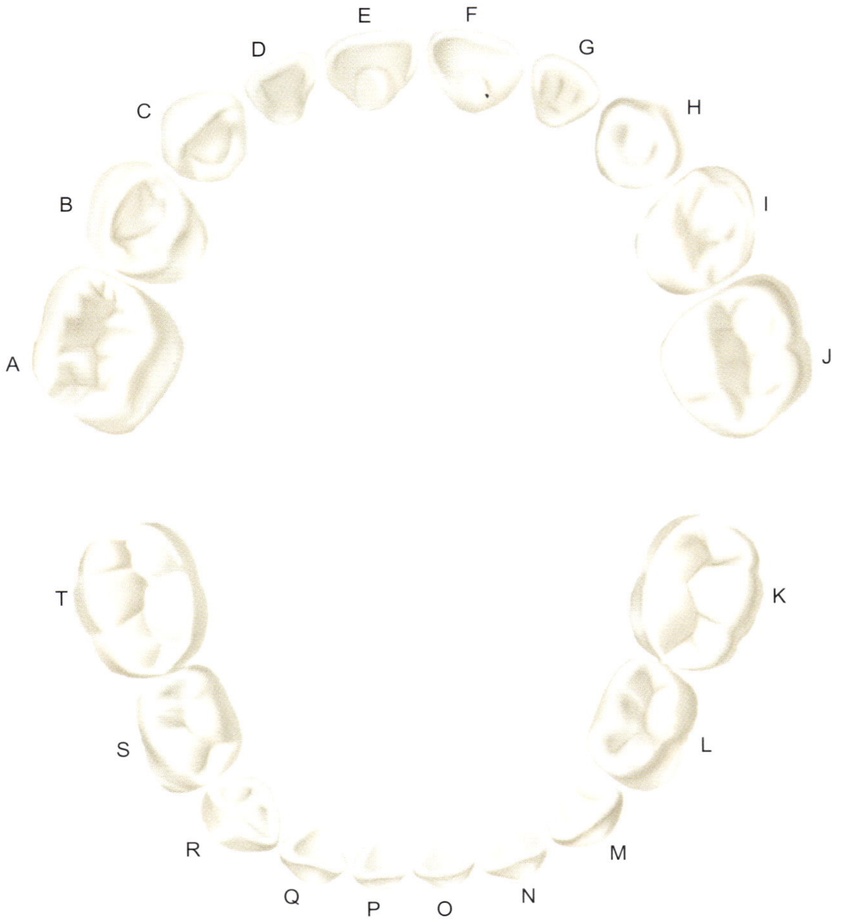

FIGURA 3-3 Sistema de numeración universal para la dentición temporal.
(De Ash MM, Ramfjord S: *Occlusion,* 4.ª ed., Filadelfia, 1995, Saunders.)

temporales maxilares y mandibulares se describen detalladamente más adelante en este capítulo.

Diferencias esenciales entre la dentición temporal y la permanente

En comparación con sus homólogos permanentes, los dientes temporales son más pequeños, en cuanto al tamaño general y a las dimensiones de la corona. Tienen los bordes cervicales más prominentes, los «cuellos» son más estrechos, el color más claro y las raíces más acampanadas; además, el diámetro vestibulolingual de los molares deciduos es menor que el de los permanentes[4]. En comparación con los dientes permanentes, se pueden apreciar las siguientes diferencias específicas:

1. Las coronas de los dientes temporales anteriores son más anchas mesiodistalmente si las comparamos con las coronas de los dientes permanentes.
2. Las raíces de los dientes temporales anteriores son más estrechas y más largas comparativamente. Las raíces estrechas y las coronas anchas presentan una estructura en el tercio cervical de la corona y la raíz que difiere notablemente de la de los dientes permanentes anteriores.
3. Las raíces de los primeros molares son más cortas y más acampanadas y se extienden por fuera de la línea de proyección de la corona. La forma acampanada consigue más espacio para el desarrollo de las coronas permanentes (v. figs. 3-21 y 3-22).
4. Las crestas de esmalte cervical de los dientes anteriores son más prominentes. Estas inflexiones deben tenerse en cuenta cuando efectuemos reconstrucciones (v. fig. 3-13).
5. Las coronas y raíces de los molares temporales en su porción cervical son más delgadas mesiodistalmente.
6. Las crestas cervicales vestibulares de los primeros molares son más pronunciadas, especialmente en los primeros molares maxilares y mandibulares (v. figs. 3-25 a 3-28).
7. La superficie vestibular y lingual de los molares temporales sobre la curvatura cervical está más aplanada que en los molares permanentes, resultando la cara oclusal más estrecha.
8. Los dientes temporales suelen estar menos pigmentados y tienen un aspecto más blanquecino que los permanentes.

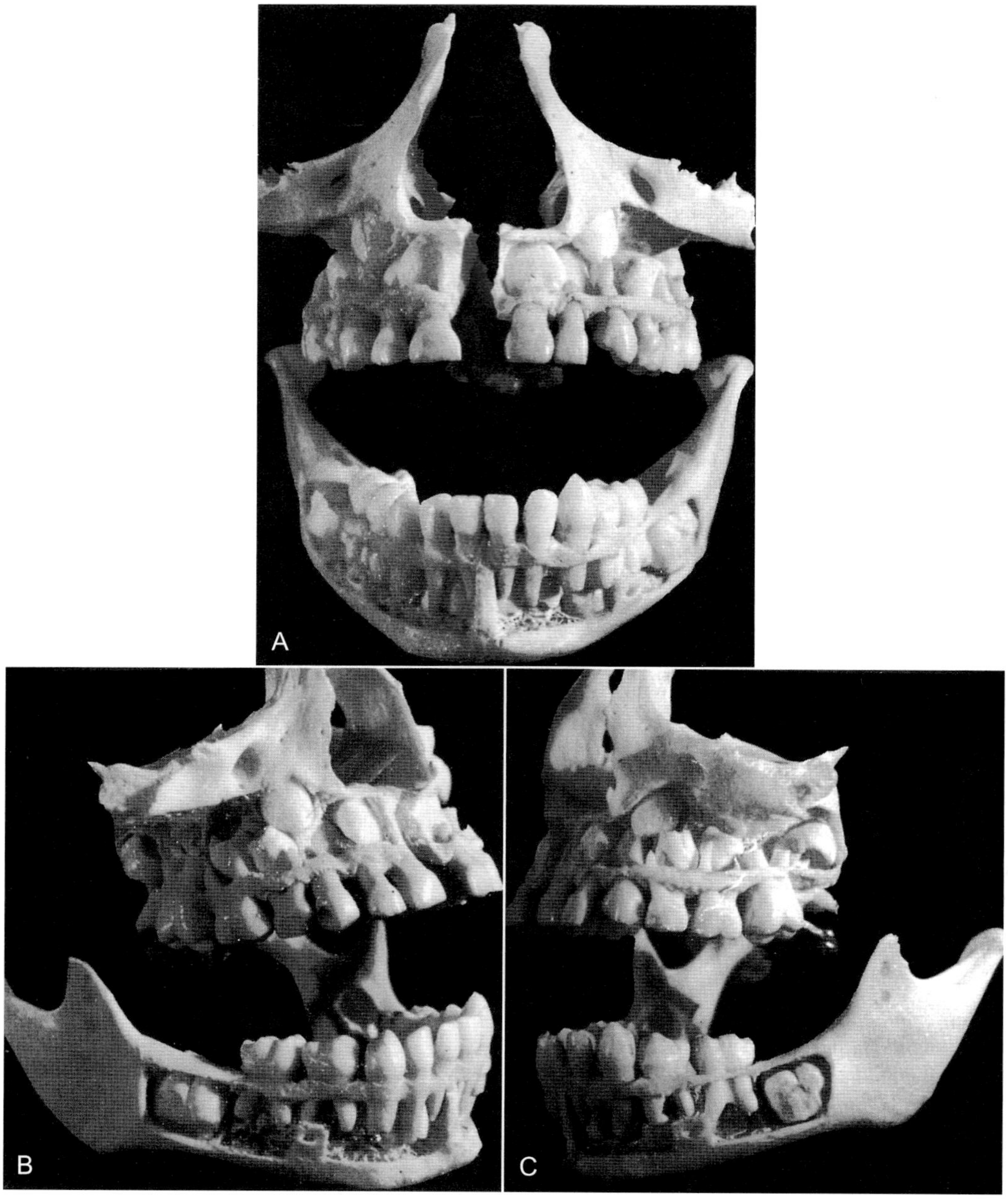

FIGURA 3-4 **A,** Preparación anatómica del cráneo de un niño de 5 o 6 años en la que se observa la dentición temporal completa, el comienzo de la reabsorción de algunas raíces deciduas y ninguna evidencia de reabsorción en otras. La vista frontal señala la posición relativa de las coronas de los dientes permanentes anteriores, que están en fase de desarrollo. Los incisivos centrales, los laterales y los caninos se ven intercalados en un espacio estrecho, a la espera del desarrollo futuro del maxilar que permitirá la formación de las raíces y la alineación correcta. **B,** Lado derecho. A menos que se perdieran en la preparación, los premolares permanentes mandibulares no mostraban signos de desarrollo. Las finas cúspides que existen a esta edad se pierden con facilidad en las preparaciones. **C,** Lado izquierdo. Se observan las coronas de los premolares permanentes maxilares entre las raíces del primer y segundo molares temporales, cuyas raíces están casi intactas. Se aprecian los primeros molares maxilares permanentes bien desarrollados, completamente erupcionados y con la mitad de las raíces formadas. Normalmente, el primer molar permanente mandibular es el primero en ocupar su sitio en la arcada, y a continuación lo hace el primer molar maxilar. Esta preparación muestra el molar mandibular cubierto todavía por hueso, sin evidencia de raíces. El segundo molar maxilar está bien desarrollado y situado al mismo nivel que la raíz en desarrollo del primer molar maxilar permanente.

Cámara pulpar y conductos pulpares

Las secciones comparativas de la dentición temporal y definitiva revelan las formas y tamaños relativos de la cámara y de los conductos pulpares (fig. 3-6). Estas diferencias se destacan a continuación:

1. La anchura coronal es mayor en todas direcciones en comparación con la anchura que existe en el inicio de los conductos y el cuello.
2. El esmalte es relativamente delgado y de un espesor regular.
3. El espesor de la dentina entre la cámara y el esmalte es reducido, especialmente en algunas zonas (segundo molar temporal inferior).
4. Los cuernos pulpares son altos y la cámara, amplia (fig. 3-7, *A* y *B*).
5. Las raíces temporales son largas y estrechas en comparación con la anchura y longitud de las coronas.

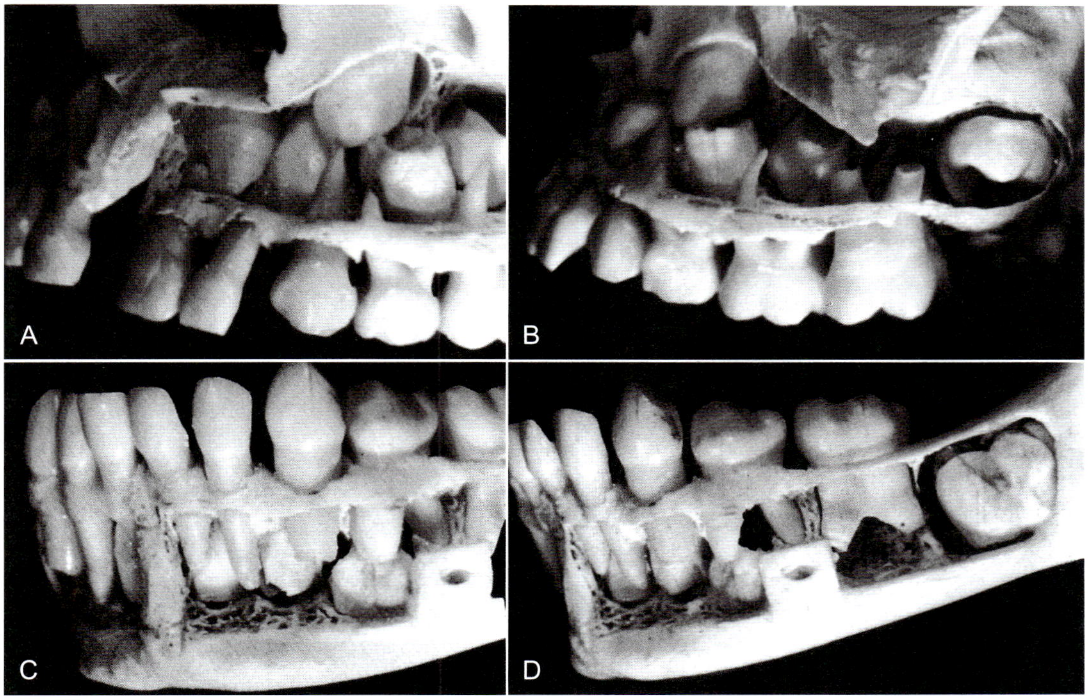

FIGURA 3-5 Vista a mayor aumento de una sección de la figura 3-4. **A,** Lado izquierdo del maxilar. Se observan con claridad las coronas en desarrollo del incisivo central, lateral, canino y de los premolares. **B,** Superficie infratemporal del maxilar izquierdo. Se evidencian las relaciones entre los molares deciduos y los permanentes. **C,** Excelente visión de la parte anterior izquierda de la mandíbula en la que se aprecian el incisivo permanente central, el lateral y el canino. Se aprecia que el canino permanente se desarrolla por distal de la raíz del canino temporal. **D,** En una visión más dorsal no se pueden distinguir las coronas en desarrollo de los premolares permanentes. Sin embargo, los huecos entre las raíces de los molares temporales señalan la posible pérdida del material durante el proceso de disección. La corona del primer molar permanente está en fase de formación y, aunque progresa, todavía dista de alcanzar el período de maduración suficiente para colocarse en una alineación adecuada (v. fig. 3-4, *C*).

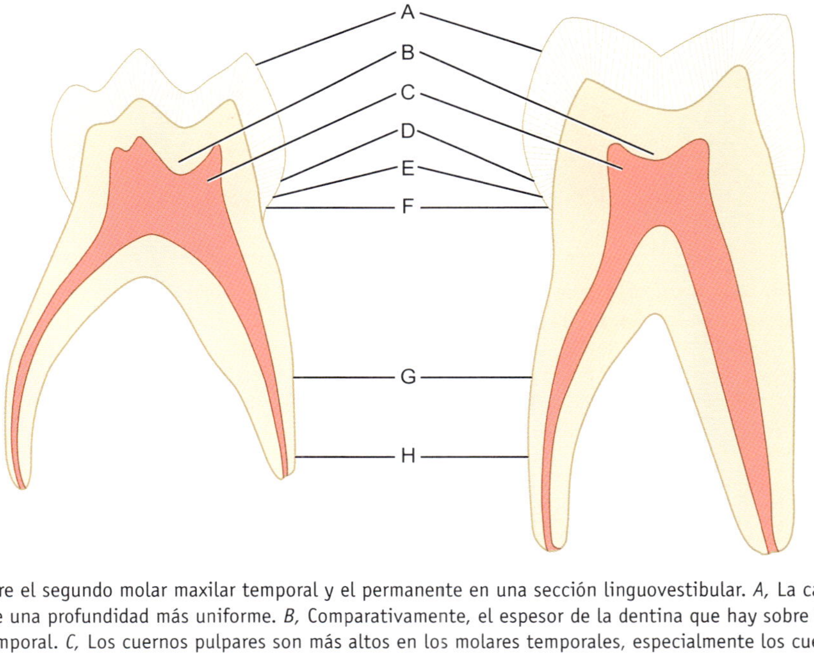

FIGURA 3-6 Comparación entre el segundo molar maxilar temporal y el permanente en una sección linguovestibular. *A,* La capa de esmalte del molar temporal es más delgada y tiene una profundidad más uniforme. *B,* Comparativamente, el espesor de la dentina que hay sobre la cámara pulpar en la fosa oclusal es mayor en el molar temporal. *C,* Los cuernos pulpares son más altos en los molares temporales, especialmente los cuernos mesiales, y las cámaras pulpares son proporcionalmente más grandes. *D,* Las crestas cervicales son más pronunciadas, especialmente en la cara vestibular de los primeros molares temporales. *E,* Los prismas del esmalte en el cuello se dirigen hacia arriba (oclusal) en vez de hacerlo gingivalmente, como en los dientes permanentes. *F,* Los molares temporales son ostensiblemente más estrechos en el cuello en comparación con los permanentes. *G,* Las raíces de los temporales son más largas y delgadas, comparadas con el tamaño de la corona, que las de los dientes permanentes. *H,* Las raíces de los molares temporales se adelgazan más cerca del cuello que las de los molares permanentes.

(De Finn SB: *Clinical pedodontics*, 2.ª ed., Filadelfia, 1957, Saunders.)

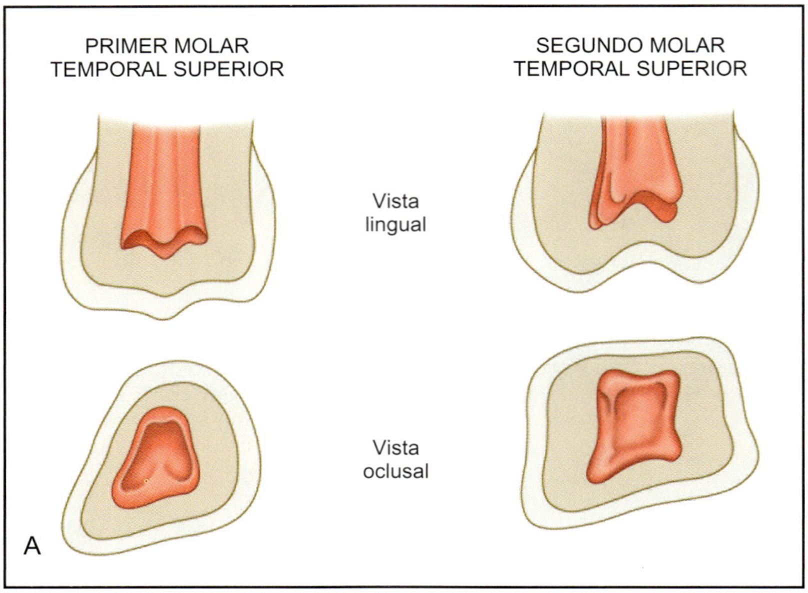

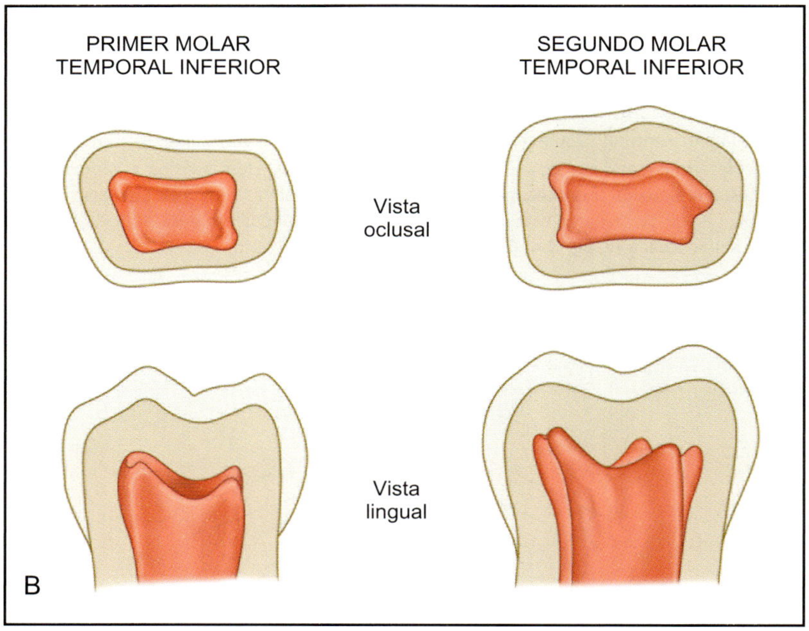

FIGURA 3-7 **A** y **B,** Cámaras pulpares de los molares temporales. Obsérvense los contornos de los cuernos pulpares. (Modificado de Finn SB: *Clinical pedodontics*, 2.ª ed., Filadelfia, 1957, Saunders.)

6. Las raíces de los molares temporales tienen una forma marcadamente acampanada y se estrechan rápidamente en dirección apical.

El estudio comparativo de la dentición temporal y permanente es de suma importancia (figs. 3-8 y 3-9). Existen otras variaciones macroscópicas en la forma de los dientes temporales y permanentes, que se estudiarán al describir individualmente las dos denticiones.

Descripción detallada de cada diente temporal

INCISIVO CENTRAL MAXILAR

Cara vestibular

En la corona del incisivo central temporal, el diámetro mesiodistal es mayor que la longitud cervicoincisal (figs. 3-10 y 3-11, *A*). (En los incisivos centrales permanentes ocurre

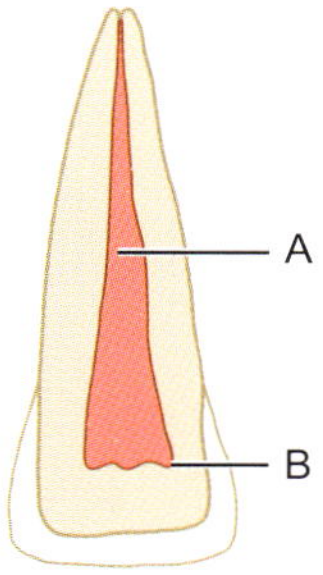

FIGURA 3-8 Incisivo central permanente. *A,* Conducto radicular; *B,* cuerno pulpar. La figura representa un corte del incisivo central de una persona joven. Aunque el conducto radicular es bastante grande, resulta más pequeño que el que aparece en la figura 3-9 y se constriñe más apicalmente. Obsérvese el espacio de dentina entre los cuernos pulpares y el borde incisal de la corona.

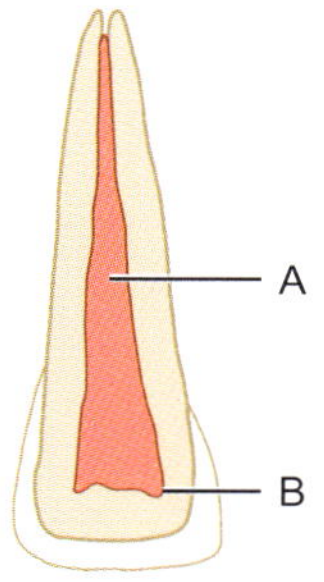

FIGURA 3-9 Incisivo central temporal. *A,* Conducto radicular; *B,* cuernos pulpares. La figura es una sección de un incisivo central temporal. La cámara pulpar con sus cuernos y el conducto radicular son más anchos que los de la figura 3-8. El extremo apical del conducto está menos constreñido que el de los dientes permanentes. Obsérvese el espacio de dentina más estrecho incisalmente.

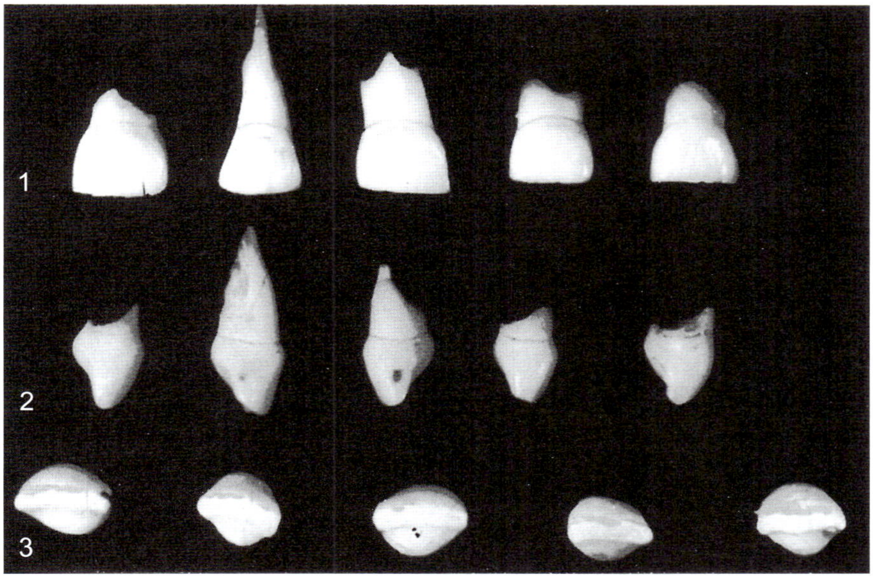

FIGURA 3-10 Incisivos centrales temporales maxilares (primeros incisivos). **1,** Cara vestibular. Obsérvense la pérdida del modelado y la anchura mesiodistal, comparada con la escasa longitud de la corona, ligeramente deteriorada por abrasión, anterior a la extracción del diente. **2,** Cara mesial. Las crestas cervicales son muy marcadas tanto vestibular como lingualmente, con un abombamiento más pronunciado que en los incisivos permanentes. Esta característica es común en grado variable a todos los dientes temporales. Normalmente estas curvaturas están cubiertas por tejido gingival y epitelio de inserción (v. cap. 5). **3,** Cara incisal.

al contrario.) La cara vestibular es muy lisa y el borde incisal es casi recto. Normalmente no se ven las líneas de desarrollo. La raíz es cónica, con los lados aplanados. La longitud de la raíz comparada con la de la corona es mayor que en el incisivo central permanente. Cuando se estudia conjuntamente la dentición temporal y la permanente, es aconsejable establecer comparaciones directas entre las tablas de medidas de los dientes temporales (tabla 3-1) y los permanentes (v. tabla 1-1).

Cara lingual

La cara lingual de la corona muestra una cresta marginal bien desarrollada, lo mismo que el cíngulo (fig. 3-12, *A*). El cíngulo se extiende hacia el borde incisal, de forma que establece una división parcial de la concavidad de la cara lingual bajo el borde incisal, que queda prácticamente dividido en una fosa distal y otra mesial.

La raíz se estrecha por su cara lingual, que presenta una depresión longitudinal, a diferencia de la cara vestibular, que es más aplanada. La sección de la raíz en el punto donde se une con la corona muestra un perfil ligeramente triangular, con la cara vestibular como un lado del triángulo, y las caras mesial y distal formando los otros dos lados.

Caras mesial y distal

La cara mesial y la distal de los incisivos centrales maxilares son muy parecidas (fig. 3-13, *A*; v. también fig. 3-10). La medición en el tercio cervical muestra que mesial y distalmente la corona es ancha en relación a su longitud total.

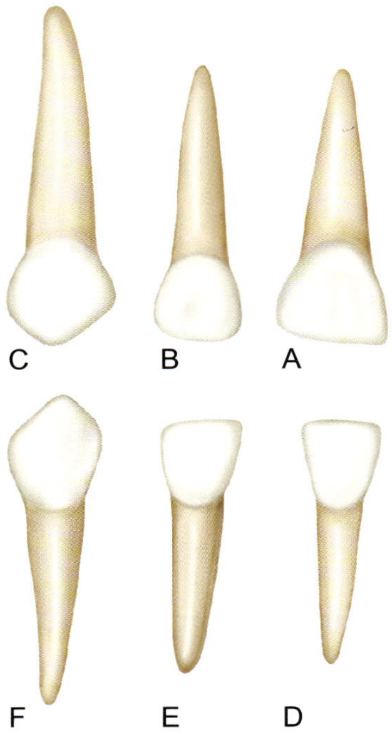

FIGURA 3-11 Dientes temporales anteriores derechos, cara vestibular. **A,** Incisivo central maxilar. **B,** Incisivo lateral maxilar. **C,** Canino maxilar. **D,** Incisivo central mandibular. **E,** Incisivo lateral mandibular. **F,** Canino mandibular.

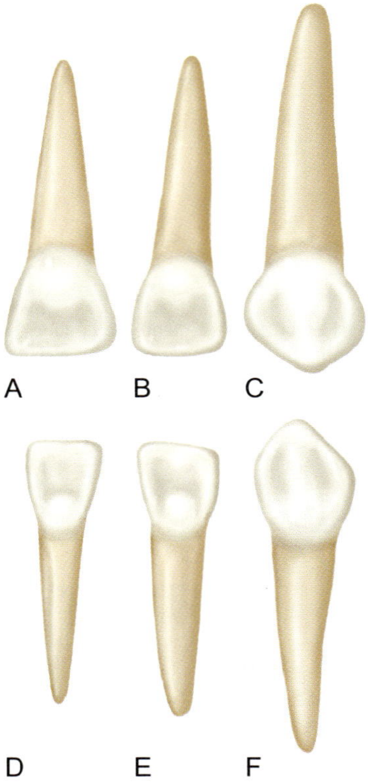

FIGURA 3-12 Dientes temporales anteriores derechos, cara lingual. **A,** Incisivo central maxilar. **B,** Incisivo lateral maxilar. **C,** Canino maxilar. **D,** Incisivo central mandibular. **E,** Incisivo lateral mandibular. **F,** Canino mandibular.

TABLA 3-1 Tabla de medidas (mm) de los dientes temporales humanos (solamente valores medios)

	Longitud total	Longitud de la corona	Longitud de la raíz	Diámetro mesiodistal de la corona	Diámetro mesiodistal de la corona en el cuello	Diámetro vestibulolingual de la corona	Diámetro vestibulolingual de la corona en el cuello
Dientes superiores							
Incisivo central	16,0	6,0	10,0	6,5	4,5	5,0	4,0
Incisivo lateral	15,8	5,6	11,4	5,1	3,7	4,0	3,7
Canino	19,0	6,5	13,5	7,0	5,1	7,0	5,5
Primer molar	15,2	5,1	10,0	7,3	5,2	8,5	6,9
Segundo molar	17,5	5,7	11,7	8,2	6,4	10,0	8,3
Dientes inferiores							
Incisivo central	14,0	5,0	9,0	4,2	3,0	4,0	3,5
Incisivo lateral	15,0	5,2	10,0	4,1	3,0	4,0	3,5
Canino	17,5	6,0	11,5	5,0	3,7	4,8	4,0
Primer molar	15,8	6,0	9,8	7,7	6,5	7,0	5,3
Segundo molar	18,8	5,5	11,3	9,9	7,2	8,7	6,4

De Black GV: *Descriptive anatomy of the human teeth*, 4.ª ed., Filadelfia, 1897, S.S. White Dental Company.

La longitud media es sólo 1 mm menor que la longitud cervicoincisal coronal total. Debido a sus dimensiones reducidas, la corona tiene un aspecto grueso en el tercio medio, incluso en el tercio incisal. La **curvatura de la línea cervical,** que representa la **unión amelocementaria** (UAC), es evidente, curvándose hacia el borde incisal. Sin embargo, la curvatura no es tan grande como en el incisivo permanente. La curvatura cervical por distal es menos pronunciada que por mesial, de forma semejante a como ocurre en el incisivo central permanente.

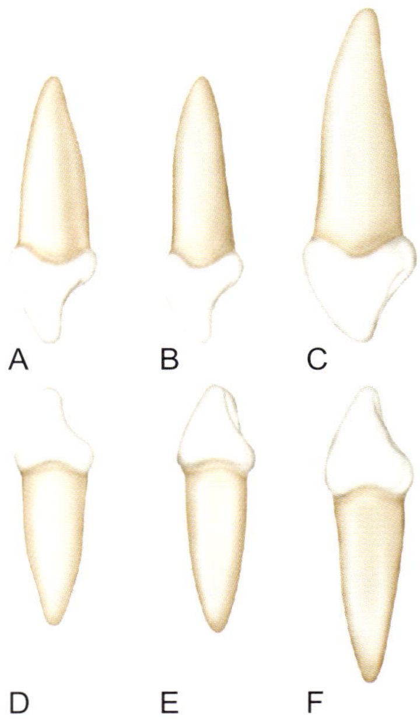

FIGURA 3-13 Dientes temporales anteriores derechos, cara mesial. **A,** Incisivo central maxilar. **B,** Incisivo lateral maxilar. **C,** Canino maxilar. **D,** Incisivo central mandibular. **E,** Incisivo lateral mandibular. **F,** Canino mandibular.

Vista desde esta cara, la raíz parece más aplanada que vista por labial o lingual, pero mantiene la forma de un cono largo, más comprimido en el ápice. Normalmente en la cara mesial de la raíz aparece un surco de desarrollo o concavidad, mientras que distalmente la superficie suele ser convexa.

Destaca el desarrollo de las crestas cervicales del esmalte en el tercio cervical de la corona, labial y lingualmente.

Cara incisal

Una característica importante de la cara incisal es la dimensión mesiodistal comparada con la dimensión vestibulolingual (fig. 3-14, *A*; v. también la fig. 3-10, *3*). El borde incisal está en el centro del espesor global de la corona y es relativamente recto. Bajo el borde incisal, la superficie vestibular es más extensa y aplanada que la lingual. La superficie lingual se estrecha hacia el cíngulo.

Las caras mesial y distal son relativamente anchas, y hacia el borde incisal, o bien en el tercio incisal, son lo suficientemente extensas para procurar unas zonas de contacto adecuadas con los dientes adyacentes, aunque por poco tiempo debido a los rápidos cambios que se producen en las arcadas de los niños.

INCISIVO LATERAL MAXILAR

Generalmente, el lateral maxilar es semejante al incisivo central en todas las superficies, pero sus dimensiones son diferentes (fig. 3-15; v. también figs. 3-11, *B;* 3-12, *B;* 3-13, *B,* y 3-14, *B*). La corona es más pequeña en todas sus caras. La longitud cervicoincisal es mayor que la anchura mesiodistal. Los ángulos distoincisales

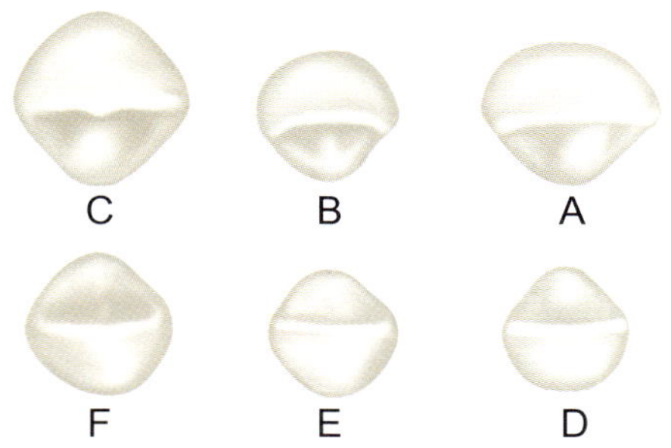

FIGURA 3-14 Dientes temporales anteriores derechos, cara incisal. **A,** Incisivo central maxilar. **B,** Incisivo lateral maxilar; **C,** Canino maxilar. **D,** Incisivo central mandibular. **E,** Incisivo lateral mandibular. **F,** Canino mandibular.

de la corona son más redondeados que los del incisivo central. Aunque la raíz tiene una forma semejante, es mucho más larga en relación a la corona que en el incisivo central.

CANINO MAXILAR

Cara vestibular

Excepto por la forma de la raíz, la cara vestibular del canino maxilar no se parece en nada a la del incisivo central y lateral (fig. 3-16; v. también fig. 3-11, *C*). La corona está más constreñida en el cuello en relación con su anchura mesiodistal y las superficies mesial y distal son más convexas. En lugar de un borde incisal relativamente recto, tiene una cúspide grande, bien desarrollada y aguda.

Comparada con la del canino maxilar permanente, la cúspide del canino temporal es más grande y aguda, y la cresta del contorno mesial no desciende de forma tan acusada hacia la parte incisal. Una línea trazada a través de las zonas de contacto actuaría de bisectriz a la línea que va desde el cuello hasta la punta de la cúspide. En el canino **permanente,** las áreas de contacto no están al mismo nivel. Cuando la cúspide está intacta, la vertiente mesial es más pronunciada que la distal. La raíz del canino temporal es larga, delgada y cónica, y su longitud es más del doble de la corona.

Cara lingual

La cara lingual muestra unas crestas de esmalte pronunciadas que se fusionan entre sí (v. fig. 3-12, *C*). Son el cíngulo, las crestas marginales mesial y distal, y los bordes de la cúspide incisal a los lados del tubérculo situado en la punta de la cúspide, que es una continuación de la cresta lingual que conecta el cíngulo con la punta de la cúspide. Esta cresta lingual divide la cara lingual en dos suaves fosas, una mesial y otra distal.

La raíz de este diente se ahúsa lingualmente y suele estar inclinada hacia distal a partir del tercio medio (v. figs. 3-11, *C,* y 3-13, *C*).

Cara mesial

El contorno de la cara mesial es semejante al del incisivo central y lateral (v. figs. 3-13, *C,* y 3-16, *2*). Sin embargo, existe una diferencia evidente en su proporción. La

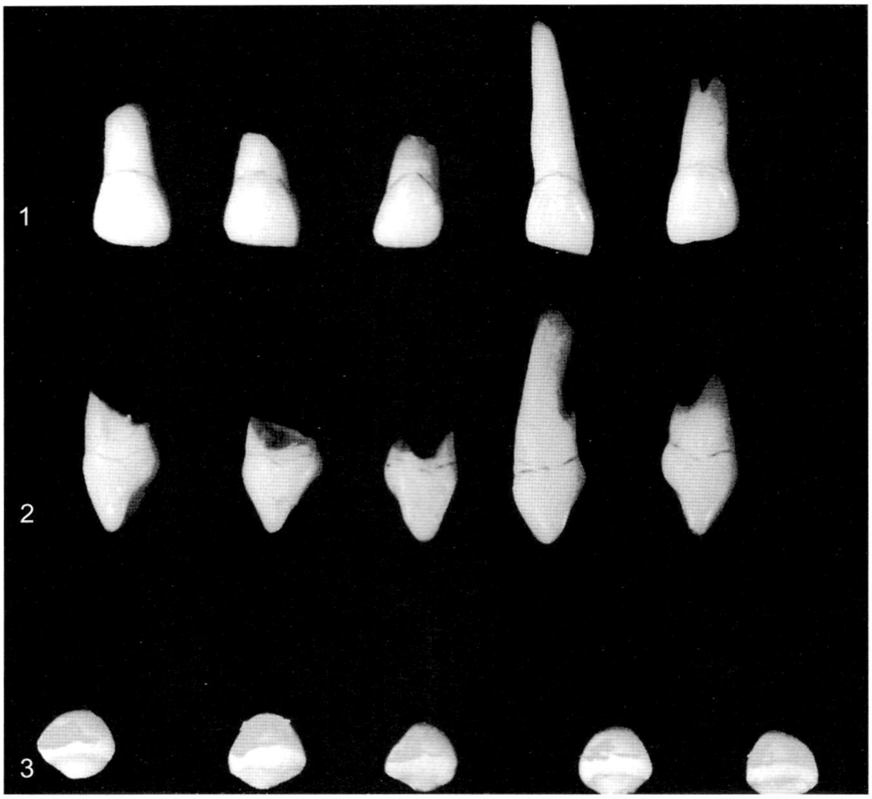

FIGURA 3-15 Incisivos laterales maxilares temporales (segundos incisivos). **1,** Cara vestibular. **2,** Cara mesial. **3,** Cara incisal.

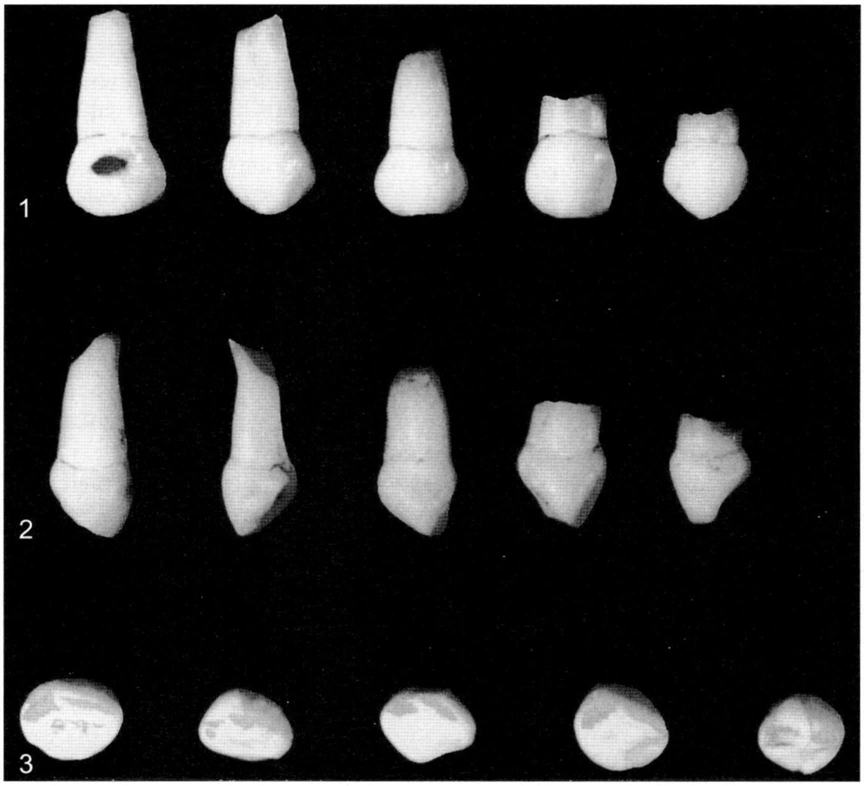

FIGURA 3-16 Caninos maxilares temporales. **1,** Cara vestibular. **2,** Cara mesial. **3,** Cara incisal.

dimensión vestibulolingual en el tercio cervical es mucho mayor. Este aumento de volumen coronal junto con la anchura y la longitud de la raíz proporcionan una gran resistencia frente a las fuerzas que debe soportar el diente. La función de este diente es taladrar, desgarrar y apresar el alimento.

Cara distal

El perfil distal de este diente es la imagen especular de la cara mesial. No hay ninguna diferencia notable, excepto que la curvatura de la línea cervical hacia la cúspide es menor que en la cara mesial.

Cara incisal

Vista desde incisal, se observa que la corona tiene una forma característica de diamante (v. figs. 3-14, *C*, y 3-16, *3*). Los ángulos de las zonas de contacto mesial y distal, el cíngulo de la cara lingual y el tercio cervical o cresta de esmalte de la cara vestibular son más pronunciados y menos redondeados que los de los caninos permanentes. La punta de la cúspide queda por distal del centro de la corona, y la vertiente mesial es más larga que la distal. Con ello se consigue la intercuspidación con el canino mandibular, que tiene la vertiente distal más larga (v. fig. 3-11).

INCISIVO CENTRAL MANDIBULAR

Cara vestibular

La cara vestibular de la corona es plana, sin surcos de desarrollo (fig. 3-17; v. también fig. 3-11, *D*). Los lados mesial y distal de la corona se van estrechando progresivamente desde las zonas de contacto y su dimensión es menor en el cuello. La corona es proporcionalmente más ancha que larga, si se compara con los incisivos permanentes. El aspecto robusto de la raíz hace que este diente se asemeje al incisivo lateral maxilar permanente.

La raíz del incisivo central permanente es delgada y uniformemente cónica hacia el ápice, que acaba en punta. La raíz es casi dos veces más larga que la corona (v. fig. 3-11, *D*).

Cara lingual

En la cara lingual de la corona, las crestas marginales y el cíngulo son de fácil localización (v. fig. 3-12, *D*). La cara lingual, en el tercio medio y el tercio incisal, puede presentar una superficie plana a nivel de los bordes marginales, o bien una ligera concavidad denominada **fosa lingual.** Las caras linguales de la corona y la raíz convergen, de forma que es más estrecha por lingual que por vestibular.

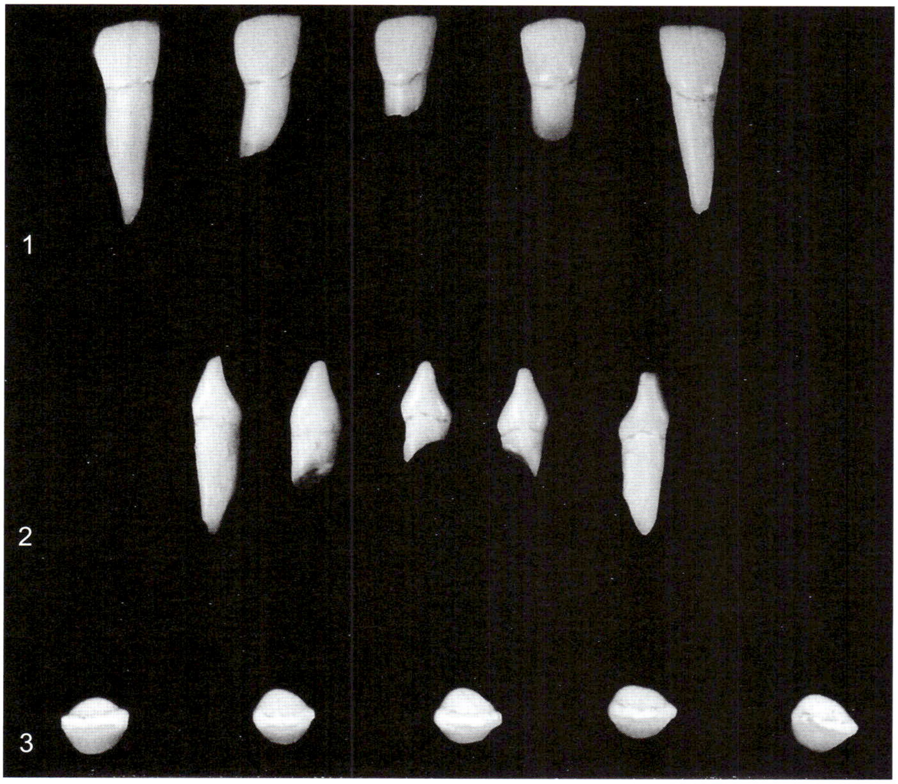

FIGURA 3-17 Incisivos centrales mandibulares temporales. **1,** Cara vestibular. **2,** Cara mesial. **3,** Cara incisal.

Cara mesial

La cara mesial presenta el contorno característico de un incisivo, aunque las medidas son más pequeñas (v. figs. 3-13, *D*, y 3-17, *2*). El borde incisal queda en el centro del eje longitudinal de la raíz y de las curvaturas vestibular y lingual de la corona. La convexidad del contorno vestibular y lingual en el tercio gingival es tan pronunciada como en cualquier otro incisivo temporal, y mucho más que la de los incisivos centrales mandibulares permanentes. Como se ha mencionado anteriormente, este abombamiento cervical tiene mucha importancia.

Aunque se trata de un diente pequeño, su dimensión vestibulolingual es solamente 1 mm menor que la del incisivo central temporal maxilar. Los incisivos temporales parecen estar construidos para realizar un trabajo duro y vigoroso.

La superficie mesial de la raíz es casi plana y se estrecha uniformemente; el ápice presenta un aspecto más redondeado que el de la superficie vestibular o lingual.

Cara distal

El contorno de la cara distal es la imagen especular del de la cara mesial. Existen pocas diferencias, excepto que la línea cervical de la corona está menos curvada hacia el borde incisal que en la cara mesial. A menudo, se observa una depresión de desarrollo en el lado distal de la raíz.

Cara incisal

El borde incisal es recto y divide a la corona en dos en sentido vestibulolingual. En el perfil del borde incisal destacan las crestas del contorno del tercio cervical, por vestibular y lingual (v. figs. 3-14, *D*, y 3-17, *3*). En el lado lingual, se observa un manifiesto estrechamiento hacia el cíngulo.

Vista por el lado vestibular, se aprecia una superficie plana, ligeramente convexa, mientras que el lado vestibular es ligeramente cóncavo.

INCISIVO LATERAL MANDIBULAR

Los perfiles fundamentales de los incisivos laterales mandibulares temporales (fig. 3-18) son similares a los del incisivo central. Estos dos dientes complementan su función. El incisivo lateral tiene unas dimensiones algo mayores, excepto vestibulolingualmente, donde son casi iguales en los dos dientes. El cíngulo del incisivo lateral puede ser algo más voluminoso que el del incisivo central y la cara lingual de la corona, entre los bordes marginales, asimismo más cóncava. Además, el borde incisal tiende a inclinarse hacia distal, lo cual produce un descenso hacia apical del punto de contacto a fin de que se produzca un contacto adecuado con la cara mesial del canino temporal mandibular (v. figs. 3-11, *E*; 3-12, *E*; 3-13, *E*, y 3-14, *E*).

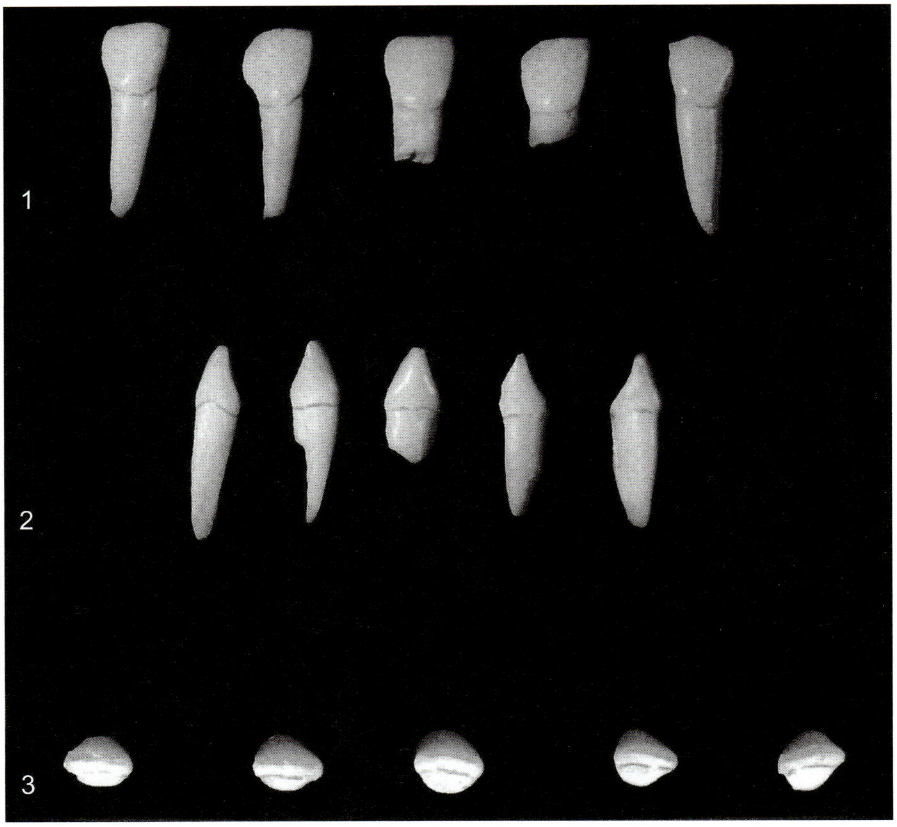

FIGURA 3-18 Incisivos laterales mandibulares temporales. **1,** Cara vestibular. **2,** Cara mesial. **3,** Cara incisal.

CANINO MANDIBULAR

La diferencia funcional entre este diente y el canino maxilar es escasa. La diferencia tiene que ver principalmente con las dimensiones. La corona es quizá 0,5 mm más corta y la raíz también es al menos 2 mm más corta; el diámetro mesiodistal en la raíz es, comparado con el de las áreas de contacto, mayor que en el canino maxilar (fig. 3-19). Es más «grueso» por tanto en el «cuello» del diente. La variación más destacada entre los dos caninos se observa en la distancia vestibulolingual. El canino temporal maxilar es mucho más ancho vestibulolingualmente (v. fig. 3-13).

Las crestas cervicales vestibular y lingual no son tan pronunciadas como en el canino maxilar. En la cara vestibular y lingual de los dos dientes se aprecia una gran diferencia: la vertiente distal es más larga que la mesial en el canino mandibular; en el canino maxilar ocurre precisamente lo contrario. El objeto de esta disposición es conseguir una intercuspidación adecuada durante la masticación.

La figura 3-20 muestra los caninos temporales mandibulares (v. también figs. 3-11, *F*; 3-12, *F*; 3-13, *F*, y 3-14, *F*).

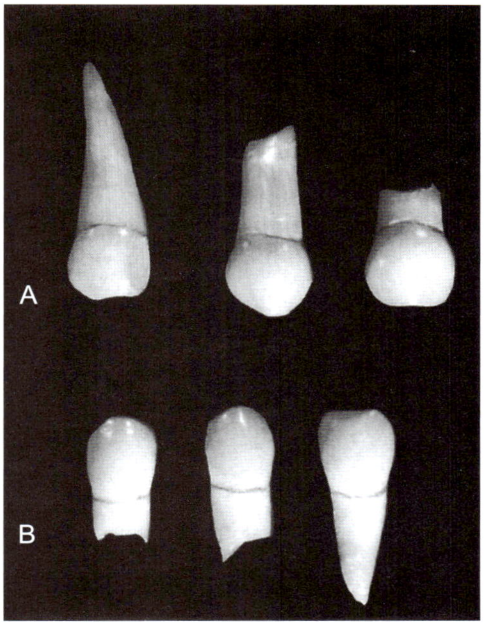

FIGURA 3-19 Comparación de tamaño y forma de la corona de los caninos temporales. Dos de ellos presentan las raíces intactas, sin signos de reabsorción. **A,** Caninos maxilares. **B,** Caninos mandibulares. Compárese con las figuras 3-16 y 3-20.

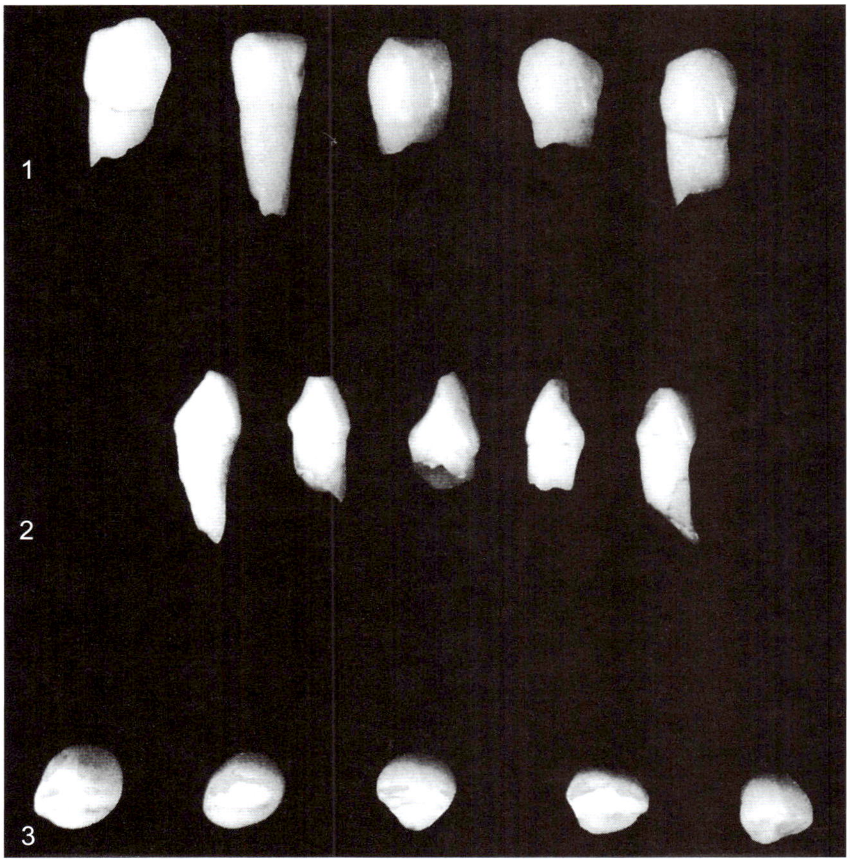

FIGURA 3-20 Caninos mandibulares temporales. **1,** Cara vestibular. **2,** Cara mesial. **3,** Cara incisal.

PRIMER MOLAR MAXILAR

Cara vestibular

La distancia mayor está entre las zonas de contacto mesial y distal (fig. 3-21, *A*). A partir de estos puntos, la corona converge hacia el cuello, donde el diámetro es 2 mm menor que el de las zonas de contacto. Las porciones cervicales de la corona y la raíz se van estrechando de una forma más acusada que en el primer molar permanente maxilar. La cara oclusal tiene un aspecto ligeramente festoneado, con las cúspides poco marcadas. La cara vestibular es lisa, con los surcos de desarrollo apenas visibles. Desde esta cara se puede comparar el tamaño del primer molar temporal con el del segundo. El primer molar es mucho más pequeño en todas sus dimensiones que el segundo molar. Su forma y tamaño sugieren que fue diseñado para ser la «sección premolar» de la primera dentición. Funcionalmente, actúa como una transición entre el tamaño y la forma de los dientes anteriores temporales y los de la zona molar, área ocupada de forma transitoria por el segundo molar temporal, más ancho. A los 6 años, el voluminoso primer molar permanente se coloca distalmente al segundo molar temporal, con lo cual aumenta la eficacia masticatoria de un área molar mayor.

Las **raíces** del primer molar maxilar son delgadas y largas y están muy separadas. Desde la cara vestibular se pueden ver claramente las tres raíces. La raíz distal es bastante más corta que la mesial. La bifurcación de las raíces empieza prácticamente en la línea cervical (UAC), la separación afecta a las tres raíces, y en realidad es una **trifurcación,** característica de los primeros molares tanto mandibulares como maxilares. Los molares permanentes no tienen esta característica. El tronco radicular de los molares permanentes es más grueso, con una distancia entre la línea cervical y la bifurcación mucho mayor (v. fig. 11-8).

Cara lingual

El contorno general de la cara lingual es semejante al de la cara vestibular (fig. 3-22, *A*). La corona converge ostensiblemente en dirección lingual y el diámetro mesiodistal a este nivel es menor que en la cara vestibular.

La cúspide mesiolingual es la más prominente, la más grande y la más aguda. La cúspide distolingual está mal definida y, cuando existe, es pequeña y redondeada. Desde la cara lingual se puede ver la cúspide distovestibular, puesto que es mayor y está más desarrollada que la cúspide distolingual. No es infrecuente encontrar un primer molar maxilar de tres cúspides en el que aparece una gran cúspide lingual sin surco de desarrollo visible lingualmente (v. fig. 3-25, *4*, segundo por la izquierda).

Desde la cara lingual se distinguen las tres raíces; de ellas, la lingual es la más larga.

Cara mesial

Visto desde la cara mesial, el diámetro del tercio cervical es mayor que el del tercio oclusal (fig. 3-23, *A*). Esto ocurre en todos los molares, pero es más pronunciado en la dentición temporal. La cúspide mesiolingual es mayor y más aguda que la cúspide mesiovestibular. En el perfil vestibular del tercio cervical se observa una marcada convexidad. Esta convexidad es una característica destacada de este diente y da la impresión de un hiperdesarrollo de esta zona si se compara con otro diente temporal o permanente de forma parecida a lo que ocurre con el primer molar mandibular.

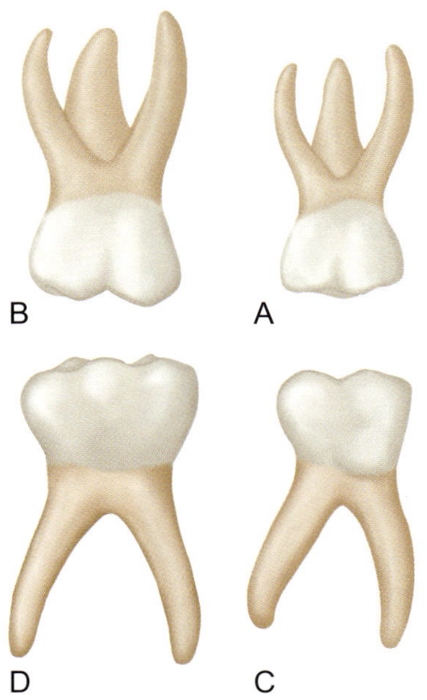

FIGURA 3-21 Molares derechos temporales, cara vestibular. **A,** Primer molar maxilar. **B,** Segundo molar maxilar. **C,** Primer molar mandibular. **D,** Segundo molar mandibular.

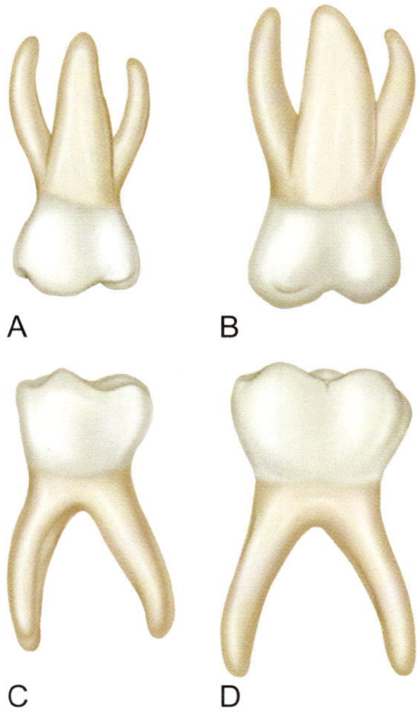

FIGURA 3-22 Molares derechos temporales, cara lingual. **A,** Primer molar maxilar. **B,** Segundo molar maxilar. **C,** Primer molar mandibular. **D,** Segundo molar mandibular.

La línea cervical, por la cara mesial, presenta una ligera curvatura hacia la cara oclusal.

Las raíces mesiovestibular y lingual solamente son visibles cuando se mira la cara mesial desde una situación opuesta al área de contacto. La raíz distovestibular está oculta detrás de la mesiovestibular. La raíz lingual, desde esta proyección, parece larga y delgada, y se abre lingualmente en un ángulo acentuado; se curva finamente en dirección vestibular a partir del tercio medio.

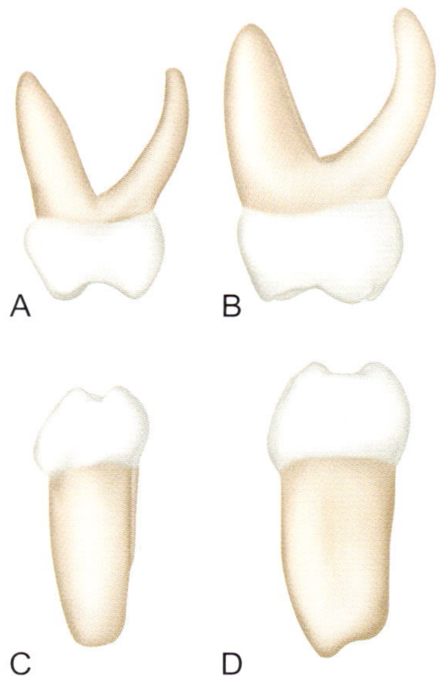

FIGURA 3-23 Molares derechos temporales, cara mesial. **A,** Primer molar maxilar. **B,** Segundo molar maxilar. **C,** Primer molar mandibular. **D,** Segundo molar mandibular.

Cara distal

Desde esta cara, la corona se estrecha mucho hacia distal (fig. 3-24, *A*). La cúspide distovestibular es larga y destacada, y la cúspide distolingual está poco desarrollada. La curvatura prominente del tercio cervical, vista desde la cara mesial, no continúa distalmente. En ocasiones, la línea cervical se curva oclusalmente; otras veces se dirige en línea recta desde la cara vestibular hacia la cara lingual. Desde la cara distal se distinguen bien las tres raíces, pero la distovestibular queda superpuesta sobre la mesiovestibular, de la cual solamente se ve la cara vestibular y el ápice. El punto de bifurcación de la raíz distovestibular y la raíz lingual está junto a la UAC, y, como se ha dicho anteriormente, es característico.

Cara oclusal

La distancia entre la línea angular mesiovestibular y la línea angular distovestibular es mayor que la distancia que existe entre la línea angular mesiolingual y la línea angular distolingual (v. fig. 3-24, *A*). El contorno de la corona converge lingualmente. Asimismo, la distancia entre la

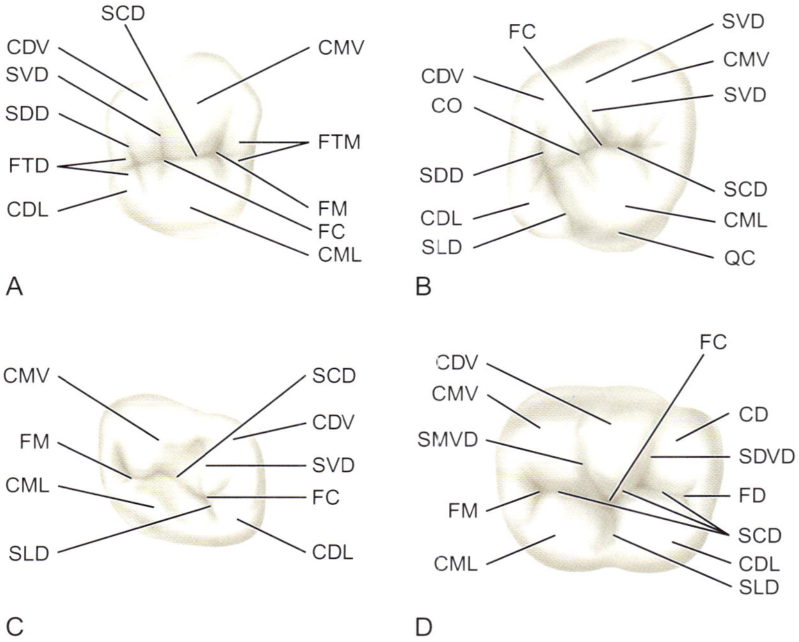

FIGURA 3-24 **A,** Primer molar maxilar. *CDL,* cúspide distolingual; *CDV,* cúspide distovestibular; *CML,* cúspide mesiolingual; *CMV,* cúspide mesiovestibular; *FC,* fosa central; *FM,* fosita mesial; *FTD,* fosita triangular distal; *FTM,* fosa triangular mesial; *SCD,* surco central de desarrollo; *SDD,* surco distal de desarrollo; *SVD,* surco vestibular de desarrollo. **B,** Segundo molar maxilar. *CDL,* Cúspide distolingual; *CDV,* cúspide distovestibular; *CML,* cúspide mesiolingual; *CMV,* cúspide mesiovestibular; *CO,* cresta oblicua; *FC,* fosa central; *QC,* quinta cúspide; *SCD,* surco central de desarrollo; *SDD,* surco distal de desarrollo; *SLD,* surco lingual de desarrollo; *SVD,* surco vestibular de desarrollo. **C,** Primer molar mandibular. *CDL,* Cúspide distolingual; *CDV,* cúspide distovestibular; *CML,* cúspide mesiolingual; *CMV,* cúspide mesiovestibular; *FC,* fosa central; *FM,* fosita mesial; *SCD,* surco central de desarrollo; *SLD,* surco lingual de desarrollo; *SVD,* surco vestibular de desarrollo. **D,** Segundo molar mandibular. *CD,* Cúspide distal; *CDL,* cúspide distolingual; *CDV,* cúspide distovestibular; *CML,* cúspide mesiolingual; *CMV,* cúspide mesiovestibular; *FC,* fosa central; *FD,* fosita distal; *FM,* fosita mesial; *SCD,* surco central de desarrollo; *SDVD,* surco distovestibular de desarrollo; *SLD,* surco lingual de desarrollo; *SMVD,* surco mesiovestibular de desarrollo.

línea angular mesiovestibular y la mesiolingual es mayor que la distancia entre las líneas angulares distales. Así pues, la corona también converge hacia distal. No obstante, estas convergencias no se reflejan totalmente en la superficie oclusal funcional, que es casi rectangular con los lados más cortos del rectángulo representados por las crestas marginales. La cara oclusal tiene una **fosa central.** Por dentro de la cresta marginal mesial está la **fosa triangular mesial,** con una fóvea y un sulcus, y además está el surco central que conecta las dos fosas. Un **surco de desarrollo vestibular** divide oclusalmente la cúspide mesiovestibular y la cúspide distovestibular. Existen también surcos suplementarios que a partir de la fóvea de la fosa triangular se dirigen radialmente: uno vestibular, otro lingual y otro hacia la cresta marginal, que a veces se extiende mesialmente.

En ocasiones, el primer molar maxilar temporal tiene una cresta triangular muy marcada, que conecta la cúspide mesiolingual con la distovestibular. Cuando está bien desarrollada se llama **cresta oblicua.** A veces, esta cresta tiene poca definición, y entonces el surco central de desarrollo se extiende desde la fosita mesial hasta el **surco de desarrollo distal.** Este surco distooclusal está presente siempre y a veces se extiende por la cara lingual, rodeando la cúspide distolingual. La cresta marginal distal es delgada y está poco desarrollada comparada con la cresta marginal mesial.

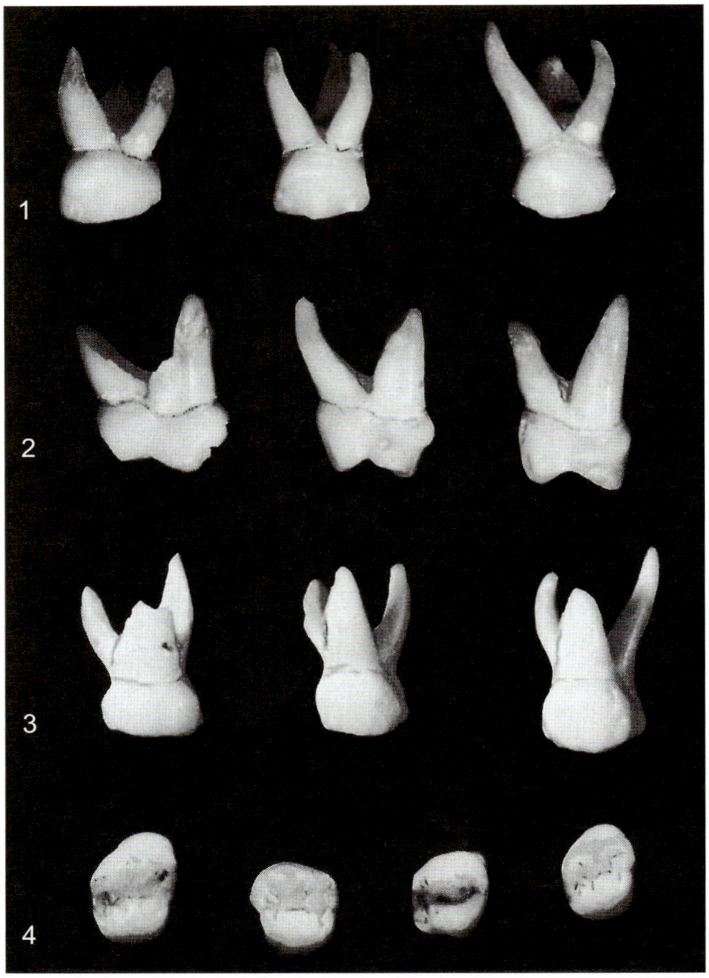

FIGURA 3-25 Primeros molares maxilares temporales. **1,** Cara vestibular. Obsérvese el abombamiento de las raíces. **2,** Cara mesial. La cresta cervical de la cara mesial está curvada en el extremo y por debajo la superficie vestibular es plana o cóncava hacia oclusal. **3,** Cara lingual. **4,** Cara oclusal. Esta cara destaca la gran anchura de la parte mesial de los primeros molares temporales. Los cuatro modelos demuestran que, incluso en los dientes temporales, existen diferentes tamaños (v. fig. 3-24).

Resumen de la cara oclusal del primer molar maxilar temporal

La forma del primer molar maxilar temporal es completamente diferente de la de cualquier diente permanente y, aunque en la primera dentición no hay premolares, en algunos aspectos la corona de este molar temporal se parece a la de un premolar permanente maxilar. No obstante, las divisiones de la superficie oclusal y la forma de la raíz, que proporciona un buen anclaje, lo clasifican como molar tanto por su forma como por su función. En la figura 3-25 se presentan todas las características de los primeros molares maxilares temporales.

SEGUNDO MOLAR MAXILAR

Cara vestibular

El segundo molar maxilar temporal tiene características similares a las del primer molar maxilar *permanente*, aunque es más pequeño (v. fig. 3-21, *B*). En la cara vestibular se aprecian dos cúspides bien definidas, con un surco de desarrollo vestibular entre ellas (fig. 3-26, *1*). Lo mismo que en los otros molares temporales, la corona es más estrecha en el cuello que en las zonas de contacto mesiodistales. Esta corona es mucho mayor que la del primer molar temporal. Desde esta cara, las raíces parecen delgadas, pero son mucho más largas y gruesas que las del primer molar maxilar. El punto de bifurcación de las raíces vestibulares está junto a la línea cervical de la corona. Las dos cúspides vestibulares son más parecidas entre sí en tamaño y desarrollo que las del primer molar maxilar.

Cara lingual

Se ven las tres cúspides siguientes: *1)* mesiolingual, grande y bien desarrollada; *2)* distolingual, bien desarrollada, incluso más que la del primer molar temporal, y *3)* una tercera cúspide suplementaria, apical a la cúspide mesiolingual, también llamada **tubérculo de Carabelli** o quinta cúspide (v. fig. 3-22, *B*). Esta cúspide está poco desarrollada y actúa meramente como un refuerzo de la cúspide mesiolingual. Aunque el tubérculo de Carabelli tiende a desaparecer, siempre permanecen algunos indicios de líneas de desarrollo o «indentaciones» (v. fig. 3-26, *3*). La cúspide mesiolingual está separada de la distolingual por un surco de desarrollo claramente visible, que conecta con el surco de desarrollo que rodea la quinta cúspide.

Desde esta cara son visibles todas las raíces; la raíz lingual es grande y gruesa si se compara con las otras dos.

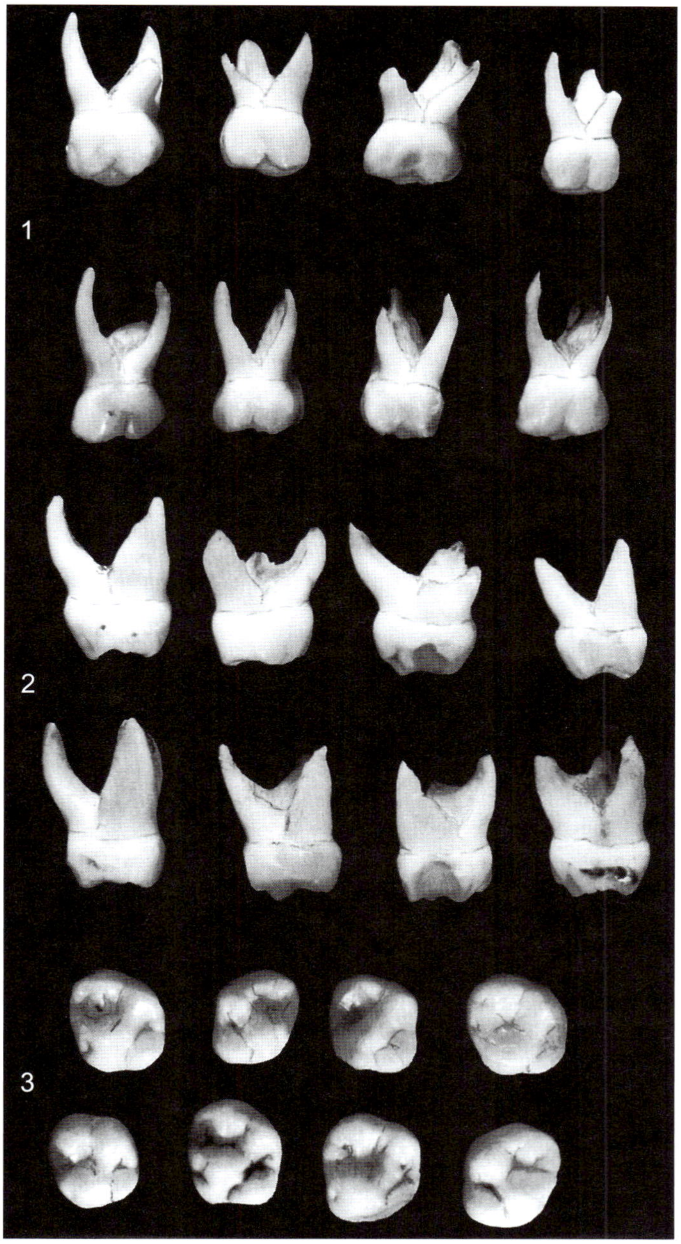

FIGURA 3-26 Segundos molares maxilares temporales. **1,** Cara vestibular. **2,** Cara mesial. **3,** Cara oclusal.

Tiene aproximadamente la misma longitud que la raíz mesiovestibular, a veces algo más corta.

Cara mesial

Desde la cara mesial, la corona tiene el contorno habitual de un molar y se parece mucho a la de los molares permanentes (v. figs. 3-23, *B*, y 3-26, *2*). La corona parece corta debido a su anchura vestibulolingual, en comparación con la altura. La corona de este diente es normalmente sólo 0,5 mm más alta que la del primer molar temporal, pero el diámetro vestibulolingual es de 1,5 a 2 mm mayor. Además, las raíces son de 1,5 a 2 mm más largas. La cúspide mesiolingual, con su quinta cúspide suplementaria, sobresale al compararla con la cúspide mesiovestibular. Desde esta proyección, la cúspide mesiovestibular se ve relativamente corta y afilada. Se observa una pequeña curvatura en la línea cervical, normalmente casi recta, que va de la cara vestibular a la cara lingual.

Observada desde la cara mesial, la raíz mesiovestibular tiene un aspecto ancho y aplanado. La raíz lingual presenta aproximadamente la misma curvatura que la raíz lingual de los primeros molares maxilares temporales.

La raíz mesiovestibular se extiende lingualmente más allá del contorno de la corona. El punto de bifurcación entre la raíz vestibulomesial y la raíz lingual está 2-3 mm apicalmente a la línea cervical de la corona. Esta profundidad es diferente de la vista en los primeros molares. La raíz mesiovestibular tiene un aspecto ancho, vista desde esta cara. Corresponde, aproximadamente, a los dos tercios de la anchura del tronco de la raíz, correspondiendo el otro tercio a la raíz lingual. La cúspide mesiolingual queda exactamente debajo de la bifurcación. Desde esta perspectiva, la curvatura hacia lingual es muy marcada en la parte cervical, pero, como en muchos dientes temporales, la cresta de la curvatura vestibular es mínima y se parece a la de los primeros molares maxilares permanentes. En este aspecto, se diferencia completamente de la prominente curvatura que presentan los primeros molares temporales vestibularmente en el tercio cervical.

Cara distal

Desde este lado, el diámetro distal de la corona es claramente menor que el mesial, pero existe una diferencia con el primer molar temporal maxilar. Desde la cara mesial y distal, el perfil lingual de la corona es liso y redondeado, mientras que la cara vestibular es una línea casi recta que va desde la cresta de la curvatura hasta la punta de la cúspide vestibular. La cúspide distovestibular y la distolingual tienen aproximadamente la misma longitud. La línea cervical, como en la cara mesial, es casi recta.

Desde esta proyección se pueden ver las tres raíces, aunque la raíz mesiovestibular queda oculta por la raíz distovestibular y solamente se aprecia una parte de su contorno. La raíz distovestibular es más corta y más estrecha que las otras. El punto de bifurcación entre las raíces distovestibular y lingual se encuentra más apicalmente que los otros puntos de bifurcación y su proyección está más centrada en la cara distal de la corona que el punto de bifurcación de las raíces mesiovestibular y lingual en la cara mesial.

Cara oclusal

Desde la cara oclusal, este diente se parece al primer molar permanente (v. figs. 3-24 y 3-26, *3*). Es ligeramente romboidal y tiene cuatro cúspides bien desarrolladas y una suplementaria: mesiovestibular, distovestibular, mesiolingual, distolingual y la quinta cúspide. La cara vestibular es casi plana con el surco de desarrollo entre las cúspides menos marcado que en el primer molar permanente. Los surcos de desarrollo, las fosas, la cresta oblicua y demás son casi idénticos; parecen hechos usando el mismo «molde».

La superficie oclusal tiene una *fosa central* con una **fóvea central,** una *fosa triangular mesial* bien definida, por distal del **borde marginal mesial,** con una fosita mesial en su centro. En el fondo del *sulcus* hay un surco de desarrollo llamado **surco central,** que conecta la fosa triangular mesial con la fosa central. El *surco de desarrollo vestibular* se extiende vestibularmente desde la fóvea central y separa las crestas triangulares, que son la continuación oclusal de las cúspides mesiovestibular y distovestibular. En ocasiones aparecen surcos suplementarios que irradian desde estos surcos de desarrollo.

La *cresta oblicua* es prominente y conecta la cúspide mesiolingual con la cúspide distovestibular. Por distal de la cresta oblicua se encuentra la **fosa distal,** que alberga el *surco de desarrollo distal.* El surco distal tiene divisiones de surcos suplementarios dentro de la **fosa triangular distal,** que es una formación poco definida y está situada por mesial de la cresta marginal distal.

El surco distal actúa como una línea de demarcación entre la cúspide mesiolingual y la distolingual y continúa por la cara lingual como **surco de desarrollo lingual.** La **cresta marginal distal** está bien desarrollada, como la *cresta marginal mesial.* Conviene recordar que las crestas marginales no están desarrolladas de forma equivalente en el primer molar maxilar temporal.

PRIMER MOLAR MANDIBULAR

El primer molar mandibular no se parece a ningún otro, ya sea temporal o permanente. Es muy distinto de los otros dientes y su aspecto es extraño y primitivo (fig. 3-27).

Cara vestibular

Desde esta cara, el perfil vestibular de la corona, desde la zona de contacto hasta el cuello, es casi recto, con la corona constreñida muy ligeramente en el cuello

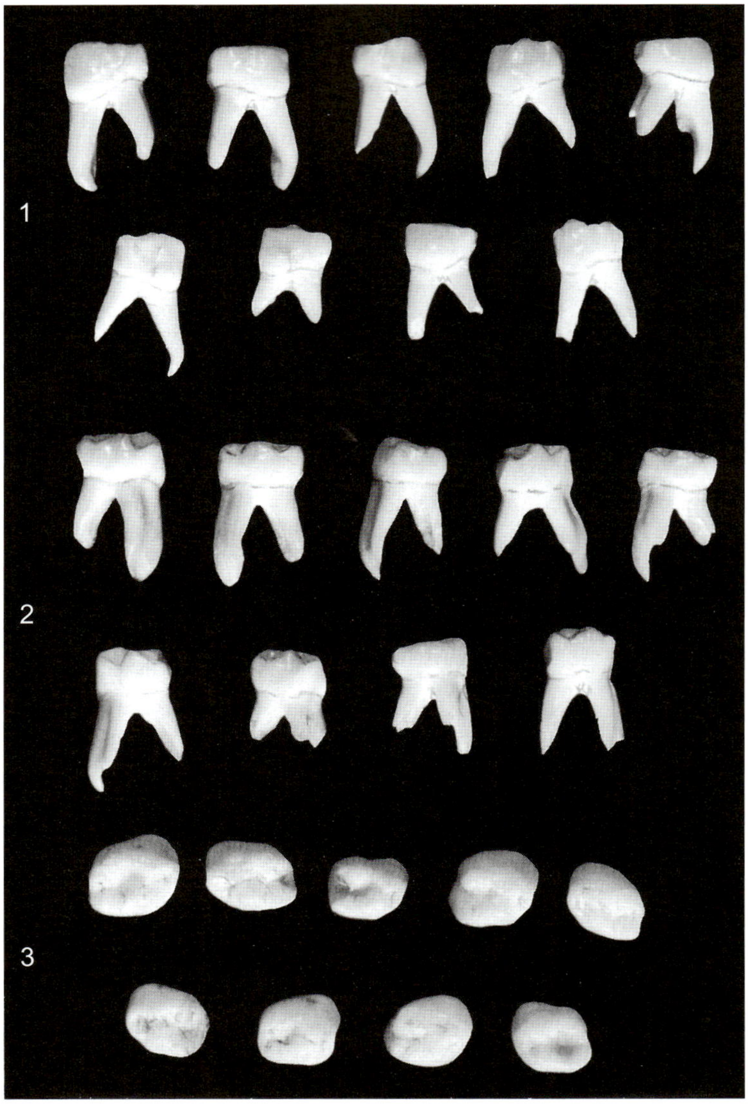

FIGURA 3-27 Primeros molares mandibulares temporales. Estos dientes tienen características que los diferencian de los demás dientes, tanto temporales como permanentes. **1,** Cara vestibular. **2,** Cara lingual. **3,** Cara oclusal.

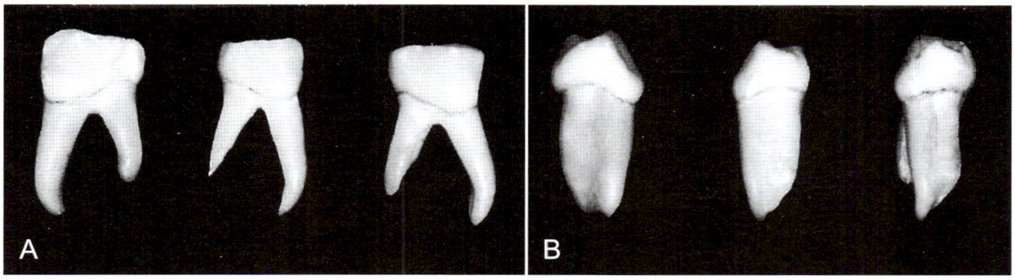

FIGURA 3-28 Tres formas raras de primeros molares mandibulares temporales. **A,** Cara vestibular. **B,** Cara mesial. Estas tres preparaciones tienen las raíces intactas, sin apenas reabsorción, y facilitan la observación de la forma y el tamaño real de las raíces mesiales y distales. La raíz mesial es ancha, curvada y larga, acanalada longitudinalmente. Esto le proporciona un anclaje respetable. La raíz distal es mucho más corta, pero es gruesa y también está curvada; junto con la raíz mesial refuerza considerablemente el anclaje de la corona.

(fig. 3-28, *A*). El perfil de la parte distal, sin embargo, converge hacia el cuello de forma manifiesta, lo cual extiende notablemente la zona de contacto hacia distal (v. figs. 3-21, *C*, y 3-27, *1*).

La parte distal de la corona es más corta que la mesial, con la línea cervical descendiendo hacia apical hasta llegar a la raíz mesial.

Las dos cúspides vestibulares son bastante marcadas, aunque sin evidencia de surco de desarrollo entre ellas. La cúspide mesial es mayor que la distal y una depresión de desarrollo (no un surco) se extiende sobre esta cara.

Las raíces son largas y delgadas y se ensanchan considerablemente en el tercio apical, más allá de la proyección de la corona.

La perspectiva vestibular confirma el aspecto extraño y primitivo de este diente. Su contemplación sugiere la posibilidad de que en algún momento del pasado se hubiesen fusionado dos dientes, produciendo esta extraña combinación. Esta observación se hace más evidente cuando se consigue un espécimen bien formado, con las raíces intactas y sin signos de decalcificación.

Si se dibujara una línea desde la bifurcación de las raíces hasta la cara oclusal, el diente quedaría uniformemente dividido en sentido mesiodistal; sin embargo, la porción mesial representa un diente con una corona de tamaño de casi el doble de la mitad distal y la raíz es, asimismo, un tercio más larga que la distal. Parecen dos dientes completos, pero con sus dimensiones considerablemente diferentes (v. figs. 3-21, *C*, y 3-27, *1*).

Cara lingual

La corona y la raíz convergen de forma acusada hacia lingual, por la parte mesial (v. figs. 3-22, *C*, y 3-27, *2*). Por la parte distal ocurre lo contrario. La cúspide distolingual es redondeada y se adivina un surco de desarrollo entre esta cúspide y la mesiolingual. La cúspide mesiolingual es prominente y aguda en la punta, en mayor medida que las otras cúspides, y está casi en el centro de la cara lingual, aunque alineada con la raíz mesial. Se trata de una característica muy peculiar del primer molar temporal mandibular. La cresta marginal mesial está tan bien desarrollada que se podría considerar como otra pequeña cúspide lingual. Desde la cara lingual se puede ver parte de las dos cúspides vestibulares.

Desde esta proyección, la longitud mesial y distal de la corona es más semejante que si se ve por la cara vestibular. La línea cervical es más recta.

Cara mesial

El carácter más destacado es la pronunciada curvatura hacia bucal del tercio cervical (v. fig. 3-28, *B*). Excepto por este detalle, el contorno de la corona de este diente, visto desde la cara mesial, se parece a la cara mesial del segundo molar temporal y a las de los molares mandibulares permanentes. Las cúspides bucales están situadas encima de la base de la raíz y el perfil lingual de la corona se extiende lingualmente más allá del contorno de la raíz.

Desde la cara mesial se ven la cúspide mesiovestibular, la mesiolingual y una cresta marginal mesial bien desarrollada. Como la longitud mesiovestibular de la corona es mayor que la mesiolingual, la línea cervical tiene una dirección ascendente en dirección vestibulolingual. Obsérvese el aspecto aplanado del perfil vestibular de la corona desde la cresta de la curvatura de la cara vestibular en su tercio cervical hasta la punta de la cúspide mesiovestibular. Todos los molares temporales tienen aplanadas las superficies vestibulares por encima de la cresta cervical.

El perfil de la raíz mesial visto desde esta cara no se parece a *ninguna otra raíz temporal*. El contorno vestibular y lingual de la raíz desciende desde la corona, casi en línea recta y paralelamente en más de la mitad de su longitud, estrechándose ligeramente al llegar al tercio apical. El extremo de la raíz es plano, casi cuadrado. Normalmente existe una depresión de desarrollo que se extiende por toda la longitud de la raíz, por su cara mesial.

Cara distal

Se diferencia de la cara mesial en varios aspectos. La línea cervical no desciende vestibularmente. La longitud lingual y vestibular de la corona es más uniforme y la línea cervical vestibulolingual es casi recta. Las cúspides distovestibular y distolingual no son tan grandes o tan agudas como las dos cúspides mesiales. La cresta marginal distal no es tan recta ni está tan bien definida como la cresta marginal mesial. La raíz distal es más redonda y más corta y se afina más apicalmente.

Cara oclusal

El contorno general es romboidal (v. fig. 3-27, *3*). Destaca la prominencia mesiovestibular, hecho que acentúa la línea angular mesiovestibular de la corona, en comparación con la línea angular distovestibular, acentuando así la forma romboidal.

La cúspide mesiolingual es la más grande y la mejor desarrollada de todas las cúspides y tiene la superficie lingual ancha y aplanada. El surco de desarrollo vestibular de la cara oclusal divide proporcionalmente las dos cúspides vestibulares. Este surco de desarrollo es corto y se extiende desde los bordes de la cúspide vestibular hasta un punto situado aproximadamente en el centro de la corona, en una fóvea central. El surco central de desarrollo se une con él en este punto y se extiende mesialmente separando la cúspide mesiovestibular de la cúspide mesiodistal. El surco central termina en una fosita mesial situada en la fosa triangular mesial, distal a la cresta marginal mesial. En el centro de la fosa triangular mesial, dos surcos suplementarios se unen al surco de desarrollo, uno de los surcos suplementarios se extiende vestibularmente y el otro lingualmente.

La cúspide mesiovestibular presenta en la superficie oclusal una cresta triangular bien definida, que acaba en el centro de la cara oclusal en el *surco de desarrollo central*. El *surco de desarrollo lingual* se extiende lingualmente desde este punto, separando la cúspide mesiolingual de la cúspide distolingual. El surco de desarrollo lingual no suele extenderse por toda la superficie lingual, sino que se detiene en el punto de unión de las crestas linguales de las cúspides. Algunos surcos suplementarios situados por mesial de la *cresta marginal distal*, en la *fosa triangular distal*, se unen con el surco de desarrollo central.

SEGUNDO MOLAR MANDIBULAR

El *segundo* molar mandibular temporal tiene características semejantes a las del *primer* molar mandibular *permanente*, aunque sus dimensiones son diferentes (fig. 3-29).

Cara vestibular

Desde esta perspectiva, el segundo molar mandibular temporal tiene una dimensión mesiodistal más estrecha en la parte cervical que en las áreas de contacto de la corona. El primer molar mandibular permanente es más ancho en la parte cervical (v. figs. 3-21, *D*, y 3-29, *1*).

Vistos por esta cara, los surcos de desarrollo mesiovestibular y distovestibular dividen la cara vestibular de la corona en tres porciones cuspídeas de aproximadamente el mismo tamaño. Esta disposición determina una superficie vestibular recta con una cúspide mesiovestibular, otra vestibular y otra distovestibular. Se diferencia del **primer molar permanente** en que éste tiene una distribución vestibular irregular, con dos cúspides vestibulares y una distal.

Las raíces del segundo molar mandibular temporal son más delgadas y más largas. Tienen un abombamiento mesiodistal característico en el tercio medio y apical. Las raíces de este diente pueden alcanzar el doble de longitud que la corona.

El punto de bifurcación de las raíces empieza en la misma UAC de la corona y la raíz.

Cara lingual

Desde esta cara se observan dos cúspides de dimensiones casi idénticas (v. figs. 3-22, *D*, y 3-29, *2*) y un surco lingual corto entre ellas. Las dos cúspides linguales no tienen la misma anchura que las tres cúspides vestibulares; esta disposición hace que la corona se estreche lingualmente. La línea cervical se puede considerar recta y la corona sobrepasa a la raíz en mayor grado por la parte distal que mesialmente. La parte mesial de la corona, vista por la cara lingual, parece algo más alta que la distal. Da la impresión de estar inclinada distalmente. Desde este plano pueden verse de forma parcial las tres cúspides vestibulares.

Vistas por la cara lingual, las raíces son semejantes a como se ven por la cara vestibular. Destaca la longitud de las raíces.

Cara mesial

Desde esta posición, el perfil de la corona se parece al del primer molar mandibular permanente (v. figs. 3-23, *D*, y 3-29, *3*). La cresta del contorno vestibular es más prominente en el molar temporal y el diente está más constreñido oclusalmente debido a que la superficie vestibular es aplanada por encima del borde cervical.

La corona sobresale de la raíz, igual que en todos los dientes mandibulares posteriores; su cúspide vestibular está sobre la raíz y el contorno lingual de la corona se extiende más allá de la raíz. La cresta marginal es alta, lo que ocasiona que la cúspide mesiovestibular y la mesiolingual parezcan más cortas. La cúspide lingual es más grande o más alta que la vestibular. La línea cervical es regular, si bien se extiende hacia arriba vestibulolingualmente, compensando la diferencia de longitud entre la cúspide vestibular y la lingual.

La raíz mesial es extraordinariamente ancha y plana, con el ápice romo, a veces en forma de sierra.

Cara distal

La corona es más ancha mesial que distalmente; por ello es posible ver las cúspides mesiovestibular y distovestibular. La cúspide distolingual está bien desarrollada y en ella se puede observar la cresta triangular, que se extiende desde la punta de la cúspide hacia abajo hasta la cara oclusal, por encima de la cresta marginal distal.

La cresta marginal distal desciende de forma más pronunciada y es más corta vestibulolingualmente que la cresta marginal mesial. La línea cervical de la corona es regular y tiene la misma inclinación hacia arriba, vestibulolingualmente, en la parte distal y en la mesial.

La raíz distal es casi tan ancha como la mesial y está aplanada en la cara distal. La raíz distal se estrecha más en el extremo apical, en comparación con la raíz mesial.

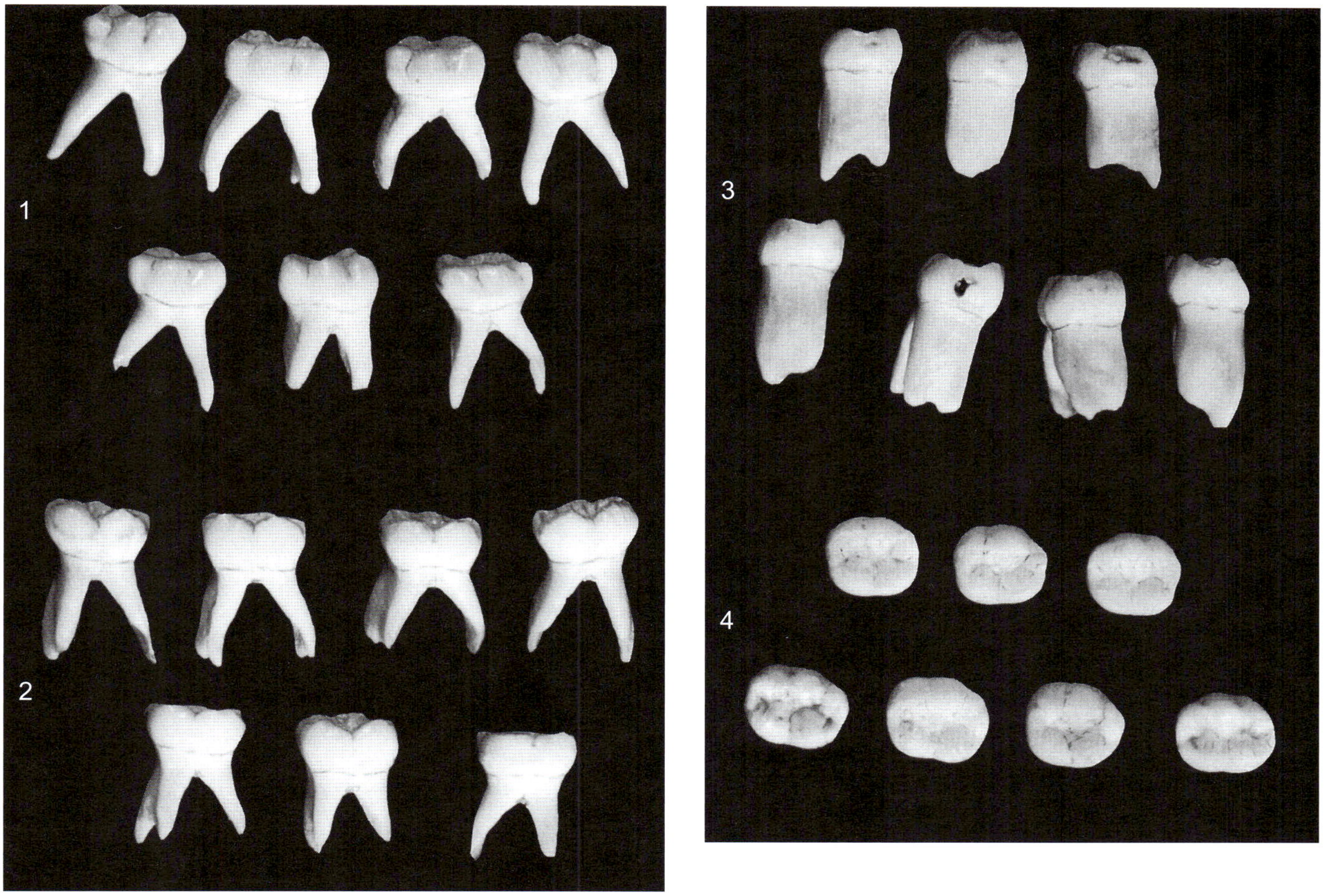

FIGURA 3-29 Segundos molares mandibulares temporales. **1,** Cara vestibular. **2,** Cara lingual. **3,** Cara mesial. **4,** Cara oclusal.

Cara oclusal

La cara oclusal es algo rectangular (v. figs. 3-24, *D*, y 3-29, *4*). Las tres cúspides vestibulares son de tamaño parecido. Las dos cúspides linguales también lo son; sin embargo, la anchura total de las cúspides linguales es menor que la anchura de las tres cúspides vestibulares.

Desde la punta de estas cúspides se extiende una cresta triangular bien definida. Las crestas triangulares terminan vestibulolingualmente en el centro de la corona, en el *surco central de desarrollo*, que sigue un curso impreciso desde la *fosa triangular mesial*, por dentro de la *cresta marginal distal*, hasta la *fosa triangular distal*, por mesial de la cresta marginal distal. La fosa triangular distal no está tan bien definida como la mesial. Unos surcos de desarrollo se separan del surco central mesial y lingualmente, dividiendo las cúspides. Los dos **surcos vestibulares** confluyen con los surcos de desarrollo vestibulares de la cara vestibular, uno *mesial* y otro *distal*, y el único *surco lingual de desarrollo* confluye con el surco lingual en la cara lingual de la corona.

Esparcidos sobre la cara oclusal existen surcos suplementarios en las vertientes de las crestas triangulares y en las fosas triangulares o mesial y distal. La cresta marginal mesial está más desarrollada y destaca más que la cresta distal. El contorno de la corona converge distalmente. Un trazo que siguiese las puntas de las cúspides y de las crestas marginales dibujaría un rectángulo más preciso que con el contorno de toda la corona.

Comparando la cara oclusal de los segundos molares mandibulares temporales con los primeros molares mandibulares permanentes se pueden establecer las siguientes diferencias. El molar temporal tiene la cúspide mesiovestibular, distovestibular y distal del mismo tamaño y desarrollo aproximado. La cúspide distal del molar permanente es más pequeña que las otras dos. Debido al menor tamaño de las cúspides vestibulares, la corona de los dientes temporales es más estrecha vestibulolingual que mesiodistalmente, a diferencia de los dientes permanentes.

Referencias

1. Fulton JT, Hughes JT, Mercer CV: *The life cycle of the human teeth*, Chapel Hill, NC, 1964, Department of Epidemiology, School of Public Health, University of North Carolina.
2. McBeath EC: New concept of the development and calcification of the teeth, *J Am Dent Assoc* 23:675, 1936.
3. Noyes EB, Shour I, Noyes HJ: *Dental histology and embryology*, ed 5, Philadelphia, 1938, Lea & Febiger.

4. Finn SB: *Clinical pedodontics*, ed 2, Philadelphia, 1957, Saunders.

Bibliografía

Barker BC: Anatomy of root canals: IV. Deciduous teeth, *Aust Dent J* 20:101, 1975.

Baume LJ: Physiologic tooth migration and its significance for the development of occlusion. I. The biogenetic course of the deciduous dentition, *J Dent Res* 29:123, 1950.

Broadbelt AG: On the growth pattern of the human head, from the third month to the eighth year of life, *Am J Anat* 68:209, 1941.

Carlsen O: Carabelli's structure on the human maxillary deciduous first molar, *Acta Odontol Scand* 26:395, 1968.

Carlsen O, Andersen J: On the anatomy of the pulp chamber and root canals in human deciduous teeth, *Tandlaegebladet* 70:93, 1966.

de Campos Russo M et al: Observations on the pulpal floor of human deciduous teeth and possible implications in endodontic treatment, *Rev Fac Odontol Aracatuba* 3:61, 1974.

Fanning EA: Effect of extraction of deciduous molars on the formation and eruption of their successors, *Angle Orthod* 32:44, 1962.

Friel S: The development of ideal occlusion of the gum pads and the teeth, *Am J Orthod* 40:196, 1954.

Friel S: Occlusion: observations on its development from infancy to old age, *Int J Orthod Oral Surg* 13:322, 1927.

Moorrees CFA, Chadha M: Crown diameters of corresponding tooth groups in the deciduous and permanent dentition, *J Dent Res* 41:466, 1962.

Richardson AS, Castaldi CR: Dental development during the first two years of life, *J Can Dent Assoc* 33:418, 1967.

Van der Linden FPGM, Duterloo HS: *Development of the human dentition: an atlas*, Hagerstown, MD, 1976, Harper & Row.

Woo RK et al: Accessory canals in deciduous molars, *J Int Assoc Dent Child* 12:51, 1981.

Use el CD-ROM para ver las animaciones y las fichas de repaso. Visite la página web de evolve para acceder a recursos de estudio adicionales.

4

Medicina forense, anatomía comparada, geometría, forma y función

En este capítulo se incluyen nociones elementales de odontología forense, anatomía dental comparada y algunas relaciones entre la forma y la función de la dentición permanente. El limitado espacio que se les dedica no significa que tengan poca importancia. La bibliografía sobre estos temas es muy extensa y para obtener más información el lector puede acudir a las referencias que se enumeran al final del capítulo.

Odontología forense

La odontología forense es el área de las ciencias odontológicas y forenses que evalúa, trata y presenta los indicios dentales en los procedimientos legales en interés de la justicia[1]. Los casos de odontología forense a menudo incluyen la identificación de individuos, desaparecidos o no identificados, de restos humanos o de víctimas de catástrofes, debidas a causas naturales o a accidentes. Esto se consigue mediante la comparación de la dentición y de las estructuras de soporte de la víctima con los registros dentales de individuos conocidos. Los registros actualizados pueden proceder de consultas odontológicas privadas, bases de datos dentales penitenciarias o militares o de informes conservados por el Federal Bureau of Investigation (FBI) a través de sus ficheros electrónicos de personas desaparecidas, no identificadas o en busca y captura del National Crime Information Center[2].

Puesto que la odontología forense es una de las distintas especialidades de la ciencia forense, el trabajo del odontólogo forense a menudo se relaciona con los del antropólogo, el criminólogo, el toxicólogo, el patólogo y los especialistas policiales que participan en un caso. Aquí solamente trataremos de resumir los aspectos principales, dando varias referencias al final del capítulo para que el lector interesado pueda ampliar sus conocimientos.

DIENTES Y ARCADAS

A diferencia de los surcos de fricción genéticamente predeterminados que se hallan en la mano y el pie humanos (comúnmente denominadas *huellas dactilares* y *huellas de los pies*), la dentición de cada sujeto es variable y cambia a lo largo de la vida a medida que los dientes deciduos se exfolian y erupciona la dentición permanente. Además, los dientes se ven afectados por patologías dentales y periodontales, por las manifestaciones orales de las enfermedades sistémicas que pueden afectar al individuo y por alteraciones de la estructura dentaria relacionadas con técnicas de restauración y sustitución aplicadas por el odontólogo.

Históricamente, pese a la existencia potencial de una dentición perpetuamente cambiante, la inspección de los dientes y las arcadas dentarias es aceptada legalmente como un método para la identificación de los sujetos. Entre los casos significativos en los que la identificación se ha resuelto mediante el examen de las pruebas dentales se incluyen la identificación del héroe de la guerra civil norteamericana Dr. Joseph Warren, del Dr. George Parkman, famoso médico bostoniano víctima de asesinato, y de Adolph Hitler[3].

Muestra del éxito de la comparación dental forense entre los registros dentales previos a la muerte y posteriores es la necesidad de que ambas series de registros proporcionen la máxima cantidad de información dental para su análisis. Por ello se anima a los odontólogos a que documenten todas las alteraciones dentales, restauraciones presentes y dientes ausentes en sus registros escritos, fotográficos y radiográficos.

EDAD CRONOLÓGICA

La determinación de la madurez dental y el desarrollo del diente se han estudiado en el capítulo 2. Como allí se indicaba, es posible determinar la edad cronológica con un grado aceptable de exactitud. Cuando se emplea en conjunción con la evaluación del estado del desarrollo de los tejidos óseos[4], los dos métodos pueden emplearse para determinar la edad estimada de un individuo menor de 20 años. Esto se consigue introduciendo los datos de ambos métodos en una enciclopedia electrónica que integre el **desarrollo** maxilofacial, dental y esquelético[5].

La determinación de la edad cronológica es un aspecto central de los estudios de poblaciones y se conocen las diferencias raciales y sexuales en el desarrollo dental y en los patrones de erupción[6,7]. La estimación de la edad dental también es importante para la evaluación dental forense de restos humanos o de individuos vivos. La edad de la dentición se ha empleado en casos de odontología forense que implicaban la estimación de la edad de individuos no identificados[8,9].

La separación por edades de las victimas de accidentes múltiples facilita la delimitación de la búsqueda para la identificación final por comparación con los registros médicos y dentales. La evaluación dental de los inmigrantes ilegales, que pueden dar información falsa a cerca de su edad a las autoridades, es importante en casos en los que se dirime la protección de menores no acompañados[2].

Se emplean numerosos procedimientos para la estimación de la edad dental. Algunos son útiles para el análisis de las alteraciones radiográficas asociadas con el desarrollo de la dentición infantil[10]. Otros usan las radiografías dentales para determinar la edad cronológica dental de adultos vivos o fallecidos[11,12].

La estimación de la edad de un adulto también puede basarse en las seis características identificadas por primera vez por Gustafson en 1950[13] mediante la observación de secciones pulidas de los dientes extraídos. Estas seis variables incluyen la erosión de las superficies oclusales o incisales, el grado de deposición de la dentina secundaria (evaluación del tamaño de la cámara pulpar y el conducto radicular), la deposición del cemento apical, el nivel de adhesión del parodonto, la resorción de la raíz y la traslucencia radicular.

Además, los métodos bioquímicos que establecen el nivel de los isómeros levorrotatorios o dextrorrotatorios de un aminoácido metabólicamente estable y de larga vida, el aspartato, se han empleado para establecer la edad de tejidos que contienen esta molécula, tanto de individuos vivos como fallecidos. Mediante un proceso de racemización, la forma L del ácido aspártico se transforma lentamente en su estereoisómero, que es la forma D del aminoácido. A medida que el esmalte y la dentina envejecen, los niveles de la forma D del ácido aspártico de estas estructuras dentales calcificadas aumentan. Estos valores pueden medirse y se relacionan con niveles conocidos para la estimación de la edad[14].

ADN DENTAL

La información genética única de cada individuo está contenida dentro de las moléculas del ácido desoxirribonucleico (ADN) nuclear y mitocondrial de sus células. Sólo los gemelos idénticos comparten el mismo ADN. El ADN nuclear se transmite tanto por el padre como por la madre, mientras que el ADN mitocondrial sólo se hereda por vía materna. Como molécula biológica única, el ADN ofrece al científico forense un medio para identificar positivamente a un individuo cuando se puede obtener este material de tejidos o fluidos corporales recuperados en la escena de un crimen o de restos humanos o a partir de otra prueba forense.

El método más usado para el análisis del ADN es la técnica de restricción de la longitud de los fragmentos polimórficos (RLFP). Esta técnica de laboratorio requiere de grandes cantidades de ADN (>100 ng). La reacción en cadena de la polimerasa (PCR) se emplea cuando esto no es posible debido a la degradación de la molécula de ADN presentada como prueba, cuando sólo se dispone de pequeñas cantidades (<100 pg) de ADN, o cuando la muestra de ADN está fragmentada[15]. El método de la PCR aumenta la cantidad de ADN disponible para su análisis copiando un locus específico del material genético[16]. Dado que sólo se necesita una pequeña cantidad de muestra de ADN para su análisis mediante PCR, se puede llevar a cabo una identificación positiva aunque los restos humanos hayan quedado insepultos por un largo período o hayan sido incinerados, o cuando el ADN ha sido obtenido a partir de saliva, sangre o muestras de fluidos.

Los tejidos calcificados y pulpares del interior del diente a menudo ofrecen al científico forense las muestras más protegidas y menos contaminadas de ADN para su análisis. Así, incluso pequeñas cantidades de ADN recuperadas de estos tejidos pueden ser analizadas mediante el método de la PCR cuando las pruebas por otros medios de identificación se han perdido o degradado[17,18].

Además, se puede determinar el sexo de un fallecido mediante el análisis del ADN del gen de la amelogenina, ligado al sexo. Una muestra de ADN de la víctima se puede comparar directamente con una obtenida de la ropa u otro objeto personal del posible sujeto, o indirectamente con una muestra de los padres o hermanos del individuo que se intenta identificar[19].

MARCAS POR MORDEDURAS

Cuando la dentición de un humano o un animal se imprime sobre la superficie de un objeto durante el acto de morder, a menudo un patrón de la mordedura queda impreso sobre esta superficie (fig. 4-1, *A*). Igual que la marca de una herramienta es una prueba forense, el patrón dejado por los dientes puede ser evaluado y comparado con la dentición que supuestamente lo causó (fig. 4-1, *B*). Tanto si la mordedura afecta a la piel de la víctima como si queda sobre la superficie de un objeto inanimado, para resultar probatoria tiene que presentar características generales e individuales propias de la marca causada por un diente.

Las características generales de una marca de mordedura incluyen el tamaño y la forma del patrón. En la mayoría de los casos tiene que ser equivalente al tamaño de la arcada dental del sospechoso (sea humano o animal), mantener una forma circular que consiste en dos hemiarcadas (maxilar y mandíbula), separadas por un espacio (la articulación temporomandibular). Una arcada debe ser más ancha en su dimensión mayor, representando la mayor amplitud del arco maxilar.

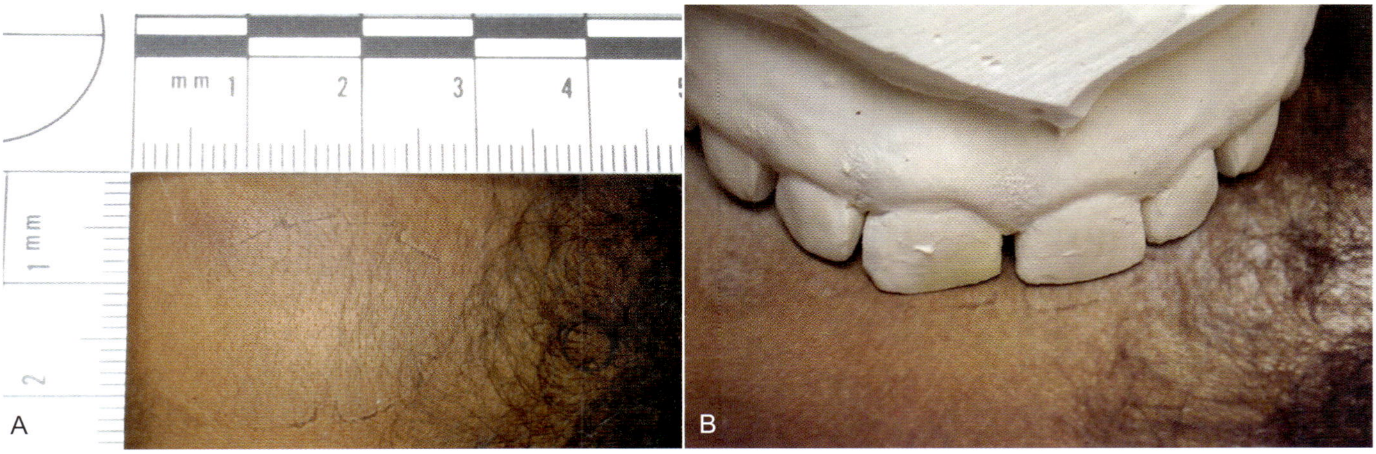

FIGURA 4-1 Marcas de mordeduras forenses. **A,** Marcas de mordedura en la frente. **B,** Marcas de mordedura relacionadas con un molde dental maxilar. (Por cortesía del Dr. David Ord.)

Las características individuales asociadas con una marca de mordedura incluyen las marcas causadas normalmente por dientes específicos. En la dentición humana, éstas son:

Incisivo central maxilar: rectángulo grande.
Incisivo mandibular e incisivo central maxilar: rectángulo pequeño.
Cúspide: punto o triángulo (cuando hay desgaste incisal).
Cúspide maxilar: patrón en figura de ocho dirigido de vestibular hacia lingual.
Cúspide mandibular: punto representando la cúspide vestibular.
Molar: normalmente no se observa en las marcas dejadas por las mordeduras humanas.

Generalmente se acepta que no hay dos individuos con denticiones idénticas basándonos en las variaciones en la disposición, espaciamiento, tamaño y forma de dientes específicos de las arcadas dentarias. Sin embargo, actualmente ni las valoraciones cuantitativas ni las bases de datos que se han establecido respecto de las denticiones indican que estas puedan ser similares a las descritas para las huellas digitales o para los análisis y la comparación del ADN. Por tanto, aunque la prueba de la marca de una mordedura puede ser admitida en los juzgados federales y estatales de Estados Unidos, basándose en la ley Frye y en decisiones relacionadas con la legislación general sobre pruebas[20,21], estas evidencias suelen tener un carácter exculpatorio.

Se han establecido guías de trabajo que se revisan regularmente para proveer al odontólogo forense con métodos de recogida de datos y de analítica que se deben seguir a fin de asegurar que una marca de mordedura es admisible en un juzgado y apoya otras pruebas que corroboran el caso[22].

Anatomía dental comparada

Para comprender la dentadura humana, es útil compararla con la de otros vertebrados. Al hacerlo, nos damos cuenta de que la dentición de los seres humanos es diferente en muchos aspectos de la de otros vertebrados, tanto en la forma como en la función. No obstante, la existencia de numerosas coincidencias entre los vertebrados sugiere un origen común para todos ellos.

Aquí presentaremos solamente un breve resumen, empezando por la forma simple del diente, la existencia de un cono único o lobulado y las combinaciones de lóbulos que forman dientes más complicados, como los que existen en animales altamente desarrollados y en los humanos. En la bibliografía y las referencias al final del capítulo se incluye material adicional para el lector interesado en ampliar conocimientos.

La figura 4-2 ilustra la teoría que establece cuatro clases filogenéticas de formas dentales, a saber[23-25]:

1. Cono único (haplodonto).
2. Tres cúspides en línea (triconodonto).
3. Tres cúspides en triángulo (molar tritubercular).
4. Cuatro cúspides en cuadrángulo (molar cuadritubercular).

La clase haplodonto está representada esquemáticamente por la forma de diente más simple, un cono único (v. fig. 4-2, *A*). En este tipo de dentición suelen aparecer múltiples dientes en ambas arcadas, con movimientos limitados a la apertura y el cierre, o movimientos de bisagra (fig. 4-3). No existe oclusión verdadera de los dientes; su función se limita a la aprehensión y al combate[26,27] y su objetivo principal es procurarse alimentos. Los movimientos de las arcadas persiguen este fin y están gobernados en todos los casos por la forma de los dientes.

La clase triconodonto presenta tres cúspides en línea en los dientes posteriores, como se ve en la fig. 4-2, *B*. Desde el punto de vista antropológico, la cúspide más grande está en el centro, con una cúspide más pequeña anterior y otra posterior. No se han observado denticiones compuestas exclusivamente por triconodontos, pero algunas razas de perros[28] y otros carnívoros tienen dientes que recuerdan a esta forma (fig. 4-4). A pesar de ello, los perros y otros animales carnívoros se consideran, por su naturaleza, situados en la tercera categoría (figs. 4-5 a 4-8), es decir, en la clase tritubercular[29,30]. Tanto la disposición en tres cúspides de la clase triconodonto como la más eficiente disposición molar tritubercular triangular tienen una estructura capaz de establecer relaciones entre sí con la boca abierta o cerrada. Sin embargo, la clase cuadritubercular es la que presenta una

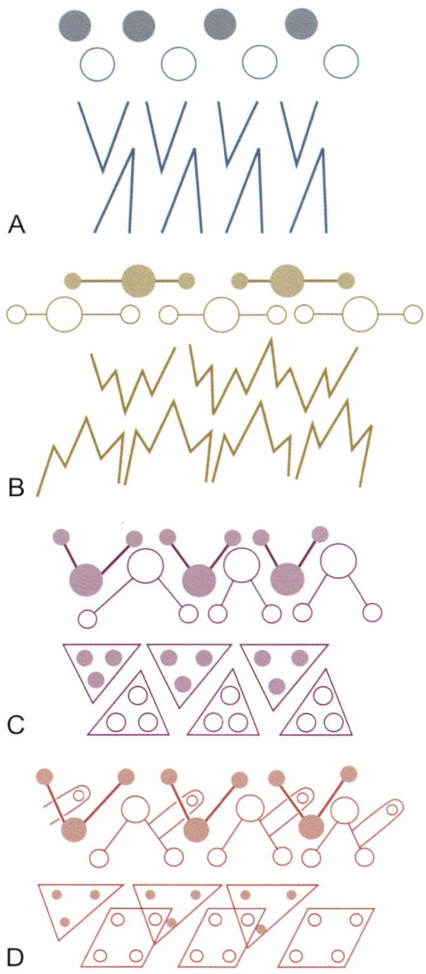

FIGURA 4-2 Clasificación de las formas cuspídeas. **A,** Haplodonto. **B,** Triconodonto. **C,** Molar tritubercular. **D,** Molar cuadritubercular. Los círculos coloreados representan las cúspides de los molares superiores. Los círculos blancos representan las cúspides molares inferiores.

(De Thompson AH: *Comparative dental anatomy*, 2.ª ed., revisado por M Dewey, St. Louis, 1915, Mosby.)

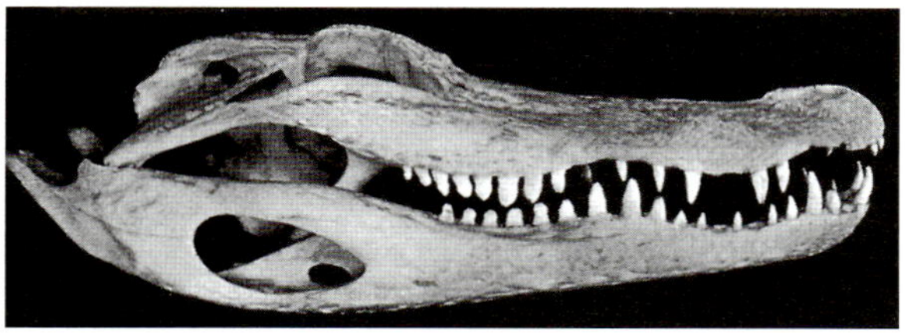

FIGURA 4-3 Caimán del Mississippi. La anatomía de este reptil es interesante porque uno de los problemas físicos del caimán es que la arcada que se mueve es la superior. La inferior, más cercana al suelo, es estática.

(De Kronfeld R: *Dental histology and comparative dental anatomy*, Filadelfia, 1937, Lea & Febiger.)

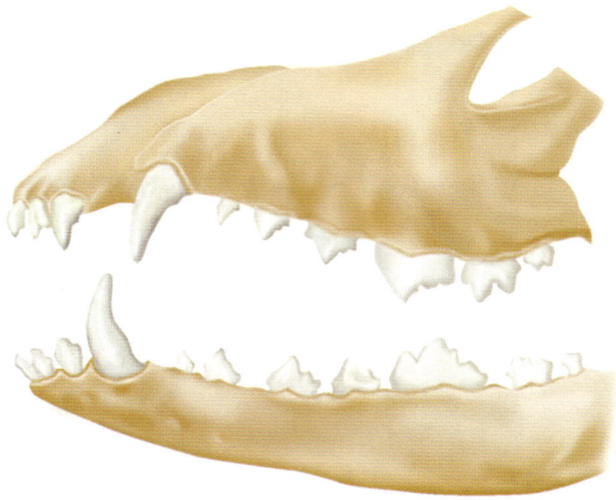

FIGURA 4-4 Dentición permanente del *Canis familiaris*.

(Modificada de Tims HWM: Notes on the dentition of the dog, *Anat Anz Bd* 11:537, 1896.)

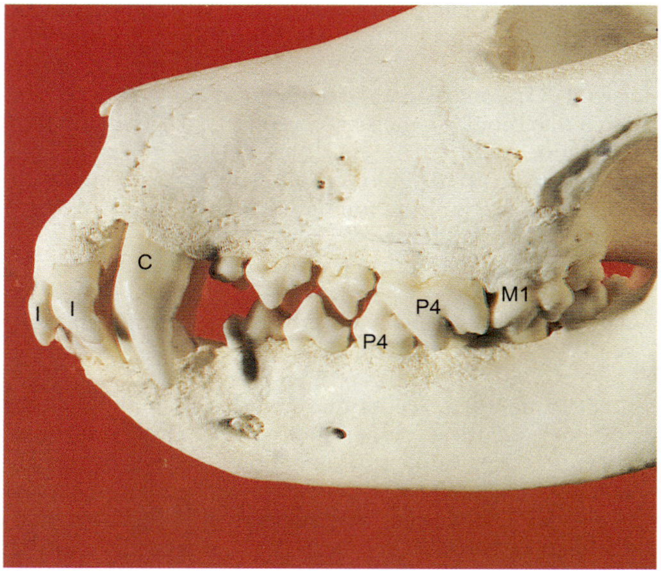

FIGURA 4-5 Arcadas de un perro (collie). Los premolares son tritubercularesy están muy espaciados; el carnívoro superior (cuarto premolar, P_4) articula con el carnívoro inferior (primer molar, M_1). *C,* Canino; *I,* incisivo.

(De Boyd J: *Color atlas of clinical anatomy of the dog and cat*, 2.ª ed., St. Louis, 2001, Mosby.)

relación de contacto oclusal entre los dientes de la arcada superior y la inferior. La articulación, tanto de las arcadas como de los dientes, se corresponde con los movimientos de las arcadas y las funciones de estos tipos dentarios.

Los monos antropoides son animales con denticiones similares a las de los humanos. En este grupo de animales se incluyen el chimpancé, el mono gibón, el gorila y el orangután (figs. 4-9 y 4-10). Las formas individuales de estos dientes son increíblemente parecidas a sus homólogos en humanos. No obstante, el desarrollo del canino, la forma de la arcada y el desarrollo de las mandíbulas son completamente diferentes.

La multiplicación y fusión de los lóbulos durante el período de desarrollo del diente se puede demostrar gráficamente si observamos la dentición humana por su cara mesial o distal. Los dientes anteriores, cuya función es incidir y aprehender el alimento, son representativos del cono único, mientras que los dientes posteriores, destinados a triturar los alimentos además de su movimiento de cizalla, aparecen como dos o más conos fusionados (fig. 4-11). Aunque la forma esquemática de los dientes anteriores vistos por mesial o distal es la de un cono único, y la de los dientes posteriores parece indicar la fusión de dos o más cúspides, una observación detallada revela que cada corona,

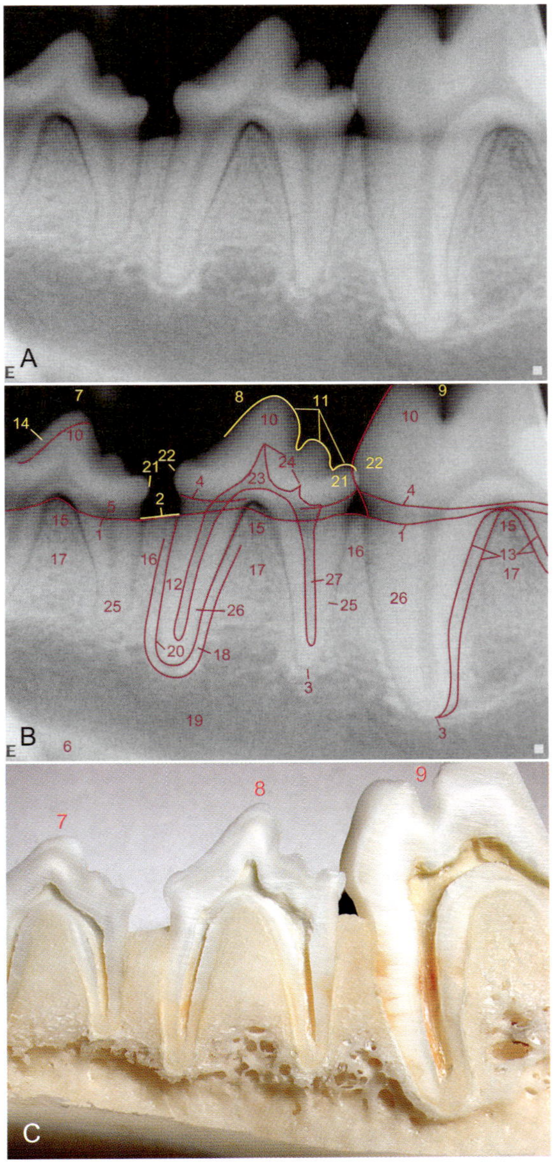

FIGURA 4-6 Anatomía radiográfica normal de un perro (sin especificar). **A,** Radiografía del cuarto molar mandibular izquierdo a través de imágenes parciales del tercer premolar (a la *izquierda*) y el primer molar (a la *derecha*). **B,** Delineación de las características anatómicas para identificación. **C,** Pieza seccionada que muestra la anatomía interna.

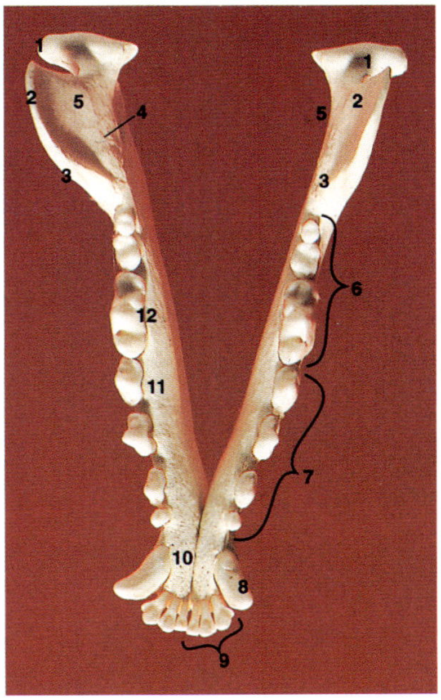

FIGURA 4-7 Vista oclusal de la mandíbula de un perro (collie). La mandíbula es larga y delgada. Los bordes cortantes de los cuatro premolares (7) y los tres molares (6) están colocados en un plano sagital. *8,* Canino; *9,* incisivo.

(De Boyd J: *Color atlas of clinical anatomy of the dog and cat,* 2.ª ed., St. Louis, 2001, Mosby.)

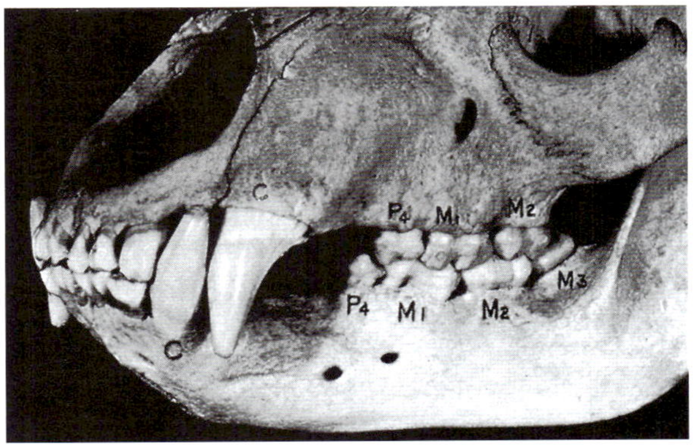

FIGURA 4-8 Oso. El grado de desarrollo de los dientes y las arcadas junto con la oclusión se emplean con frecuencia para deducir la forma del animal. Compárese con la figura 4-9. *C,* Canino; *M,* molar; *P,* premolar.

(De Kronfeld R: *Dental histology and comparative dental anatomy,* Filadelfia, 1937, Lea & Febiger.)

independientemente de su localización, parece ser la combinación de cuatro lóbulos o más. Cada lóbulo representa un **centro primario de formación.**

Todos los dientes anteriores presentan señales de cuatro lóbulos, tres labiales y uno lingual, este último representado por el **cíngulo.** Cada lóbulo labial de los incisivos termina en una eminencia redondeada conocida como **mamelón.** Estos mamelones están muy marcados en los incisivos erupcionados recientemente. Poco después de la erupción se desgastan por el uso, a no ser que estén mal alineados, en cuyo caso no sufren desgaste incisal. Los incisivos centrales maxilares presentan frecuentemente en la cara vestibular signos de fusión de tres lóbulos con unas marcas visibles llamadas **surcos vestibulares** (figs. 4-12, *A*, 4-13 y 4-14).

En los dientes anteriores, los cuatro lóbulos se denominan **lóbulo mesial, vestibular, distal** y **lingual.** En los **premolares** se llaman *lóbulos mesial, vestibular, distal* y *lingual,* o en el caso del segundo premolar mandibular que a veces tiene dos cúspides linguales, *lóbulo mesial, vestibular, distal,* **mesiolingual** y **distolingual,** cinco en total (v. fig. 10-17).

Los **lóbulos molares** se nombran como las cúspides (p. ej., **lóbulo mesiovestibular**). La punta de cada cúspide representa el centro primario de formación de cada lóbulo*.

Es posible encontrar variaciones en el número de lóbulos de los molares. Además de los lóbulos primarios, pueden existir **tubérculos** suplementarios del esmalte, que acostumbran a ser más pequeños que los grandes lóbulos.

*En el capítulo 2 se ofrecen las particularidades y las tablas de desarrollo de los dientes, con una descripción completa de cada uno de ellos.

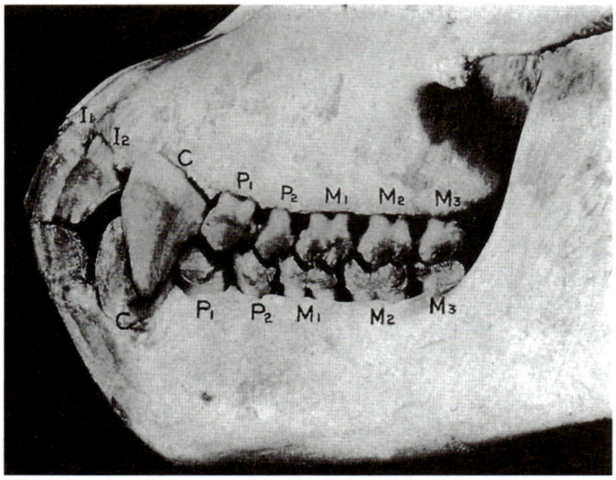

FIGURA 4-9 Mono. *C,* Canino; *I,* incisivo; *P,* premolar; *M,* molar.

(De Kronfeld R: *Dental histology and comparative dental anatomy*, Filadelfia, 1937, Lea & Febiger.)

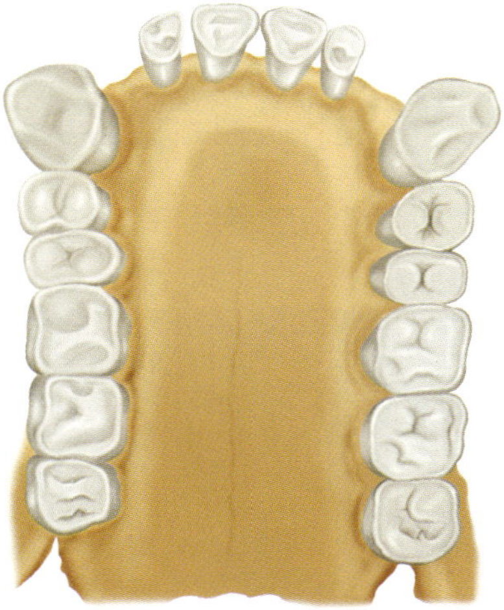

FIGURA 4-10 Vista oclusal de la arcada superior de un orangután. La arcada es cuadrada y los caninos, premolares y molares están en una línea sagital recta. Obsérvese el diastema entre el incisivo lateral y el canino.

(De Kronfeld R: *Dental histology and comparative dental anatomy*, Filadelfia, 1937, Lea & Febiger.)

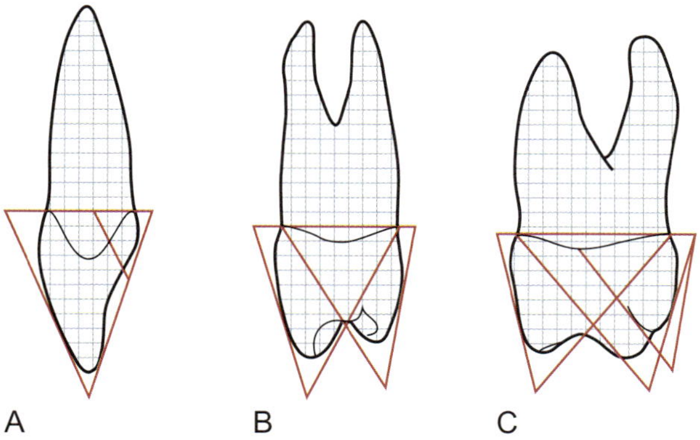

FIGURA 4-11 La forma funcional de los dientes cuando los vemos desde la cara mesial o distal en un dibujo esquemático es la de dos o tres conos fusionados. **A,** Incisivo maxilar. **B,** Premolar maxilar. **C,** Primer molar maxilar. Obsérvese que la porción mayor del incisivo consta de un solo cono o lóbulo.

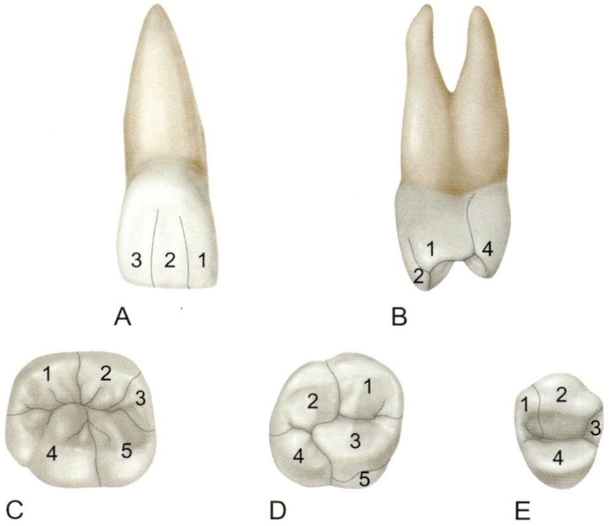

FIGURA 4-12 Perfil general de algunos lóbulos. **A,** Cara vestibular del incisivo central maxilar, que muestra los surcos vestibulares que establecen la división de los lóbulos. *1,* Lóbulo mesial; *2,* lóbulo labial; *3,* lóbulo distal. El lóbulo lingual o cíngulo no es visible (v. fig. 4-13, *A, 4*). **B** y **E,** Cara mesial y oclusal del primer premolar maxilar. *1,* Lóbulo mesial; *2,* lóbulo vestibular; *3,* lóbulo distal; *4,* lóbulo lingual. **C,** Cara oclusal del primer molar maxilar. *1,* Lóbulo mesiovestibular; *2,* lóbulo distovestibular; *3,* lóbulo distal; *4,* lóbulo mesiolingual; *5,* lóbulo distolingual. Los lóbulos de los molares se llaman igual que las cúspides. **D,** Cara oclusal del primer molar maxilar. *1,* Lóbulo mesiovestibular; *2,* lóbulo distovestibular; *3,* lóbulo mesiolingual; *4,* lóbulo distolingual; *5,* quinto lóbulo (quinta cúspide).

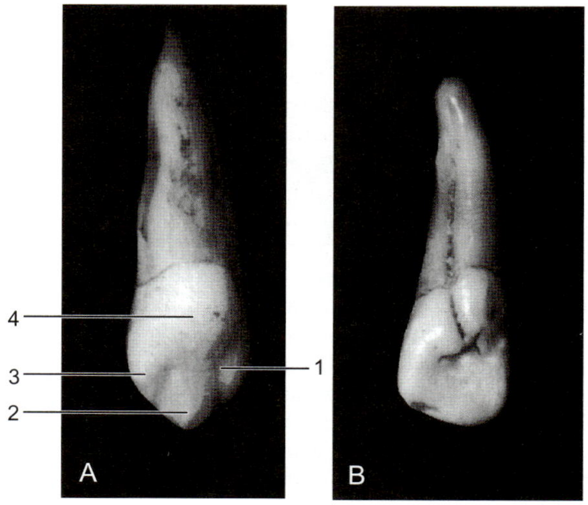

FIGURA 4-13 **A,** Cara lingual del canino maxilar con los centros primarios marcados. *1,* Lóbulo mesial; *2,* lóbulo central (cúspide); *3,* lóbulo distal; *4,* lóbulo lingual (cíngulo). **B,** Formación incompleta de un incisivo lateral maxilar con un surco de desarrollo distolingual. Algunas veces este surco alberga fisuras en toda su longitud, especialmente en la porción coronal. Los dientes con estas particularidades son más proclives a la caries.

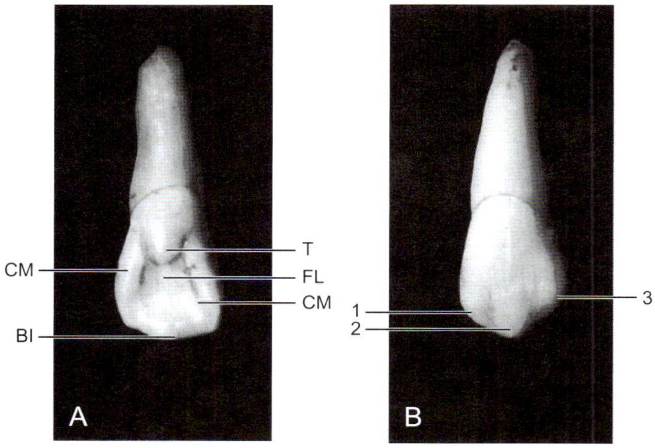

FIGURA 4-14 **A,** Incisivo lateral maxilar con prominencias en los centros de calcificación. *BI,* Borde incisal con una cresta del esmalte prominente; *CM,* crestas marginales; *FL,* fosa lingual; *T,* tubérculo, prominencia semejante a una pequeña cúspide en el cíngulo. **B,** Canino maxilar con signos de formación lobular. *1,* Lóbulo mesial; *2,* lóbulo labial; *3,* lóbulo distal.

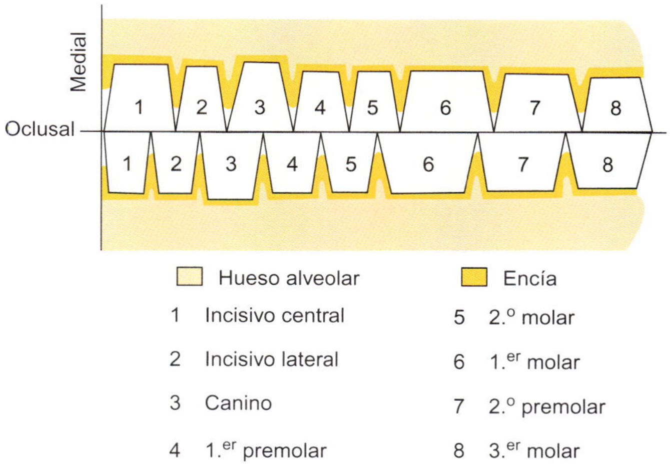

FIGURA 4-15 Dibujo esquemático exclusivo de la cara labial y vestibular, comparando al diente con trapezoides de varias dimensiones. Obsérvense las relaciones de cada diente con su oponente de la arcada antagonista. Cada diente tiene dos dientes antagonistas excepto el número 1, arriba, y el número 8, abajo.

FORMA DE LOS DIENTES Y MOVIMIENTO DE LAS ARCADAS

En términos generales, puede decirse que los primates son bunodontos y relativamente isognatos con limitación de los movimientos laterales; **bunodonto** significa dientes guiados por cúspides cónicas; **isognato** significa de arcadas iguales, y **anisognato,** de arcadas desiguales. Los humanos no son isognatos perfectos (la arcada maxilar sobrepasa horizontalmente a la arcada mandibular). La forma de las fosas **glenoideas (mandibulares)** (v. fig. 15-1) está relacionada con la forma de los dientes y los movimientos mandibulares. Muchas especies vivientes y extintas poseen formas dentales variadas, desde el bunodonto hasta el selenodonto (p. ej., molares con cúspides en forma de media luna). Cada tipo se acompaña de un aumento de la movilidad lateral de la mandíbula y del anisognatismo. Cuando se observa frontalmente el punto medio incisal en los movimientos de masticación en los perros, gatos, cerdos y demás animales con articulaciones bunodontes, la mandíbula se desplaza arriba y abajo, sin desviaciones laterales. Los movimientos laterales aumentan en ciertos animales hasta desplazamientos laterales extremos, como ocurre en la jirafa, el camello y el buey. Se cree que cuando el cóndilo está muy elongado transversalmente y es muy plano, los movimientos de lateralidad durante la masticación son muy amplios, y que esto está asociado a molares selenodontos y a un grado importante de anisognatismo. Los gnatólogos conceden mucho interés a la posible correlación entre la dirección que siguen las crestas y los surcos, y el radio trazado desde el centro de la fosa mandibular.

Se ha sugerido que el tipo más simple de movimiento de las arcadas es el de apertura y cierre, sin excursiones laterales, que coincide con el sencillo molar bunodonto. Al aumentar la complejidad de los movimientos se produce, en apariencia, un incremento notable de los pliegues del esmalte, de los bordes y de las crestas, lo cual apoyaría la hipótesis de la génesis mecánica en la forma del diente[31]. Parece lógico asumir que existe una relación entre la forma de los dientes, la articulación, los músculos, el cráneo, los huesos y los movimientos de las arcadas, que se correspondería con la función de los mismos en cada especie.

PERFIL GEOMÉTRICO DE LA CORONA

En términos generales, todas las superficies de la corona se pueden dibujar esquemáticamente reduciéndolas a tres figuras geométricas: triangular, trapezoide y romboide. Para alguien no familiarizado con la anatomía dental, parecería exagerado afirmar que el contorno curvado de las coronas de los molares se puede incluir dentro de figuras geométricas. No obstante, siempre es aconsejable considerar las líneas fundamentales dentro de una forma esquemática que ayude a la comprensión visual (figs. 4-15 y 4-16).

Cara vestibular y lingual de los dientes

El perfil geométrico de las caras vestibular y lingual se puede representar mediante un trapezoide de lados irregulares. El lado más corto representa la base de la corona en el cuello y el lado más largo representa la superficie de trabajo, que son las superficies oclusal e incisal, y que siguen una línea que atraviesa los puntos de contacto de los dientes vecinos de la misma arcada (fig. 4-15). Prescindiendo de la sobremordida que puede existir en los dientes anteriores y de las formas agudas de las cúspides, se puede intuir que la forma y colocación de los dientes obedece a un plan determinado.

La línea oclusal formada por los lados más largos del trapezoide representa aproximadamente el punto en el que los dientes antagonistas contactan cuando las arcadas están cerradas en la posición intercuspídea u oclusión céntrica. A primera vista, se puede crear confusión al pensar que, en realidad, el contacto de los dientes en la línea oclusal no es total. La ilustración tiene únicamente como objeto dar una idea elemental de la forma de los dientes observados por su cara vestibular (fig. 4-16).

Esta disposición debe cumplir los siguientes principios fundamentales:

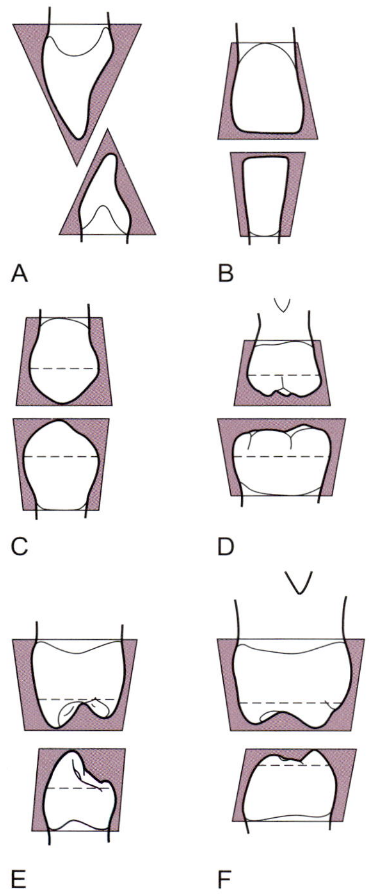

FIGURA 4-16 Perfiles geométricos de las coronas incluidas en triángulos, trapecios y rombos. La parte superior de cada marco representa un diente maxilar y la inferior, un diente mandibular. Obsérvese que el contorno trapezoidal no incluye todas las cúspides de los dientes posteriores. Incluye, sin embargo, las coronas desde el cuello hasta el punto de contacto, o desde el cuello hasta la cresta marginal. Este dibujo esquemático destaca algunas características. **A,** Diente anterior, mesial o distal (triángulo). **B,** Diente anterior, vestibular o lingual (trapecio). **C,** Premolares, vestibular o lingual (trapecios). **D,** Molares, vestibular o lingual (trapecios). **E,** Premolares, mesial o distal (rombos). **F,** Molares, mesial o distal (rombos).

1. Los espacios interproximales deben alojar convenientemente a los tejidos interproximales.
2. Los espacios existentes entre las raíces de los dientes y sus vecinos deben poseer hueso de recubrimiento del diente en cantidad suficiente y las estructuras de soporte deben adecuarse a la longitud, forma, nutrición y función de los dientes adyacentes.
3. Cada corona en la arcada dental debe contactar con algún punto del diente vecino para proteger los tejidos proximales gingivales del trauma de la masticación. El contacto mutuo de un diente con otro ayuda al soporte recíproco y a la estabilidad oclusal.
4. Cada diente de la arcada tiene dos antagonistas en la arcada opuesta, excepto el incisivo central mandibular y el tercer molar maxilar. Esta disposición evita que la pérdida de un diente suponga la extrusión del antagonista, estabilizándose de esta manera los dientes restantes.

CARA MESIAL Y DISTAL DE LOS DIENTES ANTERIORES

La cara mesial y distal de los dientes anteriores, incisivos centrales, laterales y caninos, maxilares y mandibulares se puede incluir en la forma de un triángulo cuya base está representada por la parte cervical de la corona y el vértice, por el borde incisal (v. fig. 4-16, *A*).

Los rasgos fundamentales son los siguientes:

1. Una base amplia en la corona, que proporciona solidez.
2. Contornos oblicuos (vestibular y lingualmente) que se estrechan hasta un borde relativamente delgado que facilita la sección del alimento.

CARA MESIAL Y DISTAL DE LOS DIENTES POSTERIORES MAXILARES

Los contornos de las caras mesial y distal de los dientes maxilares posteriores (premolares y molares) se pueden incluir en una figura trapezoidal. Naturalmente, los lados desiguales de las figuras de los premolares son más cortos que los de los molares (v. fig. 4-16, *E* y *F*). Obsérvese que, en este caso, el lado más largo representa la **base** de la corona, en vez de la **línea oclusal,** como ocurría en las caras vestibular y lingual del mismo diente. En otras palabras, el contorno esquemático empleado para representar las caras vestibular y lingual de los molares debe invertirse para representar las caras mesial y distal del mismo diente. La figura 4-16 compara los dientes maxilares de *C* y *D* con *E* y *F*.

Las consecuencias fundamentales que se deducen cuando se observan las caras mesial y distal de los dientes posteriores son las siguientes:

1. Debido a que la superficie oclusal se estrecha, el diente puede atacar el alimento con más facilidad.
2. Si la superficie oclusal fuera tan ancha como la base de la corona, la superficie masticatoria adicional multiplicaría las fuerzas de la masticación.

Es necesario insistir en la importancia de comprender los contornos de las caras de los dientes mediante dibujos esquemáticos porque en muchas ocasiones se pasa por alto la anatomía correcta. La tendencia es considerar que las coronas de los dientes son más estrechas en el cuello vistas desde todos los ángulos, lo cual no es cierto. El diámetro cervical de los dientes posteriores es menor que el diámetro oclusal solamente cuando se observan desde la cara vestibular o lingual; cuando se observan desde la cara mesial o distal ocurre justamente lo contrario: la cara oclusal se estrecha a partir de la amplia base radicular.

CARA MESIAL Y DISTAL DE LOS DIENTES POSTERIORES MANDIBULARES

Finalmente, los dientes mandibulares posteriores, vistos desde las caras mesial y distal, tienen un contorno

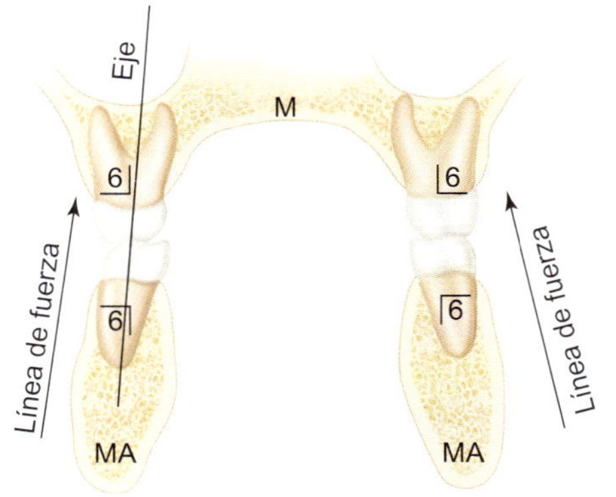

FIGURA 4-17 Representación esquemática del principio clínico por el que se deben regir las restauraciones y los implantes, que consiste en que las líneas de fuerza deben dirigirse paralelamente al eje longitudinal del diente. *M,* Maxilar; *MA,* mandíbula. Los dientes están numerados según el sistema de Zsigmondy/Palmer.

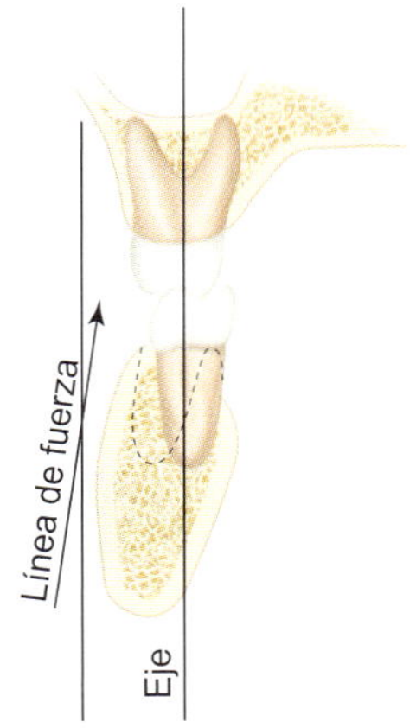

FIGURA 4-18 Representación esquemática de líneas de fuerza dirigidas incorrectamente en forma tangencial al eje longitudinal del diente. Todavía no se ha establecido un método clínico aceptable para determinar los vectores de fuerza.

ligeramente romboide (v. fig. 4-16, *E* y *F*). Las superficies oclusales son estrechas en comparación con las bases, de forma semejante a lo que ocurre con los dientes maxilares posteriores. El contorno romboide inclina las coronas lingualmente hacia las raíces, obligando a que las cúspides ocluyan correctamente con sus oponentes. Al mismo tiempo, los ejes de las coronas y las raíces de los dientes de ambas arcadas se mantienen paralelos entre sí (figs. 4-17 y 4-18). Si las coronas mandibulares posteriores estuviesen colocadas sobre sus raíces en la misma relación de corona y raíz que los dientes posteriores maxilares las cúspides podrían chocar unas contra otras y esto impediría la relación intercuspídea necesaria para que la función sea la adecuada.

Resumen de los perfiles esquemáticos

Los contornos de las coronas vistos desde la perspectiva vestibular, lingual, mesial y distal se describen en líneas generales como triangulares, trapezoides y romboides (fig. 4-16, *A* a *F*).

TRIANGULARES

Seis dientes anteriores, maxilares y mandibulares.
- **A.** Cara mesial.
- **B.** Cara distal.

TRAPEZOIDES

I. Trapecios desiguales con los lados más largos en la superficie incisal u oclusal.
- **A.** Todos los dientes anteriores, maxilares y mandibulares.
  - **1.** Cara vestibular.
  - **2.** Cara lingual.
- **B.** Todos los dientes posteriores.
  - **1.** Cara vestibular.
  - **2.** Cara lingual.

II. Trapecios con el lado más corto en la superficie oclusal.
- **A.** Todos los dientes maxilares posteriores.
  - **1.** Cara mesial.
  - **2.** Cara distal.

ROMBOIDES

Todos los dientes mandibulares posteriores.
- **1.** Cara mesial.
- **2.** Cara distal.

Forma y función de la dentición permanente

Al relacionar la forma del diente y su función, normalmente se tiene en cuenta el tipo de alimento de la dieta humana, los movimientos de las arcadas, la protección del periodonto y la estimulación de la encía. También se admite que el diente contribuye no solamente a la digestión del alimento, sino también a la fonación y al aspecto personal.

La primordial función de los dientes consiste en la preparación del alimento para deglutirlo y, así, facilitar la digestión. Las formas respectivas de los dientes permiten la aprehensión, incisión y trituración de los alimentos. La dentición, las articulaciones y los músculos de los seres humanos tienen la forma y colocación adecuadas para permitir masticar alimentos de origen animal y vegetal. Este tipo de dentición se conoce como **omnívora.**

La forma de las superficies incisales y oclusales está relacionada, no solamente con su función, sino también con los movimientos mandibulares necesarios para masticar los distintos alimentos. El caso contrario ocurre en muchos animales, en los que sólo son posibles los movimientos de apertura y cierre, debido a la articulación cónica de sus dientes, a la morfología de la articulación temporomandibular (ATM) y a la falta de músculos que realicen los movimientos de lateralidad. Al estudiar más detalladamente la forma y función del diente consideraremos el aspecto protector que conlleva la forma, y sus relaciones funcionales.

Alineación, contactos y oclusión

Cuando los dientes de la arcada mandibular entran en contacto con los de la arcada maxilar en cualquier **relación funcional** se dice que están en oclusión. El término *oclusión* se emplea también para designar la alineación anatómica de los dientes y sus relaciones con el resto del sistema masticatorio. *Maloclusión* es un término normalmente empleado para describir las desviaciones de las relaciones entre los maxilares, o entre los dientes y las arcadas. La oclusión se estudia detalladamente en el capítulo 16.

Como se ha demostrado en el capítulo 1, especialmente en la tabla 1-1, si diseñáramos al azar uno de cada grupo y tipo basándonos en una muestra amplia de dientes naturales, tendríamos pocas posibilidades de poder colocarlos con una alineación y articulación correctas, como se ve en las figuras 1-16 a 1-18 del capítulo 1. Esto nos indica la complejidad del proceso de desarrollo y erupción de los dientes en una oclusión normal, que como mínimo implica la alineación, la colocación de los dientes en cada arcada y su interdigitación[32]. Además, cada diente (incluyendo los implantes) debe estar situado en la arcada en el ángulo más ventajoso para oponerse a las fuerzas que debe soportar. Los ángulos de los dientes (diedros y triedros) se estudian en el capítulo 16 (v. fig. 16-20). Un principio restaurador general establece que las fuerzas oclusales en las restauraciones dentales deben estar dirigidas al eje largo del diente (v. fig. 4-17). Aunque este concepto parece correcto, no está basado en la evidencia (no hay estudios clínicos aleatorizados que apoyen esta idea). Desgraciadamente, en el momento actual no disponemos de métodos que hagan posible la comprobación de esta hipótesis (ningún método biomecánico dinámico clínico, incluida la telemetría, ha podido determinar el vector de fuerza generado entre los dientes durante su función). Sin embargo, se acepta que las cargas tangenciales (v. fig. 4-18) reducen las fuerzas de la masticación y proporcionan una retroalimentación negativa a los receptores del periodonto que modula las fuerzas masticatorias. El umbral de los receptores para las fuerzas axiales directas es más alto que para las fuerzas tangenciales y por ello se considera que las fuerzas axiales sobre los dientes obedecen a una retroalimentación positiva. Para la colocación correcta de los implantes se emplea un dispositivo intraoral que sirve de guía para situar el implante en la posición y angulación adecuadas respecto de las de los dientes opuestos, como se indica en el cuadro 16-1 y en la figura 16-20.

Los contornos vestibulares y linguales de los dientes influyen en el modo en que el alimento se desvía de los tejidos gingivales. Cuando un diente está correctamente colocado, el margen y el surco gingival mantienen una relación fisiológica adecuada a la función del diente. El impacto de los alimentos, el choque de los alimentos duros y la acumulación de placa dental pueden ser la consecuencia de la malposición de los dientes, y también de los contornos sobreextendidos o escasos de las restauraciones de las caras vestibular o lingual. La relación exacta entre el contorno de las restauraciones y la salud gingival no está suficientemente clara. La creencia de que el contorno vestibular deficiente (escaso) puede dar lugar a una gingivitis es discutible. Parece más importante el control de la placa mediante el cepillado dental que la simple desviación del contorno. Sin embargo, deben evitarse las sobreextensiones y las infraextensiones de los contornos de las restauraciones porque pueden inhibir la acción de limpieza natural de la lengua y de los carrillos y requerir una técnica especial para eliminar con el cepillado los restos alimenticios acumulados.

FORMA INTERPROXIMAL

Los contactos proximales entre los dientes vecinos protegen los tejidos blandos (encía) entre los dientes y se conocen como *espacios interproximales* (figs. 4-19 y 4-20; v. también fig. 5-1). Este espacio de forma piramidal está ocupado normalmente por la encía y se extiende desde el hueso alveolar hasta las cercanías de los contactos proximales del diente (v. fig. 5-2, *B*). No obstante, a veces no llena estos espacios (fig. 4-21) y, al faltar estos contactos, se produce un empaquetamiento del alimento.

La encía situada en el espacio interproximal se denomina **papila interdental** o **papila gingival** (v. fig. 5-1). Generalmente, cubre de manera parcial el tercio gingival de la corona del diente y ocupa el espacio interproximal (v. figs. 4-21 y 5-1). La línea gingival sigue la curvatura, aunque no

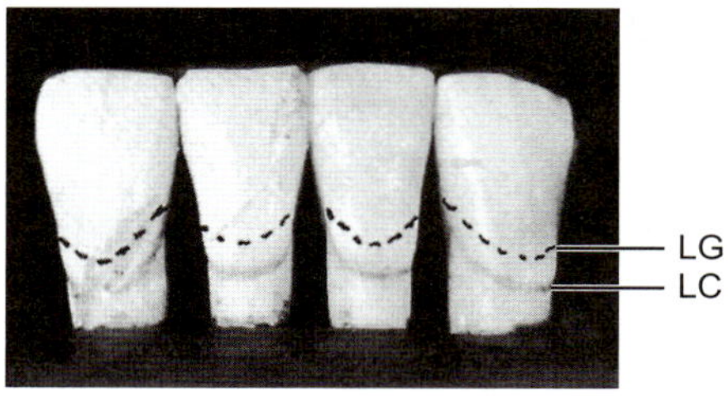

FIGURA 4-19 Los incisivos centrales mandibulares y los laterales contactan entre sí en el tercio incisal. La forma de cada diente y la situación de las zonas de contacto crean entre los dientes espacios estrechos (punteado) diferentes de los espacios interproximales de otras zonas de las arcadas. *LC,* Línea cervical, establecida en la unión amelocementaria; *LG,* línea gingival variable que corresponde al nivel gingival.

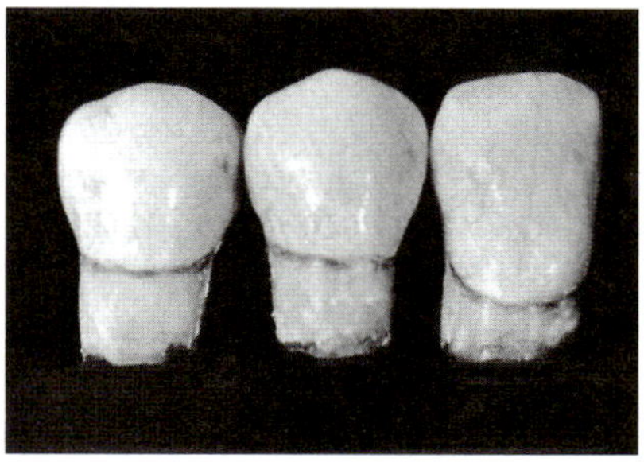

FIGURA 4-20 Contactos y espacios interproximales (a veces llamados *interdentales*) del canino, y primer y segundo premolares. Obsérvese la variación de las áreas de contacto según la longitud de la corona.

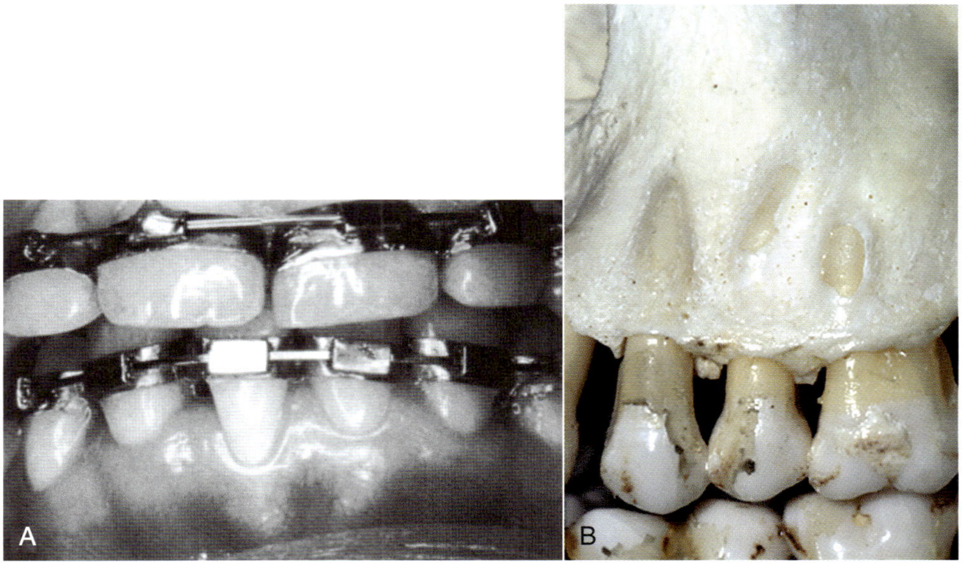

FIGURA 4-21 Influencia de la mala alineación del diente en la forma de la encía y el hueso. **A,** Cambio en la línea gingival (borde gingival libre) del incisivo central. **B,** Ausencia de hueso de cobertura de la raíz que está en labioversión (fenestración).

(**B,** De Perry DA, Beemsterboer PL: *Periodontology for the dental hygienist*, 3.ª ed., St. Louis, 2007, Saunders.)

necesariamente, de la línea cervical. Ésta se define como la unión amelocementaria y ya se ha estudiado en el capítulo 2. Las líneas gingival y cervical no deben considerarse idénticas, pues aunque normalmente siguen una curva similar, raras veces se encuentran al mismo nivel en el diente. La línea cervical es una demarcación anatómica estable, mientras que la línea gingival representa solamente el nivel gingival del diente en un período determinado de su vida, y es un nivel variable (p. ej., recesión gingival). En el diente mal alineado puede cambiar la línea gingival y alterarse la salud de los tejidos (p. ej., la ausencia parcial de hueso por encima de la raíz de un diente es una **dehiscencia** [hendidura] o una **fenestración** [ventana]) (v. fig. 4-19, *B*).

Aunque los dientes estén bien alineados, si no se mantiene la relación correcta entre la anchura del diente en el cuello y en el punto de contacto con el diente vecino, el espacio interdental puede cambiar. Es importante observar esta particularidad y mantenerla en las restauraciones proximales (p. ej., no reducir el espacio interproximal a expensas de la papila gingival interdental).

Si observamos los dientes por su cara mesial y distal, es posible distinguir una curvatura en las coronas en el tercio cervical, encima de la línea cervical, vestibular y lingual. Se denomina **cresta amelocervical** (v. fig. 1-19) o simplemente *cresta cervical*, y añadiendo la localización (cresta vestibulocervical, etc.). Como se ha indicado anteriormente, esta cresta no debe reducirse en las restauraciones coronales completas.

FORMA DE LA RAÍZ

La longitud y la **forma de la raíz** (o raíces) de cada diente son de suma importancia. Por ejemplo, el canino, por su posición y por el trabajo que realiza, se podría extruir o desplazar del alveolo a causa de las fuerzas que debe soportar, si no fuera por el tamaño y la longitud extraordinarios de su raíz, y se fracturaría fácilmente si la raíz no fuese más larga que la de los otros dientes unirradiculares. La forma de la raíz está relacionada, por tanto, con la **forma general** del diente y con el **trabajo** que debe realizar.

El **ángulo** formado por las superficies incisales u oclusales de las coronas de los dientes con la base de las raíces también es importante. Mirando un diente anterior por su cara mesial se observa que el borde incisal o la cúspide están centrados sobre la raíz (v. fig. 1-4). La cara mesial del primer molar superior, que es un diente con varias cúspides, sigue el mismo principio. Los puntos de la cara oclusal que entran en contacto con el diente opuesto quedan situados dentro de los confines de la base radicular de la corona. La medida de cúspide a cúspide en sentido vestibulolingual es mucho menor que la medida vestibulolingual de la base de la raíz (v. fig. 1-4). Obsérvese que la anchura de las raíces contribuye a la estabilización.

La longitud y forma de las raíces, los ángulos que forman con las superficies incisales y oclusales, las dimensiones necesarias para ofrecer resistencia y el diseño eficiente para trabajar resistiendo a las líneas de fuerza son, todos ellos, elementos que contribuyen al logro de la estabilidad oclusal.

CURVATURA OCLUSAL

Cuando se habla de oclusión, surge inmediatamente el concepto de normalidad. A pesar de que este concepto se estudia en el capítulo 16, creemos apropiado en este apartado dar una breve definición. **Normal** indica una situación frecuente en la que no existen enfermedades ni alteraciones, con un compendio de valores que refleja el margen fisiológico adaptativo propio de un sistema biológico dinámico, incluido el sistema masticatorio[31]. Por tanto, no debemos

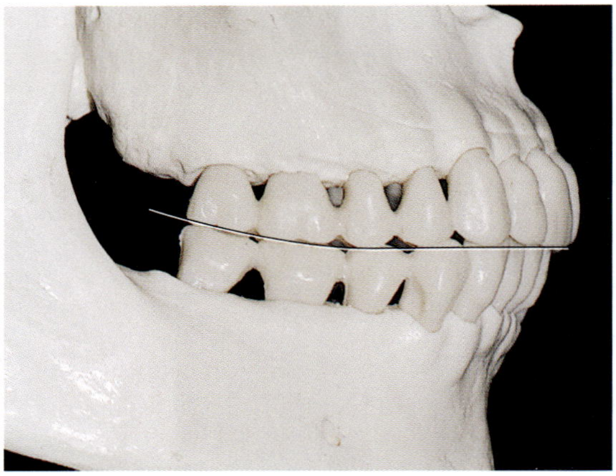

FIGURA 4-22 Los dientes están en posición intercuspídea (PIC) u oclusión céntrica (OC). La línea curvada es la curva de Spee.

(De Bath-Balogh M, Fehrenbach MJ: *Illustrated dental embryology, histology and anatomy*, 2.ª ed., St. Louis, 2006, Saunders.)

adoptar criterios biomecánicos estrictos originados en observaciones que no estén **basadas en la evidencia** (es decir, los procedimientos deben estar contrastados por ensayos clínicos adecuados). Tampoco debemos rechazar los métodos clínicos basados en diferencias estadísticamente significativas, cuando no se puede establecer el significado biológico de la diferencia.

Se ha observado que el contacto de las superficies incisales y oclusales entre los dientes antagonistas no describe una línea recta. Por ejemplo, si miramos los dientes frente a la cara vestibular de los molares, se advierte que la línea que siguen las superficies incisales y oclusales describe una curva. Graf von Spee describió (en 1890 en Alemania) esta curva que aparece normalmente en los dientes y que por esta razón se denomina *curva de Spee* (fig. 4-22). No existe ninguna evidencia científica que apoye la idea de que la oclusión deba ser esférica (p. ej., que cada cúspide y borde incisal contacte o forme parte de un segmento de la superficie de una esfera). Este tipo de curvatura, insinuado por la inclinación lingual de los molares mandibulares, es el fundamento de la curva de Wilson (p. ej., la curvatura de los dientes mandibulares es cóncava y la de los dientes maxilares, convexa). No se puede emplear una plantilla con esta curvatura para confeccionar una prótesis completa o para hacer una rehabilitación total. El grado de curvatura anteroposterior está relacionado con la cantidad de guía anterior necesaria para la disoclusión posterior de los dientes en los movimientos lateral y protrusivo.

Referencias

1. Herschaft EE: Forensic dentistry. In Neville BW et al, editors: *Oral and maxillofacial pathology*, ed 2, Philadelphia, 2002, Saunders.
2. Herschaft EE et al, editors: *Manual of forensic odontology*, ed 4, Albany, NY, 2007, American Society of Forensic Odontology.
3. Bowers CM: *Forensic dental evidence: an investigator's handbook*, San Diego, 2004, Elsevier.
4. Lampe H, Roetzcher K: Age determination from the human skeleton, *Med Law* 13:623, 1994.
5. Reich KJ, Demirjian A: A multimedia tool for the assessment of age remains: the electronic encyclopedia for maxillo-facial, dental and skeletal development. In Reichs KJ editor: *Forensic odontology*, ed 2, Springfield, IL, 1998, Charles C Thomas.
6. Kasper K, Senn D: Reliability of third molar development on a north Texas Hispanic population: a comparison study for age estimation, *Proceedings of the American Academy of Forensic Sciences*, vol 10, Colorado Springs, CO, February 2004, American Academy of Forensic Sciences (abstract F19).
7. Loevy HT: Maturation of permanent teeth in black and Latino children, *Acta Odontol Pediatr* 4:59, 1983.
8. Willems G: A review of the most commonly used dental age estimation techniques, *J Forensic Odontostomatol* 19:9, 2001.
9. Pretty IA: The use of dental aging techniques in forensic odontological practice, *J Forensic Sci* 48:1127, 2003.
10. Moorrees CF, Fanning EA, Hunt EE: Age variation of formation stages for ten permanent teeth, *J Dent Res* 42:1490, 1963.
11. Mincer HH, Harris EF, Berryman HE: The ABFO study of third molar development and its use as an estimator of chronological age, *J Forensic Sci* 38:379, 1993.
12. Kvaal SI, Sellevold BJ, Solheim T: A comparison of different non-destructive methods of age estimation in skeletal material, *Int J Osteoarchaeol* 4:36, 1994.
13. Gustofson G: Age determination on teeth, *J Am Dent Assoc* 41:45-54, 1950.
14. Ohtani S, Abe I, Yamamoto T: An application of D- and L-aspartic acid mixtures as standard specimens for the chronological age estimation, *J Forensic Sci* 50:1298, 2005.
15. Wagner GN: Scientific methods of investigation. In Stimson PG, Mertz CA editors: *Forensic dentistry*, Boca Raton, FL, 1997, CRC Press.
16. Sweet DJ: Bitemarks as biological evidence. In Dorion RBJ editor: *Bitemark evidence*, New York, 2005, Marcel Dekker.
17. Sweet DJ, Sweet CH: DNA analysis of dental pulp to link incinerated remains of homicide victim to crime scene, *J Forensic Sci* 40(2):310-314, 1995.
18. Sweet DJ, Hildebrand CH: Recovery of DNA from human teeth by cryogenic grinding, *J Forensic Sci* 43:1199, 1998.
19. Sweet DJ: Why a dentist for identification?, *Dent Clin North Am* 45:241, 2001.
20. *Frye v United States*, 293 F 10 13 (DC Cir 1923).
21. *Daubert v Merrell Dow Pharmaceuticals*, 509 US 579, 113 S Ct 2786, 125 LEd2d 469 (1993).
22. American Board of Forensic Odontology: guidelines for bite mark analysis, *J Am Dent Assoc* 112:383, 1986.
23. Osborn HF: Evolution of mammalian molar teeth, Gregory WK editor: *Biological studies and addresses*, vol 1, New York, 1907, Macmillan.
24. Gregory WK: *The origin and evolution of human dentition*, Baltimore, 1906, Williams & Wilkins.
25. Thompson AH: *Comparative dental anatomy*, ed 2, revised by Martin Dewey, St Louis, 1915, Mosby.
26. Kronfeld RL: *Dental histology and comparative dental anatomy*, Philadelphia,, 1937, Lea & Febiger.
27. Ferguson MW: Review of the value of the American alligator *(Alligator mississippensis)* as a model for research in craniofacial development, *J Craniofac Genet Dev Biol* 1:123, 1982.

28. Tims HWM: Notes on the dentition of the dog, *Anat Anz Bd* 11:537, 1896.
29. Cope EE: On the tritubercular molar in human dentition, *J Morphol* 2:7, 1888.
30. Wortman JL: Origin of the tritubercular molar, *Am J Sci* 13:93, 1902.
31. Ryder JA: On the mechanical genesis of tooth-forms, *Proc Acad Nat Sci Philadelphia*, 1878.
32. Ash MM, Ramjford SP: *Occlusion*, ed 4, Philadelphia, 1995, Saunders.

Bibliografía

Ash MM: Physiology of the mouth. In Bunting RW editor: *Oral hygiene*, ed 3, Philadelphia, 1954, Lea & Febiger.

Barker BC: Dental anthropology: some variations and anomalies on human tooth form, *Aust Dent J* 18:132, 1973.

Cooke WP: Value and use of temporary teeth, *Br J Dent Sci* 66:267, 1923.

Farer JW, Isaacson D: Biologic contours, *J Prev Dent* 1:4, 1974.

Fixott RH, editor: Forensic odontology, *Dent Clin North Am* 45(2, theme issue):217, 2001.

Gale GL: Dentistry, bite marks, and investigation of crime, *J Cal Dent Assoc* 24:28, 1996.

Graf H: Occlusal forces during function. In Graf H editor: *Occlusion: research in form and function (symposium report)*, Ann Arbor, 1975, University of Michigan.

Hellman M: The relationship of form to position in teeth and its bearing on occlusion, *Dent Items Interest* 42:161, 1920.

Humphreys HF: Function in the evolution of man's dentition, *Br Dent J* 42:939, 1921.

Lindhe J, Wicen PO: The effects on the gingiva of chewing fibrous foods, *J Periodont Res* 4:193, 1969.

Perel ML: Periodontal considerations of crown contours, *J Prosthet Dent* 26:627, 1971.

Ramfjord SP, Ash MM: *Periodontology and periodontics*, Philadelphia, 1979, Saunders.

Russell ES: *Form and function*, New York, 1917, Dutton.

Shaw DM: Form and function of teeth: a theory of maximum shear, *J Anat Physiol* 13:97, 1917.

Wheeler RC: Complete crown form and the periodontium, *J Prosthet Dent* 11:722, 1961.

Youdelis RA, Weaver JD, Sapkos S: Facial and lingual contours of artificial complete crown restorations and their effect on the periodontium, *J Prosthet Dent* 19:61, 1973.

Use el CD-ROM para ver las animaciones y las fichas de repaso. Visite la página web de evolve para acceder a recursos de estudio adicionales.

5

Complejo orofacial: forma y función

En este capítulo se estudia la forma fisiológica de los dientes y del periodonto, teniendo en cuenta todo lo expuesto en el capítulo 4, así como la relación entre forma, función y estructuras orofaciales que se estudiarán en los capítulos dedicados a músculos y articulaciones.

Forma y función

La frase *forma y función* expresa un concepto que interrelaciona la forma o las particularidades de alguna cosa con su función. En odontología, este concepto incluye todo el sistema masticatorio, que actúa como una estructura biomecánica cuyo fin es la reducción del alimento. Por tanto, podemos considerar cada uno de los componentes del sistema masticatorio, bien como casos individuales con sus relaciones fisiológicas y funcionales, o bien integrarlos dentro de un sistema total con su mantenimiento incluido. Desde este punto de vista, se pueden considerar varias asociaciones: lenguaje y movimientos articulares[1]; forma de la arcada y precisión de la función[2]; integración de la forma, la función y la estética en la confección de coronas de recubrimiento total de cerámica en dientes mandibulares anteriores[3]; análisis morfológico y funcional del complejo orofacial[4], y el disco articular como factor que controla la forma de la cabeza del cóndilo[5]. La investigación del significado de forma y función todavía no ha terminado.

La forma sigue a la función

Para algunos clínicos, el principio general dominante es el de **la forma sigue a la función**, lo cual significa que, en odontología restauradora, por ejemplo, es preciso estudiar las relaciones entre la respuesta biomecánica frente a las concentraciones de fuerza en los dientes incisivos[6] y la naturaleza de los materiales que vamos a emplear en la reconstrucción del diente. Así pues, el término *forma* no hace referencia solamente al aspecto o apariencia, sino también a los atributos mecánicos que contribuyen al mantenimiento de la función. Otros ejemplos ilustran la dependencia que existe entre la estética y la oclusión óptima[7]; las fuerzas físicas y el ligamento periodontal[8]; la forma de las arcadas y la función **beta**[2], y las controvertidas relaciones entre la morfología y la función del disco y los músculos en la articulación temporomandibular. Aunque las restauraciones implantosoportadas consiguen un funcionalismo correcto, la estética y la biocompatibilidad de los materiales todavía tienen algunos retos por resolver (p. ej., diseñar y fabricar componentes restauradores con medidas semejantes a las de la anatomía y estética naturales del diente)[9,10].

Articulación de los dientes

Cualquiera que haya modelado dientes en ivorina con las dimensiones que se muestran en la tabla 1-1 puede confirmar la dificultad de alinearlos en un articulador en la posición considerada más adecuada. Forma y función no constituyen un molde con el que se pueda diseñar una relación estricta entre la forma del diente y todas sus funciones. La restauración de las coronas de los incisivos centrales maxilares debe seguir una pauta funcional y estética (v. fig. 1-1).

III A-H

Forma fisiológica de los dientes y el periodonto

La forma de los dientes coincide con la función que llevan a cabo y con su posición y distribución en las estructuras involucradas en la dinámica oral, especialmente la masticación. Relacionar la forma y función de todas las estructuras implicadas en dichas fuciones excede el objetivo de este libro; por ello, el lector puede acudir a las publicaciones que se ofrecen en las referencias al final del capítulo.

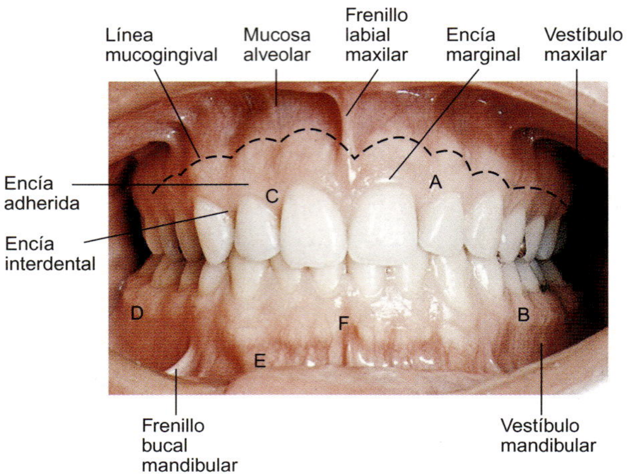

FIGURA 5-1 Aspecto clínico de la encía. *A,* Encía adherida (por encima) y la papila interdental (abajo); *B,* línea mucogingival que separa la encía adherida de la mucosa; *C,* borde libre gingival; *D,* fondo de saco vestibular posterior; *E,* fondo de saco vestibular anterior o pliegue mucovestibular; *F,* frenillo.

(De Bird DL, Robinson DS: *Torres and Ehrlich modern dental assisting*, 9.ª ed., St. Louis, 2009, Saunders.)

Curvaturas fundamentales

Se acepta que la forma del diente y su posición están relacionadas con la función de corte y trituración de los alimentos sin dañar las estructuras de soporte, lo que, por otra parte, sería incompatible con la supervivencia de la especie. Algunas formas guardan relación con la cara, las arcadas y las fuerzas de oclusión que dictan la posición y angulación que debe mantener el diente en el arco dental. Más allá de estas interpretaciones teleológicas de la morfología de los dientes, las relaciones entre la forma del diente y la de las estructuras de soporte, incluida la encía, deben considerarse según su significación clínica. Esto quiere decir que cuando se produce un impacto de alimentos, la causa puede ser un agrandamiento gingival que favorezca la introducción de los alimentos entre los dientes, cuyas crestas marginales o puntos de contacto sean inadecuados, independientemente de las consideraciones teleológicas sobre la morfología del diente.

Existe numerosa bibliografía sobre la relación entre el estado de salud de la encía y el contorno del diente, como puede comprobarse en las referencias que aparecen al final de este capítulo; pero estas apreciaciones acostumbran a ser de tipo descriptivo, se refieren más bien a las restauraciones y están basadas en observaciones retrospectivas. Sacar la conclusión de que los tejidos gingivales que rodean al diente (natural o restaurado) no necesitan estimulación ni protección indica que no se ha comprendido el verdadero significado de la presencia de los contornos linguales y vestibulares en las coronas. No se ha podido probar en ningún caso la importancia que pueda tener el contorno axial, es decir, la altura del contorno de la cara vestibular y lingual, con relación a funciones tales como la actividad masticatoria o la estabilidad oclusal. Incluso se ha puesto en duda la trascendencia del contorno vestibulolingual de la corona para la protección o estimulación de la encía y de los mecanismos de «autolimpieza». Lo mismo ocurre con los demás contornos. La placa dental se acumula en el diente cuando la higiene oral no es adecuada, y la gingivitis se presenta entonces a pesar de los mecanismos de «autolimpieza»[11]. Las dietas primitivas tampoco previenen la gingivitis. La formación de placa y la gingivitis guardan mayor relación con los mecanismos de adherencia de las bacterias, sus toxinas y los sustratos alimenticios, que con la morfología del diente. Sin embargo, sería erróneo llegar a la conclusión de que las curvas del diente no influyen en la salud del sistema masticatorio. El efecto producido por el exceso o la insuficiencia de contorno de las coronas guarda más relación con los mecanismos de oclusión que con la variabilidad en los mecanismos de «autolimpieza» o la musculatura de cada paciente. La importancia de los reflejos de protección en dependencia del contorno del diente es desconocida y aunque actualmente no esté clara la trascendencia de la forma del diente, sería peligroso negar su valor y prescindir de las normas que rigen la conservación de su morfología. Es fundamental recordar lo siguiente:

1. Áreas de contacto proximales.
2. Espacios interproximales (formados por el contacto de las superficies proximales).
3. Espacios interdentarios (troneras, vías de escape).
4. Contorno labial y vestibular en el tercio cervical (cresta cervical) y el contorno lingual en el tercio medio de la corona.
5. Curvatura de la línea cervical en la cara mesial y distal (unión o línea amelocementaria, UAC).

En estas consideraciones debe incluirse la forma y su repercusión directa en la protección del periodonto. Otras particularidades referidas a la forma influyen indirectamente en la estabilidad del diente por su contribución al mantenimiento de la eficacia durante la función, como la forma de las cúspides, las proporciones entre las diferentes medidas de la corona y la raíz, la forma de la raíz, y el anclaje y ángulo de inserción del diente en la arcada. Cuando un diente está bien desarrollado, correctamente alineado y con un entorno gingival sano (figs. 5-1 y 5-2), la eficacia de su cepillado en la higiene diaria será máxima[11].

Áreas de contacto proximal

Una vez que los dientes están en sus posiciones respectivas en las arcadas, se debe establecer una relación de contacto positivo entre sus caras mesiales y distales (fig. 5-3). Excepto en los últimos molares (terceros molares, cuando

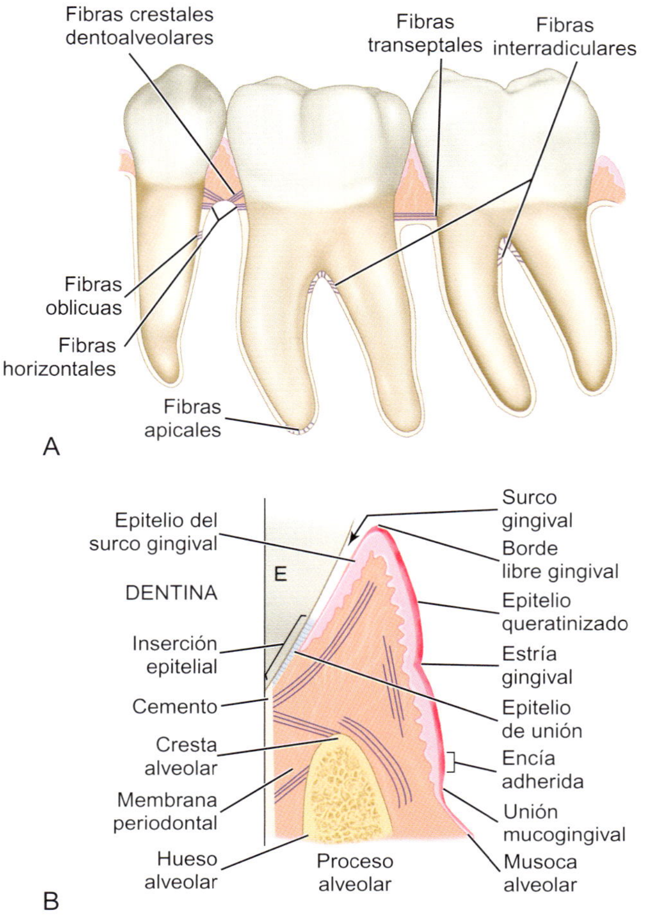

FIGURA 5-2 A, Principales fibras de las estructuras de soporte. **B,** Representación esquemática de la arquitectura periodontal en la unión del esmalte, cemento y dentina que muestra el anclaje del tejido gingival al diente a través del epitelio de unión. *E,* Esmalte.

(De Ramfjord SR, Ash MM: *Periodontology and periodontics*, Filadelfia, 1979, Saunders.)

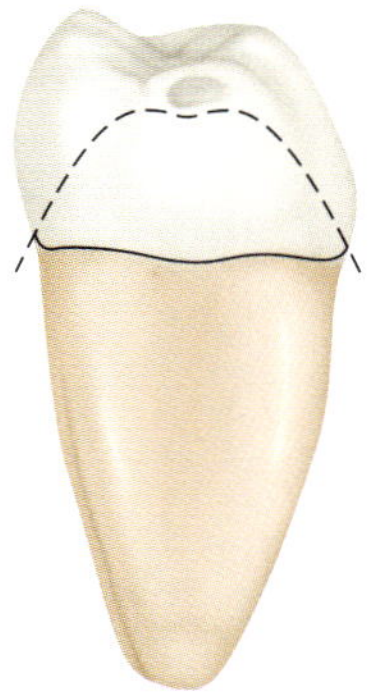

FIGURA 5-4 Representación esquemática de la forma de la encía en relación con el área de contacto.

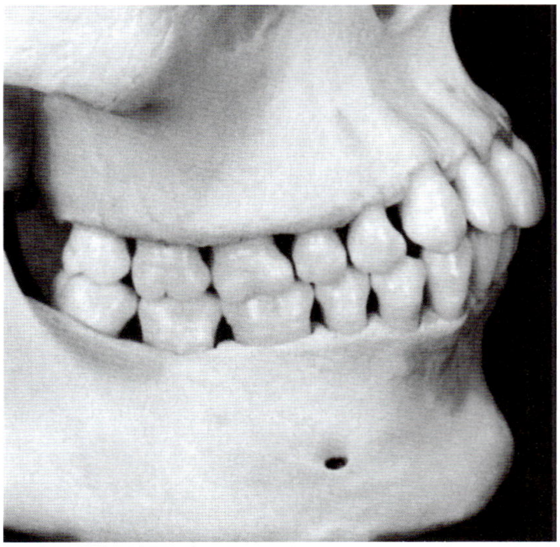

FIGURA 5-3 Los «contactos» proximales pueden variar de tamaño según el tipo de diente y el desgaste de estas áreas. Obsérvense los contactos planos en la región de los molares comparados con la ausencia de aplanamiento entre el espacio del canino y del premolar. La forma de los espacios interproximales se altera por el desgaste de las áreas de contacto, la extrusión y la inclinación de los dientes.

están presentes), cada diente entra en contacto con dos dientes vecinos; el último molar, sólo con el diente que tiene por mesial. A pesar de que las áreas de contacto estén aún bien circunscritas, sobre todo en los dientes anteriores, es mejor considerarlas como **áreas** y no como simples **puntos** de contacto (fig. 5-4). De hecho, el término **punto de contacto,** empleado para designar el contacto entre dientes de la misma arcada, se considera inadecuado. Cuando el individuo es muy joven y los dientes han erupcionado recientemente, algunos dientes sólo tienen puntos de contacto en las superficies casi perfectamente curvadas. Ejemplos de estos escasos contactos entre superficies redondeadas los encontramos en la cara distal de los caninos y en la mesial de los primeros premolares maxilares y mandibulares.

El contacto correcto entre los dientes vecinos en las arcadas es importante por las siguientes razones: sirve para impedir el empaquetamiento del alimento entre los dientes y ayuda a estabilizar las arcadas mediante el anclaje combinado de todos los dientes con un contacto positivo (figs. 5-5 y 5-6; v. también fig. 5-3). Excepto en los terceros molares, cada diente está sustentado en parte por los contactos mesiales y distales de sus dientes contiguos. Los terceros molares (y los segundos cuando los terceros están ausentes) impiden su desplazamiento distal por la angulación de sus superficies oclusales respecto a las raíces y por la dirección favorable de las fuerzas de masticación. En capítulos posteriores se estudia esta particularidad con más detalle.

Si, por algún motivo, el alimento se ve forzado a través de las áreas de contacto, puede aparecer una patología. El tejido gingival, que normalmente ocupa los espacios interdentarios, se puede inflamar **(gingivitis)** y, finalmente, la lesión puede afectar más profundamente a las estructuras periodontales, con pérdida de hueso y de aparato de soporte **(periodontitis).**

Las fuerzas oclusales excesivas sobre un único diente se presentan cuando no están distribuidas uniformemente sobre varios dientes, como ocurre cuando se pierde algún diente o si estas fuerzas son desproporcionadas, desapareciendo las estructuras de soporte como resultado final de la enfermedad periodontal.

Las áreas de contacto se deben observar desde dos perspectivas para obtener la representación adecuada de su situación: posición vestibular y posición incisal u oclusal (figs. 5-7 y 5-8).

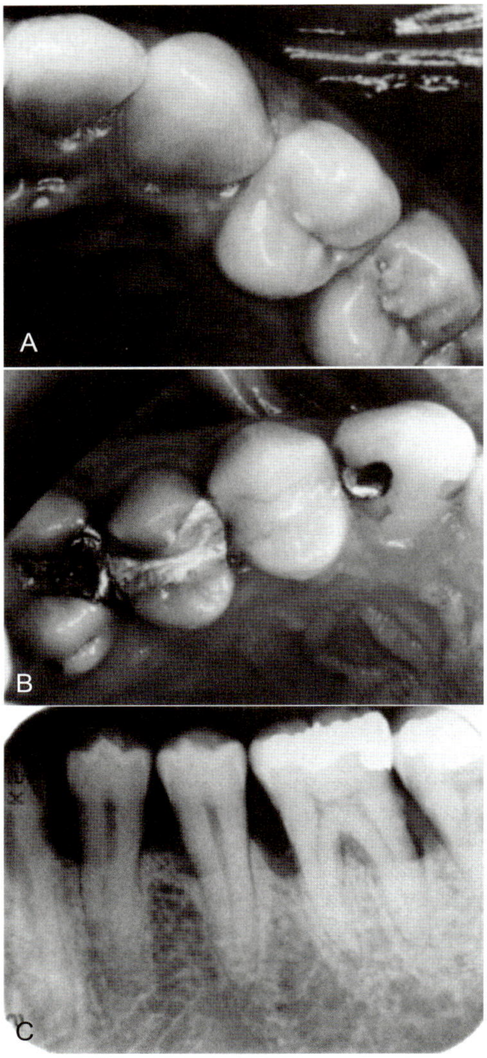

FIGURA 5-5 Áreas de contacto. **A,** «Contactos» sin signos de disfunción. **B,** Áreas de contacto «restauradas» con disfunción por impacto alimenticio. **C,** Pérdida de contactos debida a pérdida de hueso por enfermedad periodontal.

La observación desde la cara **vestibular** o **labial** nos mostrará la posición relativa de las áreas de contacto en sentido cervicoincisal y cervicooclusal. El centro del área desde esta perspectiva se calcula por su relación con la longitud de la corona (fig. 5-9).

La visión **incisal** u **oclusal** nos muestra la posición relativa de las áreas de contacto vestibulolingualmente. En estos casos, el centro del área se localiza teniendo en cuenta su relación con la medida vestibulolingual de la corona (fig. 5-10, v. también fig. 5-8). El punto en que el área de contacto se divide depende también del contorno de la corona visto desde la cara incisal u oclusal. El contorno depende de la **alineación** del diente en la arcada y de la **relación oclusal** con los dientes de la arcada antagonista. El primer molar mandibular es un ejemplo excelente (fig. 5-11; v. también fig. 5-10). La descripción de los contactos y de los espacios interdentarios o vías de escape de este diente se detalla más adelante al estudiar la superficie incisal y oclusal de los dientes.

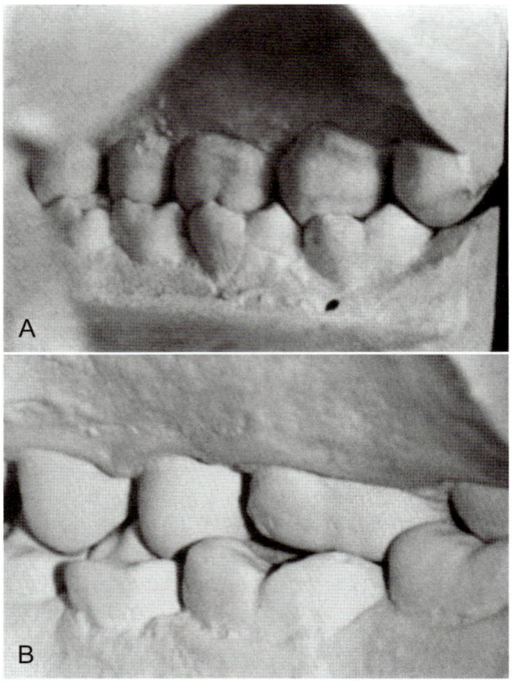

FIGURA 5-6 Relación entre cúspides y espacios interdentales. **A,** Modelos en posición intercuspídea y dientes en oclusión «normal». **B,** Otros modelos en posición intercuspídea con una alineación de los dientes que impide la relación normal entre las cúspides y los espacios interdentales.

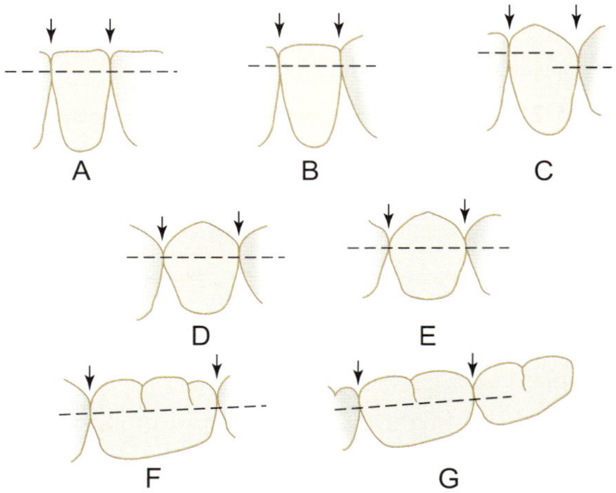

FIGURA 5-7 Niveles normales de los contactos de los dientes mandibulares. Las flechas señalan las troneras. **A,** Incisivos centrales y laterales. **B,** Incisivo central, lateral y canino. **C,** Incisivo lateral, canino y primer premolar. **D,** Canino, primer y segundo premolares. **E,** Primer y segundo premolares y primer molar. **F,** Segundo premolar y primer y segundo molares. **G,** Primer, segundo y tercer molares.

Espacios interproximales (formados por los contactos de las superficies proximales)

Los espacios interproximales entre los dientes tienen forma triangular y normalmente están ocupados por el tejido **gingival (papila gingival).** La base del triángulo está formada

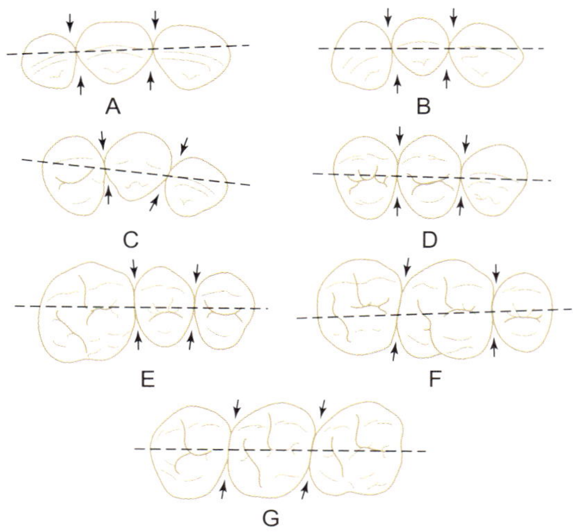

FIGURA 5-8 Perfiles de los dientes maxilares observados por su cara incisal y oclusal con líneas de puntos que dividen las áreas de contacto. Estas ilustraciones muestran las posiciones relativas de las áreas de contacto vestibulolinguales. Las flechas señalan los espacios interdentales vestibulares y linguales. **A,** Incisivos centrales e incisivo lateral. **B,** Incisivos central, lateral y canino. **C,** Incisivo lateral, canino y primer premolar. **D,** Canino, primer y segundo premolares. **E,** Primer premolar, segundo premolar y primer molar. **F,** Segundo premolar, primer molar y segundo molar. **G,** Primer, segundo y tercer molares.

por el hueso alveolar; los lados son las superficies de contacto proximales y el vértice del triángulo está en el área de contacto. La forma del espacio interproximal varía con la forma de los dientes que están en contacto y, asimismo, depende de la posición relativa de las áreas de contacto (figs. 5-12 a 5-14). Normalmente, existe una separación de 1 a 1,5 mm entre el esmalte y el hueso alveolar. Así pues, la distancia entre la línea cervical (UAC) y la cresta del alveolo, como puede verse radiográficamente (v. fig. 5-9), es de 1 a 1,5 mm en una oclusión normal y en ausencia de enfermedad.

Si el contacto es adecuado y la alineación de los dientes contiguos es correcta, el espacio que queda permite la ubicación apropiada del tejido gingival adherido al diente y al hueso. Este tejido gingival viene a ser una continuación de la encía que cubre todo el hueso alveolar. La queratinización de la superfície de la encía y la densidad y elasticidad de los tejidos gingivales la protegen del daño durante la masticación y de la invasión bacteriana.

Debido a que el diente es más estrecho mesiodistalmente en el cuello que en la superficie oclusal, y a que el contorno de la raíz se conifica hacia el ápice, se va creando un espacio considerable entre las raíces de los dientes adyacentes. Esto proporciona una cantidad de tejido óseo suficiente para asegurar el anclaje de los dientes en las arcadas y resuelve el problema del espacio necesario para los vasos y nervios de

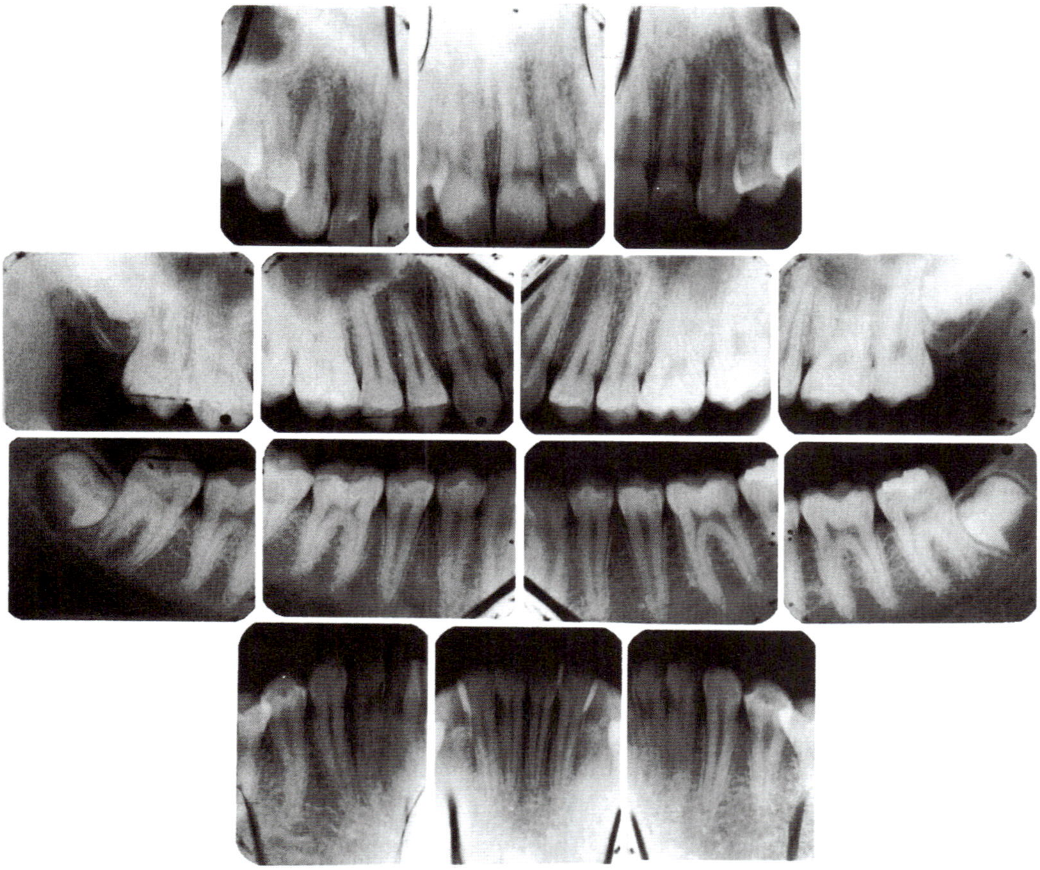

FIGURA 5-9 Radiografías que muestran la forma de la cresta alveolar, las áreas de contacto y su relación con la forma de la corona.

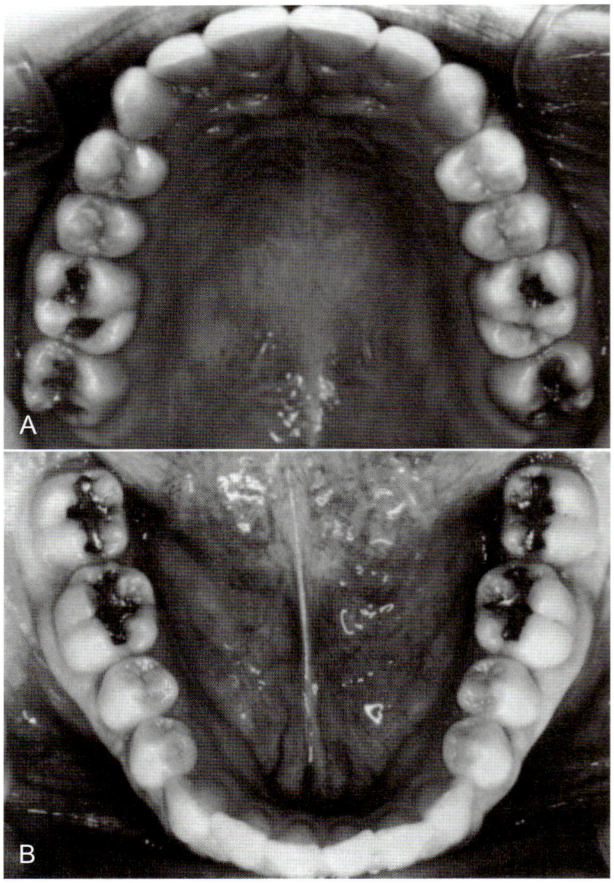

FIGURA 5-10 Contactos en un paciente con oclusión "normal". **A,** Arcada maxilar. **B,** Arcada mandibular.

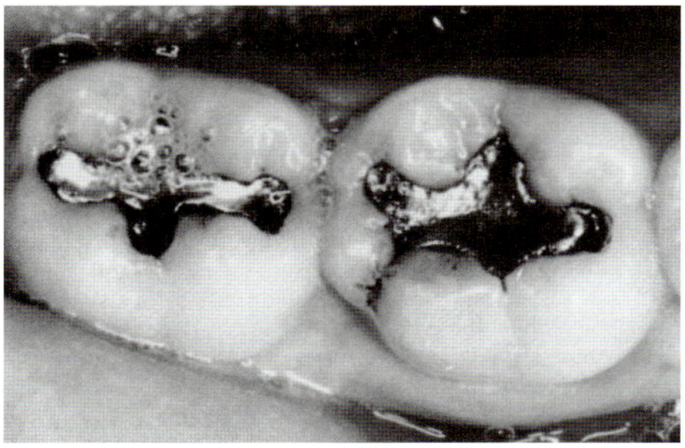

FIGURA 5-11 Áreas de contacto amplias en los primeros y segundos molares mandibulares en un adulto joven de 21 años.

las estructuras que rodean los alveolos y otros tejidos que recubren el diente (v. fig. 5-12).

El **tipo de diente** influye en la configuración del espacio interproximal. Algunas personas tienen los dientes más anchos en el cuello, estrechando la base del espacio triangular descrito anteriormente. Otros tienen los cuellos de los dientes más delgados de lo normal: este tipo de dientes ensancha el espacio. Los dientes excesivamente grandes o excesivamente pequeños alteran, asimismo, el espacio

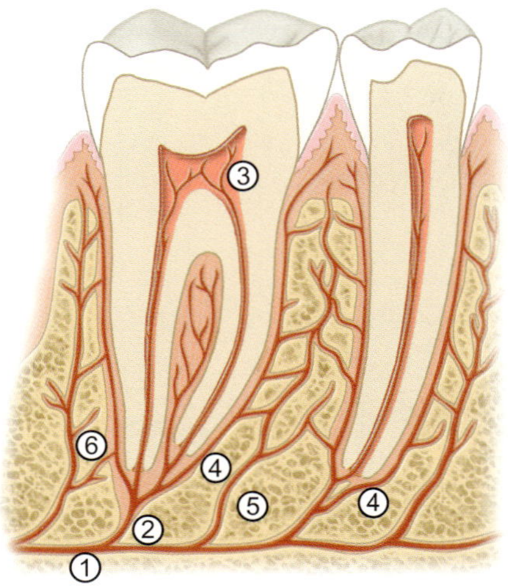

FIGURA 5-12 Esquema de la distribución de los vasos sanguíneos periodontales en la papila interdental. *1,* Arteria alveolar inferior; *2,* arteriola dental; *3,* ramas pulpares; *4,* arteriola del ligamento periodontal; *5* y *6,* arteriolas interalveolares.

(De Ramfjord SR, Ash MM: *Periodontology and periodontics,* Filadelfia, 1979, Saunders.)

interproximal. Por el contrario, si la forma anatómica es normal y los dientes están bien alineados, los espacios seguirán una distribución uniforme.

Espacios interdentales (troneras, vías de escape)

Cuando dos dientes de la misma arcada están en contacto, sus curvaturas adyacentes a las áreas de contacto forman unos espacios o vías de escape llamadas **troneras** o **espacios interdentales.** Estos espacios, a partir de los puntos de contacto, se ensanchan hacia vestibular y lingual, y se llaman **espacios interproximales,** *vestibulares* o *linguales.* Estos espacios continúan con los espacios interdentales de los dientes (v. fig. 5-10). Encima de las áreas de contacto, en la parte incisal y oclusal, los espacios, limitados por las crestas marginales al unirse las cúspides y los bordes incisales se llaman **espacios interdentales incisales** u **oclusales.** Estos espacios continúan con los espacios vestibulares y linguales (fig. 5-15; v. también fig. 5-8). Las superficies proximales curvas de los dientes en contacto se abren hacia fuera en todas direcciones, tanto oclusal, como vestibular, lingual y cervicalmente, de forma que los espacios interdentales continúan unos con otros envolviendo las áreas de contacto.

La forma de los espacios interdentales cumple dos propósitos: 1) proporciona una vía de escape al alimento durante la masticación, un mecanismo fisiológico que reduce las fuerzas generadas sobre el diente cuando mastica un material que ofrece resistencia, y 2) impide la penetración de alimentos forzados en el interior del área de contacto. Cuando los dientes sufren desgaste hasta el área de contacto y desaparece el espacio, especialmente en los incisivos, el alimento se ve forzado al interior de la zona, aunque el diente no tenga movilidad.

El diseño de las áreas de contacto, de los espacios interproximales y de las vías de escape varía según la forma

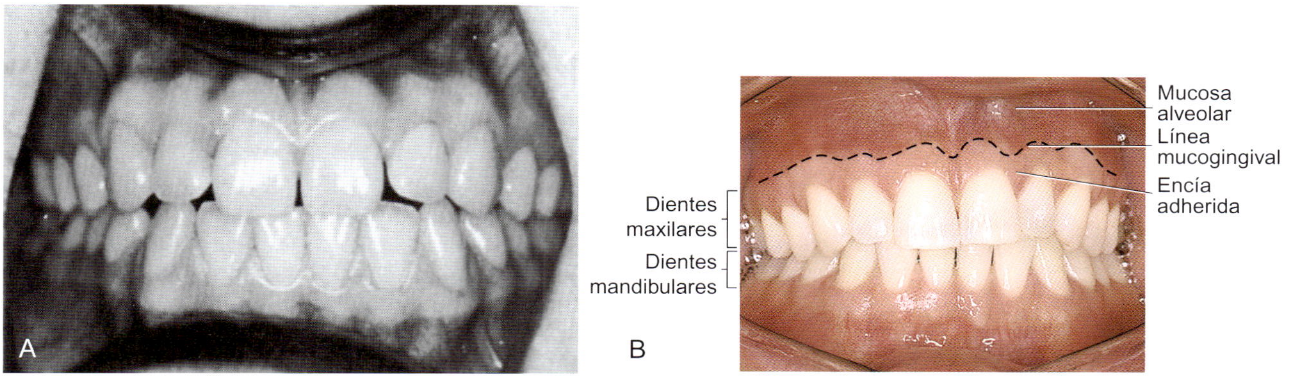

FIGURA 5-13 La forma de la encía guarda relación con la forma del diente, las áreas de contacto, los espacios entre los dientes y los efectos de la enfermedad periodontal y la caries dental. **A,** La papila interdental no llena las áreas interproximales en muchos sitios debido al espacio que existe entre los dientes. **B,** Encía clínicamente normal; la forma es diferente debido a la forma ce los dientes y a las áreas de contacto.

(De Bath-Balogh M, Fehrenbach MJ: *Illustrated dental embryology, histology, and anatomy*, 2.ª ed., St. Louis, 2006, Saunders.)

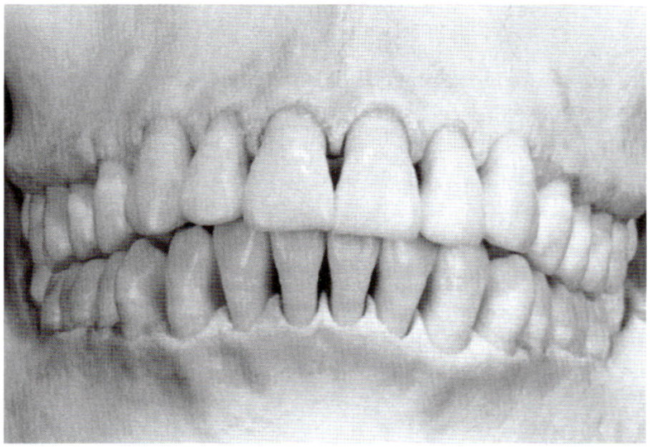

FIGURA 5-14 La forma de los dientes, la posición y el desgaste de las áreas de contacto, el tipo de diente y el nivel de erupción determinan la forma de los “espacios” interproximales. Estos factores determinan también la forma interproximal de la cresta del hueso alveolar.

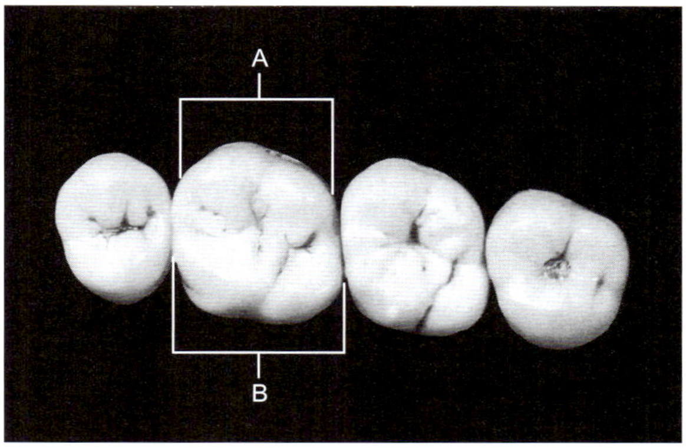

FIGURA 5-16 Medición del primer molar maxilar. **A,** Medición en los vértices vestibulares que funcionan desviando el alimento durante la masticación. **B,** Medida del contorno lingual desde el área de contacto mesial hasta el área de contacto distal. No existen vértices prominentes, pero el desarrollo de la cúspide mesiolingual ha aumentado la forma redondeada lingual. Vemos que los espacios linguales son semejantes en tamaño, a pesar de que el diente establece contacto con dos dientes desiguales lingualmente. De esta manera, el tejido gingival interproximal lingual queda adecuadamente protegido por la uniformidad de los espacios interdentales linguales.

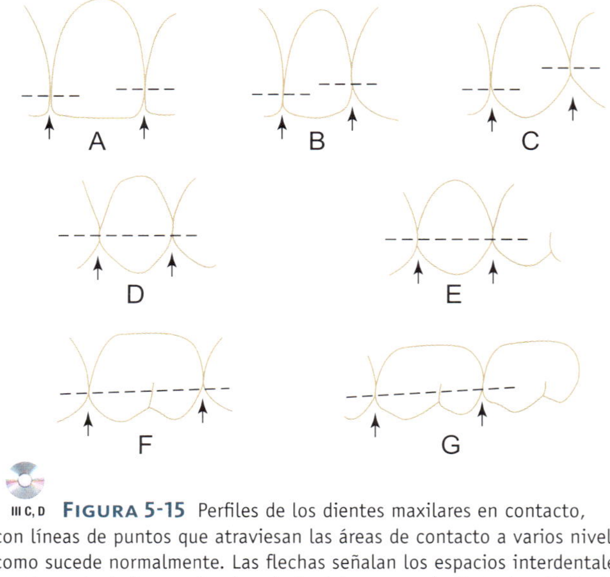

III C, D **FIGURA 5-15** Perfiles de los dientes maxilares en contacto, con líneas de puntos que atraviesan las áreas de contacto a varios niveles como sucede normalmente. Las flechas señalan los espacios interdentales contiguos incisales u oclusales. **A,** Incisivos central y laterales. **B,** Incisivos central y lateral y canino. **C,** Incisivo lateral, canino y primer premolar. **D,** Canino, primer y segundo premolares. **E,** Primer y segundo premolares y primer molar. **F,** Segundo premolar y primer y segundo molares. **G,** Primer, segundo y tercer molares.

y la alineación de los dientes; si observamos los sectores de ambas arcadas, veremos que las formas son semejantes. En otras palabras, la forma del contacto y del espacio interproximal parece mantenerse constante en todo el sector. Estos sectores reciben los siguientes nombres: sector maxilar anterior, sector mandibular anterior, y sectores maxilar posterior y mandibular posterior. Los espacios interdentales reflejan la forma de los dientes que los limitan. Los incisivos centrales y laterales maxilares tienen una forma de hueco, los incisivos mandibulares otra, y así sucesivamente.

Los dientes maxilares y mandibulares posteriores aparentemente requieren un diseño de espacio ajustado a estos sectores. En algunos casos, se ha conseguido la regularidad gracias a la adaptación de la forma del diente (fig. 5-16). Los caninos, por ejemplo, están delineados para actuar como un catalizador entre los dientes anteriores y posteriores. Una línea que seccione en dos la cara vestibular del canino da la impresión de crear una mitad anterior mesial semejante a la mitad de un diente anterior, y otra mitad posterior semejante a un diente posterior. El contacto mesial está al nivel del contacto con el incisivo lateral, pero el contacto distal puede estar a un nivel diferente, que se corresponde con la forma del contacto del primer premolar, tanto maxilar como mandibular (v. fig. 5-15, *C*).

Áreas de contacto y espacios interdentales incisales y oclusales vistos por las caras vestibulares

Mientras se leen las descripciones que aparecen a continuación, es aconsejable consultar simultáneamente las figuras con los contactos y los espacios interdentales. Se debe localizar la ilustración adecuada (v. fig. 5-15, *A*) al tiempo que se examinan detalladamente los niveles de las áreas de contacto que se describen a continuación.

DIENTES MAXILARES

Incisivos centrales

Las áreas de contacto mesial de ambos incisivos centrales se localizan en el tercio incisal de las coronas. Puesto que el tercio mesiodistal de estos dientes forma aproximadamente un ángulo recto, el espacio interdental queda muy restringido.

Incisivos central y lateral

El perfil distal de la corona del incisivo central es redondeado. El incisivo lateral tiene la corona más corta y el ángulo mesioincisal más redondeado que el del incisivo central. La forma de estos dos dientes al entrar en contacto entre sí descubre un espacio interdental mayor, por distal, que el pequeño espacio que queda mesialmente entre los incisivos centrales. Una línea que corte el área comprendida entre la cara distal del incisivo central y la cara mesial del incisivo lateral pasará por la unión del tercio medio e incisal de cada corona.

Incisivo lateral y canino

El área de contacto distal del incisivo lateral se encuentra aproximadamente en el tercio medio. El área de contacto mesial del canino se halla en la unión del tercio medio e incisal. La forma de estos dientes crea un espacio más abierto que en los dos casos descritos anteriormente.

Canino y primer premolar

El canino tiene una vertiente distal larga, que coloca la cresta distal de su curvatura en el centro del tercio medio de la corona. El área de contacto está precisamente en este punto y es muy importante reconocerla en la clínica. Como se ha mencionado anteriormente, en este punto de la arcada dental, el canino queda situado entre el segmento anterior y el posterior, formando parte de ambos (v. Fig. 5-15, *B* y *C*).

El primer premolar tiene también una cúspide larga, cuya área de contacto mesial queda en una zona de la corona más bien alta. Normalmente queda por cervical a la unión del tercio medio con el tercio oclusal. El espacio que queda entre ambos dientes forma un ángulo abierto.

Primer y segundo premolares

Las áreas de contacto de estos dientes son semejantes a las descritas anteriormente, aunque acostumbran a estar ligeramente hacia cervical de la unión del tercio medio y del tercio oclusal de la corona. La forma de estos dientes crea un espacio oclusal amplio.

Obsérvese que el diseño de los espacios interproximales cambia al cambiar la forma y las dimensiones de los dientes que están en contacto.

Segundo premolar y primer molar

La situación de las áreas de contacto cervicooclusalmente es semejante a la de los premolares.

Primer y segundo y segundo y tercer molares

Estas formas se describen a la vez, puesto que son similares. El contorno distal del primer molar es redondeado, lo que coloca el área de contacto aproximadamente en el centro del tercio medio de la corona. Insistimos nuevamente en que los niveles de contacto de los molares maxilares (incluso hasta cierto punto de los premolares) acostumbran a estar en el centro del tercio medio de la corona anatómica.

El área de contacto mesial del segundo molar se sitúa también en el tercio medio de la corona. En consecuencia, el espacio oclusal es amplio, aunque las cúspides no sean largas.

El diseño del contacto y el espacio interdental del segundo y tercer molares es semejante al del primero y segundo. Los molares se acortan progresivamente desde el primero hasta el tercero. De nuevo vemos que las dimensiones de la corona del diente influyen en el diseño del contacto y el espacio.

DIENTES MANDIBULARES

Incisivos centrales

Las áreas de contacto mesial de los incisivos centrales mandibulares se localizan en el tercio incisal de la corona. En el momento de la erupción, los ángulos incisales mesial y distal están ligeramente redondeados y los mamelones destacan en los bordes incisales. No obstante, al poco tiempo, el desgaste reduce el borde incisal convirtiéndolo en una línea recta, quedando los ángulos mesial y distal en forma de ángulo recto. Esto se debe, en parte, al desgaste de las áreas de contacto (v. figs. 5-7 y 5-14). En muchos casos, las áreas de contacto se extienden al ángulo mesioincisal. Por tanto, existe un pequeño espacio incisal por mesial de los incisivos centrales mandibulares, a menos que el desgaste por el uso lo haya obliterado.

Incisivos central y lateral

El área de contacto distal y el espacio incisal del incisivo central, y el área de contacto mesial y el espacio incisal del incisivo lateral son semejantes a las descritas anteriormente. Como el incisivo central y el lateral mandibulares son pequeños mesiodistalmente y tienen funciones complementarias, el diseño de sus coronas ofrece unos contactos y espacios similares.

Obsérvese la forma de arco gótico estrecho que circunscriben los espacios interproximales en los dientes mandibulares anteriores.

Incisivo lateral y canino

El área de contacto entre la cara distal del incisivo lateral y la mesial del canino, en sentido cervicoincisal, es aproximadamente la misma que acabamos de ver. Los dientes están en contacto en el tercio incisal, cerca de los bordes incisales. Sin embargo, el ángulo mesioincisal del canino es más redondeado y abre un pequeño espacio incisal en este nivel.

El espacio interproximal entre el lateral y el canino tiene un diseño muy parecido al visto en los dos dientes anteriores.

Canino y primer premolar

La vertiente distal de la cúspide del canino mandibular es larga y pronunciada y coloca el área de contacto distal ligeramente cervical a la unión de su tercio incisal y medio.

El primer premolar tiene una cúspide vestibular larga y aunque su corona es más corta que la del canino, el área de contacto mesial tiene casi la misma relación cervicooclusal que la que se ha encontrado distalmente en el canino y está situada cervicalmente a la unión del tercio oclusal y el tercio medio. De esta manera, la disposición en conjunto sitúa estas áreas de contacto niveladas entre sí.

El espacio o separación oclusal es bastante amplio y pronunciado debido a la forma de las cúspides de los dos dientes. El espacio interproximal se encuentra reducido por el descenso cervical de las áreas de contacto, favorable comparativamente al diseño de los dientes posteriores mandibulares.

Primer y segundo premolares

Vistas desde la cara vestibular, las coronas de estos dos dientes son semejantes. La cúspide vestibular del segundo premolar no es tan larga como la del primero. El contacto de estos dientes está casi al nivel que la del canino y el primer premolar. Las vertientes de las cúspides crean un amplio espacio oclusal y el espacio interproximal es ligeramente menor que el que existe entre el canino y el primer premolar.

Segundo premolar y primer molar

El diseño del contacto y del espacio entre estos dientes es semejante al descrito en los premolares. La cúspide mesiovestibular del primer molar es más corta y más redondeada que la cúspide del segundo premolar, lo cual varía algo el espacio, y como la corona del molar es un poco más corta, el espacio interproximal a este nivel queda un poco reducido.

Primer y segundo y segundo y tercer molares

Los contactos y los espacios entre ellos se describen conjuntamente, puesto que son similares.

Las superficies proximales son bastante redondas; esto comprende la superficie distal del primer molar, la superficie mesial del segundo molar, la superficie distal del segundo molar y la superficie mesial del tercer molar. Los espacios oclusales son amplios por encima de los puntos de contacto, aunque las cúspides son cortas y redondeadas.

Del mismo modo que los molares se acortan progresivamente desde el primero hasta el tercero, los centros de las áreas de contacto también descienden cervicalmente. Una línea que atravesara las áreas de contacto del segundo y tercer molares quedaría situada aproximadamente en el centro del tercio medio de las coronas.

Los espacios interproximales se reducen considerablemente a causa del acortamiento progresivo de su forma.

Áreas de contacto y espacios interdentales vestibulares y linguales vistos desde la cara incisal y oclusal

Para estudiar las posiciones relativas de las áreas de contacto en los espacios interdentales vestibulares y linguales, y para obtener una perspectiva correcta, el ojo se debe dirigir directamente a las superficies incisales de los dientes y observarlas examinándolas por series (fig. 5-17; v. también figs. 5-8, 5-10 y 5-11). Los dientes posteriores se examinan de la misma forma, mirando el diente o grupo de dientes desde oclusal, para que las caras oclusales estén en la misma línea que el eje largo del diente.

El problema en este momento es descubrir las posiciones relativas de los contactos en dirección vestibulolingual y observar la forma del espacio interdental vestibular y lingual creado por la forma de los dientes y sus puntos de contacto.

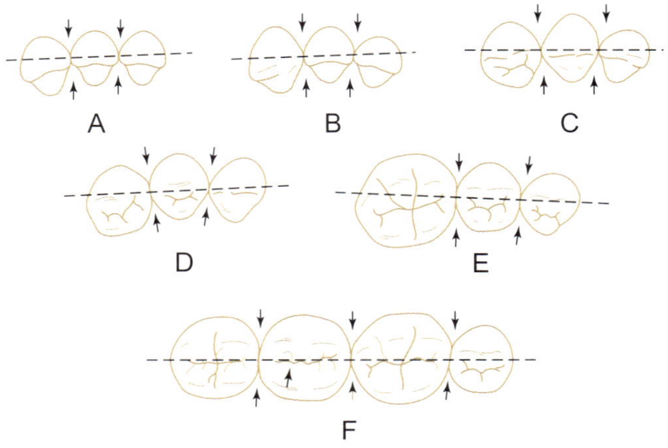

FIGURA 5-17 Contactos de los dientes mandibulares vestibulolingualmente, observados por sus caras incisal y oclusal. Las flechas señalan los espacios interdentales contiguos. **A,** Incisivos centrales e incisivo lateral. **B,** Incisivos central y lateral y canino. **C,** Incisivo lateral, canino y primer premolar. **D,** Canino, primer y segundo premolares. **E,** Primer y segundo premolares y primer molar. **F,** Segundo premolar y primer, segundo y tercer molares.

Se puede establecer una norma generalizada para localizar las áreas de contacto vestibulolingualmente. Los dientes anteriores tendrán sus contactos centrados vestibulolingualmente, mientras que los posteriores las tendrán ligeramente por vestibular al centro vestibulolingual. Esta inclinación vestibular merece estudiarse detenidamente, aunque no se debe sobrevalorar.

Excepto para el primer molar maxilar, todas las coronas convergen más lingualmente que facialmente, a partir de sus áreas de contacto. El primer molar maxilar es el único diente más ancho lingual que vestibularmente (v. fig. 5-16). Esta disposición hace necesario un ajuste del espacio interdental mesiolingual al cambiar la forma de los dientes maxilares posteriores desde la forma del premolar maxilar hasta la forma típicamente romboide del segundo y tercer molares maxilares. Más adelante se trata ampliamente esta situación.

La reducción de las medidas linguales en comparación con las vestibulares ocasiona que los espacios linguales sean más anchos que los vestibulares. Compárense los dos tipos de espacios de los incisivos centrales y laterales maxilares.

DIENTES MAXILARES

Véanse las figuras 5-8 y 5-10, *A*.

Incisivos centrales

Las áreas de contacto de estos dientes están centradas vestibulolingualmente. El espacio interdental lingual tiene forma de V y se debe a la forma vestibular de sus coronas. La tronera lingual es más abierta que la vestibular debido a la convergencia lingual de las coronas (v. fig. 5-10, *A*). Obsérvese el centrado del borde vestibuloincisal respecto al contorno de la corona y el estrechamiento de las caras linguales en comparación con las anchas caras vestibulares.

Incisivos central y lateral

El área de contacto de estos dientes está, asimismo, centrada vestibulolingualmente.

Incisivo lateral y canino

El área de contacto está centrada vestibulolingualmente en ambos dientes. El espacio interdental lingual es semejante al de los incisivos central y lateral, pero el espacio vestibular cambia en ocasiones por la convexidad del vértice mesiovestibular del canino.

Canino y primer premolar

El área de contacto está centrada en la cara distal del canino, pero un poco vestibularmente hacia el centro de la cara mesial del primer premolar. Lingualmente, el espacio tiene una marcada concavidad en la zona del vértice distolingual del canino y un surco de desarrollo que cruza la cresta marginal mesial del primer premolar.

Primer y segundo premolares

El área de contacto está casi centrada vestibulolingualmente. Los espacios interdentales vestibulares y linguales tienen un contorno regular, aunque su diseño es ligeramente diferente.

La prominencia del vértice mesiovestibular y distovestibular de los premolares contrasta con la reducción uniforme de estos dientes lingualmente cuando se observan desde la cara oclusal. Esta forma determina una ligera variación entre los espacios interdentales vestibulares y linguales.

Segundo premolar y primer molar

Como siempre, una línea divisoria del área de contacto de estos dientes pasa casi por el centro de la cara distal del segundo premolar. El área de la superficie mesial del primer molar se localiza más vestibularmente que las otras áreas de contacto de los dientes maxilares posteriores. Las áreas de contacto son más anchas en los molares porque su anchura vestibulolingualmente es mayor.

Los espacios interdentales vestibulares entre estos dientes y la localización del área de contacto mesial del primer molar está influida por la prominencia del vértice mesiovestibular del primer molar maxilar junto con la prominencia semejante del vértice distovestibular del segundo premolar maxilar. El espacio interdental lingual es el clásico del área molar, debido al gran tamaño de la cúspide mesiolingual del primer molar. En ocasiones, esta cúspide contiene una pequeña formación lingual que modifica su forma (quinta cúspide o cúspide de Carabelli). Normalmente la cúspide mesiolingual del primer molar maxilar es redondeada, con un surco de desarrollo que señala la posible formación de una cúspide extra.

El lóbulo mesiolingual siempre es grande y es el motivo de que la distancia entre el vértice mesiolingual hasta la línea distolingual sea más ancha lingualmente que vestibularmente. Si no ocurriera así, la forma romboidal del primer molar en contacto con la forma más estrecha del primer premolar dejaría abierto un espacio lingual de medidas considerables. El gran lóbulo mesiodistal compensa el cambio del contorno oclusal que se produce entre la forma del premolar y la del molar y mantiene la uniformidad de los espacios linguales (v. fig. 5-16)

Primer y segundo y segundo y tercer molares

Los contactos y las formas de los espacios o troneras se describen conjuntamente, puesto que son similares. Los vértices mesiovestibulares del segundo y tercer molares no son tan marcados como los del primer molar; no obstante, también son abultados.

El vértice distovestibular de todos los molares maxilares es impreciso aunque redondeado, de forma que los espacios interdentales vestibulares están determinados principalmente por el prominente vértice mesiovestibular. Los vértices mesiolinguales del segundo y tercer molares son redondeados y están en armonía con los redondos vértices distolinguales; los espacios interdentales linguales entre el primer, segundo y tercer molares presentan una forma abierta y uniforme (v. fig. 5-8, *F* y *G*).

Las áreas de contacto son anchas y están centradas vestibulolingualmente. Los espacios interdentales son uniformes. Obsérvense las generosas proporciones de los espacios vestibulares.

DIENTES MANDIBULARES

Veánse las figuras 5-10, 5-11 y 5-17.

Incisivos centrales e incisivos centrales y laterales

Las áreas de contacto y los espacios interdentales se describen conjuntamente por su semejanza.

Estos dientes son estrechos mesiodistalmente, pero las medidas vestibulolinguales no son mucho menores que las de los incisivos centrales y laterales maxilares. A los incisivos centrales mandibulares les falta poco más de 1 mm para igualar su distancia vestibulolingual a la de los incisivos centrales maxilares; los incisivos laterales *mandibulares* tienen una distancia vestibulolingual tan grande, si no mayor, como la de los incisivos laterales *maxilares*.

Las áreas de contacto están centradas vestibulolingualmente y los espacios interdentarios son uniformes. Aunque las dimensiones mesiodistales son menores, el perfil de la cara incisal de los incisivos centrales y laterales mandibulares se parece al de los centrales y laterales maxilares en que los contornos linguales se redondean y estrechan si se comparan con los contornos vestibulares, que son más anchos y planos.

Incisivo lateral y canino

El área de contacto está centrada y el espacio interdental lingual es similar al descrito anteriormente. La configuración del espacio interdental vestibular está definida por el prominente vértice mesiovestibular del canino. El canino maxilar presenta la misma característica.

Canino y primer premolar

El área de contacto está prácticamente centrada y el espacio interdental vestibular es liso y de diseño uniforme. El espacio interdental lingual está abierto, en parte, por una ligera concavidad distolingual del canino y por un surco de desarrollo característico que cruza la cresta marginal del primer premolar en dirección mesiolingual.

Primer y segundo premolares

El área de contacto está casi en el centro vestibulolingual pero es más ancha que en los dientes anteriores porque la curvatura distal del primer premolar describe un arco mayor que la curvatura mesial, y la superficie mesial de contacto del segundo premolar es relativamente ancha y describe una superficie curva más suave que la de la superficie distal del primer premolar.

Debido a la convergencia lingual del primer premolar y a la forma pequeña de la cúspide lingual, el espacio interdental lingual es tan ancho como el mesial.

Segundo premolar y primer molar

El área de contacto es amplia y está casi centrada. La extensión del área de contacto se ve incrementada a veces por una ligera concavidad del contorno de la superficie mesial del primer molar, por debajo de la cresta marginal. El área de contacto mesial del primer molar se localiza más vestibularmente que las otras áreas de contacto de los dientes mandibulares posteriores. Recordamos la misma situación cuando se describían los contactos de los primeros molares maxilares con los segundos premolares.

La prominencia del primer molar en el vértice mesiolingual es evidente. El contorno mesial de la corona se estrecha hacia lingual formando un espacio interdental lingual amplio, armónico con la suave curvatura distolingual del segundo premolar.

Primer y segundo molares

El área de contacto está poco más o menos centrada vestibulolingualmente y no es tan ancha como la descrita anteriormente debido al diseño distal del primer molar. El área de contacto distal del primer molar está confinada a la cúspide distal cuya superficie de contacto con el segundo molar no es tan ancha como la que contacta mesialmente con el segundo premolar. Esta forma, junto con el contorno redondeado del vértice distovestibular, deja un espacio interdental más ancho que el que aparece en mesial.

El contorno lingual de la corona del primer molar en el área de contacto distal presenta una línea recta y, en ocasiones, cóncava.

El contorno vestibular y lingual del segundo molar del área de contacto mesial está uniformemente redondeado.

Segundo y tercer molares

El área de contacto es amplia y casi centrada vestibulolingualmente. Cuando el tercer molar está desarrollado normalmente, al observarlo por oclusal, tiene un contorno similar al del segundo molar. Los espacios interdentales vestibulares y linguales entre estos dientes son parecidos en forma y extensión.

Una línea recta a través de las áreas de contacto del segundo premolar y de los tres molares divide en dos todas las áreas de contacto. Estos cuatro dientes mandibulares están colocados prácticamente en una línea recta (v. figs. 5-10, *B*, y 5-17, *F*).

Contorno facial y lingual en el tercio cervical (cresta cervical) y contornos linguales en el tercio medio de la corona

III C, D

Los dientes resultan únicos en el sentido que su forma externa estática es fisiológica. Aun cuando las piezas dentales maxilares están insertadas firmemente en sus alveolos, cuando funcionan contra el alimento activadas por los movimientos de la mandíbula cambian la forma funcional de su corona pasando de una cualidad estática a otra dinámica. Todas las particularidades de su anatomía influyen en la estabilización del diente en la arcada.

Observando las coronas por la cara mesial o distal, se aprecian curvaturas uniformes en los tercios gingivales y medios, vestibular y lingualmente, que varían según el diente objeto de examen (fig. 5-18, *A*, *D* y *E*). Como se ha

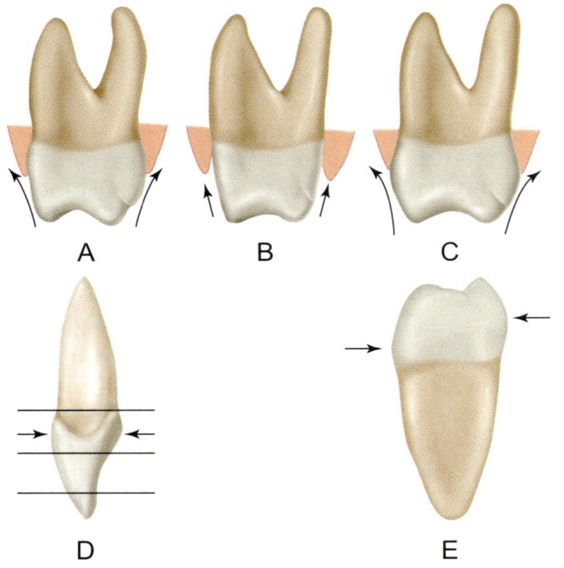

FIGURA 5-18 Esquema de las curvaturas vestibulares y linguales. **A,** Curvaturas normales de los primeros molares maxilares. Las flechas señalan la ruta teórica del alimento durante la masticación. **B,** Si el molar no tiene curvatura o es muy escasa, hay posibilidad de impactación del alimento. **C,** Molar con una curvatura superior a la normal. La importancia del exceso de curvatura no se ha podido precisar hasta la fecha. **D,** Curvaturas cervicales normales en los incisivos maxilares. Las crestas de la curvatura se oponen entre sí vestibulolingualmente. **E,** Curvatura de los dientes maxilares posteriores.

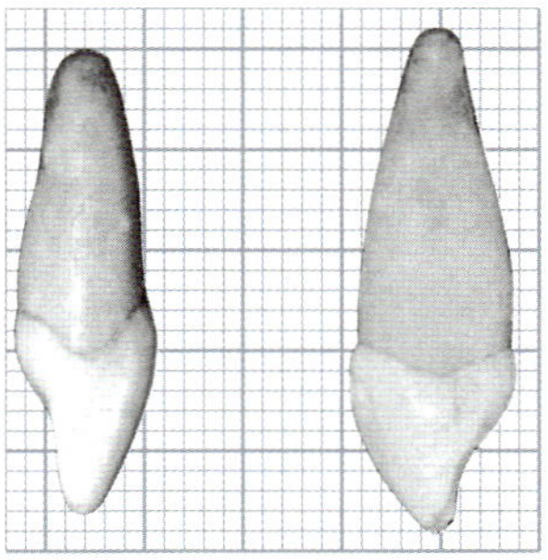

FIGURA 5-19 El incisivo central maxilar tiene una curvatura aproximada de 0,5 mm por vestibular y algo menos por lingual, en el tercio cervical de la corona. Muchos ejemplares tienen las curvaturas iguales en los dos lados. El canino maxilar tiene aproximadamente la misma curvatura. Obsérvese la reducción de la curvatura en el cíngulo sobre la línea cervical. (Cuadrícula = 1 mm^2.)

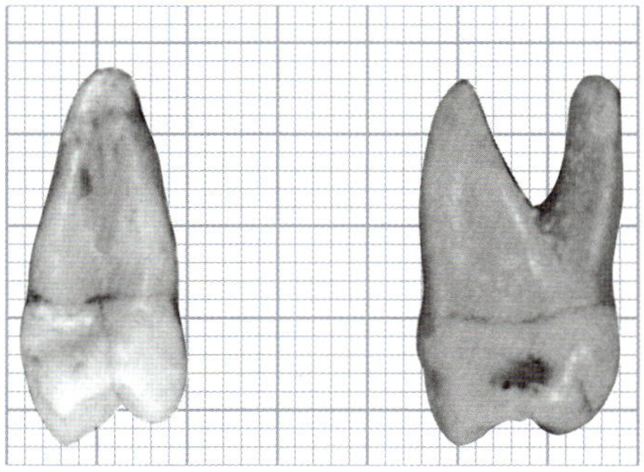

FIGURA 5-20 El primer premolar maxilar tiene una curvatura aproximada de 0,5 mm vestibular y lingualmente. La cresta de la curvatura vestibular está en el tercio cervical de la corona, y en el tercio medio lingualmente. El primer molar maxilar tiene las curvaturas del mismo grado y aspectos semejantes en ambos lados. (Cuadrícula = 1 mm^2.)

expuesto antes, la importancia de los contornos y su relación con la función protectora y estimulante de la encía suponen un desafío que hasta la fecha no se ha resuelto satisfactoriamente. Sin embargo, la evidencia apoya la posibilidad de que esos contornos "defectuosos" (infracontorneados) favorezcan el impacto de los alimentos u otras lesiones. Se cree que la enfermedad inflamatoria periodontal está causada principalmente por la placa bacteriana y que los contornos vestibulares y linguales no influyen en la eliminación de la placa durante la masticación. Así pues, cuando faltan las medidas higiénicas, los mecanismos de autolimpieza que proporciona la musculatura y el supuesto efecto de barrido de los alimentos no son suficientes para eliminar la placa y prevenir la gingivitis. Aun así, no debemos ignorar la importancia relativa de los contornos en la aparición de traumatismos, impactación de alimentos y, en ocasiones, el inicio de una respuesta inflamatoria localizada. Los contornos vestibulares y linguales pueden desviar el material alimenticio de los márgenes gingivales durante la masticación (fig. 5-18, *A*). Las superficies poco contorneadas colaboran al impacto del alimento (fig. 5-18, *B*), pero la importancia del sobrecontorneado (fig. 5-18, *C*) no está del todo aclarada, aunque parece que el contorno excesivo tampoco es beneficioso. La adaptación marginal de la encía y la limpieza profesional y personal son, con mucho, los requisitos más importantes para mantener la salud gingival.

El tercio cervical de la corona es el área donde se insertan los tejidos blandos. La inserción epitelial de los tejidos blandos al diente, que se describirá detalladamente más adelante, está situada en su totalidad dentro del tercio gingival de la corona. Las curvaturas cervicales se consideran con frecuencia como *crestas cervicales*. Sin embargo, debemos considerar que **curvatura cervical** es un término sobre todo descriptivo y que pocas veces estas áreas son suficientemente pronunciadas como para llamarlas **crestas.** Además, es inusual el diente que no presente una curvatura.

En personas jóvenes y en algunos adultos, la mayor parte de la curvatura está situada bajo la cresta gingival. En personas mayores, la UAC se hace visible o queda justo por debajo de la cresta gingival, con la mayor parte de la curvatura expuesta.

La recesión gradual de la encía durante la vida es un proceso normal. Sin embargo, la exposición de la raíz puede causar caries de cemento, hipersensibilidad del cuello y abrasión, especialmente cuando el cepillado de los dientes es inadecuado.

Todas las curvaturas protectoras actúan funcionalmente cuando el diente está correctamente alineado, y, naturalmente, cuando está mal colocado, las curvaturas cambian de posición espacial y se vuelven ineficaces.

Las curvaturas son bastante uniformes en los tercios cervical y lingual de los dientes maxilares y en la superficie vestibular de los dientes mandibulares posteriores (figs. 5-19 a 5-21).

La curvatura normal de la cresta entre la UAC y la cresta del contorno es aproximadamente de 0,5 mm.Cuando el eje largo del diente está situado verticalmente, se comprueba que esta curvatura es razonablemente constante, con un valor promedio normal para los dientes maxilares, vestibular y lingualmente, y para los dientes mandibulares posteriores, vestibularmente. La curvatura lingual de los dientes mandibulares posteriores se extiende alrededor de 1 mm más allá de la línea cervical. Aquí, sin embargo, aunque la curvatura sea extrema no se retienen los alimentos en el cuello, debido a la actividad de la lengua que mantiene limpias las superficies linguales.

La figura 5-19 muestra que las curvaturas del incisivo central maxilar y el canino, por vestibular y lingual son casi idénticas. *Como los caninos tienen el cíngulo francamente desarrollado, al observarlos clínicamente dan la impresión de poseer una gran curvatura. Esto es una ilusión óptica que se desvanece cuando se compara adecuadamente en un gráfico el perfil del canino con el de otro diente.*

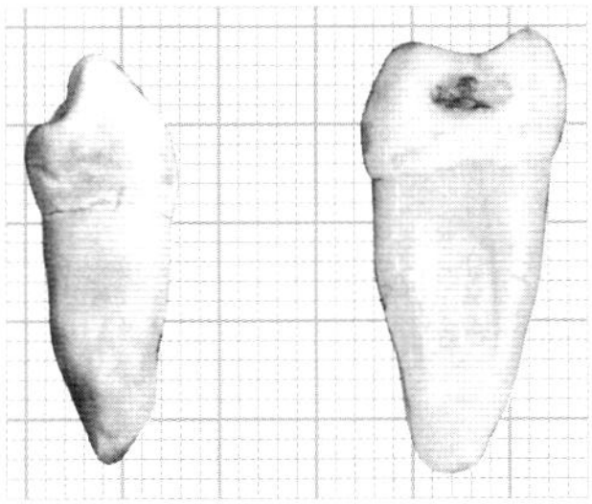

FIGURA 5-21 Primer premolar y primer molar mandibular. Ambos tienen una curvatura aproximada de 0,5 mm vestibularmente, en el tercio cervical de la corona, y una curvatura de aproximadamente 1 mm lingualmente, con la cresta de la curvatura en el tercio medio. (Cuadrícula = 1 mm^2.)

El premolar y molar maxilar muestran las mismas curvaturas limitadas. La cresta de la curvatura por lingual de todos los dientes posteriores está en el tercio medio de la corona o muy cerca de él.

Las curvaturas no acostumbran a ser mayores de 0,5 mm; rara vez la curvatura llega a 1 mm, excepto lingualmente en los dientes mandibulares posteriores y a menudo lingualmente en los maxilares. Cuando ocurre esto, la cresta del contorno se encuentra en el tercio medio de la corona, en vez del tercio cervical (v. fig. 5-21). Estas crestas son siempre linguales.

Es fácil confundirse al observar algunas superficies de los dientes debido a la brusca transición de las curvaturas desde la línea cervical hasta la superficie oclusal o incisal (p. ej., las superficies vestibulares de los dientes mandibulares posteriores, las superficies linguales de los dientes maxilares posteriores y las superficies linguales de los caninos). Cuando se colocan fotografías reales sobre un fondo cuadriculado (fig. 5-22), con el eje longitudinal del diente en posición vertical, vemos rápidamente que la curvatura desde la línea cervical hasta la cresta de la curvatura vestibular o lingual es ligera. Con mucha frecuencia, en los tratamientos restauradores *se sobreestima y se reproduce con exceso.*

En la figura 5-23 aparecen un incisivo central mandibular y un canino vistos desde su cara mesial. Aquí, la

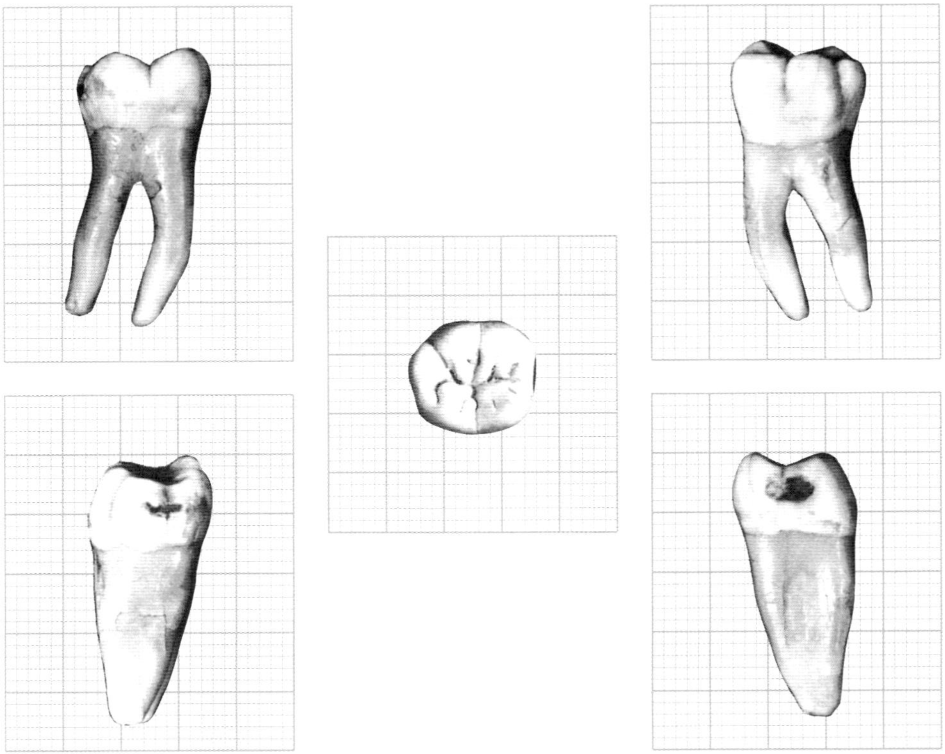

FIGURA 5-22 Fotografías de un ejemplar natural de un primer molar mandibular tomadas con una lente bidimensional. Se colocaron recortes de estas fotografías sobre papel milimetrado. Con ello se obtiene un detallado gráfico en milímetros de los contornos de las cinco caras del molar. (Cuadrícula = 1 mm^2.)

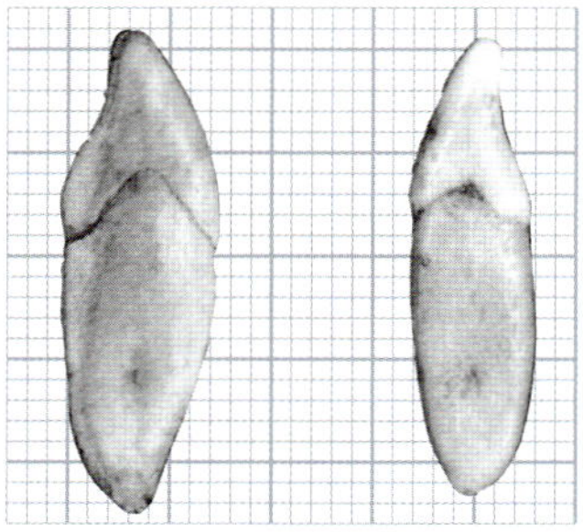

FIGURA 5-23 Incisivo central y canino mandibular. La curvatura vestibular y lingual del incisivo central es menor de 0,5 mm y la cresta de la curvatura está cerca de la línea cervical. El canino tiene también una curvatura de menos de 0,5 mm, aunque su cresta sube más hacia la corona; sin embargo, todavía está dentro de los límites del tercio cervical. (Cuadrícula = 1 mm^2.)

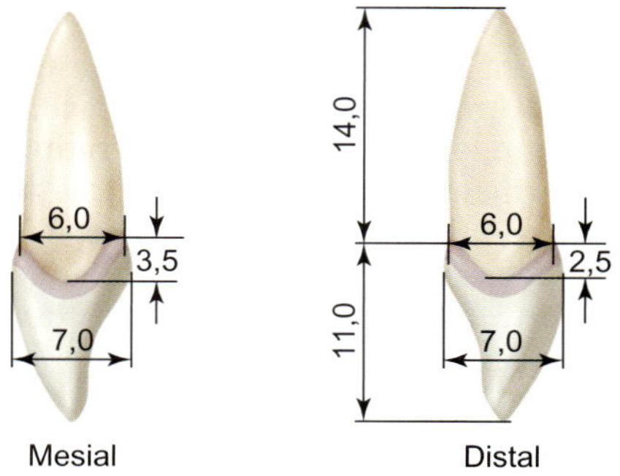

FIGURA 5-24 Curvaturas de la línea cervical (unión amelocementaria) mesial y distal de un incisivo central maxilar, con los puntos de medición que determinan la relación entre las curvaturas de la línea cervical, mesial y distal. Están señalados otros puntos de medición de la corona y de la raíz observados por la cara mesial y distal del mismo incisivo central mandibular. El área en forma de banda sombreada en el esmalte sigue la curvatura cervical y representa la inserción epitelial del tejido gingival en el esmalte de la corona. La unidad de medida de la figura es el milímetro.

curvatura en el tercio cervical es menor que la de otros dientes, y en ocasiones es tan ligera que se distingue con dificultad. El canino frecuentemente tiene la curvatura por encima de la línea cervical menos marcada que los incisivos centrales y laterales mandibulares.

RESUMEN DE LOS CONTORNOS FISIOLÓGICOS DE LAS CORONAS DE LOS DIENTES VISTOS POR VESTIBULAR Y LINGUAL

Todas las coronas presentan una curvatura por encima de la línea cervical. Este ligero abultamiento del tercio cervical se denomina a veces **cresta cervical.** Aunque la amplitud de la curvatura puede variar de un individuo a otro, normalmente en los dientes permanentes no suele extenderse más de 1 mm de la línea cervical, siendo generalmente menor.

Las curvaturas de las caras vestibulares y linguales de los dientes maxilares, y de las caras vestibulares de los dientes mandibulares posteriores son bastante uniformes, con un valor promedio de 0,5 mm.

Los *dientes mandibulares posteriores* tienen una curvatura lingual de aproximadamente 1 mm, con la cresta de la curvatura en el *tercio medio* de la corona, en vez de en el tercio cervical. En ocasiones, los *dientes maxilares posteriores* tienen curvaturas similares en la cara lingual. (Compárense las curvaturas linguales de las figs. 5-20 y 5-21.)

Los dientes mandibulares anteriores muestran menos curvatura de la corona por encima de la línea cervical que los demás dientes. Suele ser menor de 0,5 mm y, a veces, es tan plana que cuesta distinguirla. Los caninos mandibulares tienen una curvatura ligeramente mayor que la de los incisivos centrales y laterales.

Prescindiendo de las teorías que tratan de explicar el significado funcional y la corrección de los contornos, no se debe desdeñar su importancia. Si no ocurriera así, existiría una mayor discrepancia en la presencia y extensión de la curvatura. Las curvaturas descritas parecen ser tan regulares y estables como cualquier otro relieve anatómico.

Altura de la inserción epitelial: curvaturas de las líneas cervicales (unión amelocementaria [UAC]) mesiales y distales

La inserción epitelial sella el tejido blando al diente. Es un sistema notable capaz de ajustarse a los cambios fisiológicos locales, pero vulnerable a las agresiones físicas. Los tratamientos poco cuidadosos pueden causar desgarros y volver más susceptible el diente a los ataques físicos y patológicos. Los dientes se pueden dañar por sondajes bruscos durante el examen clínico, por raspados incorrectos en los tratamientos profilácticos, por las técnicas empleadas en los procedimientos operatorios, etc.

La altura del tejido gingival normal de los dientes próximos por mesial y distal depende directamente de la altura de la inserción epitelial de estos dientes. La inserción normal sigue la curvatura de la UAC si el diente tiene una alineación y contactos normales. Esto no significa que la UAC y la inserción epitelial deban estar al mismo nivel, sino que tienden a seguir la misma curvatura e incluso la inserción epitelial puede estar más alta en la superficie del esmalte de la corona (fig. 5-24). Por consiguiente, es necesario comparar las curvaturas de la UAC por mesial y distal. En las figuras 5-25 y 5-26 se muestran las mediciones y las comparaciones; véase también la tabla 1-1.

Parece que la extensión de la curvatura depende de la altura del área de contacto por encima del cuello de la corona y también del diámetro de la corona desde la perspectiva vestibulolingual. Las coronas de los dientes anteriores, más estrechas y más largas, tienen una curvatura mayor (v. fig. 5-25). El empleo de las palabras **altura** y **encima** supone que tanto en la arcada maxilar como en la mandibular las superficies oclusales de los dientes están por encima de los cuellos. Cualquier punto que se dirija al borde incisal o a la superficie oclusal de la corona se considera que está por encima del cuello, y la altura aumenta a medida que se acerca al nivel oclusal.

El anclaje periodontal que sigue la curvatura de la UAC por mesial y distal parece estar casi tan alto en los dientes mandibulares anteriores como en sus homólogos más grandes de la arcada maxilar. Aunque las coronas de los dientes mandibulares anteriores tienen un diámetro labiolingual 1 mm menor de promedio (excepto el incisivo lateral), las áreas de contacto son más altas, quedando cerca de los bordes incisales en los centrales y laterales. Por consiguiente, las mediciones normalmente muestran una variación menor de 1 mm en las curvaturas mesiales y distales entre los dientes anteriores maxilares y mandibulares.

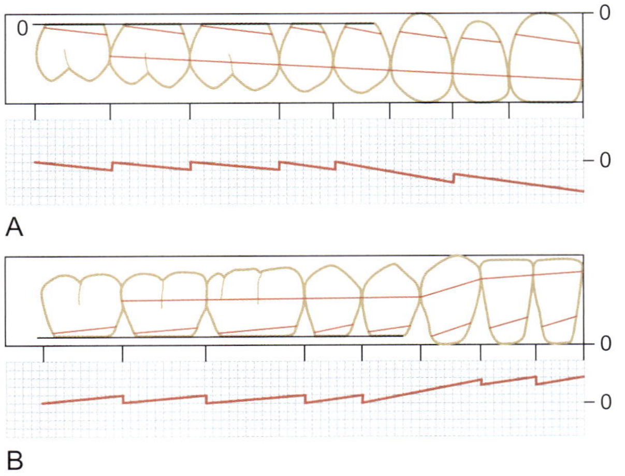

FIGURA 5-25 Dibujo esquemático de las coronas de dientes maxilares y mandibulares con la gráfica promedio de las curvaturas de la línea cervical por mesial y distal. **A,** Dientes maxilares. **B,** Dientes mandibulares. Compárese la gráfica de las curvaturas cervicales con la línea que pasa por el centro de las áreas de contacto. Obsérvese que la gráfica tiende a ir casi paralela a esta línea. (Cuadrícula = 1 mm^2.)

Los dientes posteriores muestran menos variación en cada arcada. La figura 5-25 es un dibujo esquemático de los contornos de una arcada dental vista desde el lado vestibular. Estos perfiles se han situado de forma que se puedan comparar directamente con los gráficos situados por debajo. Los gráficos muestran la altura relativa de las inserciones individuales en un caso de medidas normales. Están basados en ejemplos de incisivos centrales superiores con coronas de 10,5 a 11 mm de longitud. Excepto si el diente es demasiado grande o demasiado pequeño, los gráficos no variarán en más de 0,5 mm.

La curvatura de la línea cervical de la mayoría de dientes (UAC) tiene aproximadamente 1 mm menos por distal que por mesial. La curvatura mayor se encuentra en la línea media de los incisivos centrales maxilares y mandibulares. La altura de la inserción depende de la altura de las áreas de contacto de los dos dientes que crean el espacio interproximal. Si la curvatura mesial del incisivo central se ha calculado en 3,5 mm, la curvatura distal será de 1 mm menos, es decir, de 2,5 mm.

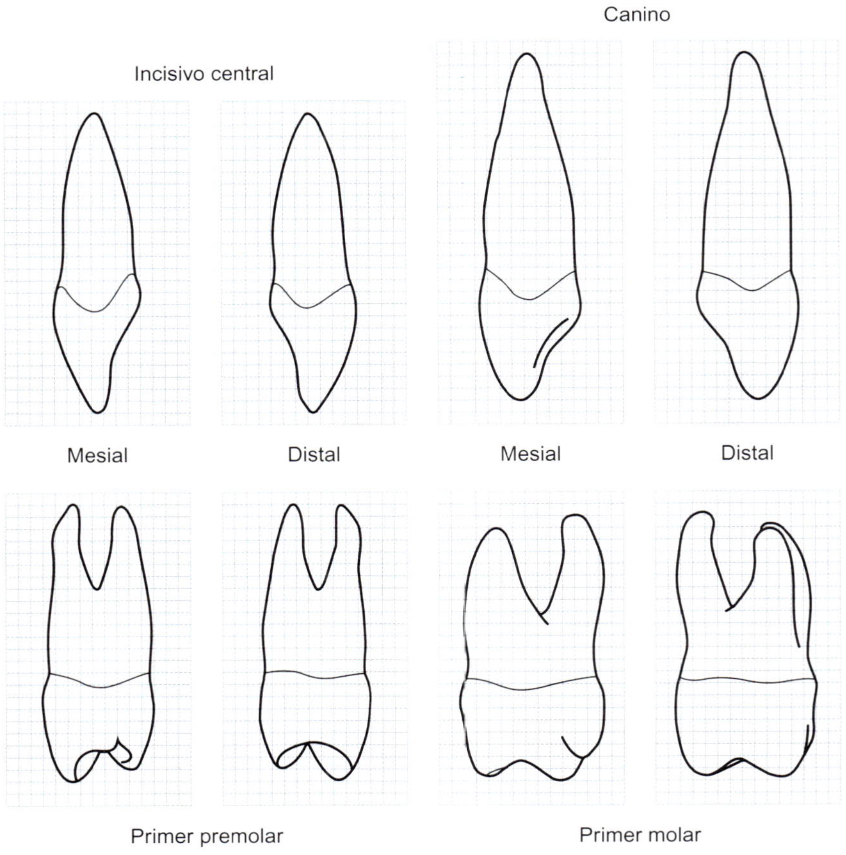

FIGURA 5-26 Gráficas de las formas representativas de los dientes maxilares con los contornos cervicales mesiales y distales trazados con líneas gruesas. (Cuadrícula = 1 mm^2.)

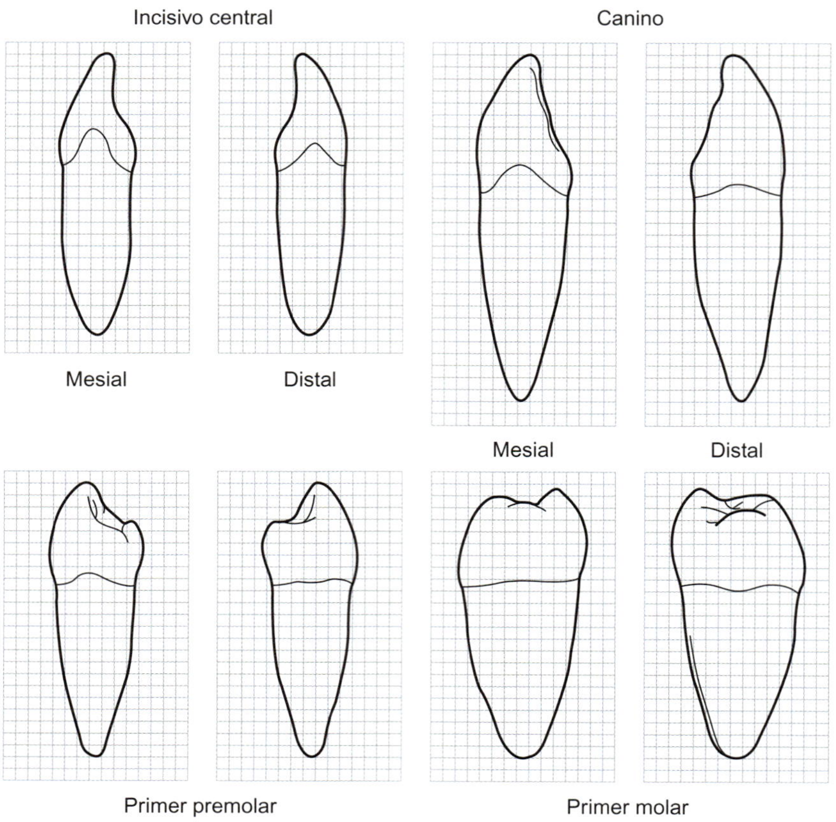

FIGURA 5-27 Gráficas de las formas representativas de los dientes mandibulares con los contornos cervicales mesiales y distales trazados con líneas gruesas. (Cuadrícula = 1 mm^2.)

Los seis dientes anteriores maxilares y mandibulares tienen las curvaturas más grandes si los comparamos con los dientes posteriores. Puesto que las coronas de los caninos funcionan distalmente como dientes posteriores, sus curvaturas distales, representadas por la UAC, son planas, con un valor promedio de alrededor de 1 a 1,5 mm.Los premolares y molares tienen curvaturas bastante uniformes y suaves. El nivel de contacto es bajo en relación con la altura total de la corona; en consecuencia, estos dientes no tienen inserciones periodontales interproximales altas. El premolar o molar promedio tiene una curvatura mesial solamente de 1 mm o menos, sin curvatura o muy pequeña por distal (fig. 5-27).

Desde el punto de vista del profesional, los dientes anteriores se deben intervenir con sumo cuidado (cuando el anclaje es normal) en las restauraciones. Los dientes posteriores tienen curvaturas menos comprometidas.

Resumiendo la altura del anclaje periodontal interproximal, vemos que el anclaje es más alto en la línea media de los incisivos centrales. En progresión distal, la altura del anclaje desciende al mismo tiempo que la curvatura de la UAC, hasta la cara mesial del primer premolar. A partir de este punto y hasta los terceros molares, la curvatura es plana.

Debe evitarse la posibilidad de lesionar el anclaje periodontal mesial o distal durante las manipulaciones del diente. La altura de la inserción se debe comprobar sondando cuidadosamente y con la observación continua de los márgenes durante la preparación. Se evitará, asimismo, el empleo de materiales de impresión inadecuados.

Para recoger datos científicos fiables, ha sido necesario examinar muchas muestras de dientes. Se ha comprobado que los gráficos de las curvaturas amelocementarias desde la línea media hacia distal presentan formas escalonadas de forma habitual, como en la figura 5-25. Hay que señalar que en los dientes posteriores la variación de las curvaturas es ligera y que las curvaturas son menores; la discrepancia varía desde 1 mm mesialmente hacia la superficie oclusal hasta una suave curvatura en la dirección opuesta. (Obsérvese la cara distal del primer molar mandibular en la fig. 5-27.)

Las figuras 5-26 y 5-27 son gráficos de dientes maxilares y mandibulares que muestran las habituales curvaturas cervicales por mesial y distal.

Referencias

1. Ostry DJ, Vatikiotis-Bateson E, Gribble PL: An examination of the degrees of freedom of human jaw motion in speech and mastication, *J Speech Lang Hear Res* 40:1341, 1997.
2. Braun S et al: The form of the human dental arch, *Angle Orthod* 68:29, 1998.
3. Nixon RL: Mandibular ceramic veneers: an examination of diverse cases integrating form, function, and esthetics, *Pract Periodontics Aesthet Dent* 7:17, 1995.
4. Watanabe M et al: Morphological and functional analysis of dento-orofacial complex in monozygotic twins with Duchenne type muscular dystrophy, *J Jpn Orthod Soc* 49:522, 1990.

5. McDonald F: The condylar disk as a controlling factor in the form of the condylar head, *J Craniomandib Disord* 3:83, 1989.
6. Magne P, Versluis A, Douglas WH: Rationalization of incisor shape: experimental-numerical analysis, *J Prosthet Dent* 81:345, 1999.
7. Sorensen DA: Form follows function-based rationale for esthetic dentistry, *J Indiana Dent Assoc* 77:25, 1998.
8. McCulloch CA et al: Role of physical forces in regulating the form and function of the periodontal ligament, *Periodontology* 24:56, 2000.
9. Daftary F: Dentoalveolar morphology: evaluation of natural root form versus cylindrical implant fixtures, *Pract Periodontics Aesthet Dent* 9:469, 1997.
10. Daftary F: Prosthetically formulated natural aesthetic implant prostheses, *Pract Periodontics Aesthetic Dent* 6:75, 1994.
11. Ramfjord SR, Ash MM: *Periodontology and periodontics*, Philadelphia, 1979, Saunders.

Bibliografía

Ash MM, Karring T: Periodontal and occlusal considerations in operative dentistry. In Horsted-Bindslev P, Mjor IA editors: *Modern concepts in operative dentistry*, Copenhagen, 1988, Munksgaard.

Beaudreau DE: Tooth form and contour, *J Am Soc Psychosom Dent Med* 3:36, 1973.

Becker C, Kaldahl WB: Current theories of crown contour, margin placement and pontic design, *J Prosthet Dent* 45:268, 1981.

Butler PM, Joysey KA editors: *Development, function and evolution of teeth*, New York, 1978, Academic Press.

Douglas WH: Form, function and strength in the restored dentition, *Ann R Austral Coll Dent Surg* 13:35, 1996.

Farer J, Isaacson D: Biologic contours, *J Prev Dent* 1:4, 1974.

Herlands RE et al: Forms, contours and extensions of full coverage restorations in occlusal reconstruction, *Dent Clin North Am* 6:147, 1962 March 1962.

Lindhe J, Wicen PO: The effects on the gingivae of chewing fibrous foods, *J Periodont Res* 4:193, 1969.

Maeda Y et al: Biomechanical study of temporomandibular joint on its form and function. Part I: Condyle morphology in frontal section, *J Osaka Univ Dent Sch* 33:65, 1993.

Morris M: Artificial crown contours and gingival health, *J Prosthet Dent* 12:1146, 1962.

Nissan HF, Ride RA, Noble WH: Physiologic design criteria for fixed dental restorations, *Dent Clin North Am* 15:543, 1971.

Perel ML: Periodontal considerations of crown contours, *J Prosthet Dent* 26:627, 1971.

Ryder JA: On the mechanical genesis of tooth forms, *Proc Acad Natl Sci Phila* 30:45, 1878.

Sackett BP, Gildenhuys RR: The effect of axial crown over-contour on adolescents, *J Periodontol* 47:320, 1976.

Volchansky A: The role of clinical crown height and gingival margin position in oral disease, *Diastema* 7:17, 1979-1980.

Wade AB: Effect on dental plaque of chewing apples, *Dent Pract* 21:194, 1971.

Wheeler RC: Complete crown form and the periodontium, *J Prosthet Dent* 11:722, 1961.

Youdelis RA, Weaver JD, Sapkos S: Facial and lingual contours of artificial complete crown restorations and their effects on the periodontium, *J Prosthet Dent* 29:61, 1973.

Use el CD-ROM para ver las animaciones y las fichas de repaso. Visite la página web de evolve para acceder a recursos de estudio adicionales.

6

Incisivos maxilares permanentes

Los incisivos maxilares permanentes son *cuatro*. Los incisivos **centrales** están en el centro del maxilar, uno a cada lado de la línea media, con las respectivas caras mesiales en contacto una con la otra. Los incisivos centrales maxilares y mandibulares son los únicos dientes vecinos de las arcadas dentarias cuya cara mesial está en contacto. Los incisivos **laterales** maxilares derecho e izquierdo o segundos incisivos quedan por distal de los incisivos centrales.

El incisivo central maxilar es mayor que el incisivo lateral. Estos dientes se complementan funcionalmente entre sí y son semejantes anatómicamente. Los incisivos son dientes con acción de cizalla o corte y su función más importante es perforar y cortar el alimento durante la masticación. Estos dientes tienen **bordes** o **crestas** incisales en vez de cúspides, como ocurre en los caninos y dientes posteriores.

Sería oportuno establecer una diferencia entre estos dos términos: *cresta incisal* y *borde incisal*. La cresta incisal es la parte de la corona que comprende la sección incisal completa. Cuando un incisivo acaba de hacer erupción, la parte incisal es redondeada y fusionada con el vértice mesioincisal y distoincisal y las caras vestibular y lingual. Esta porción del borde de la corona se llama **borde incisal.** El término *borde* implica un ángulo formado por la unión de dos superficies planas. Por consiguiente, el borde incisal no existe en el incisivo hasta que el desgaste oclusal ha creado una superficie aplanada linguoincisalmente, que forma un ángulo con la cara vestibular. El **borde incisal** se forma por la unión de la superficie linguoincisal, llamada a veces *superficie incisal*, y la superficie vestibular (fig. 6-1).

Precediendo a la descripción de los dientes en este capítulo y en los siguientes, se dará la cronología de la erupción y calcificación de cada diente como la que aparece en la tabla 2-2. El conocimiento de las proporciones individuales de los dientes ayuda a comprender las relaciones de los dientes entre sí. Los esquemas de las cinco caras de los dientes se estudian más detalladamente en otro apartado[1].

Incisivo maxilar central

Las figuras 6-1 a 6-12 muestran los incisivos centrales desde varias proyecciones. El incisivo central maxilar es más ancho mesiodistalmente que los otros dientes anteriores (tabla 6-1). La cara labial es menos convexa que la del incisivo maxilar lateral y la del canino, dando al incisivo central un aspecto cuadrado o rectangular (v. figs. 6-7 y 6-8). Desde esta cara, la corona casi siempre parece simétrica y regularmente formada, con el borde incisal casi plano, la línea cervical con la curvatura cervical uniforme hacia la raíz, el lado mesial con el contorno recto y el distal más curvado. El ángulo incisal mesial es relativamente agudo, el distal, más redondeado (v. fig. 6-2).

Aunque la cara **vestibular** de la corona normalmente es convexa, especialmente hacia el tercio cervical, algunos incisivos centrales tienen aplanada la parte media e incisal. La superficie del esmalte es relativamente lisa. El diente de reciente erupción o con poco desgaste muestra los mamelones visibles en el borde incisal. El del medio es el más pequeño. Las líneas de desarrollo de la cara vestibular dividen la superficie en tres partes y son más destacables en la parte media en caso de que sean visibles (v. fig. 2-12).

Lingualmente, la forma del incisivo es más irregular. La mayor parte de las porciones media e incisal es cóncava.

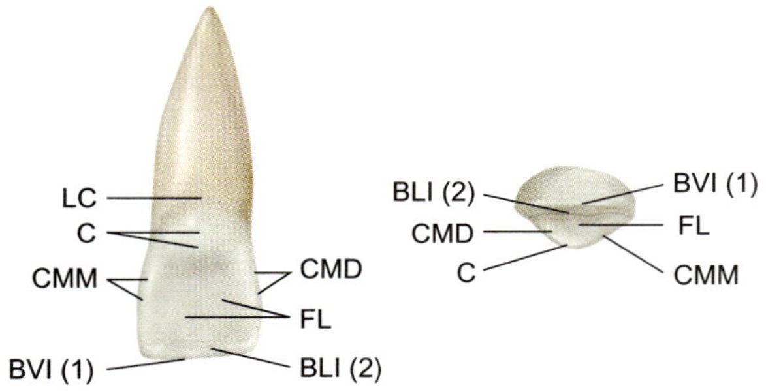

FIGURA 6-1 Incisivo central maxilar derecho, cara lingual e incisal. El borde vestibuloincisal (BVI [1]) y el borde linguoincisal (BLI [2]) delimitan el borde incisal. *C,* Cíngulo; *CMD,* cresta marginal distal; *CMM,* cresta marginal mesial; *FL,* fosa lingual; *LC,* línea cervical.

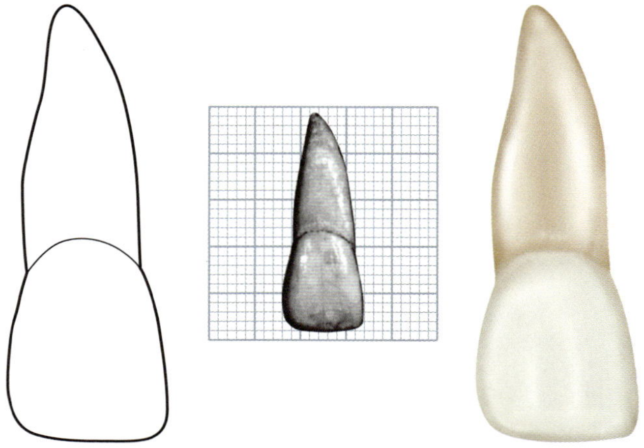

FIGURA 6-2 Incisivo central maxilar derecho, cara vestibular.

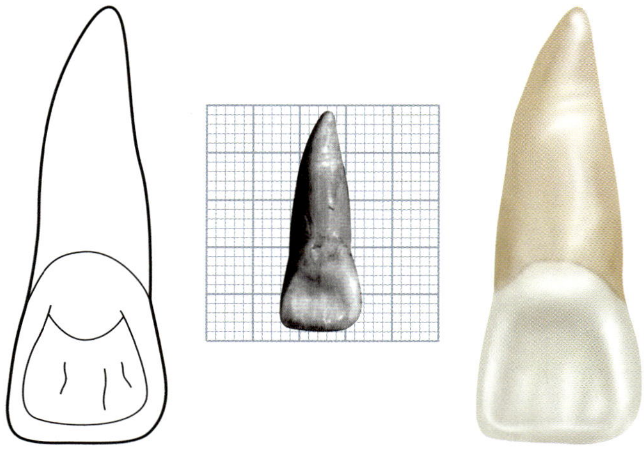

FIGURA 6-3 Incisivo central maxilar derecho, cara lingual.

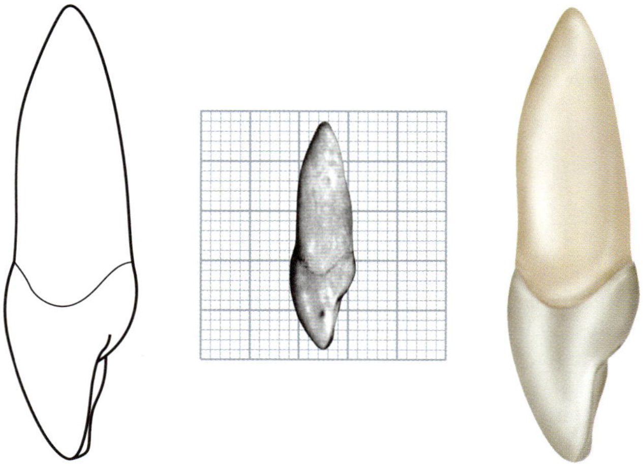

FIGURA 6-4 Incisivo central maxilar derecho, cara mesial.

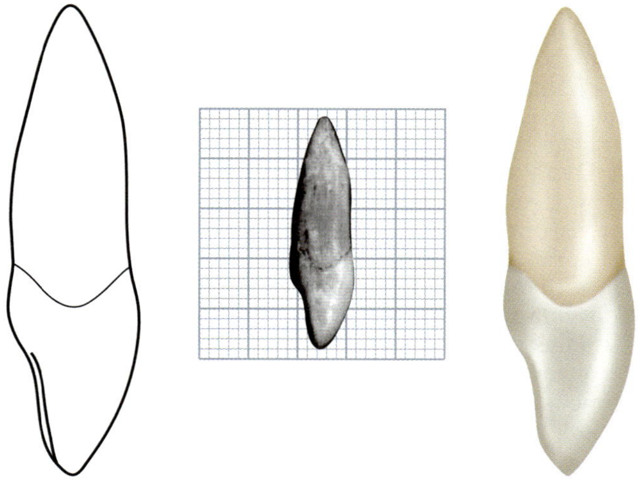

FIGURA 6-5 Incisivo central maxilar derecho, cara distal.

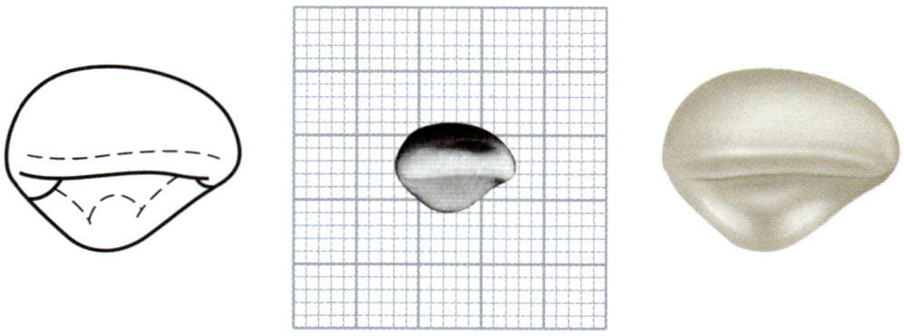

FIGURA 6-6 Incisivo central maxilar derecho, cara incisal.

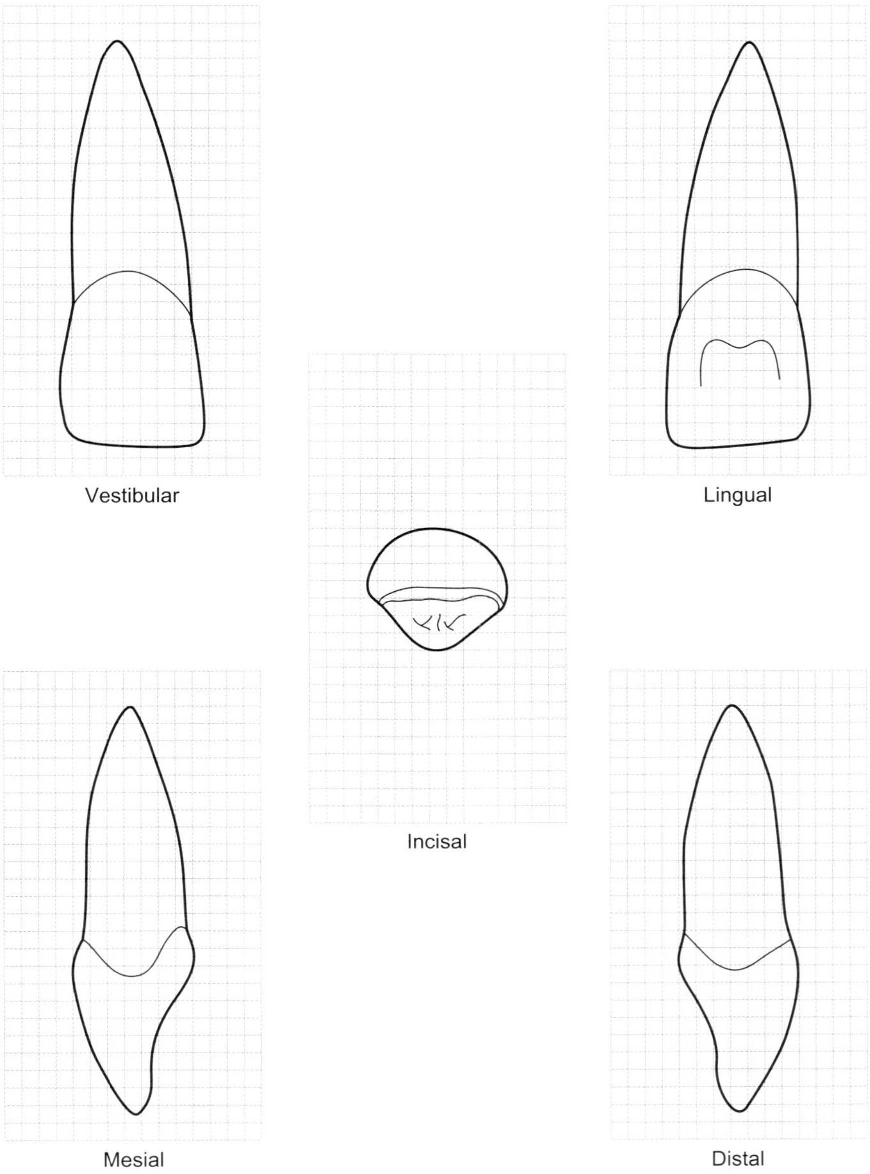

FIGURA 6-7 Incisivo central maxilar derecho. Diagramas de las cinco caras sobre cuadrícula milimetrada. En la cara incisal, la superficie vestibular queda en la parte superior. (Cuadrícula = 1 mm^2.)

Los bordes marginales mesiales y distales rodean la concavidad, la parte lingual del borde incisal y la convexidad apical al cíngulo. La topografía lingual de la corona le da un aspecto de cuchara (v. fig. 6-3). La exageración de las crestas marginales, conocida como *incisivo en pala*, es una variación genéticamente determinada que se presenta en las razas mongoloides, incluidos los indios norteamericanos y sudamericanos[2-4].

Los incisivos maxilares centrales acostumbran a desarrollarse con normalidad, aunque en ocasiones se produce una alteración que consiste en la raíz corta. Otra variación es una corona inusualmente larga (v. fig. 6-12, *4* y *5*). Los incisivos centrales maxilares son los dientes más prominentes de la boca. Tienen dos formas básicas: la primera es relativamente ancha, observando el cuello desde la cara vestibular, en comparación con la anchura mesiodistal de las áreas de contacto (v. fig. 6-9, *1* y *4*); la segunda forma es relativamente estrecha en el cuello, en el punto de unión de la corona con la raíz, en comparación con la anchura mesiodistal de las áreas de contacto (v. fig. 6-9, *5*, *7* y *9*).

Al describir el incisivo central se intentan establecer unos valores medios entre estas dos formas extremas, recordando que el tamaño de las coronas guarda un dimorfismo sexual con volumen mayor en los hombres. La cuantía del dimorfismo varía según las poblaciones[5]. Sin embargo, la influencia específica del sexo en el espesor del esmalte y en la anchura de la dentina de las coronas es muy baja[6].

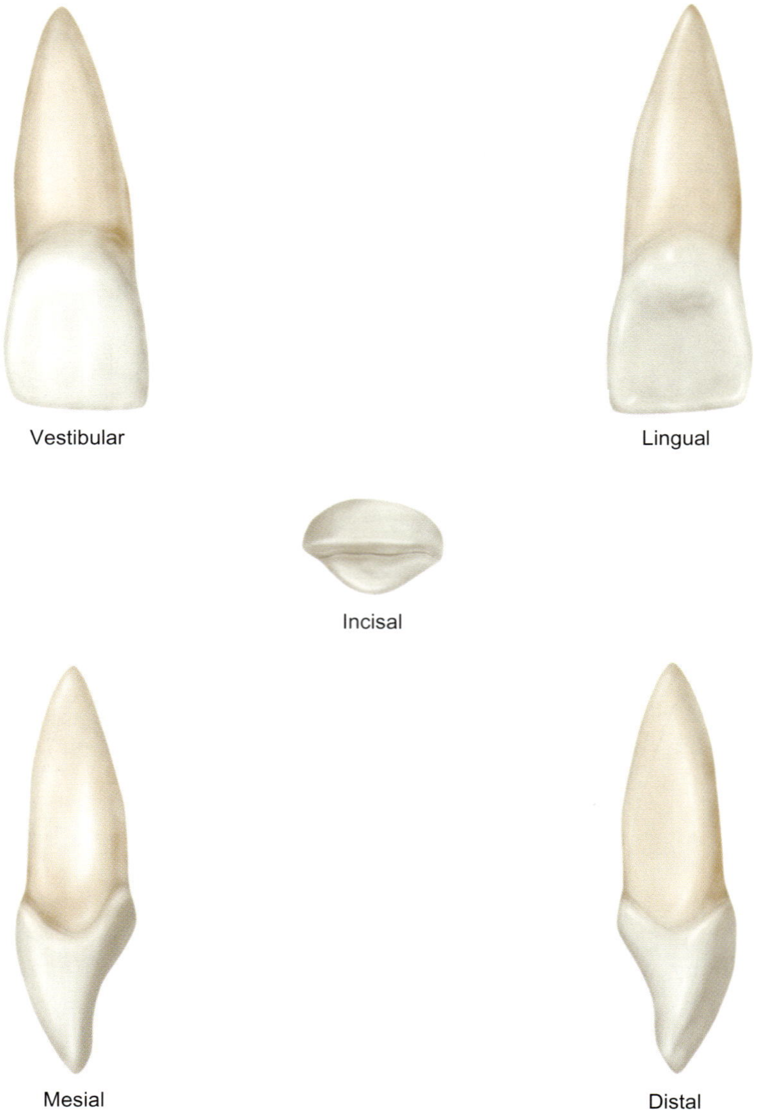

FIGURA 6-8 Incisivo central maxilar derecho.

DESCRIPCIÓN DETALLADA DE LOS INCISIVOS CENTRALES MAXILARES VISTOS DESDE TODAS SUS CARAS

Cara vestibular

La corona media del incisivo central tiene de 10 a 11 mm de longitud, medida desde el punto más alto de la línea cervical hasta el punto más bajo del borde incisal (v. figs. 6-2 y 6-9). La distancia mesiodistal tiene una amplitud de 8 a 9 mm en las áreas de contacto. La distancia mesiodistal en el punto en que la corona se une a la raíz es de 1,5 a 2 mm menor. Las crestas de la curvatura mesial y distal de la corona representan las áreas en las que el incisivo central entra en contacto con sus vecinos. Cualquier cambio en la posición del contorno de esta cresta afecta al nivel del área de contacto (v. fig. 5-15, *A*).

El contorno mesial de la corona es ligeramente convexo, con la cresta de la curvatura (que representa el área de contacto) próxima al ángulo mesioincisal (v. cap. 5).

El contorno distal de la corona es más convexo que el mesial, y la cresta de la curvatura está más alta en dirección a la línea cervical. El ángulo distoincisal no es tan agudo como el mesiodistal y la extensión de la curvatura depende de la forma del tipo de diente.

El contorno incisal normalmente es regular y recto en dirección mesiodistal, una vez el diente ha sido funcional el tiempo suficiente como para obliterar los mamelones. El perfil incisal tiende a formar una curva descendente hacia el centro de la corona, haciendo la longitud de la corona mayor en el centro que en los dos ángulos proximales.

El perfil cervical de la corona sigue una dirección semicircular, con la curvatura siguiendo a la raíz desde el punto en el que el perfil de la raíz se une a la corona mesialmente hasta el punto en que el perfil de la raíz se une a la corona distalmente.

La raíz del incisivo central vista por su cara vestibular tiene forma cónica, en muchos casos con el ápice relativamente romo, y el perfil mesial y distal de trayecto egular. La raíz

1 2 3 4 5

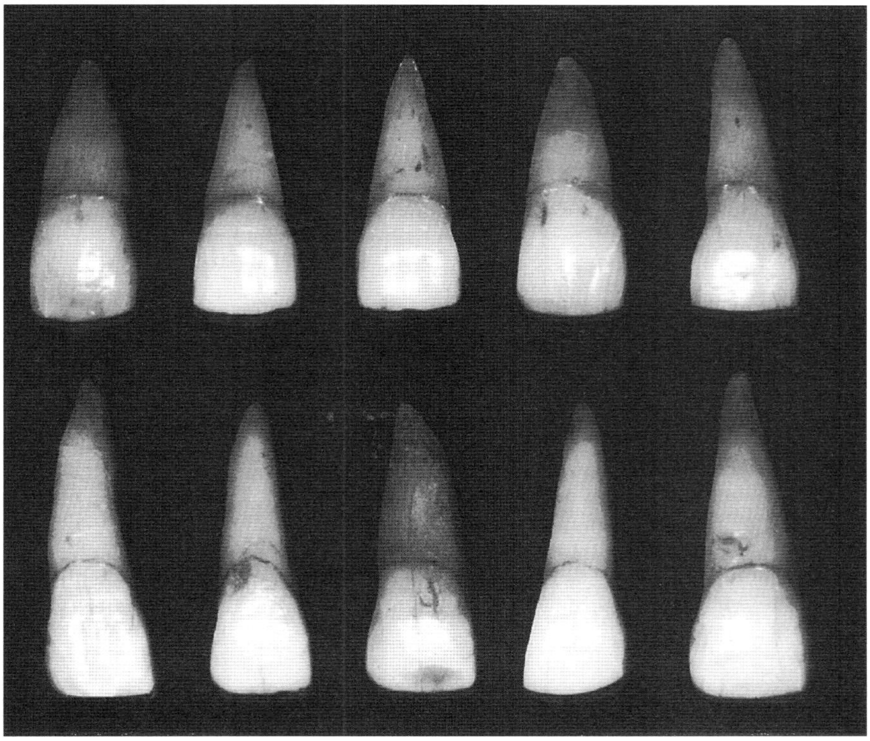

6 7 8 9 10

IV A(8), B **FIGURA 6-9** Incisivo central maxilar, cara vestibular. Diez ejemplares característicos.

1 2 3 4 5

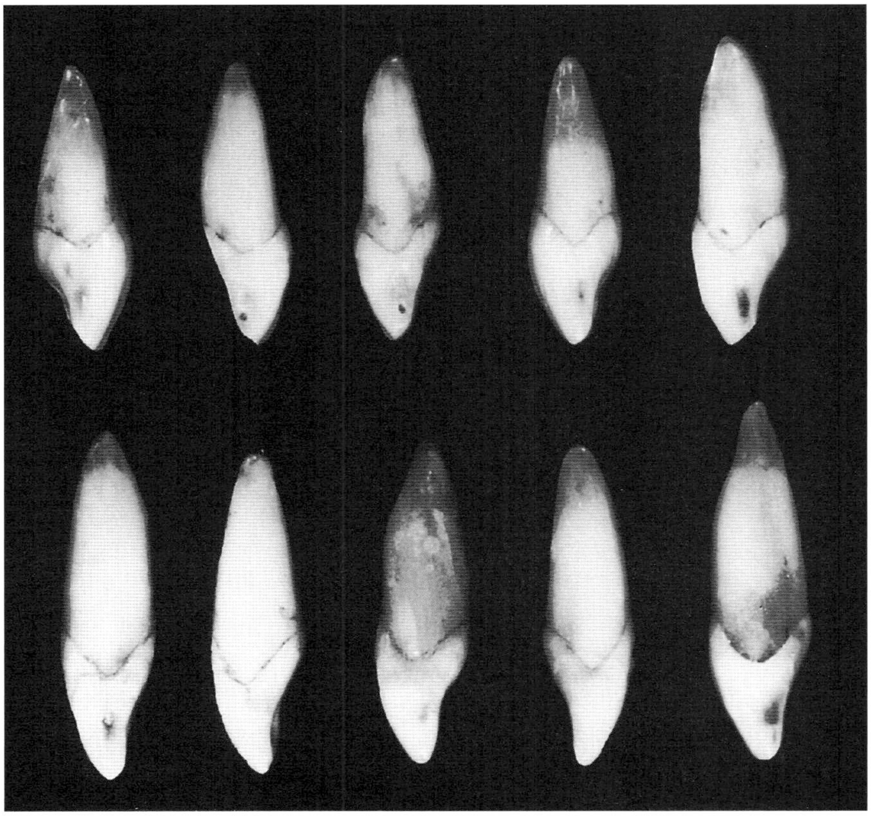

6 7 8 9 10

FIGURA 6-10 Incisivo central maxilar, cara mesial. Diez ejemplares característicos.

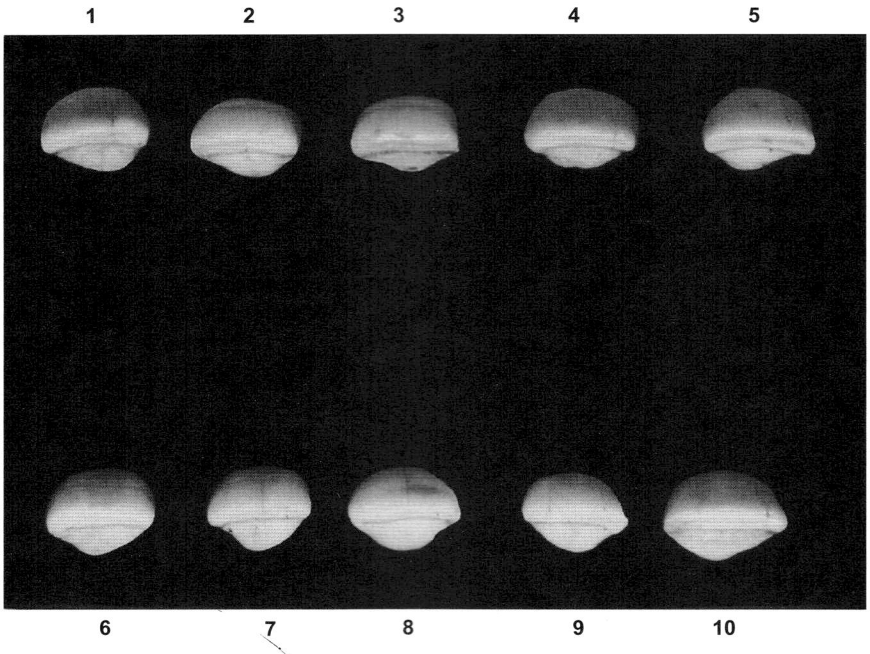

FIGURA 6-11 Incisivo central maxilar, cara incisal. Diez ejemplares característicos.

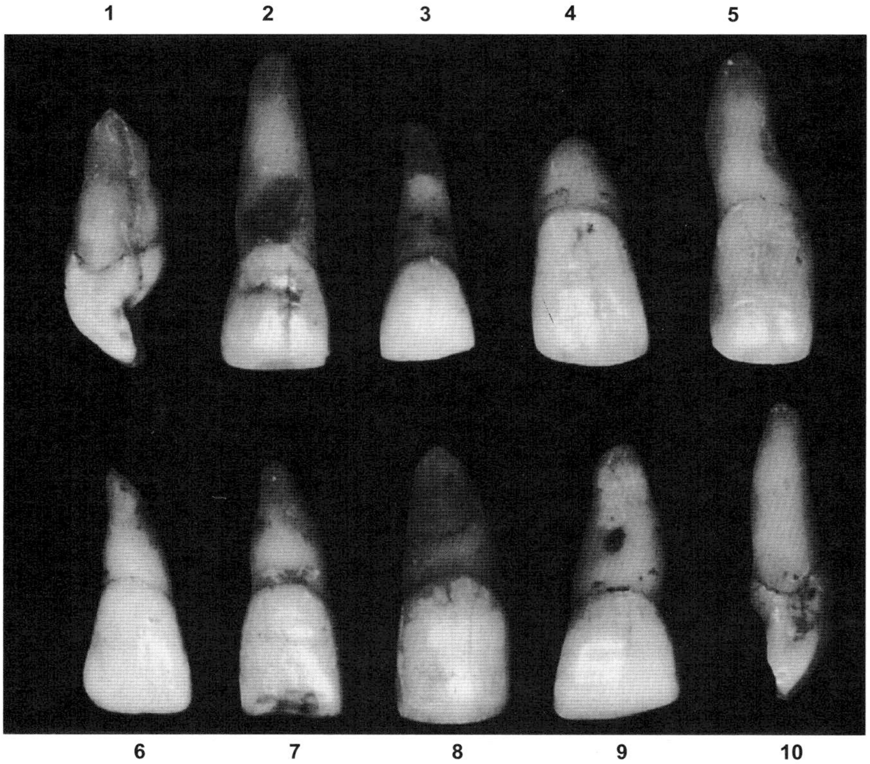

FIGURA 6-12 Incisivo central maxilar. Diez ejemplares con variaciones poco frecuentes. **1,** Extraordinaria inclinación lingual de la porción incisal de la corona. Obsérvese el surco de desarrollo (palatorradicular) que atraviesa la raíz y parte de la corona. **2,** Raíz exageradamente larga. **3,** Ejemplar de dimensiones pequeñas. **4,** Corona exageradamente larga, raíz muy corta. **5,** Ejemplar con malformación; corona anormalmente larga, cuello muy ancho. **6,** Raíz corta y en huso. **7,** Parecido al ejemplar 6. **8,** Corona casi tan ancha en el cuello como en las áreas de contacto, corona larga, raíz corta. **9,** Raíz con una curvatura poco frecuente. **10,** Corona y raíz estrechas vestibulolingualmente; raíz comparable a la del ejemplar 2.

TABLA 6-1 Incisivo central maxilar

Primeros signos de calcificación	3-4 meses
Esmalte completado	4-5 años
Erupción	7-8 años
Raíz completada	10 años

TABLA DE MEDIDAS

	Longitud cervico incisal de la corona	Longitud de la raíz	Diámetro mesiodistal de la corona	Diámetro mesiodistal de la corona en el cuello	Diámetro vestíbulo-lingual o bucolingual de la corona	Diámetro vestíbulo-lingual o bucolingual de la corona en el cuello	Curvatura mesial de la línea cervical	Curvatura distal de la línea cervical
Dimensiones* aconsejadas para la técnica de modelado	10,5	13,0	8,5	7,0	7,0	6,0	3,5	2,5

*En milímetros.

suele ser 2 o 3 mm más larga que la corona, aunque hay variaciones considerables. (Véanse las ilustraciones de incisivos centrales característicos y las variaciones de su cara vestibular en las figs. 6-9 y 6-12.)

Una línea trazada por el centro de la raíz y de la corona del incisivo central maxilar tiende a mantenerse paralela al perfil mesial de la corona y la raíz.

Cara lingual

El perfil lingual del incisivo central maxilar es la imagen especular de la cara vestibular (v. fig. 6-3). Sin embargo, la cara lingual de la corona es diferente comparada con la superficie de la cara vestibular. En ésta, la superficie de la corona es generalmente lisa; la cara lingual tiene convexidades y una concavidad. El perfil de la línea cervical es similar, pero inmediatamente por debajo de la línea cervical aparece una ligera convexidad, llamada **cíngulo** (v. fig. 6-1).

Por las caras mesial y distal y confluyendo en el cíngulo se encuentran los **bordes marginales.** Entre éstos, por debajo del cíngulo, hay una suave concavidad llamada **fosa lingual.** En el límite de ésta está el borde linguoincisal, a veces ligeramente elevado, quedando a nivel de los bordes marginales mesial y distal y completando así la porción lingual de la cresta incisal del incisivo central.

De la descripción precedente se desprende que la fosa lingual está bordeada mesialmente por el borde marginal mesial, incisalmente por la porción incisal de la cresta incisal, distalmente por el borde marginal distal y cervicalmente, por el cíngulo. Suelen existir surcos de desarrollo que se extienden desde el cíngulo hacia la fosa lingual.

La corona y la raíz se estrechan lingualmente, de modo que la medida de los dos vértices coronales vestibulares es superior a la de los vértices linguales, quedando la parte lingual de la raíz más estrecha que la vestibular. Una sección de la raíz a nivel del cuello descubre que la raíz es generalmente triangular con los ángulos redondeados: un lado del triángulo es vestibular y los otros dos lados quedan por mesial y distal y van en dirección lingual. El lado mesial del triángulo es ligeramente más largo que el distal (v. fig. 13-8, *C*, *3*, *4*, *5* y *6*).

Cara mesial

La cara mesial de este diente tiene la forma característica de un incisivo. La corona tiene forma de cuña o de triángulo con la base en el cuello y el vértice en el borde incisal (v. figs. 4-16, *A*, 6-4 y 6-10).

Normalmente una línea trazada a través de la corona y la raíz por la cara mesial atraviesa a la vez el ápice y el borde incisal de la corona. Por consiguiente, el borde incisal queda alineado con el centro de la raíz, de forma característica en los incisivos centrales y laterales maxilares. Una línea recta que pase por el centro de la corona y de la raíz en su cara mesial o distal raras veces, o nunca, quedaría lingualmente al borde incisal. En algunas ocasiones, se han encontrado incisivos maxilares con la cresta incisal lingual a la línea bisectriz (v. fig. 6-12, *1*).

Vestibular y lingualmente y justo por encima de la línea cervical, en sentido coronal, se encuentran las crestas de las curvaturas de estas superficies. Estas crestas de contorno constituyen la mayor dimensión vestibulolingual de la corona.

Normalmente, la curvatura vestibular y lingual es aproximadamente de unos 0,5 mm (v. fig. 6-4) para continuarse después con el contorno del borde incisal.

El perfil vestibular de la corona desde la cresta de la curvatura hasta el borde incisal es muy poco convexo. El perfil lingual es convexo en el punto en que se unen a la cresta de la curvatura en el cíngulo, se vuelve cóncavo en el borde marginal mesial y ligeramente convexo en los bordes linguoincisal e incisal.

La línea cervical que contornea la unión amelocementaria (UAC) en la cara mesial del incisivo central maxilar se curva incisalmente de forma notable. Esta curvatura cervical es mayor en la superficie mesial y no la presenta ningún otro diente. La extensión de la curvatura varía según la longitud de la co rona y su medida vestibulolingual. En un incisivo central con una longitud coronal media de 10,5 a 11 mm, la curvatura es de 3 a 4 mm (v. fig 5-26).

La raíz de este diente vista por su cara mesial es de forma cónica, con el ápice claramente redondeado.

Cara distal

Existen pocas diferencias entre la cara mesial y la distal (v. fig. 6-5). Cuando se observa un incisivo central desde su cara distal, da la impresión de que la corona es más gruesa hacia el borde incisal. Debido a la inclinación de la superficie vestibular distolingualmente, parte de esta superficie se puede ver desde la cara distal; esto crea la ilusión de mayor espesor. En realidad, muchos dientes están ligeramente rotados para adaptarse a la curvatura de la arcada dental. El incisivo central maxilar no es una excepción.

La curvatura de la línea cervical que sigue la UAC en la cara distal es menor que en la cara mesial; en muchos dientes ocurre lo mismo.

Cara incisal

Las ilustraciones de esta cara del diente muestran que el borde incisal está centrado sobre la raíz (v. figs. 6-6 y 6-11). Observada desde la cara incisal, la corona queda totalmente superpuesta sobre la raíz, impidiendo su visión.

Desde esta superficie, la cara vestibular de la corona es relativamente ancha y plana en comparación con la superficie lingual, especialmente en el tercio incisal. No obstante, la porción cervical de la corona es convexa vestibularmente, si bien el arco que describe es amplio.

El borde incisal se puede distinguir claramente, con una diferenciación entre el borde y la cresta incisal restante, que se inclina hacia lingual.

El perfil de la parte lingual se estrecha lingualmente hacia el cíngulo. Éste constituye la parte cervical de la cara lingual.

Los vértices mesiovestibular y distovestibular son prominentes, vistos desde esta proyección. La posición relativa de los vértices se podría comparar con la de los vértices mesiolingual y distolingual, que están representados por los límites de las crestas marginales mesial y distal. La medida mesiodistal de la corona en los vértices vestibulares es mayor que en los vértices linguales.

La corona de este diente se ve más abultada desde esta cara de lo que podría esperarse de su visión por la cara mesial y distal. En las áreas de contacto mesial y distal las superficies son relativamente anchas. Se pueden comparar también las medidas de la corona vestibulolingual y mesiodistalmente. La medida vestibulolingual equivale a unos dos tercios de la medida mesiodistal. El examen superficial no permite apreciar este detalle.

Bilateralmente, el perfil de la cara incisal es bastante uniforme. La parte lingual presenta alguna variación. Una línea desde el ángulo mesioincisal hasta el centro del cíngulo resultaría más larga que otra línea desde el cíngulo hasta el ángulo distoincisal. En un corte a través del cuello del diente, la corona describe un perfil triangular que se refleja en el perfil triangular de la raíz.

Incisivo maxilar lateral

Las figuras 6-13 a 6-21 muestran los incisivos laterales maxilares desde varias perspectivas. Como el incisivo lateral complementa la función del incisivo central, las coronas guardan un notable parecido. El incisivo lateral es más pequeño en todas sus dimensiones, excepto en la longitud de la raíz (tabla 6-2). Por la semejanza de su forma, se pueden establecer comparaciones directas con la descripción del incisivo central.

Este diente se diferencia del incisivo central en su desarrollo, que puede variar considerablemente. La forma de los incisivos maxilares laterales varía más que la de ningún otro diente en la boca, excepto el tercer molar. Si la variación es demasiado grande, se considera como una alteración de desarrollo. Es corriente encontrar los incisivos laterales maxilares con una forma muy puntiaguda; estos dientes se llaman laterales **en clavija** (v. fig. 6-21, *7* y *8*). En algunas personas, los incisivos laterales faltan completamente[7]; en estos casos, el incisivo central llega a estar en contacto con el canino distalmente. La presencia de un surco palatogingival puede predisponer a la aparición de enfermedad periodontal localizada[8] (v. fig. 6-21, *3*). Este surco también se llama **surco palatorradicular**[9].

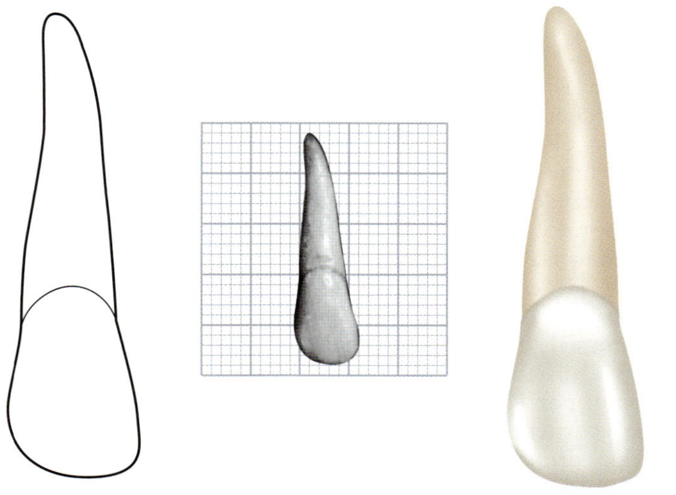

FIGURA 6-13 Incisivo lateral maxilar derecho, cara vestibular. (Cuadrícula = 1 mm².)

Existe un tipo de malformación del incisivo lateral que consiste en la aparición de un tubérculo grande, puntiforme, que forma parte del cíngulo; algunos presentan surcos de desarrollo profundos que se extienden lingualmente por debajo de la raíz con un pliegue profundo en el cíngulo. En otras ocasiones, las raíces están torcidas, las coronas distorsionadas, etc. (v. fig. 6-21).

DESCRIPCIÓN DETALLADA DE LOS INCISIVOS LATERALES MAXILARES DESDE TODAS SUS CARAS

Cara vestibular

La cara vestibular recuerda muchas veces a la del incisivo central, pero generalmente está más curvada, con una cresta incisal redondeada y los ángulos mesiales y distales igualmente redondeados (v. figs. 6-13 y 6-19). Aunque la corona en total es más pequeña, sus proporciones normalmente corresponden a las del incisivo central.

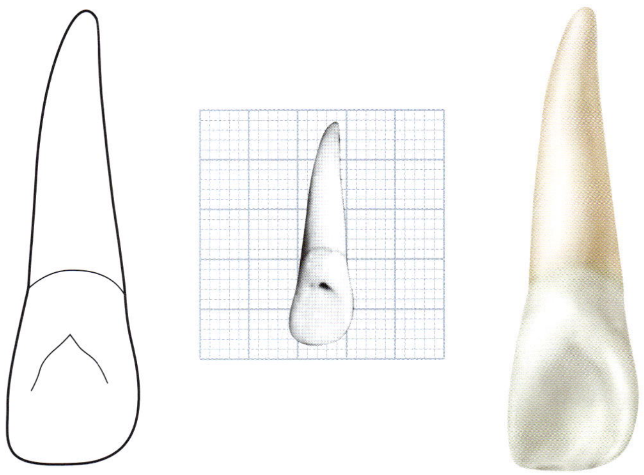

FIGURA 6-14 Incisivo lateral maxilar derecho , cara lingual. (Cuadrícula = 1 mm².)

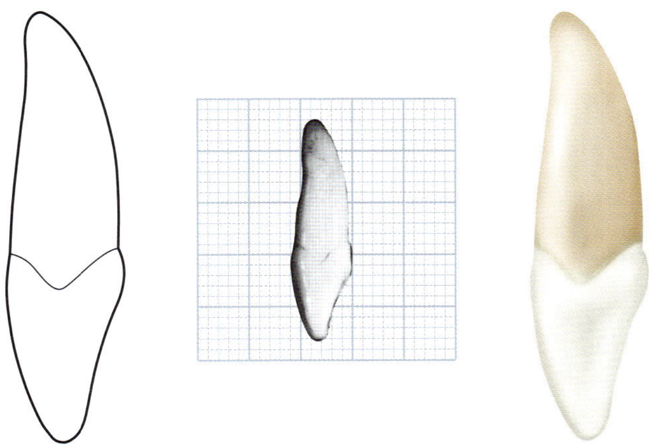

FIGURA 6-15 Incisivo lateral maxilar derecho, cara mesial. (Cuadrícula = 1 mm².)

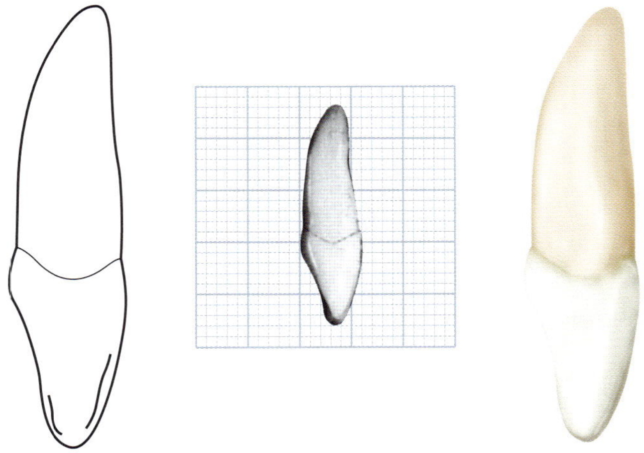

FIGURA 6-16 Incisivo lateral maxilar derecho, cara distal. (Cuadrícula = 1 mm².)

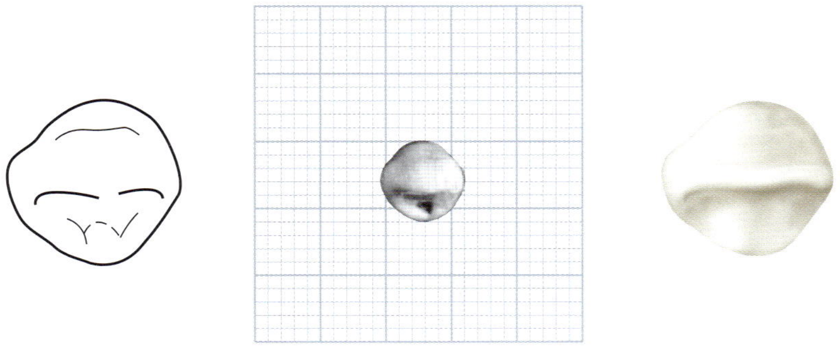

FIGURA 6-17 Incisivo lateral maxilar derecho, cara incisal. (Cuadrícula = 1 mm².)

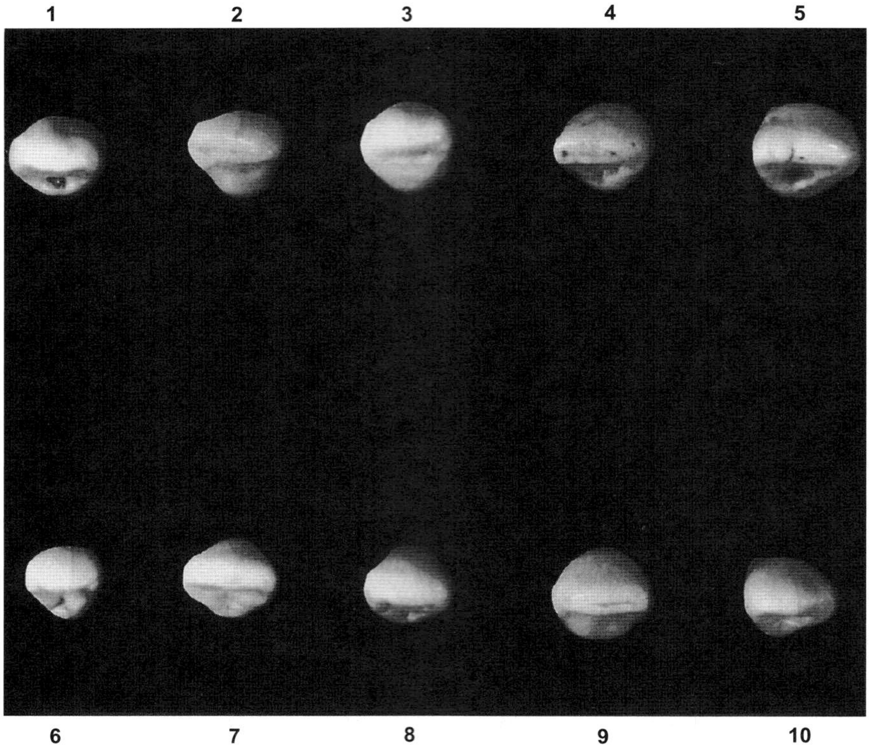

FIGURA 6-18 Incisivo lateral maxilar, cara incisal. Diez ejemplares característicos.

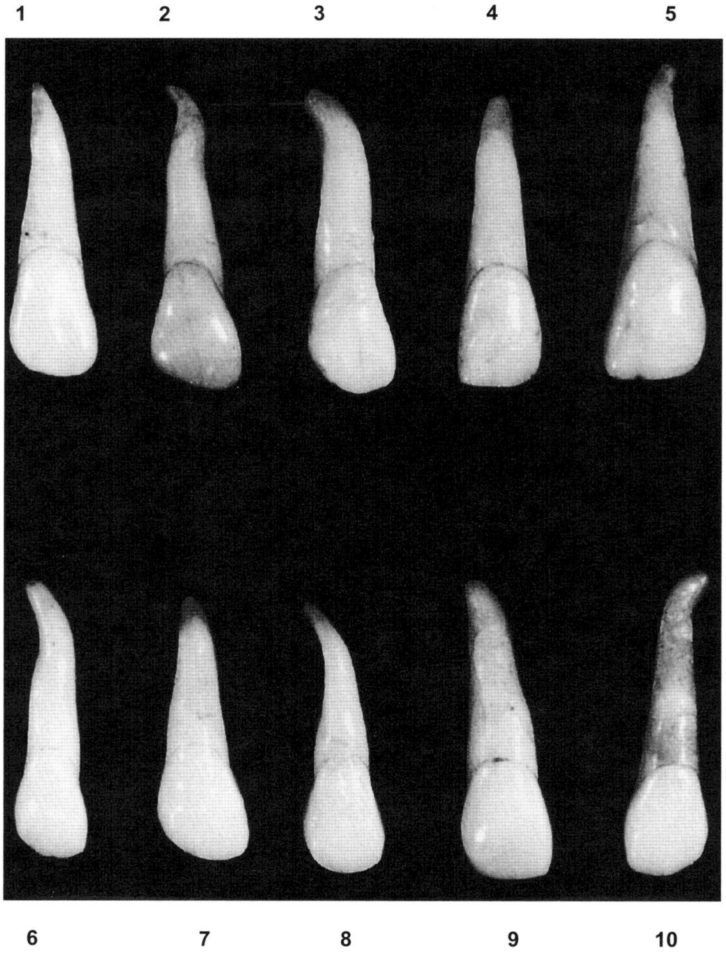

IV A(7), B **FIGURA 6-19** Incisivo lateral maxilar, cara vestibular. Diez ejemplares característicos.

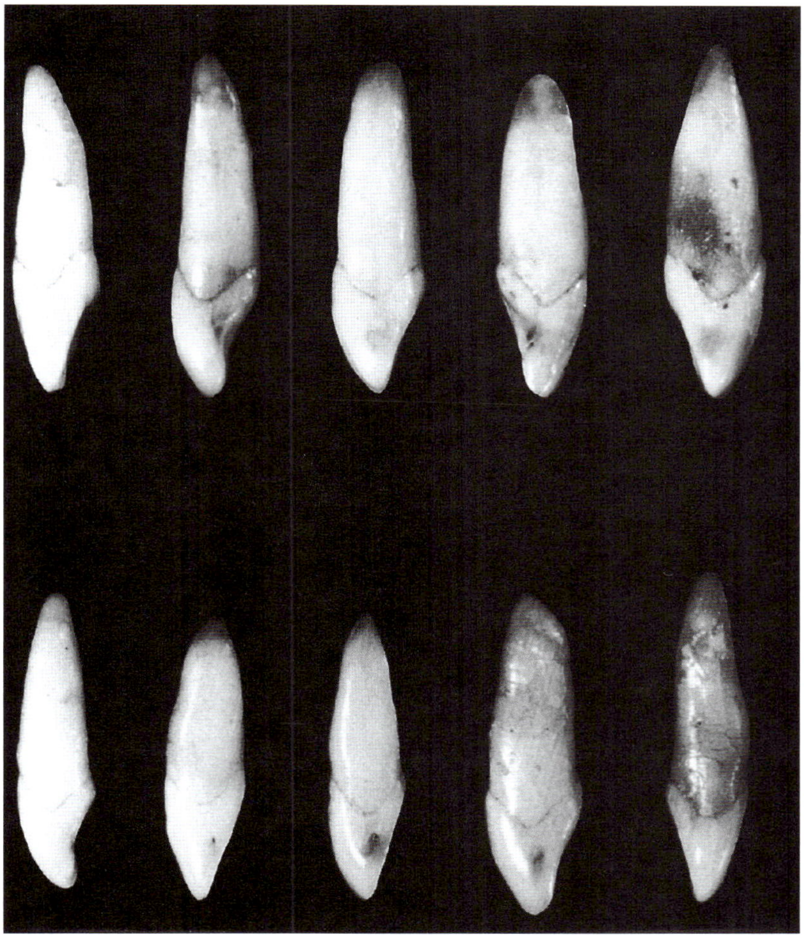

FIGURA 6-20 Incisivo lateral maxilar, cara mesial. Diez ejemplares característicos.

El perfil mesial de la corona, visto por la cara vestibular, se parece al del incisivo central, con el ángulo mesioincisal más redondeado. La cresta del contorno mesial acostumbra a estar en el punto de unión del tercio medio con el tercio incisal; ocasionalmente, en las formas cuadradas, el ángulo mesioincisal es casi tan marcado como el de muchos incisivos centrales (v. fig. 6-19, *4* y *5*). Sin embargo, lo más frecuente es el ángulo mesioincisal más redondeado. El perfil distal de la corona difiere de la del incisivo central.

El perfil distal siempre está más redondeado y la cresta del contorno, más cervical, normalmente en el centro del tercio medio. Algunas formas presentan un perfil semicircular distal desde el cuello hasta el centro del borde incisal (v. fig. 6-19, *3* y *7*).

La cara vestibular es más convexa que la del incisivo central, excepto en algunas formas cuadradas y planas.

Este diente es relativamente estrecho mesiodistalmente; normalmente 2 mm más estrecho que el incisivo central. La corona es, en promedio, de 2 a 3 mm más corta cervicoincisalmente que el incisivo central, aunque la raíz, en general, es tan larga como la del incisivo central o más.

La longitud de la raíz en proporción a la corona suele ser mayor que en el incisivo central. La raíz tiene en ocasiones 1,5 veces la longitud de la corona.

La raíz se estrecha regularmente desde la línea cervical hasta un punto situado aproximadamente a los dos tercios de su longitud en sentido apical. En muchas ocasiones se curva bruscamente desde este punto en dirección distal y acaba en un ápice puntiforme. Aunque esta curvatura distal es bastante habitual, algunas raíces son rectas (v. fig. 6-19, *4*, *7* y *9*) y otras se curvan mesialmente. Como se ha mencionado anteriormente, este diente puede presentar una considerable variación en la forma de su corona; la forma de la raíz es más constante.

Cara lingual

Las crestas marginales mesial y distal son marcadas, con el cíngulo prominente y con tendencia a presentar profundos surcos de desarrollo dentro de la fosa lingual, en el punto en que se une al cíngulo (v. fig. 6-14). La cresta linguoincisal está bien desarrollada y la fosa lingual es más cóncava y circunscrita que la del incisivo central. El diente se estrecha hacia lingual, pareciéndose en este aspecto al incisivo

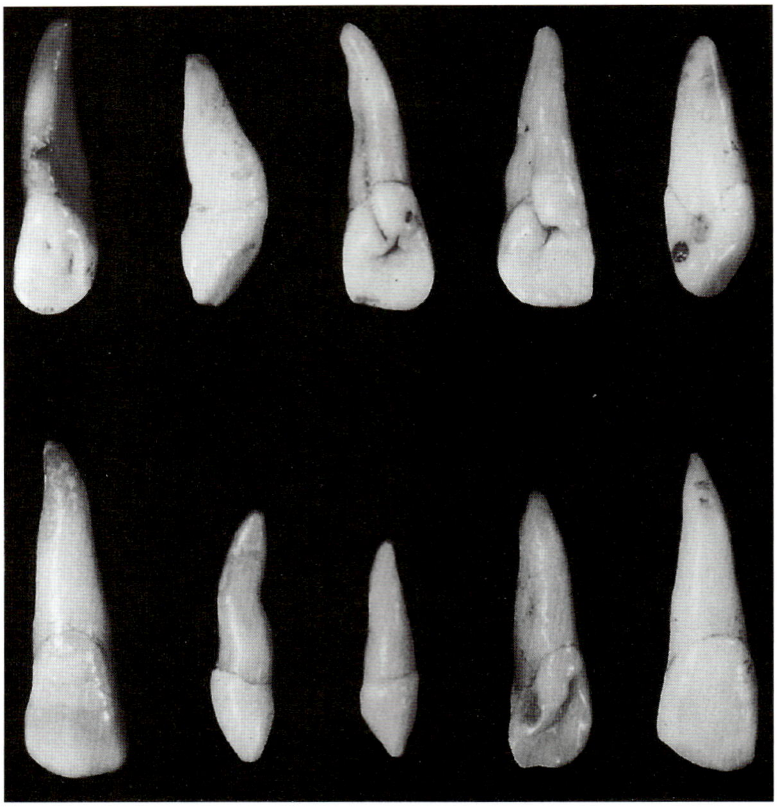

FIGURA 6-21 Incisivo lateral maxilar. Diez ejemplares con variaciones poco comunes. **1,** Infrecuente torsión de la corona y la raíz. **2,** Malformación general. **3,** Profundo surco de desarrollo (palatorradicular) distal. Obsérvese una fóvea en la fosa lingual. **4,** El mismo diente del ejemplar 3, con la fóvea y el surco en conexión. **5,** Profunda concavidad sobre el área de contacto de la corona. **6,** Diente anormalmente grande pero bien formado. **7,** Cúspide de desarrollo única y raíz malformada, conocido como *incisivo lateral en clavija*. **8,** Igual que el 7, excepto la raíz más corta. **9,** Igual que el 5, con un profundo hoyo lingual. **10,** Semejanza con un incisivo central maxilar pequeño, más acentuada que de costumbre.

TABLA 6-2 Incisivo lateral maxilar

Primeros signos de calcificación	10-12 meses
Esmalte completado	4-5 años
Erupción	8-9 años
Raíz completada	11 años

TABLA DE MEDIDAS

	LONGITUD CERVICO INCISAL DE LA CORONA	LONGITUD DE LA RAÍZ	DIÁMETRO MESIODISTAL DE LA CORONA	DIÁMETRO MESIODISTAL DE LA CORONA EN EL CUELLO	DIÁMETRO VESTIBULO-LINGUAL O BUCOLINGUAL DE LA CORONA	DIÁMETRO VESTIBULO-LINGUAL O BUCOLINGUAL DE LA CORONA EN EL CUELLO	CURVATURA MESIAL DE LA LÍNEA CERVICAL	CURVATURA DISTAL DE LA LÍNEA CERVICAL
Dimensiones* aconsejadas para la técnica de modelado	9,0	13,0	6,5	5,0	6,0	5,0	3,0	2,0

*En milímetros.

central. No es infrecuente encontrar un surco de desarrollo profundo al lado del cíngulo, normalmente en el lado distal, que se extiende por parte de la raíz o por toda su longitud. En las profundidades de este surco de desarrollo, en la porción coronal, muchas veces no hay esmalte (v. fig. 6-21, *3* y *4*).

Cara mesial

La cara mesial es parecida a la de un incisivo central pequeño, excepto en la raíz, que es más larga (v. figs. 6-15 y 6-20). La corona es más corta, la raíz es relativamente más larga y la dimensión vestibulolingual de la corona y de la raíz es aproximadamente 1 mm menor que la del incisivo central de la misma boca.

La curvatura de la línea cervical es marcada en dirección al borde incisal, aunque debido al pequeño tamaño de la corona, la extensión real de ésta es menor que la del incisivo central. El grosor de la cresta incisal hace que la porción incisal parezca algo más amplia que la del incisivo central.

La raíz aparece como un cono con el extremo apical claramente redondeado, si bien varía según los individuos, desde una forma roma hasta otra puntiaguda. En muchos casos, el perfil vestibular de la raíz observado desde la cara mesial es recto. Como en el incisivo central, una línea que pase por el centro de la raíz tiende a cortar el borde incisal de la corona.

Cara distal

Debido a su posición sobre la raíz, la anchura de la corona vista por su cara distal, desde la cresta marginal hasta la cara vestibular, parece mayor que por su cara mesial (v. fig. 6-16). La curvatura de la línea cervical normalmente tiene 1 mm o menos que la de la cara mesial. No es infrecuente encontrar un surco de desarrollo distal en la corona que se extiende a lo largo de parte o de toda la raíz.

Cara incisal

IV A, B

La cara incisal de este diente se parece a veces a la del incisivo central o a la de un canino pequeño (v. figs. 6-17 y 6-18). En muchos aspectos recuerda al incisivo central y así ocurre visto desde la cara incisal, aunque el tamaño es diferente (v. fig. 6-18, *5* y *9*). El cíngulo, así como el borde incisal, puede ser grande. Además, la dimensión vestibulolingual puede ser superior a la normal, en comparación con la mesiodistal. Cuando se presentan estas variaciones, el diente tiene un extraordinario parecido con un canino pequeño (v. fig. 6-18, *3* y *10*).

Todos los incisivos laterales maxilares observados por su cara incisal tienen más convexidad vestibular y lingualmente que los incisivos centrales.

Referencias

1. Ash MM: *Wheeler's atlas of tooth form*, Philadelphia, 1984, Saunders.
2. Carbonell VM: Variations in frequency of shovel-shaped incisors in different populations, Brothwell DR editor: *Dental anthropology*, vol 5, London, 1963, Pergamon Press.
3. Dahlberg AA, Mikkelson O: The shovel-shaped character in the teeth of the Pima Indians, *Am J Phys Anthropol* 5:234, 1947.
4. Hrdlicka A: Shovel-shaped teeth, *Am J Phys Anthropol* 3:429, 1920.
5. Garn SM et al: Sexual dimorphism in the buccolingual tooth diameter, *J Dent Res* 45:1819, 1966.
6. Harris EF, Hicks JD: A radiographic assessment of enamel thickness in human maxillary lateral incisors, *Arch Oral Biol* 43:825, 1998.
7. Meskin LH, Gorlin RJ: Agenesis and peg-shaped permanent maxillary lateral incisors, *J Dent Res* 42:1576, 1963.
8. Lee KW et al: Plato-gingival grooves in maxillary incisors. A possible predisposing factor to localized periodontal disease, *Br Dent J* 124:14, 1968.
9. Kogon SL: The prevalence, location, and conformation of palato-radicular grooves in maxillary incisors, *J Periodontol* 57:231, 1986.

Use el CD-ROM para ver las animaciones y las fichas de repaso. Visite la página web de evolve para acceder a recursos de estudio adicionales.

7

Incisivos mandibulares permanentes

Los incisivos mandibulares permanentes son *cuatro* en total. Los incisivos **centrales** mandibulares están centrados en la mandíbula, uno a cada lado de la línea media, con la cara mesial en contacto entre sí. Los incisivos mandibulares derecho e izquierdo **laterales** o segundos incisivos están en posición distal a los centrales, en contacto con los incisivos centrales por mesial y con los caninos por distal.

Los incisivos mandibulares son los dientes de menor diámetro mesiodistal. El incisivo central es algo más pequeño que el lateral, al contrario de lo que ocurre en el maxilar.

Estos dientes tienen forma similar, con la superficie de la corona lisa y las líneas de desarrollo poco marcadas. Los mamelones de los bordes incisales desaparecen poco después de la erupción si la oclusión es normal, dejando los bordes incisales lisos y rectos (compárese la fig. 7-9, 7 y *8*). Las áreas de contacto mesial y distal están cerca del borde incisal y una línea que atravesara los puntos de contacto estaría prácticamente al mismo nivel en los cuatro incisivos, a diferencia de lo que ocurre en los incisivos maxilares. Los incisivos mandibulares tienen un desarrollo uniforme, con pocas malformaciones o alteraciones (v. fig. 7-12)[1,2].

La forma anatómica de estos dientes es completamente diferente de los maxilares. La inclinación de las coronas varía de la cara mesial a la distal; las caras vestibulares están inclinadas lingualmente, de forma que el borde incisal quedaría por lingual de una línea trazada por el centro del eje de la raíz. Una vez se ha establecido el desgaste incisal normal, con los mamelones obliterados, las caras incisales muestran una **inclinación vestibular** cuando la oclusión es normal. Recuérdese que las caras vestibulares de los incisivos maxilares tienen una inclinación lingual. Gracias a esta disposición, los planos incisales de los incisivos maxilares y mandibulares se mantienen paralelos entre sí y quedan ajustados durante el momento de la incisión.

Incisivo mandibular central

Las figuras 7-1 a 7-12 muestran los incisivos centrales mandibulares desde varias proyecciones. Generalmente, el incisivo central mandibular es el diente más pequeño de la arcada (tabla 7-1). La corona es algo mayor que la mitad del incisivo central maxilar en sentido mesiodistal; sin embargo, el diámetro vestibulolingual es solamente 1 mm menor. Este refuerzo es necesario porque las líneas principales de las fuerzas masticatorias actúan sobre los incisivos mandibulares en dirección vestibulolingual.

La raíz única es muy estrecha mesiodistalmente y se corresponde con la estrechez de la corona, aunque vestibulolingualmente ambas son anchas. La longitud de la raíz es igual o mayor que la del incisivo central maxilar.

DESCRIPCIÓN DETALLADA DE LOS INCISIVOS CENTRALES MANDIBULARES VISTOS DESDE TODAS SUS CARAS

Cara vestibular

La cara vestibular de los incisivos centrales mandibulares es regular, estrechándose uniformemente desde los relativamente agudos ángulos incisales mesiales y distales hacia la porción apical de la raíz (v. figs. 7-7 a 7-9). El borde incisal de la corona es rectilíneo y está aproximadamente en ángulo recto con el eje largo del diente. Normalmente, el contorno

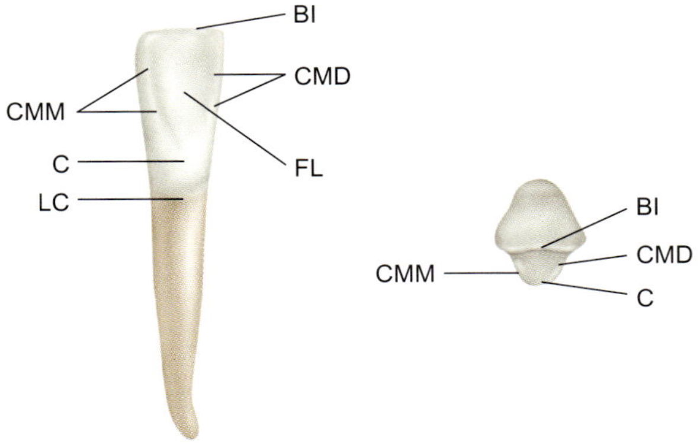

FIGURA 7-1 Incisivo central derecho mandibular, caras lingual e incisal. *BI,* Borde incisal; *C,* cíngulo; *CMD,* cresta marginal distal; *CMM,* cresta marginal mesial; *FL,* fosa lingual; *LC,* línea cervical.

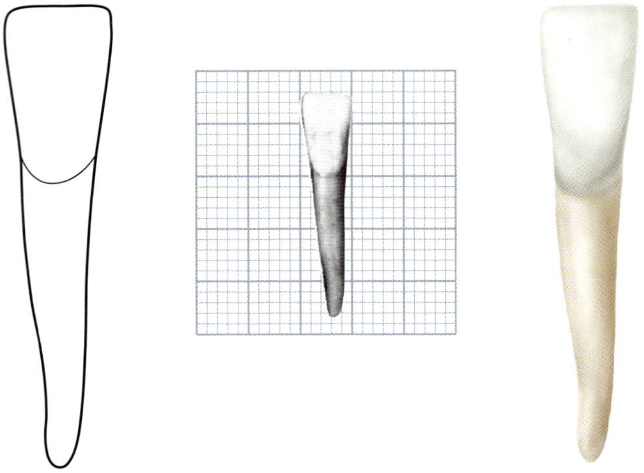

FIGURA 7-2 Incisivo central derecho mandibular, cara vestibular. (Cuadrícula = 1 mm^2.)

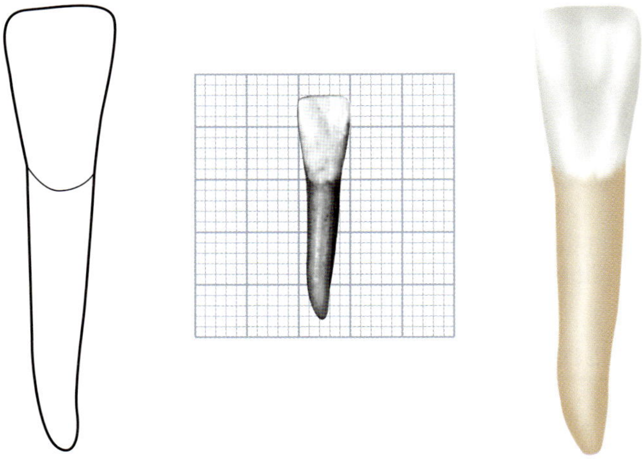

FIGURA 7-3 Incisivo central derecho mandibular, cara lingual. (Cuadrícula = 1 mm^2.)

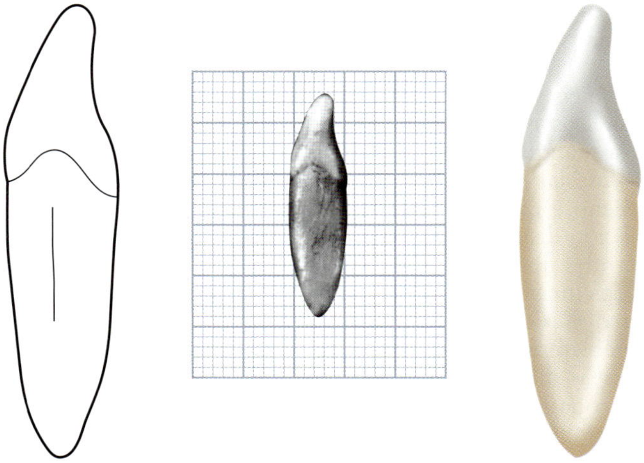

FIGURA 7-4 Incisivo central derecho mandibular, cara mesial. (Cuadrícula = 1 mm^2.)

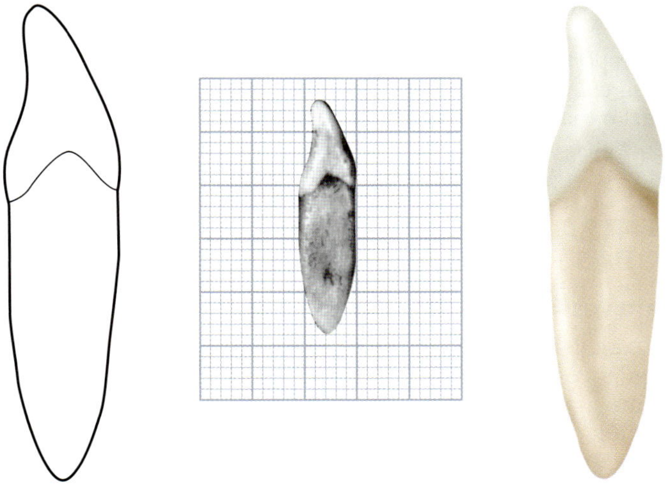

FIGURA 7-5 Incisivo central derecho mandibular, cara distal. (Cuadrícula = 1 mm^2.)

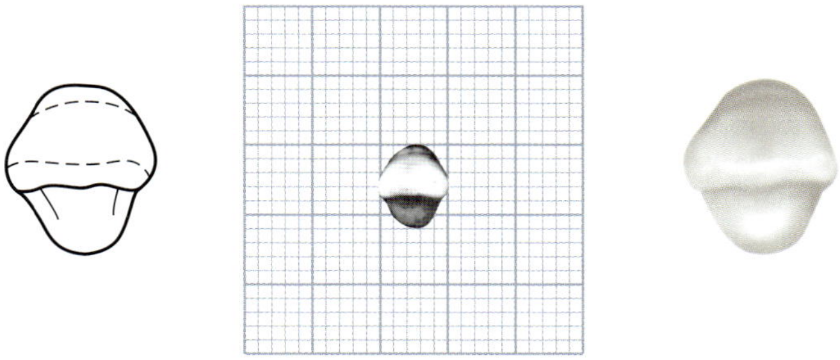

FIGURA 7-6 Incisivo central derecho mandibular, cara incisal. (Cuadrícula = 1 mm^2.)

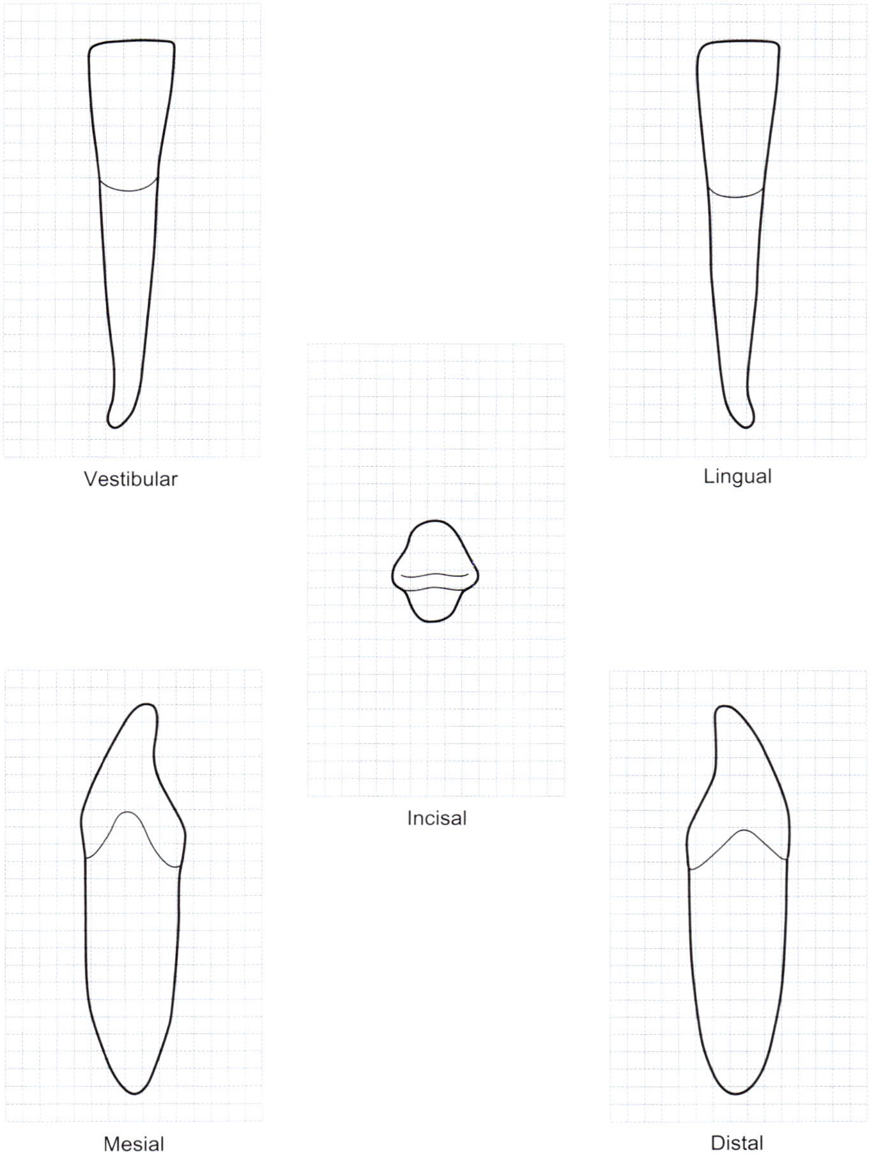

FIGURA 7-7 Incisivo central derecho mandibular. Diagramas de los perfiles correspondientes a sus cinco caras. (Cuadrícula = 1 mm^2.)

mesial y distal desciende desde los ángulos incisales hasta las áreas de contacto, que quedan un poco por encima de la unión del tercio medio con el tercio incisal. Los lados mesiales y distales confluyen regularmente desde las áreas de contacto hasta el cuello, que es estrecho.

El perfil mesial y distal de las raíces está alineado con los perfiles mesial y distal de la corona, en dirección apical. El tercio apical de la raíz termina en un pequeño extremo afilado, en muchos casos curvado distalmente. En ocasiones las raíces son rectas (v. fig. 7-9, *2* y *10*).

La cara vestibular del incisivo central mandibular habitualmente es lisa, con la superficie aplanada en el tercio incisal; el tercio medio es más convexo, estrechándose en la porción cervical a medida que desciende hacia la convexidad de la raíz.

Excepto en los dientes de reciente erupción, los incisivos centrales conservan pocos trazos de las líneas de desarrollo. La cara vestibular de la raíz es regular y convexa.

Cara lingual

La cara lingual de la corona es lisa, con una concavidad muy ligera en el tercio incisal entre los poco definidos bordes marginales (v. figs. 7-1, 7-3, 7-7 y 7-8). En ocasiones, los bordes marginales destacan más al acercarse al borde incisal (v. fig. 7-11, *2* y *8*). En estos casos, la concavidad entre los bordes marginales es más definida.

La cara lingual plana se va volviendo convexa a medida que progresa hacia el tercio cervical.

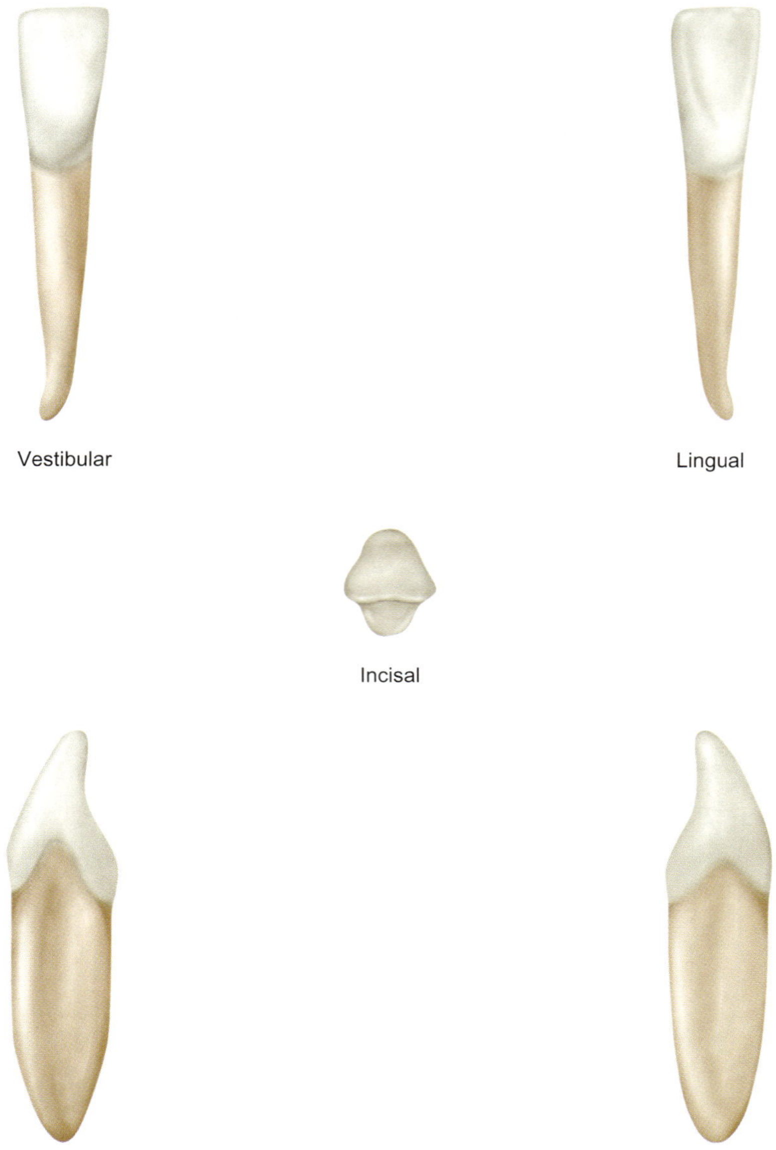

FIGURA 7-8 Incisivo central derecho mandibular.

No existen líneas de desarrollo en el cíngulo del tercio cervical. Ningún otro diente, excepto el incisivo lateral mandibular, presenta tan pocas líneas y surcos de desarrollo. Los perfiles y las superficies de los incisivos mandibulares son regulares y simétricos.

Cara mesial

La curvatura vestibular y lingual bajo la línea cervical es menor que la de los incisivos maxilares (v. figs. 7-4, 7-7, 7-8 y 7-10).

El perfil de la cara vestibular es recto por encima de la curvatura cervical y se inclina rápidamente desde la cresta de la curvatura hacia el borde incisal. El perfil lingual de la corona se mantiene recto durante un corto trecho y se inclina vestibularmente por encima de la suave convexidad del cíngulo; a partir de aquí, describe una concavidad que ocupa el tercio medio de la corona y, posteriormente, asciende en línea recta hasta alcanzar el borde redondeado de la cresta incisal, que es estrecha. El borde incisal es redondeado o aplanado por el desgaste y su línea central queda normalmente por lingual del eje longitudinal de la raíz.

La curvatura de la línea cervical corresponde a la unión amelocementaria (UAC) y está muy marcada en la cara mesial, curvándose incisalmente hasta un tercio de la longitud de la corona aproximadamente.

Los perfiles de la raíz vistos por la cara mesial están alineados con el perfil de la corona a partir del tercio cervical, manteniendo uniforme el diámetro en el tercio cervical y parte del tercio medio; el perfil de la raíz empieza a estrecharse en el tercio medio y se reduce rápidamente en el tercio apical, acabando en un extremo romo o en punta.

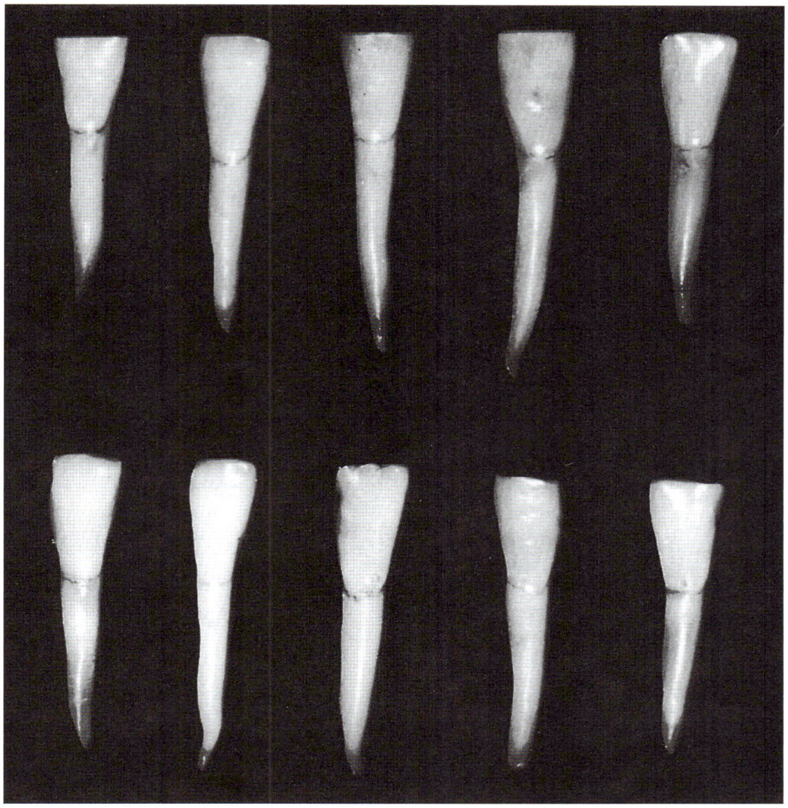

IV A(25), B **FIGURA 7-9** Incisivo central mandibular, cara vestibular. Diez ejemplares característicos.

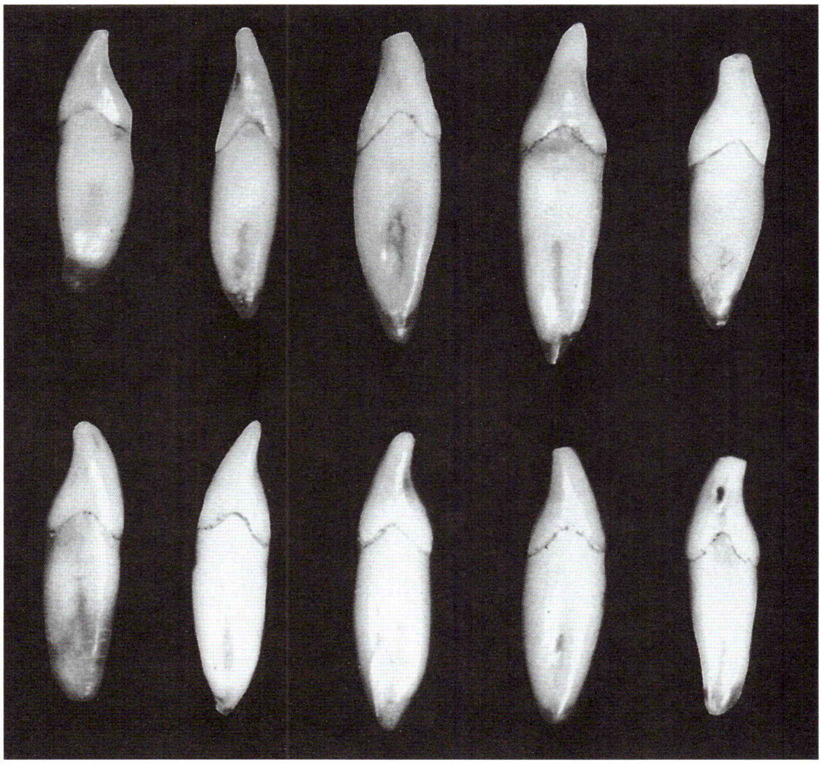

FIGURA 7-10 Incisivo central mandibular, cara mesial. Diez ejemplares característicos.

1 2 3 4 5

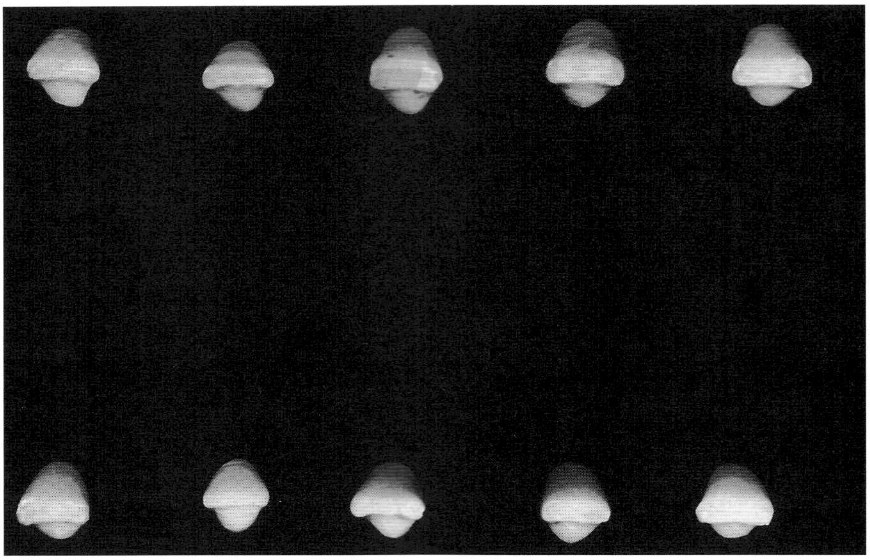

6 7 8 9 10

FIGURA 7-11 Incisivo central mandibular, cara incisal. Diez ejemplares característicos.

1 2 3 4 5

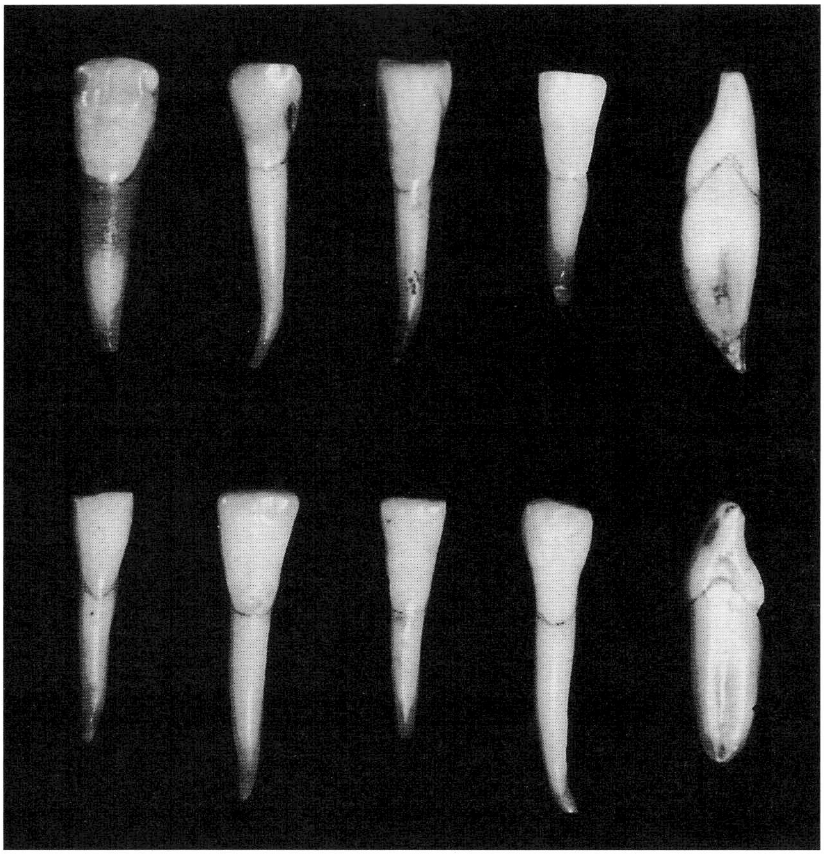

6 7 8 9 10

FIGURA 7-12 Incisivo central mandibular. Diez ejemplares con variaciones poco frecuentes. **1,** Corona y raíz muy anchos mesiodistalmente; malformación del esmalte en el tercio incisal de la corona. **2,** Tercio incisal ancho, corona corta; raíz muy larga. **3,** Contornos inusuales en el tercio medio de la corona; cuello estrecho. **4,** Corona bien formada; raíz corta. **5,** Tercio cervical sin curvaturas; curvatura vestibular exagerada en el extremo radicular. **6,** Diente bien formado pero de tamaño más pequeño que el habitual. **7,** Áreas de contacto en el borde incisal; corona y raíz muy largas. **8,** Corona larga y estrecha; raíz corta. **9,** Tercio cervical de la corona con diámetros semejantes a los de la raíz, corona y raíz de longitud excesiva. **10,** Corona y raíz muy anchas vestibulolingualmente; curvatura por encima de la línea cervical en el tercio cervical de la corona, superior a la normal.

TABLA 7-1 Incisivo central mandibular

Primeros signos de calcificación	3-4 meses
Esmalte completado	4-5 años
Erupción	6-7 años
Raíz completada	9 años

TABLA DE MEDIDAS

	LONGITUD CERVICO-INCISAL DE LA CORONA	LONGITUD DE LA RAÍZ	DIÁMETRO MESIODISTAL DE LA CORONA	DIÁMETRO MESIODISTAL DE LA CORONA EN EL CUELLO	DIÁMETRO VESTIBULO-LINGUAL O BUCOLINGUAL DE LA CORONA	DIÁMETRO VESTIBULO-LINGUAL O BUCOLINGUAL DE LA CORONA EN EL CUELLO	CURVATURA MESIAL DE LA LÍNEA CERVICAL	CURVATURA DISTAL DE LA LÍNEA CERVICAL
Dimensiones* aconsejadas para la técnica de modelado	9,5	12,5	5,0	3,5	6,0	5,3	3,0	2,0

*En milímetros.

La cara mesial de la corona es convexa y lisa en el tercio incisal y se vuelve más gruesa y aplanada en el tercio medio, cervicalmente al área de contacto; a partir de aquí, es completamente recta, con tendencia a presentar una concavidad inmediatamente por debajo del tercio medio de la corona, por encima de la línea cervical (v. fig. 7-10, *5*, *8* y *10*).

La cara mesial de la raíz es plana por debajo de la línea cervical. La mayoría de raíces tienen una amplia depresión de desarrollo que ocupa la mayor parte de su longitud. Estas depresiones acostumbran a ser más profundas en la unión del tercio medio con el tercio apical (v. fig. 7-10, *3* y *9*).

Cara distal

La línea cervical que corresponde a la UAC se curva hacia incisal, aproximadamente 1 mm menos por la cara distal que por la mesial (v. figs. 7-5, 7-7 y 7-8).

La cara distal de la corona y de la raíz del incisivo central mandibular es semejante a la cara mesial. La depresión de desarrollo de la cara distal puede estar más acentuada, con un surco de desarrollo en su centro, más profundo y más definido.

Cara incisal

Desde esta proyección se puede apreciar la simetría bilateral del incisivo central mandibular (figs. 7-1, 7-6, 7-7, 7-8 y 7-11). La mitad mesial de la corona es casi idéntica a la mitad distal.

El borde incisal forma prácticamente un ángulo recto con la bisectriz vestibulolingual de la corona. Esta peculiaridad es característica de este diente y sirve como marca de identificación para diferenciar los incisivos centrales mandibulares de los laterales (v. a continuación «Incisivo mandibular lateral»). Comparando el diámetro vestibulolingual de estas coronas con el diámetro mesiodistal, observamos que el primero siempre es *mayor*.

La superficie vestibular es mesiodistalmente más ancha que la lingual. En el tercio cervical, la corona, normalmente, es más ancha por la superficie vestibular que por la lingual, que contiene un suave cíngulo.

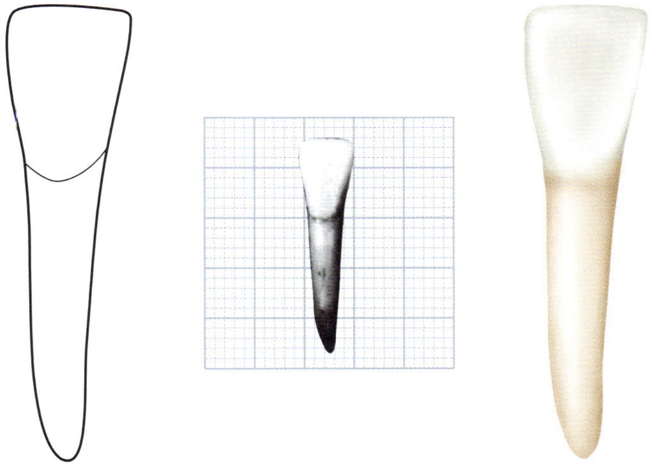

FIGURA 7-13 Incisivo lateral derecho mandibular, cara vestibular. (Cuadrícula = 1 mm^2.)

La superficie vestibular de la corona en el tercio incisal, aunque es más ancha y plana que en el tercio cervical, tiene tendencia a la *convexidad*, mientras que la superficie lingual en el tercio incisal tiende a la *concavidad*.

Cuando se observa el aspecto de este diente a lo largo de su eje mayor, la superficie vestibular queda más en evidencia que la lingual.

Incisivo lateral mandibular

Las figuras 7-13 a 7-21 muestran el incisivo lateral mandibular visto desde varias proyecciones. Este diente es el

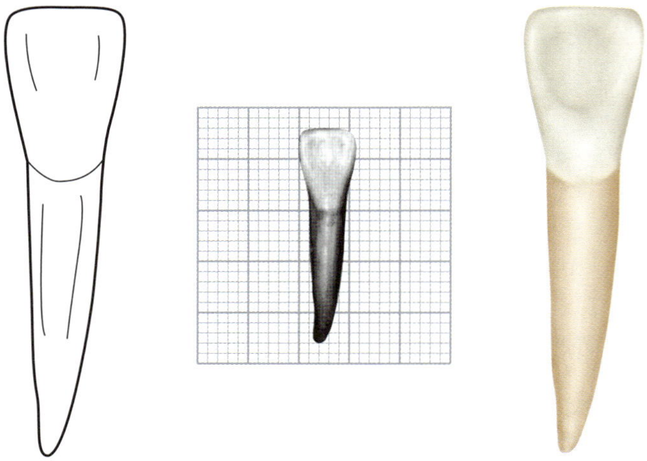

FIGURA 7-14 Incisivo lateral derecho mandibular, cara lingual. (Cuadrícula = 1 mm^2.)

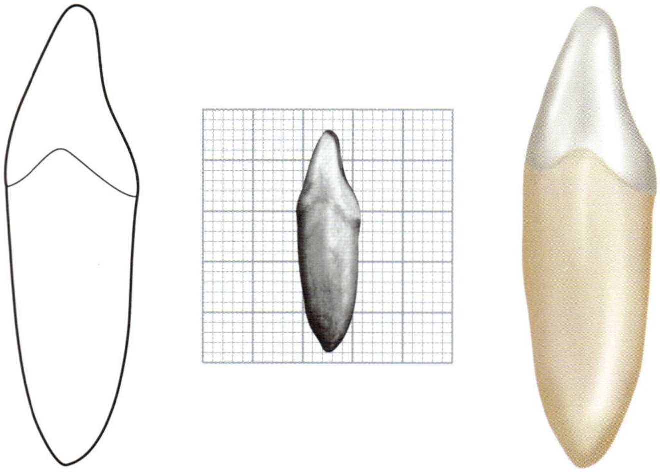

FIGURA 7-15 Incisivo lateral derecho mandibular, cara mesial. (Cuadrícula = 1 mm^2.)

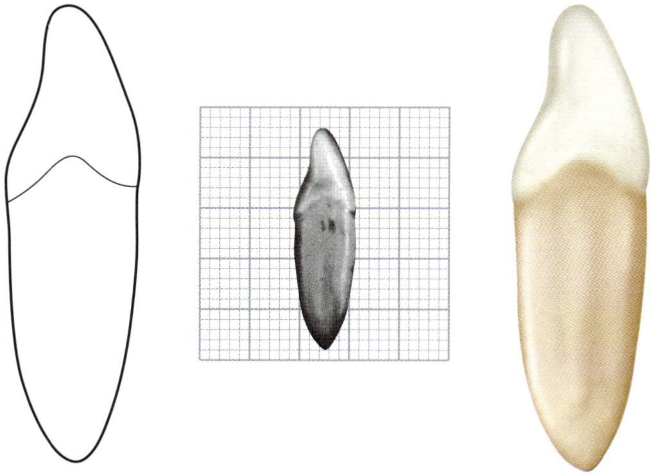

FIGURA 7-16 Incisivo lateral derecho mandibular, cara distal. (Cuadrícula = 1 mm^2.)

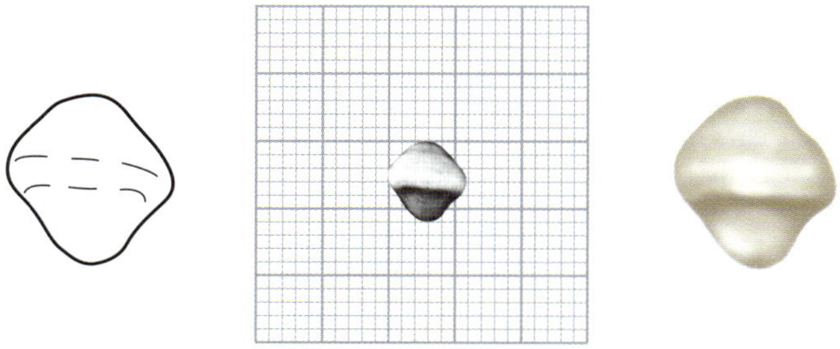

FIGURA 7-17 Incisivo lateral derecho mandibular, cara incisal. (Cuadrícula = 1 mm^2.)

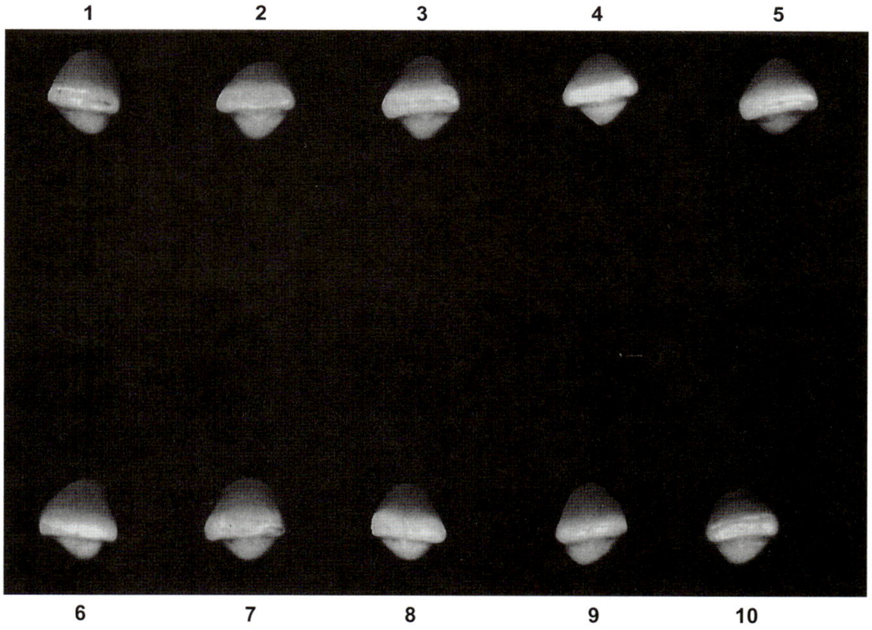

FIGURA 7-18 Incisivo lateral mandibular, cara incisal. Diez ejemplares característicos.

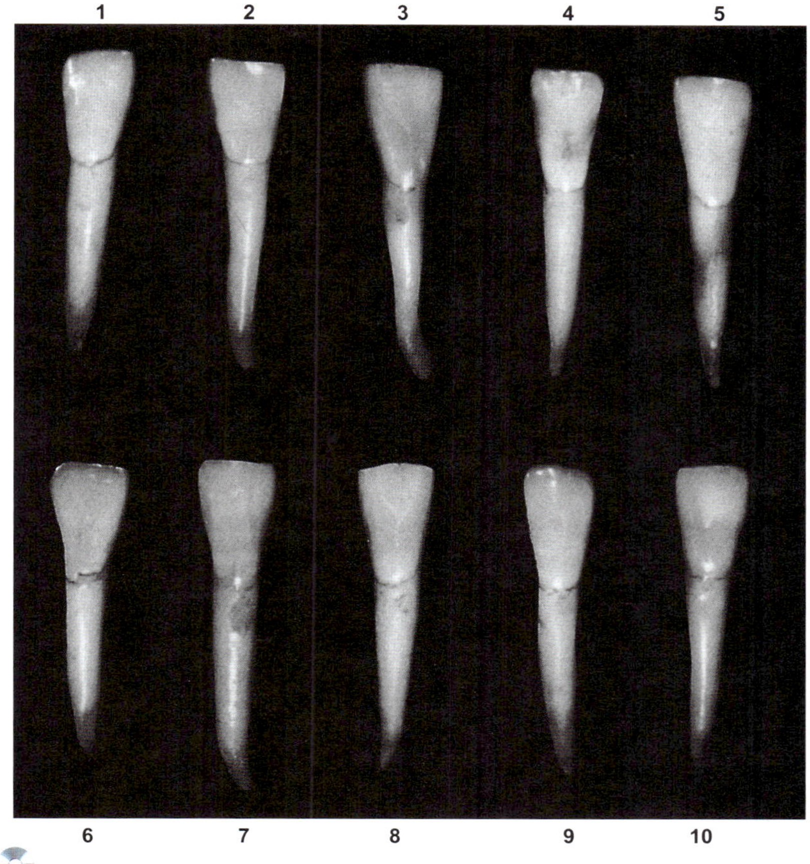

IV A(26), B **FIGURA 7-19** Incisivo lateral mandibular, cara vestibular. Diez ejemplares característicos.

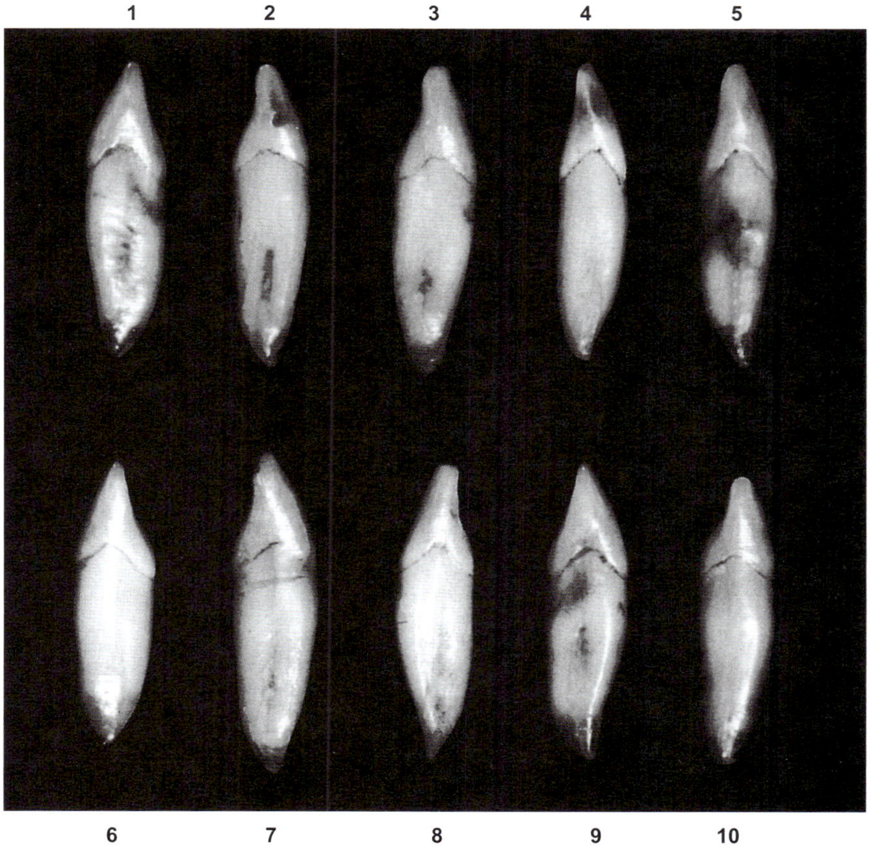

FIGURA 7-20 Incisivo lateral mandibular, cara mesial. Diez ejemplares característicos.

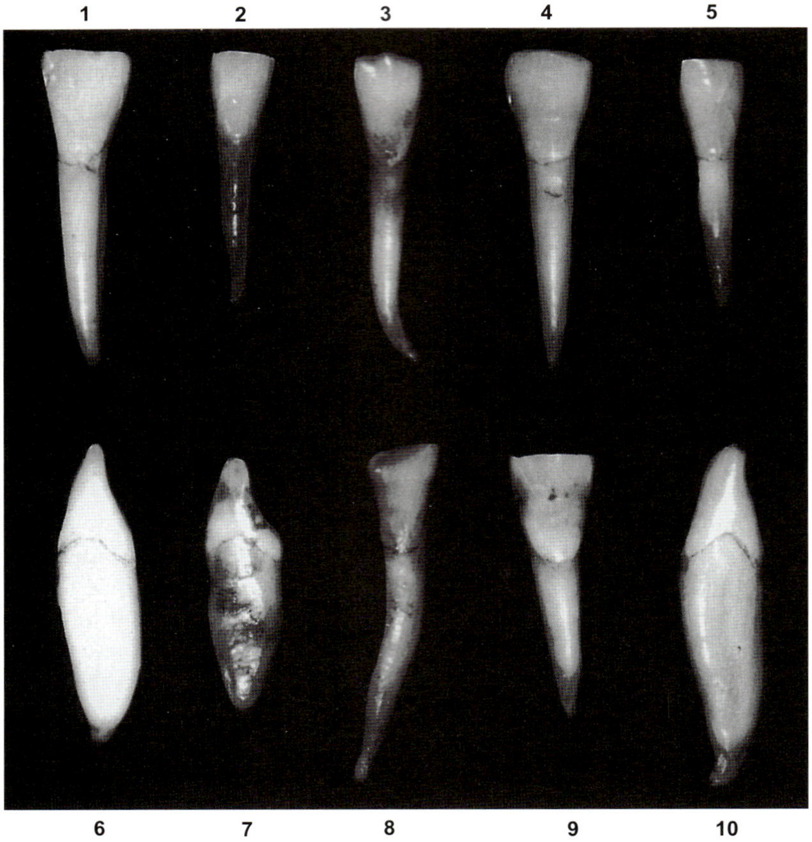

FIGURA 7-21 Incisivo lateral mandibular. Diez ejemplares con variaciones poco frecuentes. **1,** Diente muy largo; cuello estrecho en comparación con la corona ancha. **2,** Ejemplar bien formado; menor que la media. **3,** Raíz extraordinariamente larga; gran curvatura en el tercio apical; mamelón medio y mesial del borde incisal intactos. **4,** Extraordinario diámetro mesiodistal; áreas de contacto muy anchas cervicoincisalmente. **5,** Ejemplar de medidas reducidas. **6,** Borde incisal delgado; curvatura del tercio cervical de la corona pequeña o ausente. **7,** Borde incisal vestibular al centro de la raíz; raíz redondeada; cíngulo con curvatura por encima de la raíz, mayor de lo normal. **8,** Malformación de la corona y la raíz; raíz extraordinariamente larga. **9,** Corona muy ancha; raíz corta. **10,** Curvatura muy suave en el tercio cervical de la corona; tamaño general excesivo; malformación del extremo radicular.

TABLA 7-2 Incisivo lateral mandibular

Primeros signos de calcificación	3-4 meses
Esmalte completado	4-5 años
Erupción	7-8 años
Raíz completada	10 años

TABLA DE MEDIDAS

	LONGITUD CERVICO-INCISAL DE LA CORONA	LONGITUD DE LA RAÍZ	DIÁMETRO MESIODISTAL DE LA CORONA	DIÁMETRO MESIODISTAL DE LA CORONA EN EL CUELLO	DIÁMETRO VESTIBULO-LINGUAL O BUCOLINGUAL DE LA CORONA	DIÁMETRO VESTIBULO-LINGUAL O BUCOLINGUAL DE LA CORONA EN EL CUELLO	CURVATURA MESIAL DE LA LÍNEA CERVICAL	CURVATURA DISTAL DE LA LÍNEA CERVICAL
Dimensiones* aconsejadas para la técnica de modelado	9,5	14,0	5,5	4,0	6,5	5,8	3,0	2,0

*En milímetros.

segundo incisivo a partir de la línea media mandibular a derecha e izquierda. Se parece tanto al incisivo central que sólo describiremos brevemente sus características, pues se puede comparar directamente con el incisivo central y resaltar sus diferencias. Los dos incisivos funcionan en la arcada dental como un conjunto; por ello, su forma funcional es similar. Como en el incisivo central, el incisivo lateral es uniforme si se compara con otros dientes. En raras ocasiones, existe una división vestibular y lingual de la raíz en el tercio cervical. Es más frecuente encontrar dos conductos, aunque la raíz sea única[3].

El incisivo lateral mandibular es algo más largo (comparando las medidas) que el central; pero, en general, sus formas se parecen extraordinariamente (tabla 7-2). En la figura 7-21 aparecen 10 ejemplos con variaciones poco frecuentes.

BREVE DESCRIPCIÓN DEL INCISIVO LATERAL MANDIBULAR VISTO DESDE TODAS SUS CARAS

Caras vestibular y lingual

Las caras vestibular y lingual muestran una fracción añadida de aproximadamente 1 mm en la mitad distal del diámetro mesiodistal (v. figs. 7-13 y 7-14). Esto no ocurre siempre (v. fig. 7-19, *3* y *6*). En algunos grupos mongoloides, la cara lingual de los incisivos mandibulares presenta un surco cervicoincisal profundo y corto, y muy vulnerable a la caries dental[4].

Caras mesial y distal

La cara mesial acostumbra a ser más larga que la distal, lo que origina que el borde incisal recto descienda ligeramente en dirección distal (v. fig. 7-19, *1*). El área de contacto distal está más hacia cervical que el área de contacto mesial y de esta manera puede contactar apropiadamente con el área de contacto mesial del canino mandibular.

Excepto en el tamaño, no existen grandes diferencias entre las caras mesial y distal de los incisivos centrales y laterales (v. figs. 7-15, 7-16 y 7-20). Incluso las curvaturas mesiales y distales de la línea cervical son de extensión similar. En la cara distal del incisivo lateral mandibular tiende a presentarse una profunda concavidad inmediatamente por encima de la línea cervical.

Aunque la corona del incisivo lateral es algo más larga que la del central (normalmente, fracciones de 1 mm), la raíz puede ser bastante más larga. En muchas ocasiones, el diente tiene todas sus dimensiones mayores. La forma de la raíz es semejante a la del incisivo central, incluyendo las depresiones de desarrollo mesiales y distales.

Cara incisal

IV A, B

La cara incisal tiene una particularidad que normalmente sirve para identificar este diente. El borde incisal no está en ángulo recto con la bisectriz vestibulolingual, como ocurría en el incisivo central; el borde sigue la curvatura de la arcada dental mandibular, dando a la corona del incisivo lateral el aspecto de haber sufrido una leve torsión sobre su raíz (v. figs. 7-17 y 7-18). Es interesante observar que los ejes vestibulolinguales de las raíces de los incisivos centrales y laterales transcurren en dirección casi paralela en el interior del hueso mandibular, aunque los bordes incisales no estén alineados.

Referencias

1. Carlsen O: *Dental morphology*, Copenhagen, 1987, Munksgaard.
2. Pindborg JJ: *Pathology of the dental tissues*, Philadelphia, 1970, Saunders.
3. Woelfel JB, Scheid RC: *Dental anatomy: its relevance to dentistry*, ed 5, Baltimore, 1997, Williams & Wilkins.
4. Hanihara K: Racial characteristics in the dentition, *J Dent Res* 46:293, 1967.

Use el CD-ROM para ver las animaciones y las fichas de repaso. Visite la página web de evolve para acceder a recursos de estudio adicionales.

8

Caninos permanentes maxilares y mandibulares

Los caninos maxilares y mandibulares guardan una estrecha semejanza y sus funciones son muy similares. Los cuatro caninos están situados en las «esquinas» de la boca. El canino es el tercer diente contando a partir de la línea media, a derecha e izquierda, en el maxilar y en la mandíbula. Están considerados como la *piedra angular* de la arcada dental[1]. Son los dientes más largos de la boca, las coronas son casi siempre más largas que las de los incisivos centrales maxilares y las raíces son únicas y más largas que en ningún otro diente. El lóbulo vestibular medio está muy desarrollado incisalmente y determina una cúspide robusta y bien formada. Las coronas y las raíces son muy convexas en la mayor parte de sus caras. La forma y posición de los caninos constituye la «guía canina» que, como su nombre indica, guía a los dientes hasta la posición intercuspídea[2].

La forma de las coronas con sus cúspides únicas y puntiagudas, su localización en la boca y el extraordinario anclaje conseguido con sus largas y bien desarrolladas raíces, hacen que estos caninos se parezcan a los de los animales carnívoros. Esta semejanza con los dientes prensores de los mamíferos carnívoros es lo que ha dado origen al nombre de **canino.**

Debido a la profundidad vestibulolingual de la corona y la raíz, y por su anclaje en el hueso alveolar, estos dientes son, sin duda, los más estables de la boca. La forma de la corona facilita su limpieza. Esta ventajosa autolimpieza, junto con el efectivo anclaje en la arcada, favorecen la conservación de este diente durante casi toda la vida. Cuando se pierden los dientes, los caninos acostumbran a ser los últimos en desaparecer. Son piezas muy valiosas, tanto como firmes componentes de las arcadas como por ser posibles dientes de apoyo para las reposiciones protésticas.

Existe otra cualidad añadida en los caninos, tanto maxilares como mandibulares: su posición y forma, su inserción en el hueso y el relieve óseo que recubre la raíz crean una estructura anatómica denominada **eminencia canina,** de un elevado valor estético. Colaboran en el establecimiento de una expresión vestibular normal y agradable en los ángulos de la boca. Cuando se pierden estos dientes es casi imposible mantener protésicamente este aspecto durante mucho tiempo. No es fácil comprender el valor real de los caninos, tanto por su eficaz función y su estabilidad, como por el mantenimiento de la expresión vestibular natural.

Funcionalmente, los caninos soportan a los incisivos y los premolares, puesto que están situados entre los dos grupos. Las coronas tienen unas formas funcionales con características semejantes a las de los incisivos y premolares.

Canino maxilar

Las figuras 8-1 a 8-12 muestran el canino maxilar desde varias caras. El perfil de las caras vestibular y lingual contiene una serie de curvas y arcos, excepto el ángulo que existe en la punta de la cúspide. Esta cúspide tiene una cresta mesial incisal y otra incisal distal.

La mitad mesial de la corona contacta con el incisivo lateral y la mitad distal, con el primer premolar. Por ello, las áreas de contacto están a distintos niveles cervicoincisalmente.

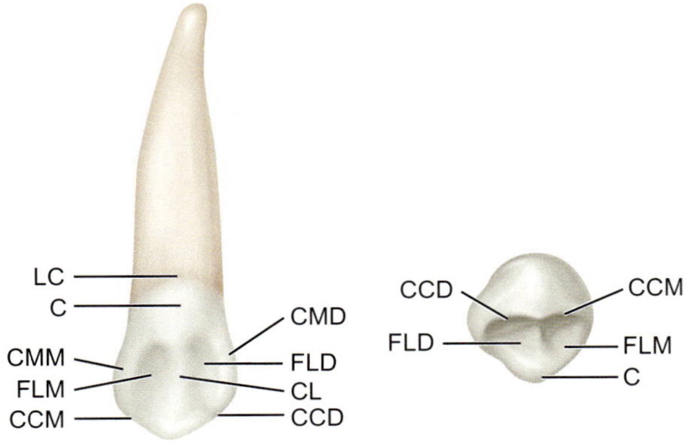

FIGURA 8-1 Canino derecho maxilar, cara lingual e incisal. *C,* cíngulo; *CCD,* cresta cuspídea distal; *CCM,* cresta cuspídea mesial; *CL,* cresta lingual; *CMD,* cresta marginal distal; *CMM,* cresta marginal mesial; *FLM,* fosa lingual mesial; *FLD,* fosa lingual distal; *LC,* línea cervical.

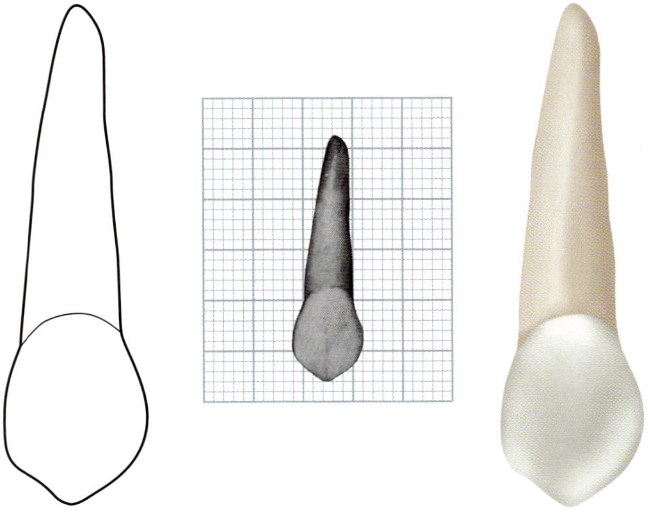

FIGURA 8-2 Canino izquierdo maxilar, cara vestibular. (Cuadrícula = 1 mm^2.)

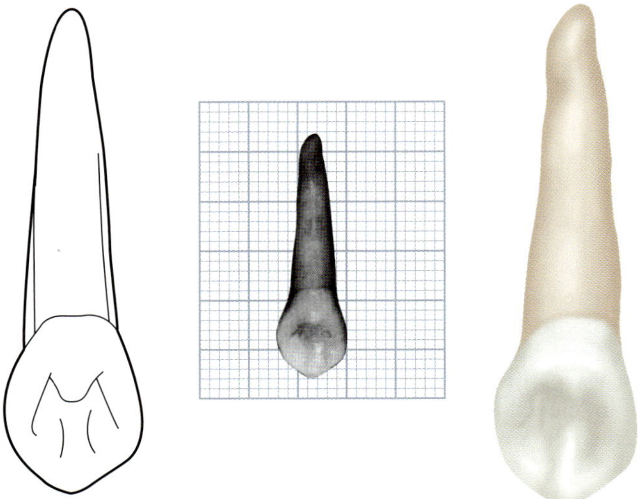

FIGURA 8-3 Canino izquierdo maxilar, cara lingual. (Cuadrícula = 1 mm^2.)

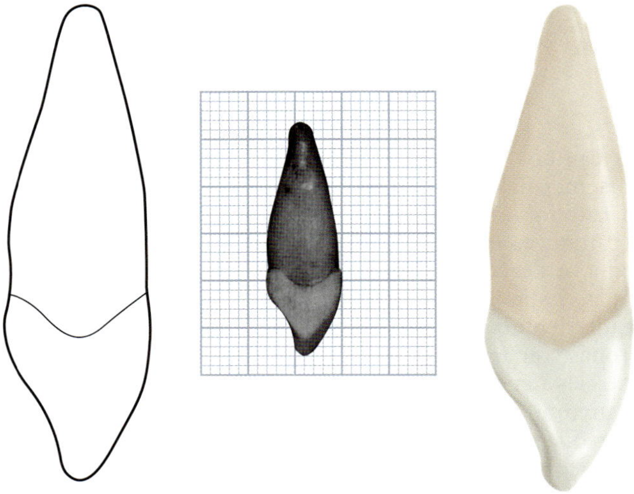

FIGURA 8-4 Canino izquierdo maxilar, cara mesial. (Cuadrícula = 1 mm^2.)

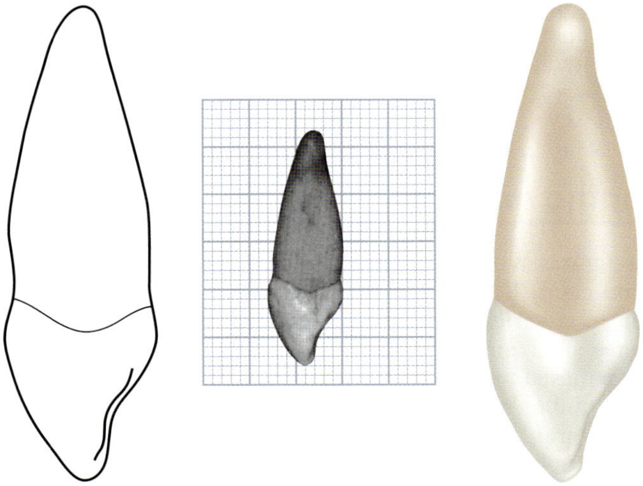

FIGURA 8-5 Canino izquierdo maxilar, cara distal. (Cuadrícula = 1 mm^2.)

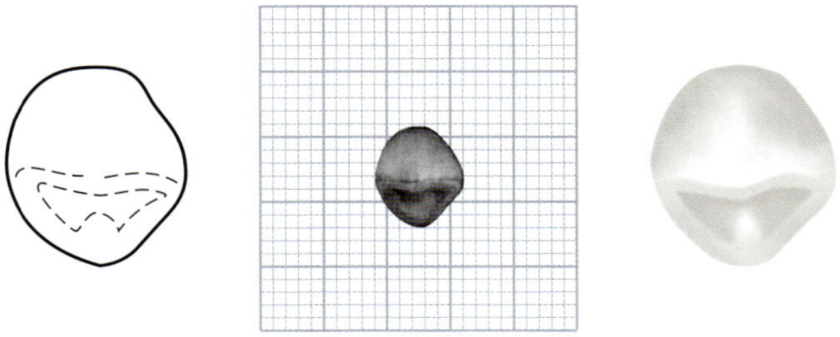

FIGURA 8-6 Canino izquierdo maxilar, cara incisal. (Cuadrícula = 1 mm^2.)

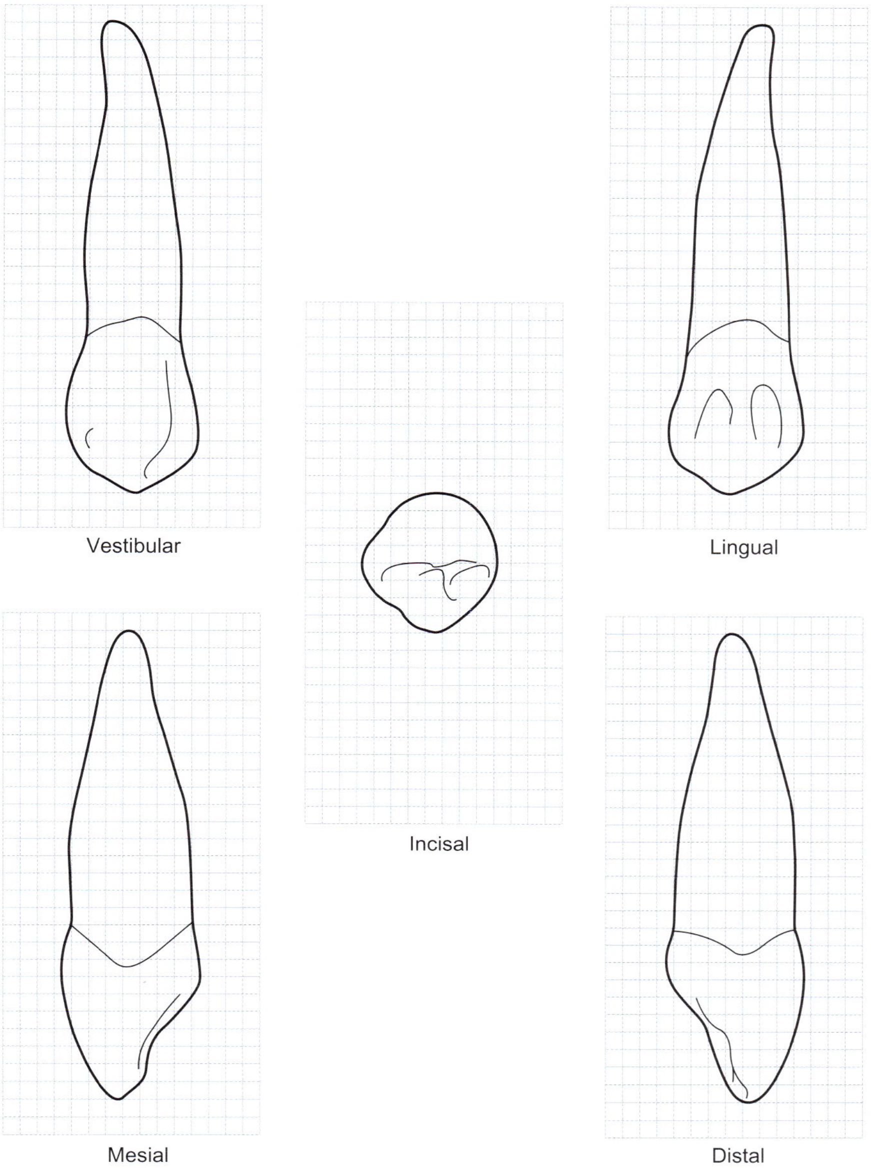

FIGURA 8-7 Canino derecho maxilar. Diagramas de las cinco caras. (Cuadrícula = 1 mm^2.)

Desde la cara vestibular, la mitad mesial de la corona parece parte de un incisivo, mientras que la mitad distal parece la porción de un premolar. Este diente parece constituir una solución de continuidad entre los dientes anteriores y posteriores de la arcada.

Es evidente que la construcción de este diente presenta un refuerzo vestibulolingual que se contrapone a la dirección de las líneas de fuerza que actúan sobre él. La parte incisal (incidente) es más gruesa vestibulolingualmente que la de ningún otro incisivo central y lateral maxilar.

La dimensión vestibulolingual es aproximadamente 1 mm mayor que la del incisivo central maxilar (tabla 8-1). El diámetro mesiodistal acostumbra a ser 1 mm menor.

El cíngulo del canino maxilar tiene un desarrollo mayor que el del incisivo central.

La raíz del canino maxilar es habitualmente la más larga de todas, aunque en ocasiones la del canino mandibular tiene la misma longitud. La raíz es gruesa vestibulolingualmente con depresiones de desarrollo por mesial y distal que aseguran el anclaje de este diente al maxilar. En la figura 8-12 aparecen variaciones poco frecuentes.

DESCRIPCIÓN DETALLADA DEL CANINO MAXILAR VISTO DESDE TODAS SUS CARAS

Cara vestibular

La corona y la raíz son más estrechas mesiodistalmente que las de los incisivos centrales maxilares. En muchos casos, la diferencia es de 1 mm aproximadamente. La línea cervical

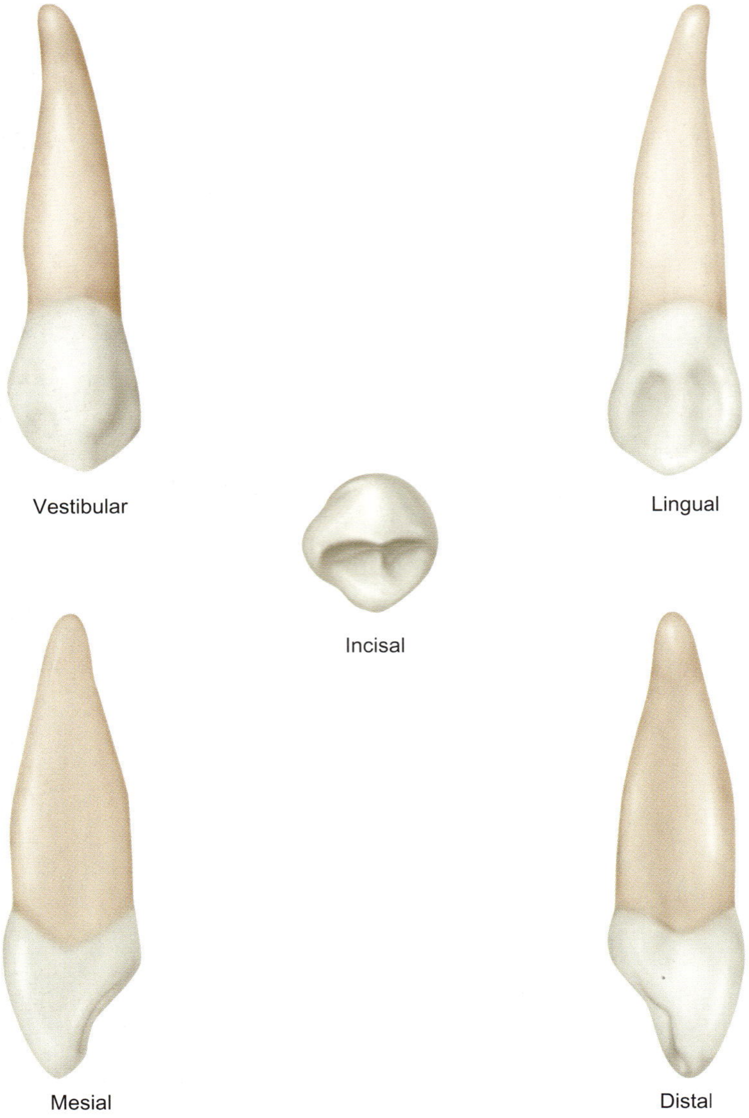

FIGURA 8-8 Canino derecho maxilar.

es convexa, con la convexidad dirigida hacia la raíz (v. figs. 8-2, 8-7, 8-8 y 8-9).

Mesialmente, el perfil de la corona puede ser convexo desde el cuello hasta el centro del área de contacto mesial, y en ocasiones puede aparecer una ligera concavidad por encima del área de contacto, por la cara vestibular. El centro del área de contacto mesial está aproximadamente en la unión del tercio medio e incisal de la corona.

Distalmente, el perfil de la corona suele ser cóncavo entre la línea cervical y el área de contacto distal. Esta última acostumbra a estar en el centro del tercio medio de la corona. Obsérvense los niveles distintos de las áreas de contacto mesial y distal (v. fig. 5-7, *B* y *C*).

Excepto en el caso de que la corona haya sufrido un desgaste desigual, la punta de la cúspide está alineada con el centro de la raíz. La cúspide tiene una vertiente distal y otra mesial más corta. Ambas tienden a volverse cóncavas cuando han sufrido desgaste (v. fig. 8-9, *5* y *6*). Estas depresiones parecen ser de desarrollo.

La cara vestibular de la corona es lisa, sin líneas de desarrollo visibles, excepto unas suaves líneas por mesial y distal, que dividen los tres lóbulos vestibulares. El lóbulo vestibular medio muestra mayor grado de desarrollo que los otros dos y esto ocasiona la aparición de una cresta en la cara vestibular de la corona. Una línea dibujada sobre esta cresta, desde la línea cervical hasta la punta de la cúspide, formaría una curva con el centro dirigido hacia mesial. Todas las áreas que quedan por la cara mesial son convexas, excepto unas insignificantes líneas de desarrollo en el esmalte. Distalmente a la cresta vestibular (v. cara incisal), el tercio cervical de la corona tiende a la concavidad, aunque se aprecia una convexidad en todas las áreas cercanas a la cresta vestibular (v. fig. 8-11, *7*, *8* y *9*).

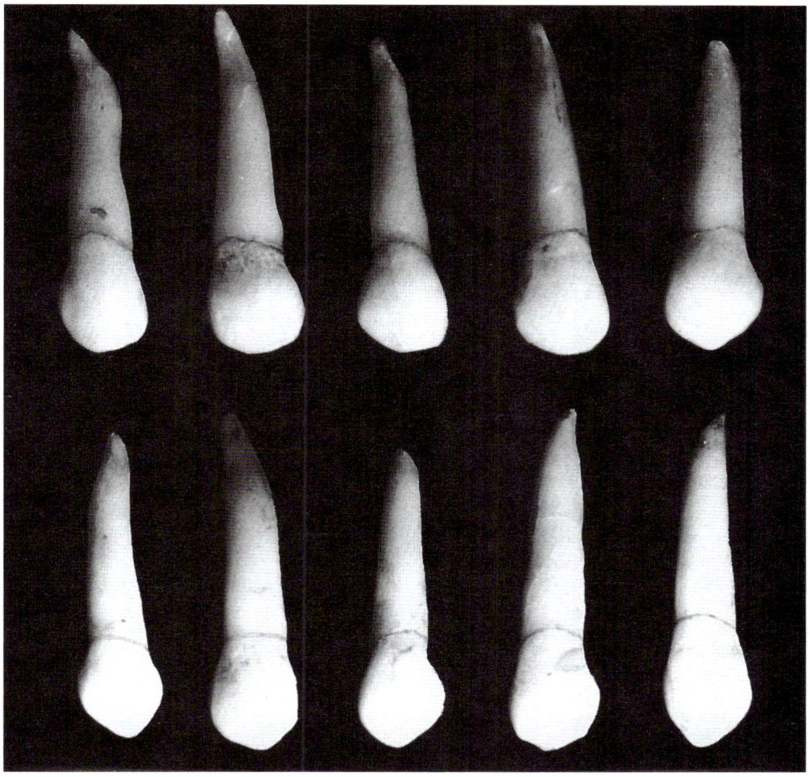

IV A(6), B **FIGURA 8-9** Canino maxilar, cara vestibular. Diez ejemplares característicos.

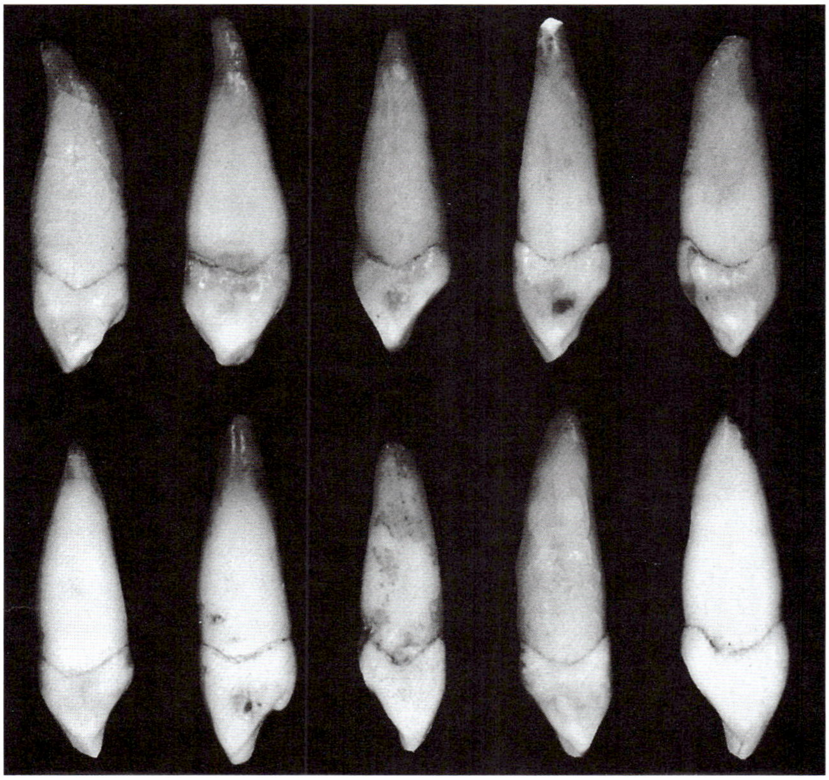

FIGURA 8-10 Canino maxilar, cara mesial. Diez ejemplares característicos.

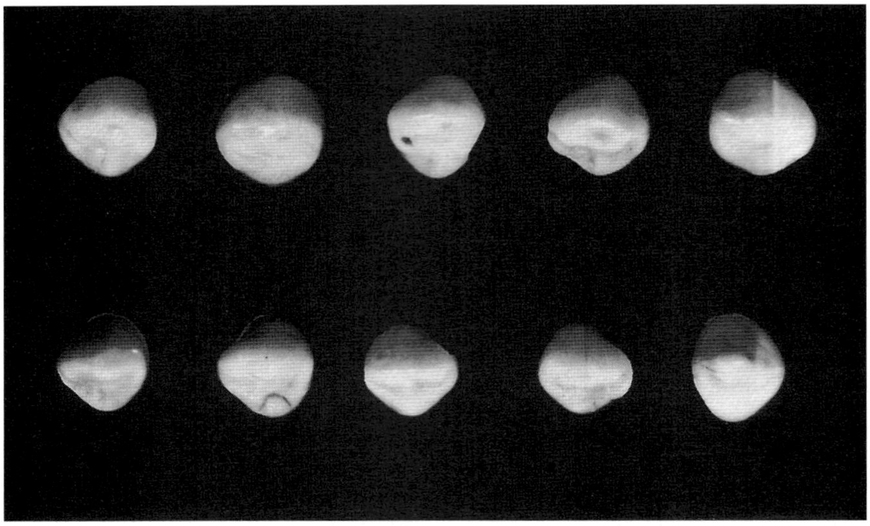

FIGURA 8-11 Canino maxilar, cara incisal. Diez ejemplares característicos.

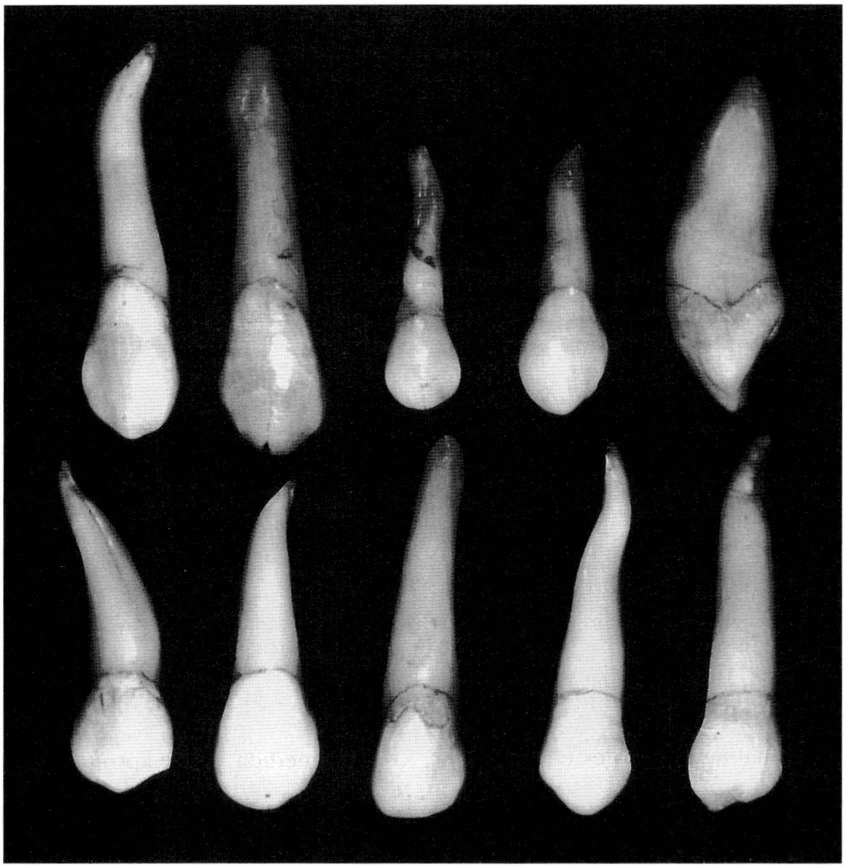

FIGURA 8-12 Canino maxilar. Diez ejemplares con variaciones poco frecuentes. **1,** Corona muy larga, con una gran curvatura en el tercio apical de la raíz. **2,** Diente extraordinariamente largo en su conjunto. Obsérvese la hipercementosis del extremo de la raíz. **3,** Corona muy corta; raíz pequeña y malformada. **4,** El diámetro mesiodistal de la corona es excesivo; medida comparativamente estrecha en el cuello; raíz corta para el tamaño de la corona. **5,** Excesivo diámetro vestibulolingual; raíz con una curvatura poco frecuente. **6,** Diente con malformación general. **7,** Corona larga; raíz corta. **8,** Raíz excesivamente desarrollada y ápice muy romo. **9,** Inusual curvatura de la raíz; extraordinariamente larga. **10,** Corona poco formada; raíz extraordinariamente larga.

Tabla 8-1 Canino maxilar

Primeros signos de calcificación	4-5 meses
Esmalte completado	6-7 años
Erupción	11-12 años
Raíz completada	13-15 años

Tabla de medidas

	Longitud cervico-incisal de la corona	Longitud de la raíz	Diámetro mesiodistal de la corona	Diámetro mesiodistal de la corona en el cuello	Diámetro vestibulo-lingual o bucolingual de la corona	Diámetro vestibulo-lingual o bucolingual de la corona en el cuello	Curvatura mesial de la línea cervical	Curvatura distal de la línea cervical
Dimensiones* aconsejadas para la técnica de modelado	10,0	17,0	7,5	5,5	8,0	7,0	2,5	1,5

*En milímetros.

La raíz del canino maxilar se ve delgada desde su cara vestibular, si se compara con el volumen de la corona; tiene forma cónica, con la punta del ápice roma. No es infrecuente la presencia de una curva aguda en la vecindad del tercio apical, que puede tener una dirección mesial o distal; generalmente, es distal (v. fig. 8-9, *1* y *6*). La cara vestibular de la raíz es lisa y convexa en toda su extensión.

Cara lingual

La corona y la raíz son más estrechas lingual que vestibularmente.

Desde esta cara, la línea cervical es algo diferente de la que se encuentra vestibularmente y muestra una curvatura más regular. La línea puede mantenerse recta durante un corto trecho (v. figs. 8-3, 8-7 y 8-8).

El cíngulo es grande y en ocasiones en forma de pequeña cúspide (v. fig. 8-10, *7*). En estos casos, existen unas crestas bien definidas en la cara lingual de la corona, por debajo del cíngulo, entre unas bien desarrolladas crestas marginales. Entre estas crestas se observan a veces depresiones, pero no suele haber surcos de desarrollo profundos.

Otras veces se advierte una cresta lingual bien desarrollada, que confluye con la punta de la cúspide y se extiende hasta un punto cercano al cíngulo. Entre esta cresta y las crestas marginales se forman unas suaves concavidades, que reciben los nombres de **fosa lingual mesial** y **fosa lingual distal** (v. figs. 8-1 y 8-8).

Ocasionalmente, la cara lingual del canino es tan lisa que estas concavidades se distinguen con dificultad. Sin embargo, lo normal es la presencia de las fosas descritas con crestas marginales marcadas y el cíngulo bien formado. El cíngulo uniforme, las crestas marginales y la cresta lingual acostumbran a confluir, si bien con pocos surcos de desarrollo.

La porción lingual de la raíz del canino maxilar es más estrecha que la porción vestibular. Por este motivo, cuando se observa desde la cara lingual, queda a la vista gran parte de la cara mesial y distal de la raíz. En muchas raíces se distinguen depresiones de desarrollo por mesial y distal, que se extienden por casi toda la raíz. La cresta lingual de la raíz es más bien estrecha, lisa y convexa en toda su extensión, desde la línea cervical hasta el extremo apical (v. fig. 8-3).

Cara mesial

La cara mesial del canino maxilar presenta el perfil de la forma funcional de un diente anterior. Sin embargo, tiene un volumen mayor y la dimensión vestibulolingual es también mayor que en ningún otro diente anterior (v. figs. 8-4, 8-7, 8-8 y 8-10).

El perfil de la corona tiene forma de cuña, el mayor diámetro está en el tercio cervical y el vértice de la cuña se sitúa en la punta de la cúspide.

La curvatura de la corona por debajo de la línea cervical vestibular y lingual tiene una extensión que se corresponde con la curvatura de los incisivos maxilares laterales y centrales. Sin embargo, la cresta de la curvatura está a un nivel más incisal porque los lóbulos medio vestibular y lingual están más desarrollados (v. fig. 8-5, *5* y *10*). Muchos caninos tienen una zona aplanada vestibularmente en el tercio cervical de la corona, que desde la cara mesial se ve como una línea recta. Es discutible si este efecto puede deberse a un desgaste excesivo (v. fig. 8-10, *1* y *2*).

Debajo del tercio cervical de la corona, la cara vestibular se puede presentar como una línea ligeramente convexa desde la cresta de la curvatura en el tercio cervical hasta la punta de la cúspide. Normalmente, la línea se vuelve más recta a medida que se aproxima a la cúspide.

El conjunto del perfil vestibular observado desde la cara mesial presenta mayor convexidad desde la línea cervical hasta la punta de la cúspide, más acentuada que la línea que existe en los incisivos centrales desde el cuello hasta el borde incisal.

El perfil lingual de la corona desde su cara mesial se puede representar por una línea convexa que comprende el cíngulo donde se convierte en una línea casi recta hasta el tercio medio, para volverse nuevamente convexa en el tercio incisal (v. fig. 8-10, *10*).

La línea cervical que rodea la base de la corona se curva unos 2,5 mm hacia la cúspide en la unión amelocementaria. El perfil de la raíz desde esta cara es cónico, con el ápice ahusado o claramente en punta. La raíz se puede curvar labialmente en el tercio apical. El perfil labial de la raíz es casi perpendicular, con la mayor parte de la inclinación en el lado lingual (v. fig. 8-10, *4* y *9*).

La posición de la punta de la cúspide en relación con el eje longitudinal de la raíz es diferente de la que muestran los incisivos central y lateral maxilares. Aunque los ejemplos de las figuras 8-4 y 8-5 no manifiestan esta diferencia, la mayoría de los de la figura 8-10 sí la muestran ostensiblemente. La bisectriz de la cúspide queda por vestibular de la bisectriz de la raíz. Las bisectrices de las raíces del incisivo central y lateral son también bisectrices de los bordes incisales.

La cara mesial de la corona del canino es convexa en toda su extensión, excepto en una zona pequeña y circunscrita por encima del área de contacto, que presenta una superficie cóncava y plana entre esta zona y la línea cervical.

La cara mesial de la raíz es ancha, con una suave depresión de desarrollo en una parte de la raíz. Las depresiones de desarrollo contribuyen a dar resistencia al anclaje del diente en el alveolo y evitan su rotación y desplazamiento.

Cara distal

La cara distal del canino maxilar es bastante parecida a la cara mesial, con las siguientes variaciones: la línea cervical se curva menos hacia la cúspide; la cresta marginal distal está más marcada y es más irregular; generalmente existe una mayor concavidad por encima del área de contacto y la depresión de desarrollo en el lado distal está más pronunciada (v. figs. 8-5, 8-7 y 8-8).

Cara incisal

La cara incisal del canino maxilar acentúa las proporciones de este diente en sentido vestibulolingual y mesiodistal (v. figs. 8-6, 8-7, 8-8 y 8-11). En general, el diámetro vestibulolingual es mayor que el mesiodistal. En ocasiones, las dos medidas son casi iguales (v. fig. 8-11, *8*); otras veces, la corona es mayor de lo habitual en sentido *vestibulolingual* (v. fig. 8-11, *10*).

Desde la cara incisal, si colocamos la línea de visión frente al eje longitudinal de la raíz, la punta de la cúspide queda por *vestibular* al *centro* de la corona, en sentido *vestibulolingual*, y por *mesial* al *centro*, en sentido *mesiodistal*.

Una sección vestibulolingual que pase por el centro de la cúspide de la corona dividiría la raíz en dos secciones bastante uniformes, con la porción mesial conteniendo la parte más estrecha de la corona. (Obsérvense las proporciones que aparecen en la línea de fractura del esmalte de la fig. 8-11, *9*.) No obstante, la sección mesial muestra una porción de la corona con mayor abultamiento vestibulolingual. La corona de este diente da la impresión de tener la *porción distal estirada* para establecer *contacto* con el primer premolar.

Desde la cara incisal, destaca mucho el borde del lóbulo medio vestibular, que alcanza su convexidad mayor en el tercio cervical de la corona y se vuelve más ancho y aplanado en el tercio medio e incisal.

El cíngulo conforma el tercio cervical de la corona lingualmente. El perfil del cíngulo describe un arco más corto que el que aparece por la cara vestibular. En cambio, las dimensiones relativas mesiodistales de la raíz, por vestibular y lingual, son coincidentes.

Una bisectriz de la cúspide y los márgenes cuspídeos en dirección mesiodistal es casi siempre recta y secciona los cortos arcos de las zonas de contacto mesial y distal. Esta peculiaridad acentúa la estrecha relación que existe entre los caninos maxilares y algunos incisivos laterales, que tienen estas mismas características (compárese la fig. 8-11, 7, con la fig. 6-18, *1*). Como se ha mencionado ya en el capítulo 6, existen dos tipos de incisivos laterales maxilares que parecen caninos, observados por su cara incisal, y otros parecen incisivos centrales, estos últimos son los más frecuentes. Naturalmente, los incisivos laterales que parecen caninos son relativamente anchos vestibulolingualmente, mientras que los que se parecen a los incisivos son más estrechos en esta cara.

La cara incisal de la mayoría de caninos, maxilares o mandibulares se puede dibujar mediante una serie de arcos. La figura 8-11, *6*, por ejemplo, se podría dibujar con una plantilla francesa de curvas, que es un instrumento de dibujo empleado para trazar curvas de diferentes grados.

Canino mandibular

Las figuras 8-13 a 8-24 muestran el canino mandibular desde varias caras. Como los caninos maxilar y mandibular guardan un estrecho parecido, al describir el canino mandibular se pueden establecer comparaciones directas con el canino maxilar.

La corona del canino mandibular es más estrecha mesiodistalmente que la del canino maxilar, aunque en muchos casos es de la misma longitud y, a veces, de 0,5 a 1 mm

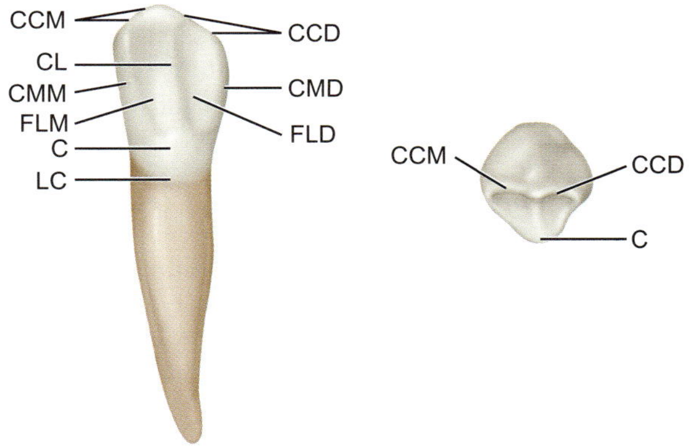

FIGURA 8-13 Canino derecho mandibular, caras lingual e incisal. *C,* Cíngulo; *CCD,* cresta cuspídea distal; *CCM,* cresta cuspídea mesial; *CL,* cresta lingual; *CMD,* cresta marginal distal; *CMM,* cresta marginal mesial; *FLD,* fosa lingual distal; *FLM,* fosa lingual mesial; *LC,* línea cervical.

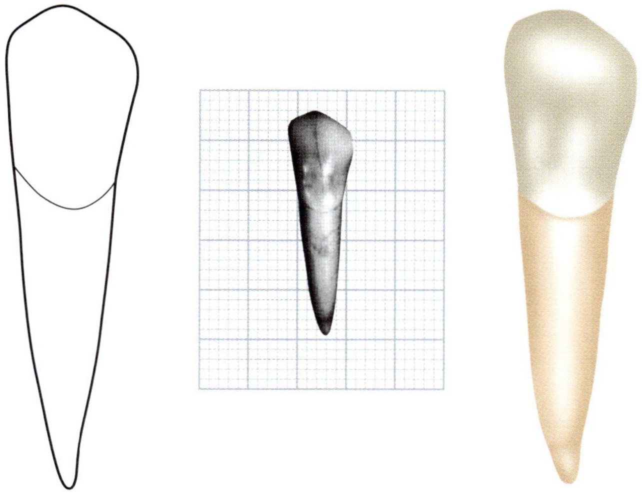

FIGURA 8-14 Canino izquierdo mandibular, cara vestibular. (Cuadrícula = 1 mm^2.)

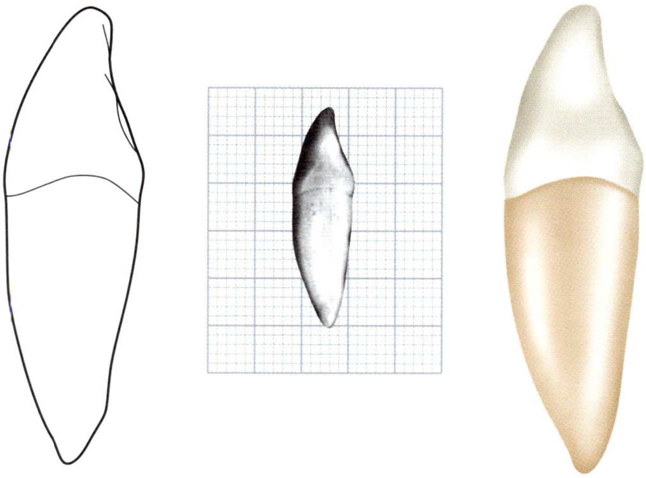

FIGURA 8-17 Canino izquierdo mandibular, cara distal. (Cuadrícula = 1 mm^2.)

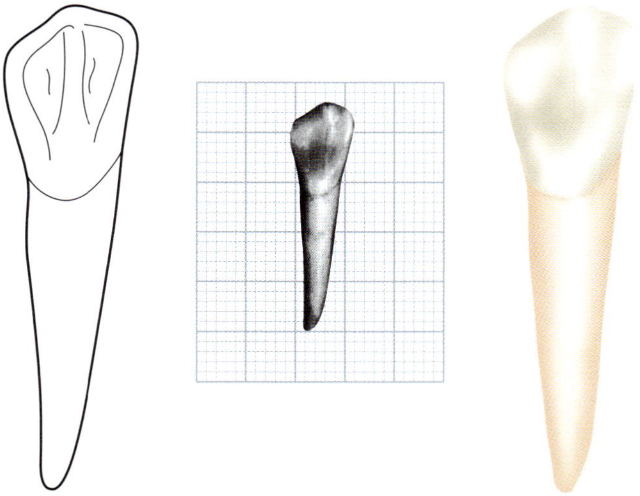

FIGURA 8-15 Canino izquierdo mandibular, cara lingual. (Cuadrícula = 1 mm^2.)

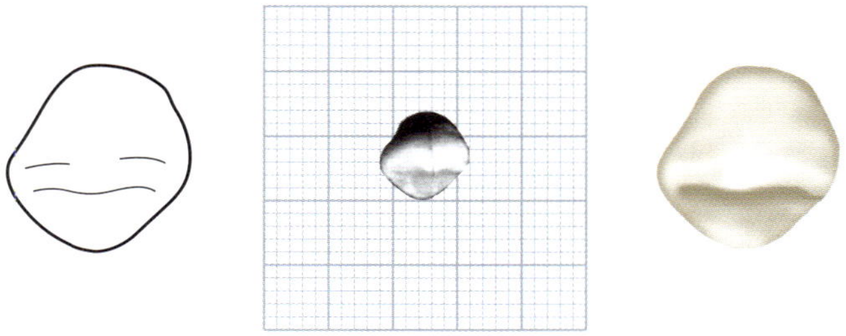

FIGURA 8-18 Canino izquierdo mandibular, cara incisal. (Cuadrícula = 1 mm^2.)

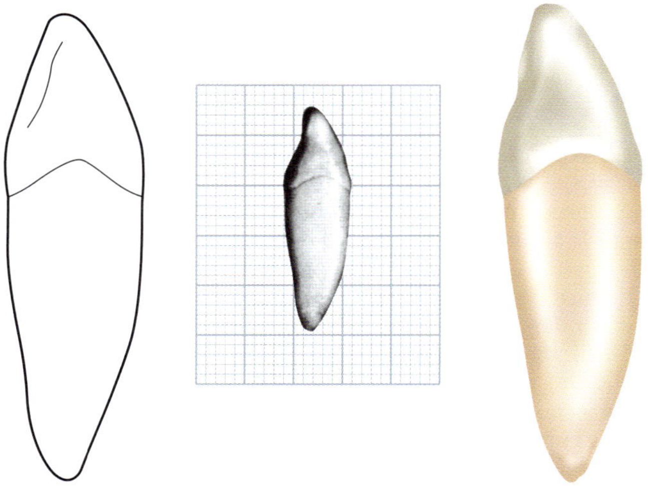

FIGURA 8-16 Canino izquierdo mandibular, cara mesial. (Cuadrícula = 1 mm^2.)

mayor (tabla 8-2). La raíz puede ser tan larga como la del canino maxilar, aunque suele ser algo más corta. El diámetro vestibulolingual de la corona y de la raíz es casi siempre unas fracciones de milímetro menor.

La cara lingual de la corona es más lisa, con el cíngulo menos desarrollado y un menor abultamiento entre las crestas marginales. La parte lingual de la corona se parece a la forma de las caras linguales de los incisivos laterales mandibulares.

La cúspide del canino mandibular no está tan bien desarrollada como la del canino maxilar y las crestas de la cúspide son más delgadas vestibulolingualmente. La punta de la cúspide suele estar alineada con el centro de la raíz, por mesial y distal, pero algunas veces transcurre por lingual a esta línea, comparable a lo que ocurre en los incisivos mandibulares.

Existe una variación en la forma de la raíz del canino mandibular que consiste en la presencia de una **raíz bifurcada,** que, por otra parte, no es infrecuente (v. fig. 8-24, *1*, *2*, *5*, *6*, y fig. 8-25).

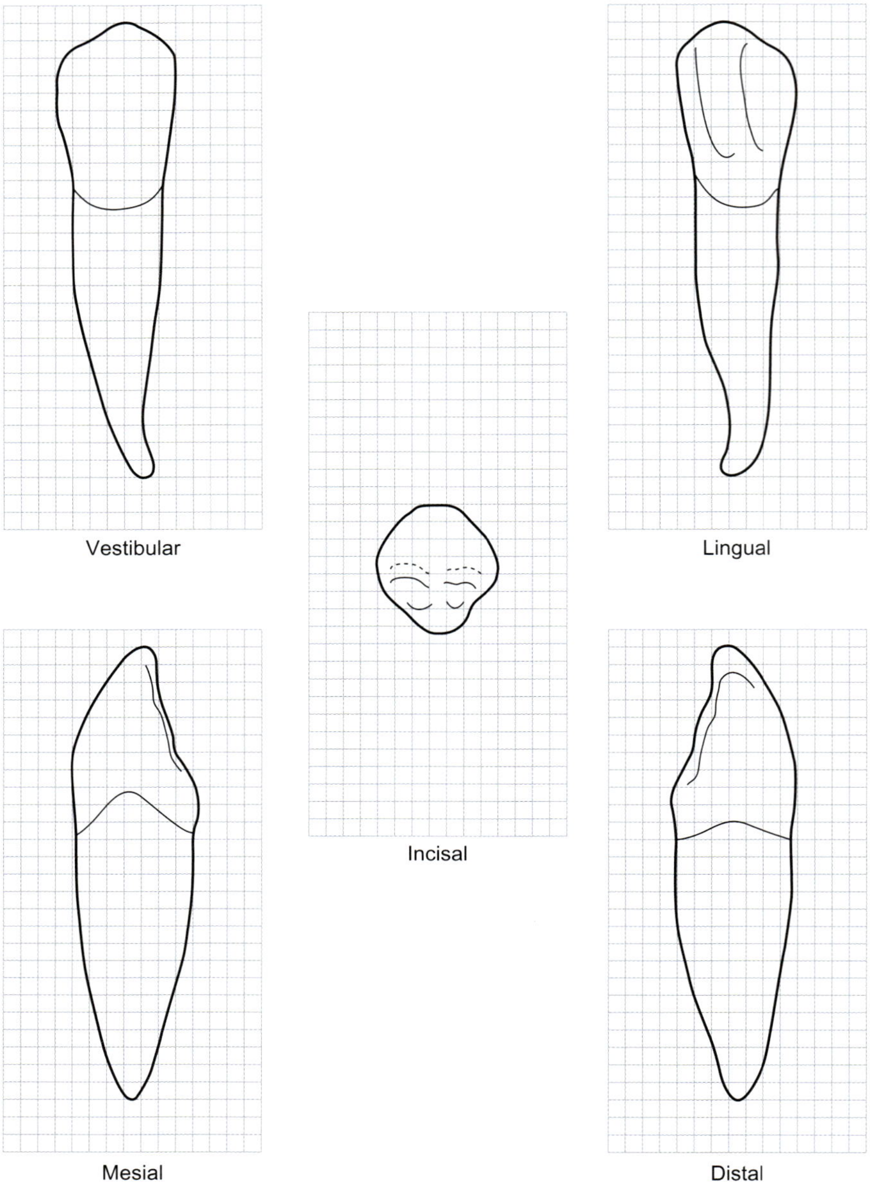

FIGURA 8-19 Canino izquierdo mandibular. Diagramas de las cinco caras. (Cuadrícula = 1 mm^2.)

DESCRIPCIÓN DETALLADA DEL CANINO MANDIBULAR VISTO DESDE TODAS SUS CARAS

Cara vestibular

El diámetro mesiodistal del canino mandibular es inferior al del canino maxilar, con una diferencia aproximada de 1 mm. El canino mandibular es más ancho mesiodistalmente que los incisivos mandibulares; por ejemplo, tiene 1 mm más que el incisivo lateral mandibular (v. figs. 8-14, 8-19, 8-20 y 8-21).

Las *diferencias esenciales* entre los caninos maxilares y mandibulares observados por su cara vestibular son las siguientes:

- Las coronas de los caninos mandibulares *parecen* más largas. A veces lo son, pero el efecto de mayor longitud se ve acentuado por la estrechez mesiodistal de su corona y por la altura de las áreas de contacto por encima del cuello.
- El perfil mesial de la corona está casi en línea recta con el mismo perfil de la raíz, con el área de contacto mesial cerca del ángulo mesioincisal.
- Cuando el desgaste no ha afectado a las crestas de la cúspide, el vértice está en línea con el centro de la raíz, como en el canino maxilar. La cresta cuspídea mesial es más corta.
- El área de contacto distal en el canino mandibular está más hacia incisal que en el canino maxilar, pero no alcanza el nivel del área mesial.

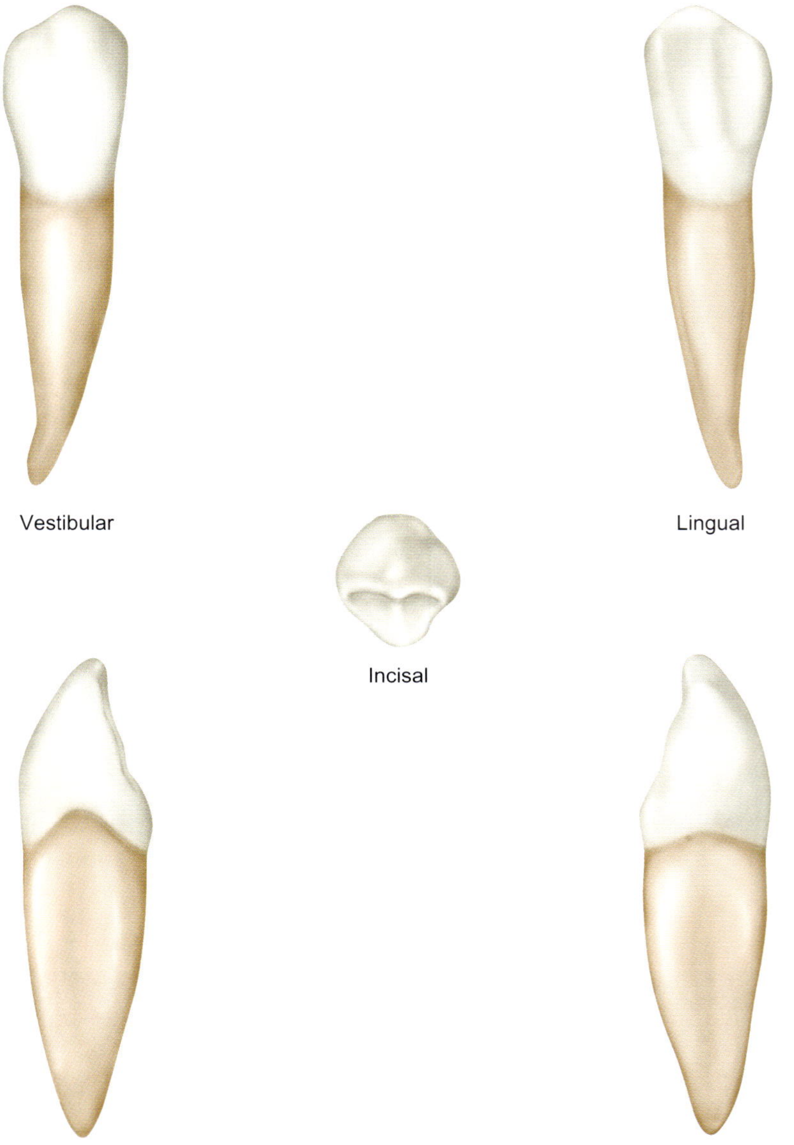

FIGURA 8-20 Canino derecho mandibular.

- La línea cervical labial se curva semicircularmente hacia apical.
- Muchos caninos mandibulares vistos desde esta cara dan la impresión de estar curvados distalmente sobre la raíz. Las coronas de los caninos maxilares acostumbran a estar alineadas con la raíz.
- La raíz del canino mandibular es de 1 a 2 mm más corta que la del canino maxilar y su extremo apical es más agudo. No son frecuentes las curvaturas de la raíz. Cuando existe una curvatura en el extremo de la raíz, acostumbra a ser en dirección mesial (fig. 8-21, *1*, *2*, *3* y *4*).

Cara lingual

Al compararla con la cara lingual del canino maxilar se observan las siguientes diferencias.

La cara lingual de la corona del canino mandibular es aplanada, semejante a las caras linguales de los incisivos mandibulares (v. figs. 8-13, 8-15, 8-19 y 8-20). El cíngulo es liso y poco desarrollado y las crestas marginales apenas destacan. Con la cresta lingual ocurre lo mismo, excepto al acercarse a la punta de la cúspide. En general, la cara lingual de la corona es lisa y regular.

La parte lingual de la raíz es relativamente más estrecha que la del canino maxilar, hasta alcanzar una anchura un poco mayor de la mitad del diámetro vestibular.

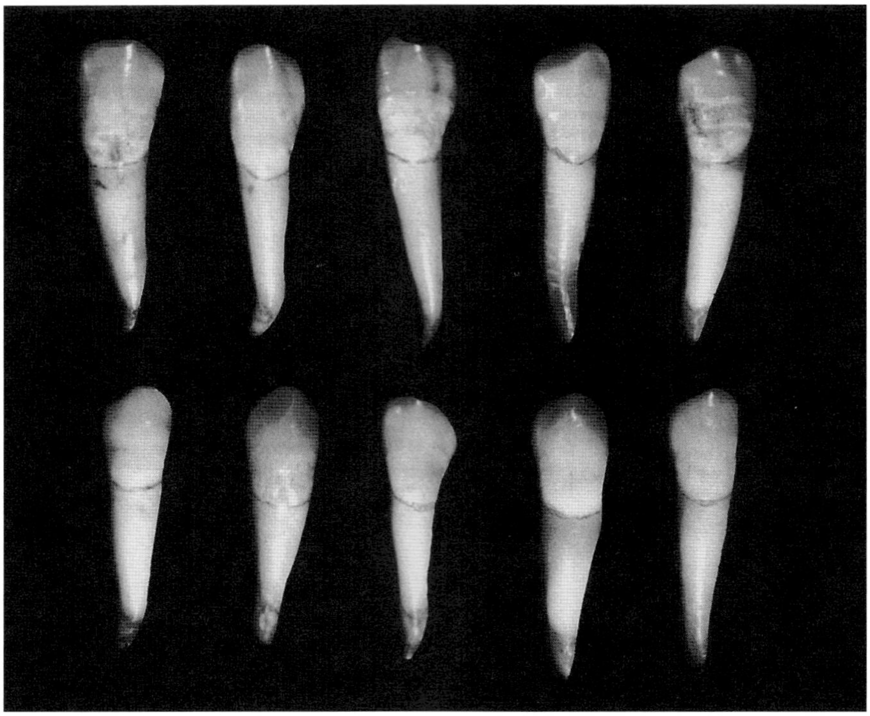

IV A(27) **FIGURA 8-21** Canino mandibular, cara vestibular. Diez ejemplares característicos.

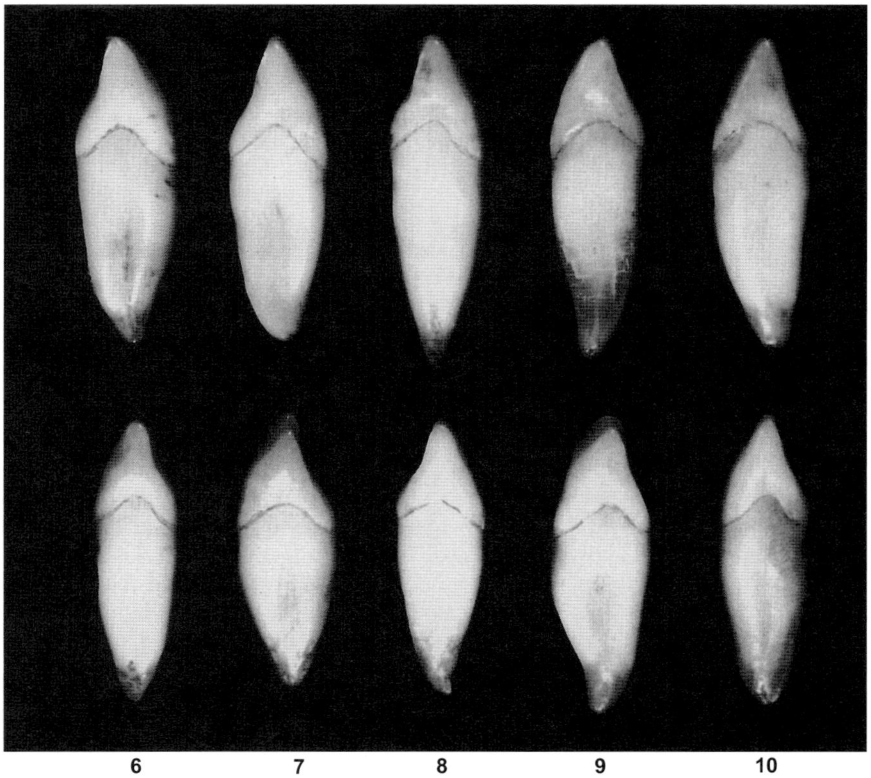

FIGURA 8-22 Canino mandibular, cara mesial. Diez ejemplares característicos.

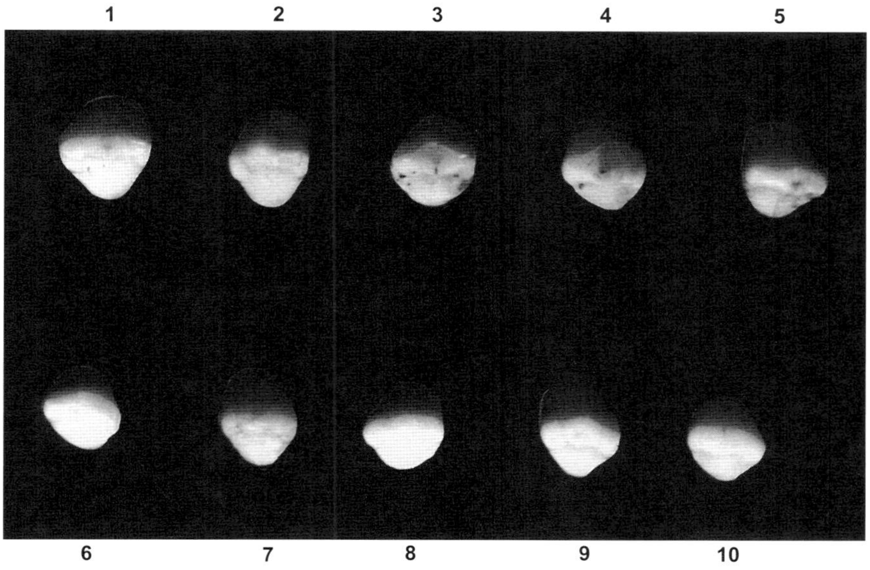

FIGURA 8-23 Canino mandibular, cara incisal. Diez ejemplares característicos.

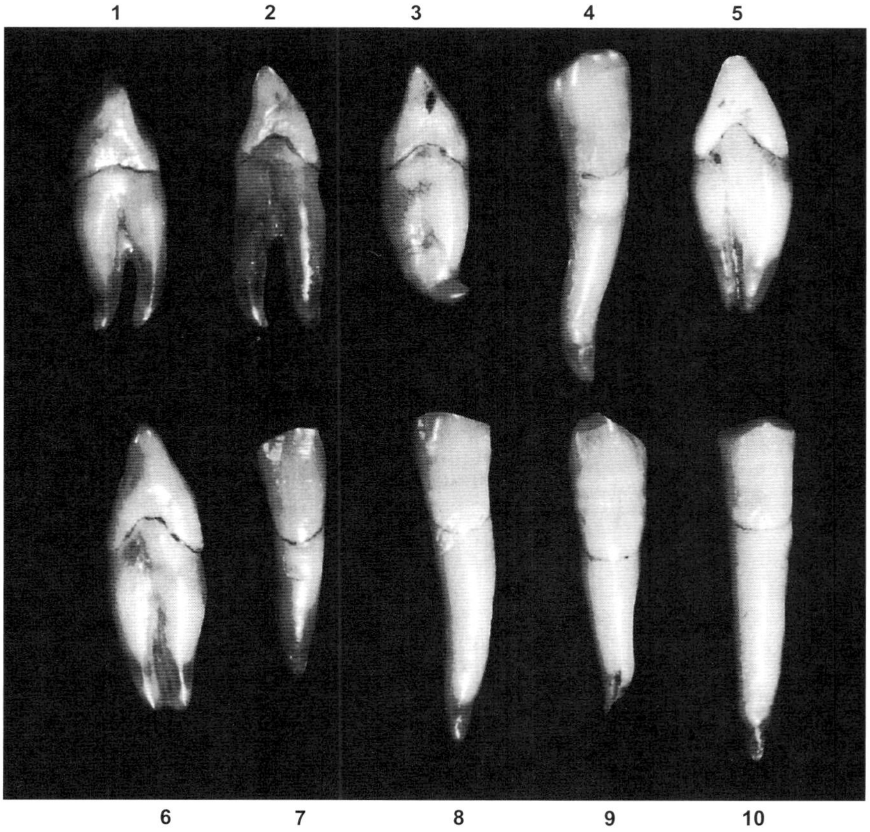

FIGURA 8-24 Canino mandibular. Diez ejemplares con variaciones poco frecuentes. **1,** Corona bien formada; dos raíces, una lingual y otra vestibular. **2,** Igual que el ejemplar 1, con raíces más largas. **3,** Porción coronal bien formada; raíces escasamente formadas. **4,** Raíz más larga de lo normal, con curvatura exagerada. **5,** Profundo surco de desarrollo dividiendo la raíz. **6,** Igual que el ejemplar 5. **7,** Corona semejante a un incisivo lateral mandibular; raíz corta. **8,** Raíz extraordinariamente larga, con una extraña curvatura mesial al comienzo del tercio cervical. **9,** Corona extraordinariamente larga y de perfil irregular. Raíz corta y escasamente formada en el ápice. **10,** Corona con los lados mesial y distal rectos, ancha en el cuello, con la raíz extremadamente larga.

Tabla 8-2 Canino mandibular

Primeros signos de calcificación	4-5 meses
Esmalte completado	6-7 años
Erupción	9-10 años
Raíz completada	12-14 años

Tabla de medidas

	Longitud cervico-incisal de la corona	Longitud de la raíz	Diámetro mesiodistal de la corona	Diámetro mesiodistal de la corona en el cuello	Diámetro vestibulo-lingual o bucolingual de la corona	Diámetro vestibulo-lingual o bucolingual de la corona en el cuello	Curvatura mesial de la línea cervical	Curvatura distal de la línea cervical
Dimensiones* aconsejadas para la técnica de modelado	11,0	16,0	7,0	5,5	7,5	7,0	2,5	1,0

*En milímetros.

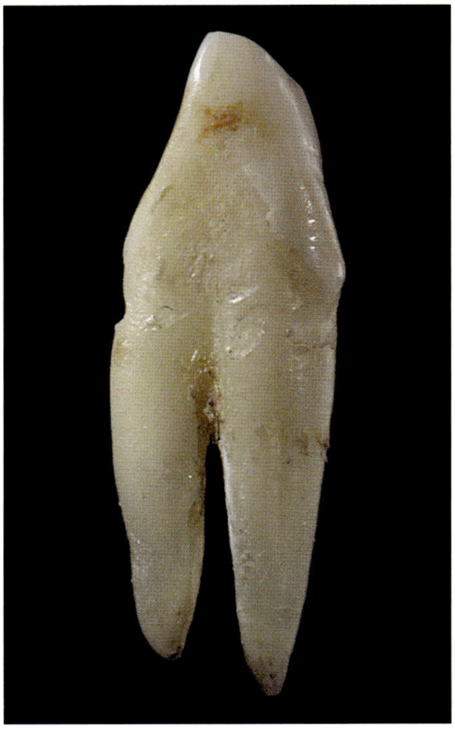

Figura 8-25 Vista mesial de un canino mandibular izquierdo que muestra una prominente bifurcación radicular.

Cara mesial

Desde esta cara, las diferencias con el canino maxilar son más evidentes. El canino mandibular está menos curvado vestibularmente en la corona, con una pequeña curvatura inmediatamente por encima de la línea cervical. Generalmente, esta curvatura es menor de 0,5 mm. El perfil lingual de la corona está curvado de la misma forma que en el canino maxilar, pero en diferente grado (v. figs. 8-16, 8-19, 8-20 y 8-22).

El cíngulo no es tan pronunciado y la parte incisal de la corona es más delgada vestibulolingualmente, lo que contribuye a que la cúspide parezca más puntiaguda y las crestas de la cúspide, más delgadas. La punta de la cúspide está muy centrada sobre la raíz, en algunos casos con una situación lingual comparable a la situación de los bordes incisales de los incisivos mandibulares.

La línea cervical se curva hacia incisal en mayor grado que en los caninos maxilares.

Las raíces de estos dos dientes son muy parecidas vistas por su cara mesial, con la posible excepción de tener la punta más aguda. La depresión de desarrollo mesial de la raíz del canino mandibular es más pronunciada y, a veces, más honda.

Cara distal

En esta cara existen pocas diferencias entre los dos caninos, excepto las características mencionadas en la cara mesial, que son comunes a los dos (v. figs. 8-17, 8-19 y 8-20).

Cara incisal

IV A, B

Los perfiles de las coronas de los caninos mandibulares y maxilares son muy semejantes (v. figs. 8-13, 8-18, 8-19, 8-20 y 8-23). Las principales diferencias son las siguientes:

- El diámetro mesiodistal del canino mandibular es menor que el diámetro vestibulolingual. Ocurre de forma semejante en el canino maxilar, aunque los perfiles de la cara mesial están menos curvados.
- La punta de la cúspide y la cresta mesial de la cúspide del canino mandibular están más inclinadas hacia lingual, al igual que la cresta distal de la cúspide y el área de contacto. Obsérvese que los márgenes de la cúspide del canino maxilar con las áreas de contacto están casi en línea recta mesiodistal, visto desde la cara incisal.

Referencias

1. Kraus BS: *Dental anatomy and occlusion*, Williams & Wilkins, 1969, Baltimore.
2. Ash MM, Ramfjord SP: *Occlusion*, ed 4, Saunders, 1995, Philadelphia.

Use el CD-ROM para ver las animaciones y las fichas de repaso. Visite la página web de evolve para acceder a recursos de estudio adicionales.

9

Premolares maxilares permanentes

Los premolares maxilares son cuatro: dos en el lado derecho y dos en el izquierdo. Son posteriores a los caninos e inmediatamente anteriores a los molares.

Se llaman así porque son anteriores a los molares en la dentición permanente. En zoología, los premolares son los dientes que suceden a los molares temporales, con independencia del número de dientes que deben reemplazar. El término **bicúspide,** de uso habitual cuando se describe la dentición humana, significa que tiene dos cúspides, lo que puede conducir a confusión porque los premolares mandibulares de los humanos pueden variar en el número de cúspides, desde una hasta tres. En los carnívoros, al estudiar la anatomía dental comparada, las formas de los premolares son tan diferentes que no permiten el empleo de otro término descriptivo. La palabra **premolar** se emplea profusamente en anatomía dental, humana y comparada; por consiguiente, es el término que emplearemos aquí. Sin embargo, eso no significa que se descarte el uso del vocablo *bicúspide* cuando se considere indicado.

Los premolares maxilares se desarrollan a partir del mismo número de lóbulos que los dientes anteriores, es decir, cuatro. La diferencia esencial está en el desarrollo de la cúspide lingual, bien formada y organizada a partir del lóbulo lingual, y que viene representada por el cíngulo en los incisivos y caninos. El lóbulo vestibular medio de los premolares corresponde al lóbulo vestibular medio de los caninos y muestra un notable desarrollo, por lo cual los premolares maxilares, vistos por vestibular, se parecen a los caninos. En especial, la cúspide vestibular del primer premolar maxilar es larga y afilada, y asiste al canino en su función prensil y de desgarro. El primer premolar mandibular colabora con el canino mandibular de la misma manera.

Los segundos premolares, tanto maxilares como mandibulares, tienen cúspides menos agudas que los primeros premolares y sus cúspides se articulan con los dientes antagonistas cuando las arcadas se juntan; esto los hace más eficaces como dientes trituradores; su función es parecida a la de los molares, pero en menor grado.

Las coronas de los premolares maxilares son más cortas que las de los caninos, así como las raíces. Éstas tienen la misma longitud que las de los molares. Las coronas son un poco más largas que las de los molares.

Debido a las cúspides de desarrollo vestibulares y linguales, las crestas marginales se encuentran en un plano más horizontal y se considera que forman parte en mayor grado de la superficie oclusal de la corona que de la superficie lingual, como en el caso de los incisivos y caninos.

Cuando los premolares tienen dos raíces, una es vestibular y la otra, lingual.

Primer premolar maxilar

Las figuras 9-1 a 9-16 muestran el primer premolar maxilar desde todas sus caras. El primer premolar maxilar tiene dos cúspides, una vestibular y otra lingual, marcadamente definidas. La cúspide vestibular acostumbra a ser 1 mm más larga que la lingual. La corona está formada por ángulos cuyos vértices vestibulares son prominentes.

La corona es de 1,5 a 2 mm más corta que la del canino (tabla 9-1). Desde la cara vestibular se parece al canino, pero se diferencia de éste en que las áreas de contacto mesial y distal están al mismo nivel. La raíz es más corta. Si la cúspide vestibular no se ha modificado por el desgaste, la vertiente mesial es más larga que la distal. En el canino maxilar ocurre lo contrario. Generalmente, el primer

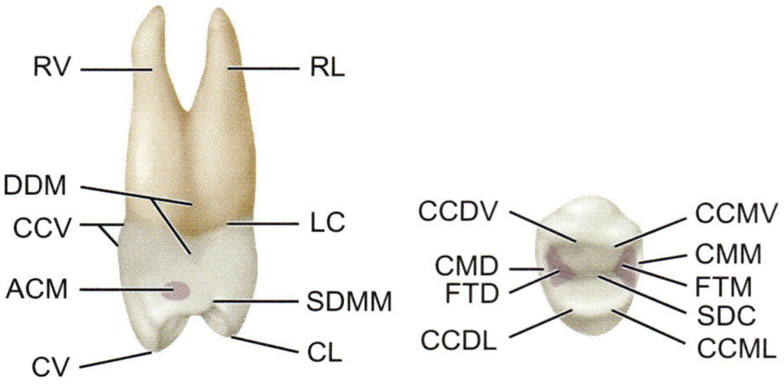

FIGURA 9-1 Primer premolar maxilar derecho, caras mesial y oclusal. *ACM,* Área de contacto mesial; *CCDL,* cresta cuspídea distolingual; *CCDV,* cresta cuspídea distovestibular; *CCML,* cresta cuspídea mesiolingual; *CCMV,* cresta cuspídea mesiovestibular; *CCV,* cresta cervical vestibular; *CL,* cúspide lingual; *CMD,* cresta marginal distal; *CMM,* cresta marginal mesial; *CV,* cúspide vestibular; *DDM,* depresión de desarrollo mesial; *FTD,* fosa triangular distal; *FTM,* fosa triangular mesial (área sombreada); *LC,* línea cervical; *RL,* raíz lingual; *RV,* raíz vestibular; *SDC,* surco de desarrollo central; *SDMM,* surco de desarrollo marginal mesial.

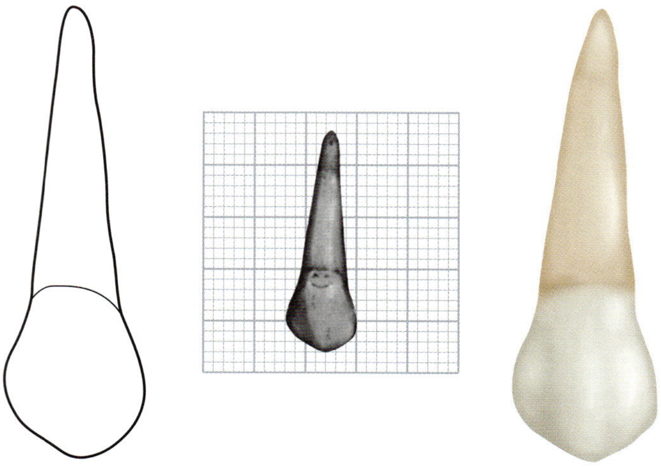

FIGURA 9-2 Primer premolar maxilar izquierdo, cara vestibular. (Cuadrícula = 1 mm^2.)

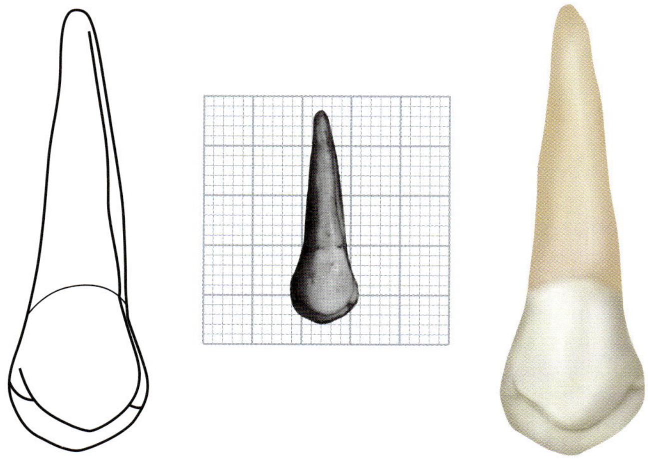

FIGURA 9-3 Primer premolar maxilar izquierdo, cara lingual. (Cuadrícula = 1 mm^2.)

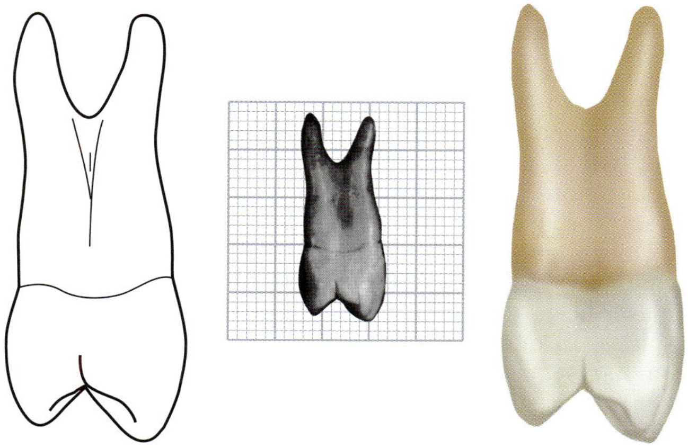

FIGURA 9-4 Primer premolar maxilar izquierdo, cara mesial. (Cuadrícula = 1 mm^2.)

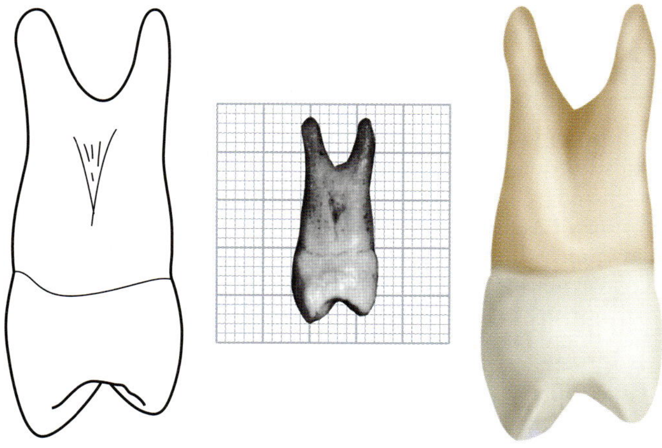

FIGURA 9-5 Primer premolar maxilar izquierdo, cara distal. (Cuadrícula = 1 mm^2.)

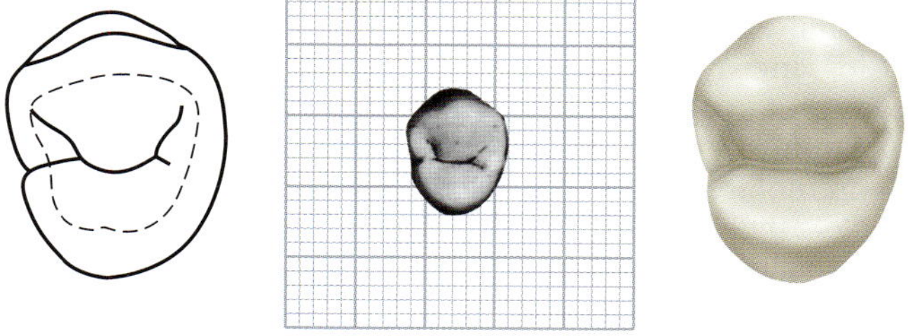

FIGURA 9-6 Primer premolar maxilar izquierdo, cara oclusal. (Cuadrícula = 1 mm^2.)

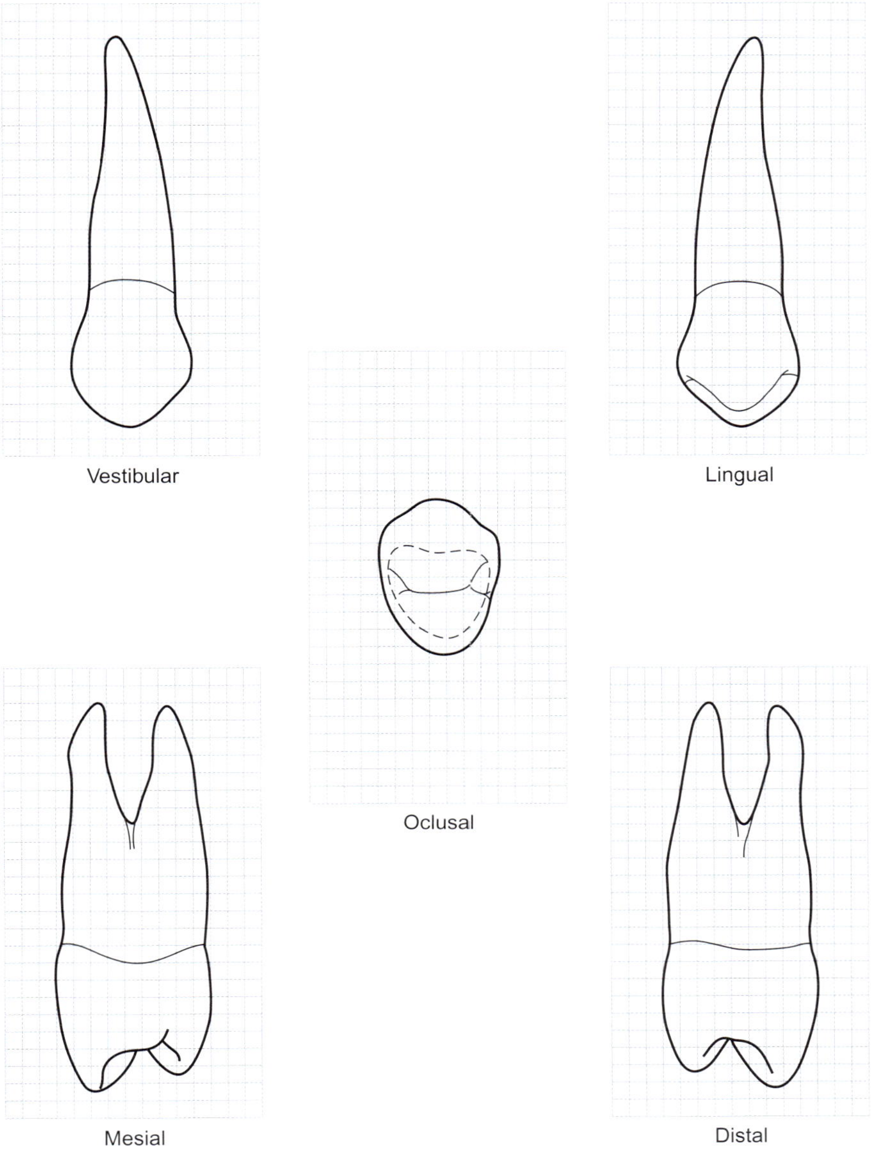

FIGURA 9-7 Primer premolar maxilar derecho. Diagramas de sus cinco caras. (Cuadrícula = 1 mm^2.)

TABLA 9-1 Primer premolar maxilar

Primeros signos de calcificación	1½-1¾ años
Esmalte completado	5-6 años
Erupción	10-11 años
Raíz completada	12-13 años

TABLA DE MEDIDAS

	Longitud cervico-oclusal de la corona	Longitud de la raíz	Diámetro mesiodistal de la corona	Diámetro mesiodistal de la corona en el cuello	Diámetro vestibulo-lingual o bucolingual de la corona	Diámetro vestibulo-lingual o bucolingual de la corona en el cuello	Curvatura mesial de la línea cervical	Curvatura distal de la línea cervical
Dimensiones* aconsejadas para la técnica de modelado	8,5	14,0	7,0	5,0	9,0	8,0	1,0	0,0

*En milímetros.

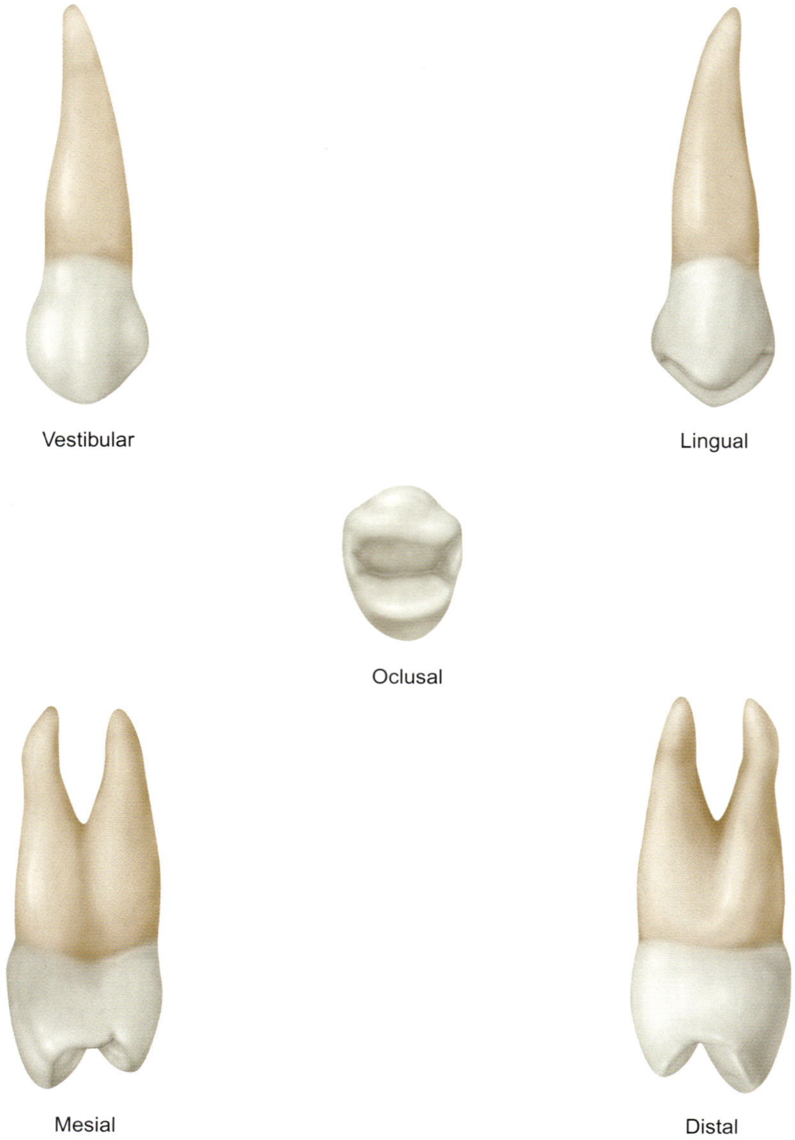

FIGURA 9-8 Primer premolar maxilar derecho.

premolar no es tan ancho como el canino en sentido mesiodistal.

La mayoría de los premolares maxilares tienen dos raíces (v. fig. 9-10) y dos conductos pulpares. Cuando sólo existe una raíz, igualmente hay dos conductos.

El primer premolar maxilar tiene unas características que son comunes a todos los dientes posteriores. A continuación se describen brevemente estas características que diferencian los dientes anteriores de los posteriores:

1. Diámetro vestibulolingual relativamente mayor que el mesiodistal.
2. Áreas de contacto más anchas.
3. Áreas de contacto casi al mismo nivel.
4. Menor curvatura de la línea cervical, por mesial y distal.
5. Corona más corta en sentido cervicooclusal que los dientes anteriores.

DESCRIPCIÓN DETALLADA DEL PRIMER PREMOLAR MAXILAR VISTO DESDE TODAS SUS CARAS

Cara vestibular

Desde esta cara, la corona es más o menos trapezoidal (v. fig. 4-16, *C*). La corona presenta una curvatura pequeña en la línea cervical. La cresta de la curvatura de la línea

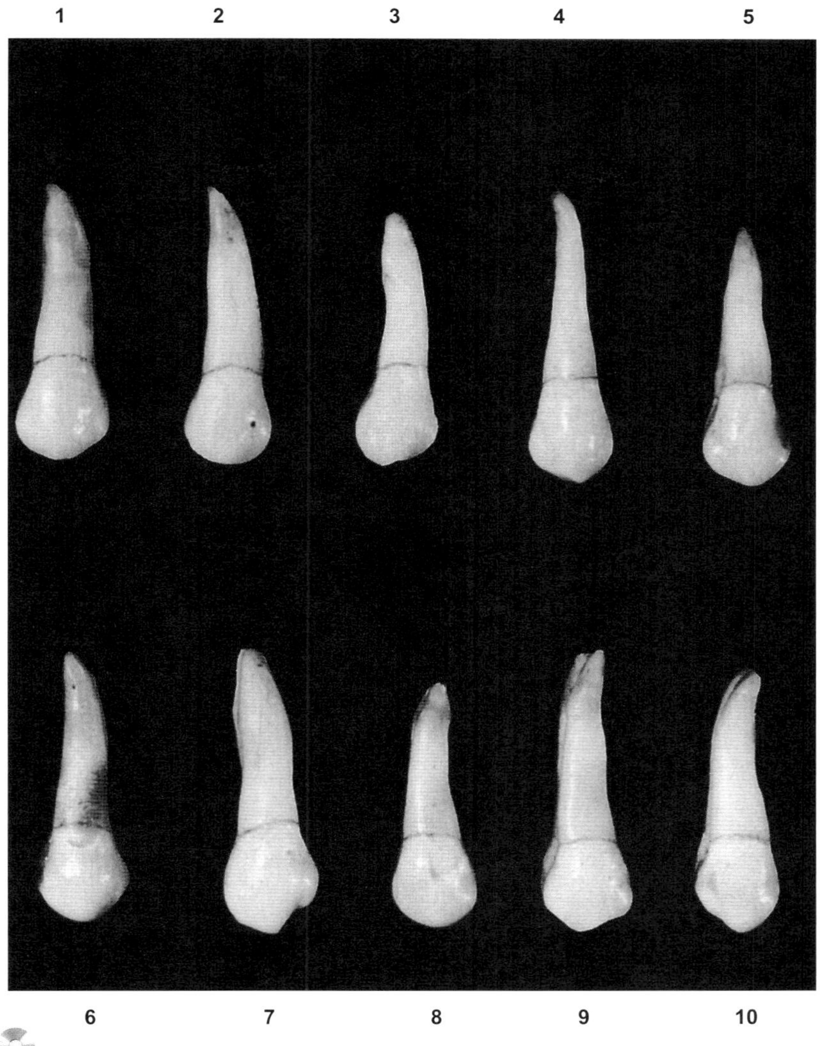

IV A(5), B **FIGURA 9-9** Primer premolar maxilar, cara vestibular. Diez ejemplares característicos.

cervical está cerca del centro de la raíz por vestibular (v. figs. 9-2 y de 9-7 a 9-9).

El perfil mesial de la corona es ligeramente cóncavo desde la línea cervical hasta el área de contacto mesial. Esta área está representada por una curvatura relativamente ancha, cuya cresta se sitúa oclusalmente en un punto colocado a medio camino entre la línea cervical y la punta de la cúspide vestibular.

La vertiente mesial de la cúspide vestibular es bastante recta y más larga que la vertiente distal, más corta y más curvada. Esta disposición coloca la punta de la cúspide por distal de una línea bisectriz a la superficie vestibular de la corona. La vertiente mesial presenta a veces una muesca; en otros casos presenta un perfil cóncavo (v. fig. 9-9, *7*, *9* y *10*).

El perfil distal de la corona por debajo de la línea cervical es más recto que el mesial, aunque puede ostentar alguna concavidad. El área de contacto distal está representada por una curvatura más ancha que la del perfil mesial y, cuando se observa el diente con su eje más largo en posición vertical, la cresta de la curvatura del área de contacto está algo más hacia oclusal que en la cara mesial. Aun así, las áreas de contacto se encuentran más niveladas entre sí que en los dientes anteriores.

La anchura mesiodistal de la corona del primer premolar maxilar, en el cuello, es alrededor de 2 mm menor que en la línea de la máxima anchura mesiodistal.

La cúspide vestibular es larga, acaba en punta y se parece a la punta de la cúspide del canino, aunque las áreas de contacto del premolar están casi al mismo nivel.

1 2 3 4 5

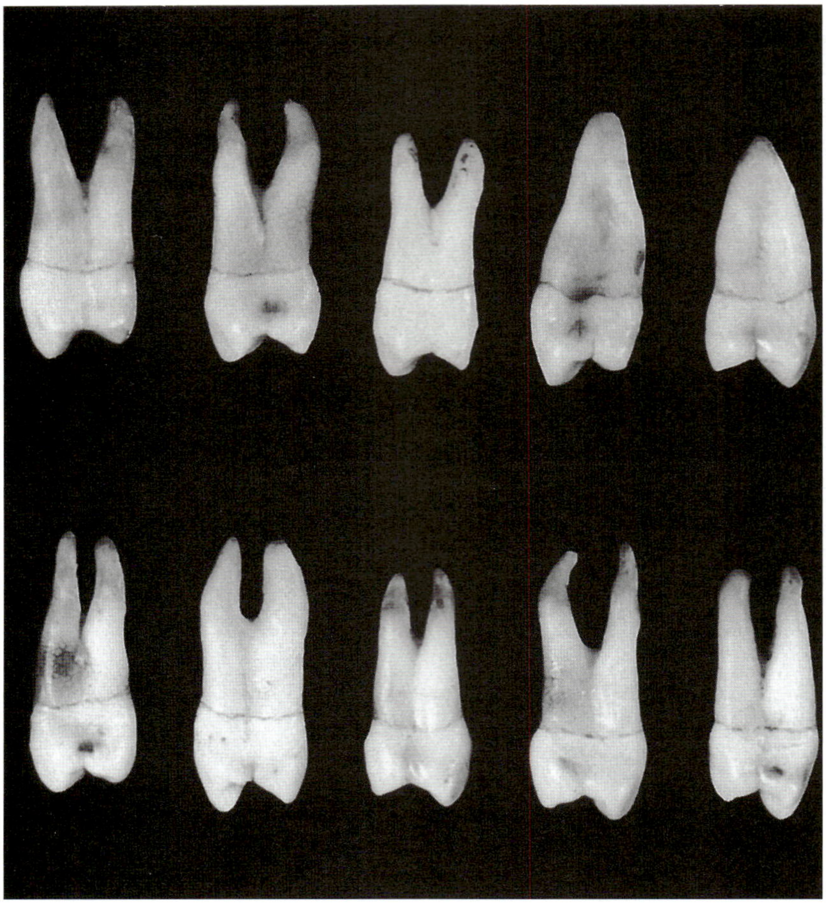

6 7 8 9 10

FIGURA 9-10 Primer premolar maxilar, cara mesial. Diez ejemplares característicos.

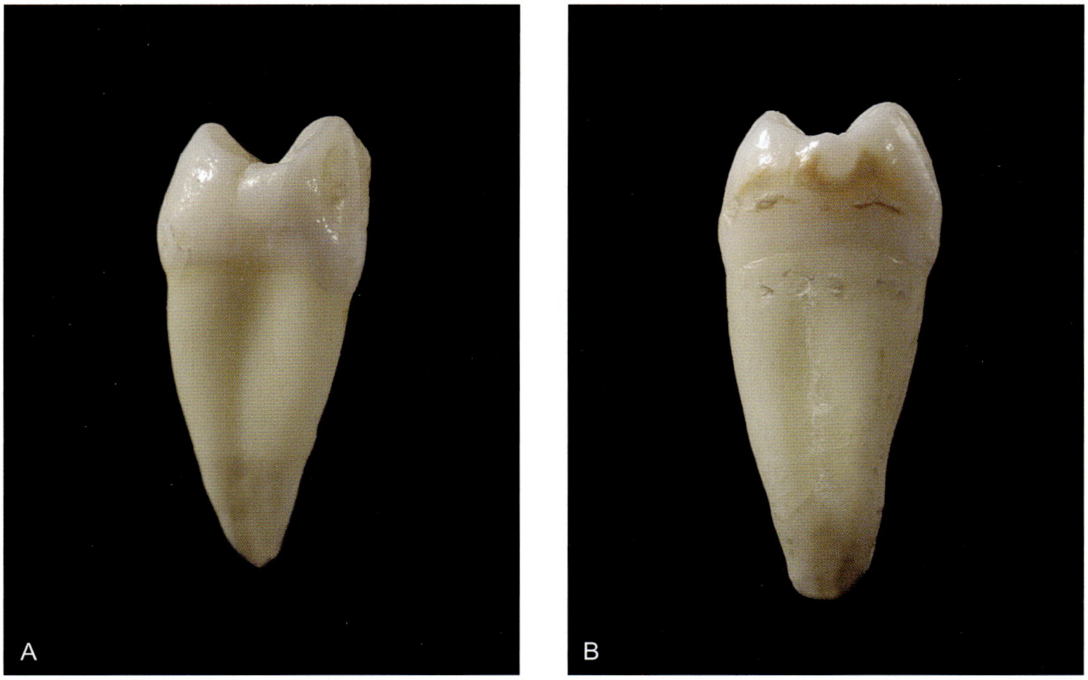

FIGURA 9-11 **A,** Vista mesial de un primer premolar maxilar derecho con una raíz única y concavidad coronal mesial. **B,** Vista mesial de un segundo premolar maxilar derecho con una raíz única y sin concavidad coronal mesial.

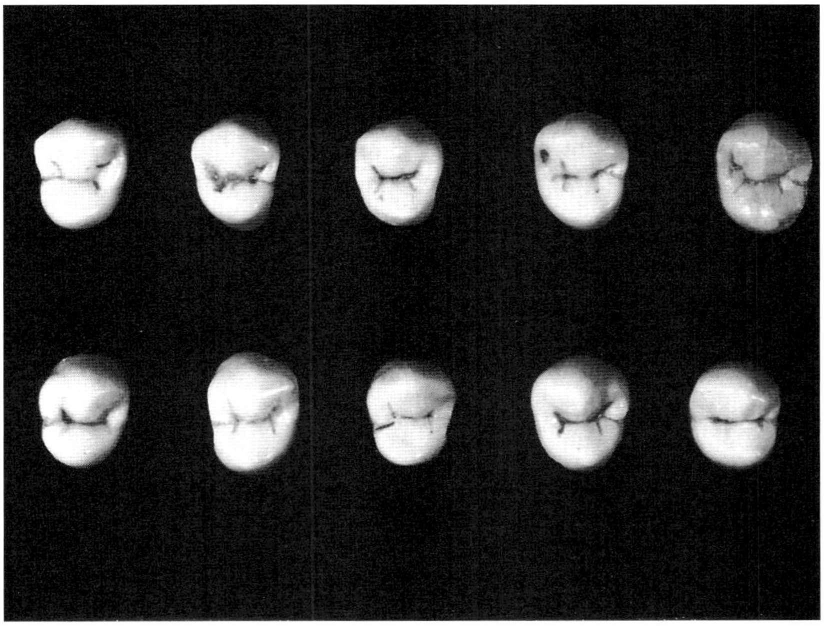

FIGURA 9-12 Primer premolar maxilar, cara oclusal. Diez ejemplares característicos.

La cara vestibular de la corona es convexa, con un marcado lóbulo de desarrollo medio. La cresta continua que va desde la punta de la cúspide hasta el margen cervical de la cara vestibular de la corona se llama **cresta vestibular.**

Por mesial y distal de la cresta vestibular y hacia la parte oclusal del tercio medio, suelen aparecer unas depresiones de desarrollo que delimitan el lóbulo vestibular medio de los lóbulos mesiovestibular y distovestibular. Aunque los distovestibulares están menos desarrollados, su presencia acentúa los marcados vértices de los ángulos mesiovestibular y distovestibular de la corona.

Las raíces son de 3 a 4mm más cortas que las del canino maxilar, si bien el perfil vestibular de la raíz es muy semejante.

Cara lingual

Desde la cara lingual, el perfil general del primer premolar maxilar es el reverso de la cara vestibular (v. figs. 9-3, 9-7 y 9-8).

La corona se estrecha lingualmente porque la cúspide lingual es más estrecha mesiodistalmente que la cúspide vestibular. La cúspide lingual es lisa y tiene forma esférica en la zona comprendida entre la línea cervical y las cercanías de la punta de la cúspide. Esta punta es aguda, con la vertiente mesial y distal formando un ángulo aproximado de 90°.

Naturalmente, la forma lingual esferoidal de la corona se mantiene convexa en toda su extensión. La pequeña cresta de la cara lingual que transcurre hasta la punta de la cúspide se llama **cresta lingual.**

Los perfiles mesial y distal de la parte lingual de la corona son totalmente convexos y se continúan con las vertientes mesial y distal de la cúspide lingual, enderezándose al unirse con los lados mesial y distal de la raíz, a partir de la línea cervical.

La línea cervical lingual es regular, con una ligera curvatura hacia la raíz y la cresta de la curvatura centrada en la raíz. Como la porción lingual de la corona es más estrecha que la porción vestibular, es posible ver parte de la cara mesial y distal de la corona y la raíz por lingual, según la posición del diente y de la línea de visión.

Debido a que la cúspide lingual no es tan larga como la vestibular, desde la cara lingual se pueden ver ambas puntas y sus vertientes mesial y distal.

La parte lingual de la raíz, o la parte lingual de la raíz lingual en el caso de existir dos raíces, es lisa y convexa en toda su extensión. El ápice de la raíz lingual en los dientes con dos raíces acostumbra a ser más romo que el ápice de la raíz vestibular.

Cara mesial

La cara mesial de la corona del primer premolar maxilar también es vagamente trapezoidal (v. figs. 9-1, 9-4, 9-7, 9-8 y 9-10). Sin embargo, el lado más largo está hacia cervical, y el lado más corto, hacia oclusal (v. fig. 4-16, *E*).

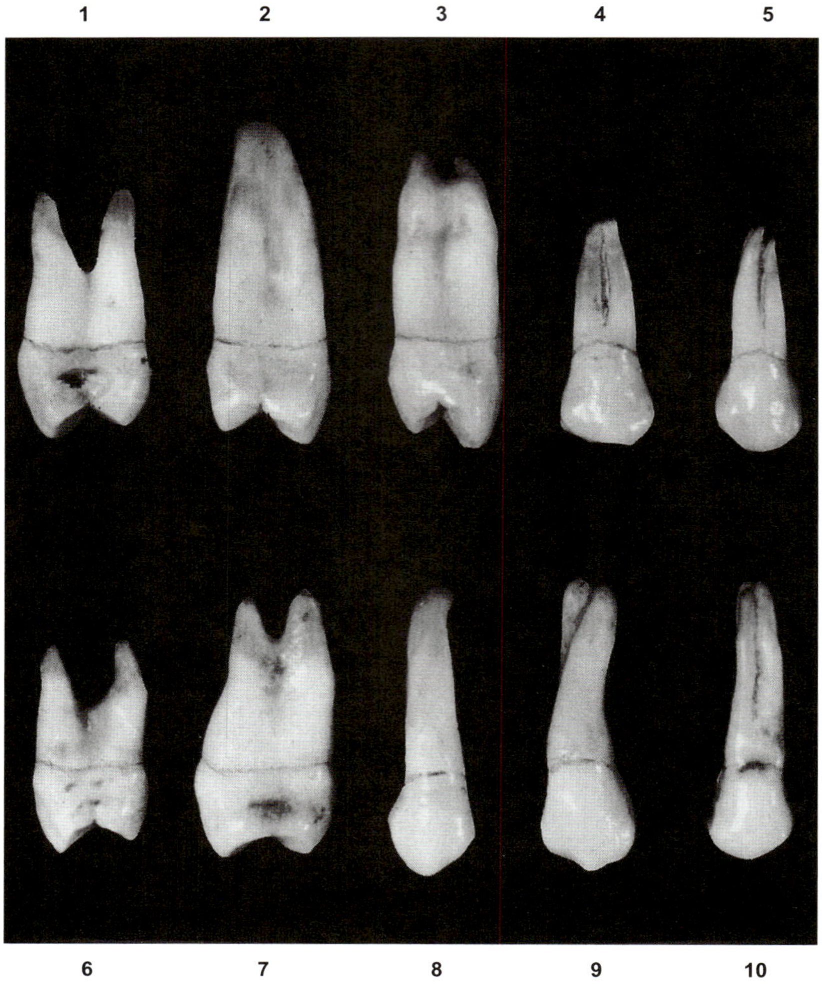

FIGURA 9-13 Primer premolar maxilar. Diez ejemplares con variaciones poco frecuentes. **1,** Cara oclusal angosta; raíces cortas. **2,** Raíz única de longitud exagerada. **3,** Cara oclusal angosta; surco de desarrollo mesial impreciso en la cara mesial de la raíz. **4,** Raíz corta, con dos raíces vestibulares fusionadas. **5,** Raíz corta, con dos raíces vestibulares bifurcadas. **6,** Raíces cortas, considerablemente separadas. **7,** Dimensión vestibulolingual superior a la normal. **8,** Raíz extremadamente larga; área de contacto distal alta. **9,** Raíz vestibular retorcida. **10,** Fusión de tres raíces que además son anormalmente largas.

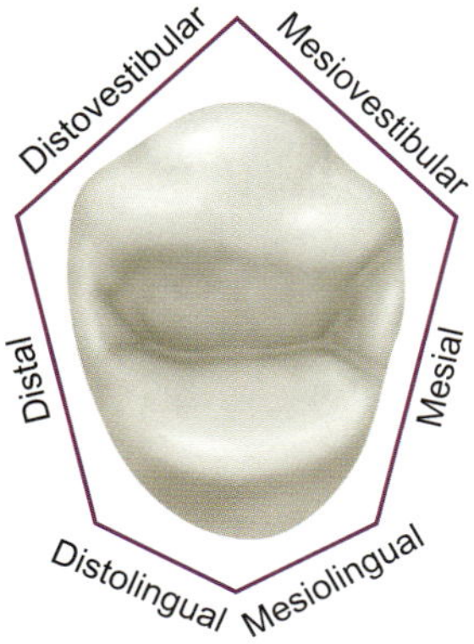

FIGURA 9-14 Primer premolar maxilar, cara oclusal. Esta proyección aparenta una figura hexagonal.

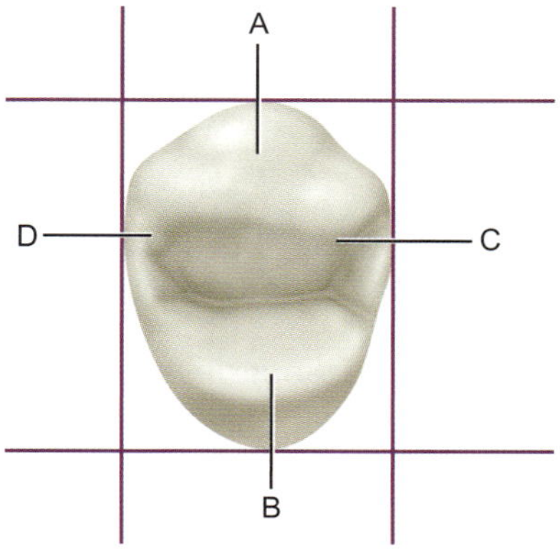

FIGURA 9-15 Primer premolar maxilar, cara oclusal. *A,* borde de la cresta vestibular; *B,* borde de la cresta lingual; *C,* cresta del área de contacto mesial; *D,* cresta del área de contacto distal.

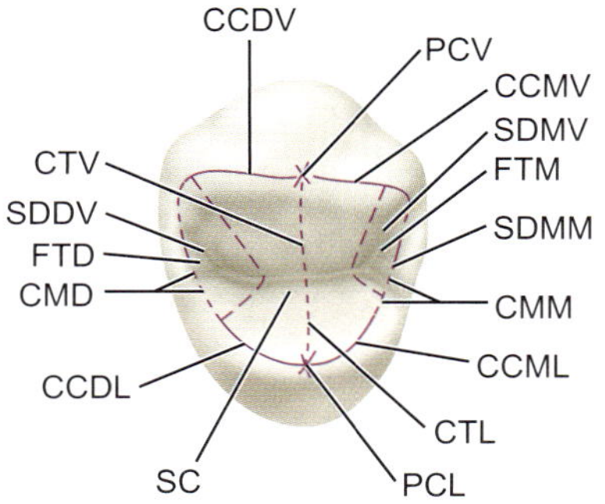

FIGURA 9-16 Primer molar maxilar, cara oclusal. *CCDL,* Cresta cuspídea distolingual; *CCDV,* cresta cuspídea distovestibular; *CCML,* cresta cuspídea mesiolingual; *CCMV,* cresta cuspídea mesiovestibular; *CMD,* cresta marginal distal; *CMM,* cresta marginal mesial; *CTL,* cresta triangular lingual; *CTV,* cresta triangular vestibular; *FTD,* fosa triangular distal; *FTM,* fosa triangular mesial; *PCL,* punta de la cúspide lingual; *PCV,* punta de la cúspide vestibular; *SC,* surco central; *SDDV,* surco de desarrollo distovestibular; *SDMM,* surco de desarrollo marginal mesial; *SDMV,* surco de desarrollo mesiovestibular. (Compárese con la fig. 9-1.)

Otra característica representativa de todos los dientes posteriores maxilares es que las puntas de las cúspides quedan por dentro de los límites del tronco de la raíz. (Para la definición de tronco de la raíz, v. figs. 11-3 y 11-8.) Dicho en otros términos, la distancia entre la punta de la cúspide vestibular y la punta de la cúspide lingual es menor que la distancia vestibulolingual de la raíz en su porción cervical.

La mayoría de los primeros premolares maxilares tienen dos raíces, una vestibular y otra lingual, que se distinguen claramente desde la cara mesial.

La línea cervical puede tener un perfil regular (v. fig 9-10, *1*) o irregular (v. fig. 9-10, *4*). En ambos casos, la curvatura en sentido oclusal es menor (aproximadamente, 1 mm) que la curvatura cervical mesial de cualquier diente anterior. La curvatura de la línea cervical mesial del premolar es constante, variando en fracciones de milímetro y con valores semejantes a los de las curvaturas mesiales medias de todos los dientes posteriores.

Desde la cara mesial, el perfil vestibular de la corona sigue una curva hacia fuera, por debajo de la línea cervical. La cresta de la curvatura se localiza aproximadamente en la unión del tercio medio con el tercio cervical, aunque en ocasiones puede estar dentro del tercio cervical (v. fig. 9-10, *1* y *10*). Desde la cresta de la curvatura, el perfil vestibular continúa como una línea de menor convexidad hacia la punta de la cúspide vestibular, la cual está exactamente por debajo del centro de la raíz vestibular (en los casos en que hay dos raíces).

El perfil lingual de la corona se puede describir como una línea ligeramente curvada que empieza en la línea cervical y acaba en la punta de la cúspide lingual. La cresta de esta curvatura acostumbra a estar cerca del centro del tercio medio. Algunos ejemplares tienen una curvatura más abrupta en el tercio cervical (v. fig. 9-10, *2* y *9*).

En muchos casos, la punta de la cúspide lingual está alineada con la cresta lingual de la raíz lingual. La cúspide lingual siempre es más corta que la vestibular, con una diferencia de alrededor de 1 mm.Esta diferencia puede ser mayor (v. fig. 9-10, *1*, *4* y *10*). Desde la cara mesial, las cúspides de los primeros premolares maxilares son largas y agudas, con la cresta marginal mesial cerca de la unión del tercio medio y oclusal.

En la cara mesial de la corona se encuentra una característica distintiva de estos dientes. Inmediatamente por cervical del área de contacto mesial, en el centro de la cara mesial y limitada vestibular y lingualmente por los vértices de los ángulos mesiovestibular y mesiolingual, existe una acusada depresión, llamada **depresión de desarrollo mesial** (v. fig. 9-1). Esta concavidad mesial se continúa apicalmente bajo la línea cervical, juntándose con una profunda depresión de desarrollo que existe entre las dos raíces, y terminando en su bifurcación. En los ejemplares con raíz única, la concavidad de la corona y la raíz se puede observar con facilidad, aunque en ocasiones no está tan marcada. Los segundos premolares maxilares no tienen esta característica (v. fig. 9-11, *A* y *B*).

Otra peculiaridad distintiva del primer premolar maxilar es el acusado surco de desarrollo en el esmalte de la cresta marginal mesial. Este surco está alineado con la depresión de desarrollo de la cara mesial de la raíz, aunque normalmente no están en conexión. Este surco marginal continúa con el surco central de la cara oclusal de la corona y cruza la cresta marginal inmediatamente por lingual al área de contacto mesial y termina a corta distancia, cervicalmente a la cresta marginal mesial de la cara mesial (v. fig. 9-10, *10*).

El perfil vestibular de la raíz vestibular es recto sobre la línea cervical, con tendencia a inclinarse lingualmente. En las raíces vestibulares con inclinación vestibular por encima de la bifurcación de la raíz, el perfil puede enderezarse relativamente hacia la porción apical de la raíz vestibular o se puede curvar vestibularmente en el tercio medio. Las raíces vestibulares pueden inclinarse vestibular o lingualmente a partir del tercio medio y en dirección apical.

El perfil lingual de la raíz lingual por encima de la línea cervical es casi recto. No hay mucha curvatura entre el cuello y el ápice. No obstante, en muchos casos, se observa una gran curvatura de las raíces linguales, apicalmente al tercio medio. En estos casos, la inclinación puede ser vestibular o lingual (v. fig. 9-10, *1*, *2* y *9*).

El tronco de la raíz de este diente es largo, y ocupa casi la mitad de la longitud de la raíz. La bifurcación en los dientes con dos raíces empieza en un punto más hacia oclusal en la cara mesial que en la cara distal. Generalmente, cuando hay bifurcación, la raíz se divide en dos en la mitad de su longitud.

La cara mesial de la raíz de este diente es suavemente convexa vestibular y lingualmente, excepto cuando existe un surco de desarrollo profundo y una depresión al mismo nivel o por debajo de la bifurcación. Incluso en los dientes unirradiculares, la depresión de desarrollo destaca en casi toda la longitud de la corona. En estos casos, los extremos vestibular y lingual de la raíz acaban en un ápice romo, por encima del centro de la corona (v. fig. 9-10, *4* y *5*).

Cara distal

En la cara distal (v. figs. 9-5, 9-7 y 9-8), la anatomía de la corona y la raíz del primer premolar se diferencia de la anatomía de la cara mesial en los siguientes detalles:

- La superficie de la corona es convexa en su totalidad, excepto en un pequeño y aplanado arco cervicalmente al área de contacto, y vestibularmente al centro de la cara distal.
- La curvatura de la línea cervical es menor en la cara distal que en la mesial y, a menudo, forma una línea recta que va desde vestibular hasta lingual.
- No se aprecia ningún surco profundo de desarrollo que cruce la cresta marginal distal de la corona. En caso de existir, es liso e insignificante.
- El tronco de la raíz es aplanado en la cara distal, encima de la línea cervical, sin signos de desarrollo destacados.
- La bifurcación de las raíces es abrupta cerca del tercio apical, sin señales de surco de desarrollo como sí ocurre en la cara mesial.

Cara oclusal

La cara oclusal del primer premolar maxilar se parece vagamente a un hexágono (v. figs. 9-7, 9-8, 9-12 y 9-14). Las seis caras están formadas por el lado mesiovestibular, que queda por mesial a la cresta vestibular; la cara mesial; el lado mesiolingual, que es mesial a la cresta lingual; el lado distolingual; la cara distal, y el lado distovestibular. Sin embargo, esta figura hexagonal no es equilátera. Los dos lados vestibulares son aproximadamente iguales, el lado mesial es más corto que el distal y el lado mesiolingual es más corto que el distolingual (v. fig. 9-14).

Desde la cara oclusal se debe considerar la situación de varios puntos anatómicos. Si se incluye la cara oclusal dentro de un rectángulo cuyas dimensiones correspondan a la anchura mesiodistal y vestibulolingual de la corona, se pueden demostrar las posiciones relativas de las áreas de contacto mesial y distal, y de las crestas vestibulares y linguales (v. figs. 9-6 y 9-15).

La cresta del área de contacto distal queda más hacia vestibular que la del área de contacto mesial y la cresta del borde vestibular, algo más distal que la del borde lingual. Las crestas de la curvatura representan los puntos más altos de los bordes vestibulares y linguales y de las áreas de contacto mesial y distal.

La observación meticulosa de la cara oclusal de la corona permite distinguir las siguientes características (v. fig. 9-15):

1. La distancia de la cresta vestibular (*A* en la fig. 9-15) a la cresta mesial (*C*) es ligeramente mayor que la distancia de la cresta vestibular a la cresta distal (*D*).
2. La distancia de la cresta mesial a la cresta lingual es mucho menor que la distancia desde la cresta distal a la cresta lingual.
3. La corona es más ancha en la cara vestibular que en la lingual.
4. El diámetro vestibulolingual de la corona es mucho mayor que el mesiodistal.

La cara oclusal del primer premolar maxilar está circunscrita por las crestas cuspídeas y marginales. La cresta cuspídea mesiovestibular y la distovestibular están en una línea que sigue una dirección distovestibular. Es decir, que aunque estén en la misma línea, la cresta cuspídea distovestibular queda más hacia vestibular que la cresta cuspídea mesiovestibular (v. fig. 9-16).

El ángulo formado por la cresta cuspídea mesiovestibular y la cresta marginal mesial es casi de 90°. En cambio, el ángulo formado por la unión de la cresta cuspídea distovestibular con la cresta marginal distal es agudo. Las crestas cuspídeas mesiolingual y distolingual confluyen con las crestas marginales mesial y distal; estas crestas cuspídeas están curvadas y siguen un perfil semicircular, curvándose desde las crestas marginales hasta converger en la punta de la cúspide lingual.

Si observamos la cara oclusal del primer premolar maxilar con la línea de visión siguiendo el eje mayor del diente, la superficie vestibular de la corona es más visible que la lingual. Mirando el diente por su cara mesial, la punta de la cúspide vestibular está más cerca del centro del tronco de la raíz que la cúspide lingual.

La mayoría de veces, la cara oclusal del premolar no presenta surcos de desarrollo suplementarios, lo que hace que la superficie sea relativamente lisa. Existe un **surco de desarrollo central** que divide la superficie vestibulolingualmente de forma equilibrada. Se localiza en el fondo del sulcus central de la cara oclusal y se extiende desde un punto que queda por mesial de la cresta marginal distal hasta la cresta marginal mesial, donde se junta con el **surco de desarrollo marginal mesial.** Este surco cruza la cresta marginal mesial y termina en la cara mesial de la corona (v. figs. 9-1 y 9-4).

Dos surcos de desarrollo colaterales se unen en el surco central dentro de las crestas marginales mesial y distal. Estos surcos se llaman **surco de desarrollo mesiovestibular** y **surco de desarrollo distovestibular.** Las uniones de los surcos están en unos puntos profundos que se denominan **fóveas de desarrollo mesial** y **distal.**

Por distal de la cresta marginal mesial existe una depresión triangular que alberga el surco de desarrollo mesiovestibular y que recibe el nombre de **fosa triangular mesial.** En la cara oclusal, existe otra depresión por mesial de la cresta marginal distal llamada **fosa triangular distal.**

Aunque normalmente no hay surcos suplementarios, se pueden ver suaves depresiones de desarrollo que irradian desde el surco central y dan a la cara oclusal un aspecto irregular.

La **cresta triangular vestibular** de la cúspide vestibular es prominente, se origina cerca del centro del surco central y converge con la punta de la cúspide vestibular. La **cresta triangular lingual** es menos prominente; se origina también en las cercanías del centro del surco central y converge con la punta de la cúspide lingual.

La cúspide lingual es más aguda que la vestibular.

Segundo premolar maxilar

Las figuras 9-17 a 9-25 muestran el segundo premolar maxilar desde todas sus caras. El segundo premolar maxilar complementa la función del primero. Estos dientes se parecen tanto entre sí que sólo es necesario describir brevemente cada aspecto del segundo premolar. Se puede establecer una comparación directa entre el primer y el segundo premolar, señalando sus variaciones.

El segundo premolar maxilar es menos anguloso y da la impresión de tener la corona más redondeada en todas sus caras. Tiene una raíz única.

Pueden existir variaciones considerables en el tamaño de estos dos dientes, puesto que el segundo premolar no es tan constante en su forma como el primero (tabla 9-2). La corona del segundo premolar maxilar puede ser manifiestamente menor en sentido cervicooclusal y mesiodistal; sin embargo, en algunos casos estas dimensiones son mayores. Normalmente, la raíz del segundo premolar maxilar es tan grande como la del primero y a veces, la excede 1 mm.Estos dos dientes tienen el *promedio* de sus medidas muy semejante, excepto la raíz del segundo premolar, que tiende a ser más larga. En la figura 9-25 se muestran diez variantes poco frecuentes.

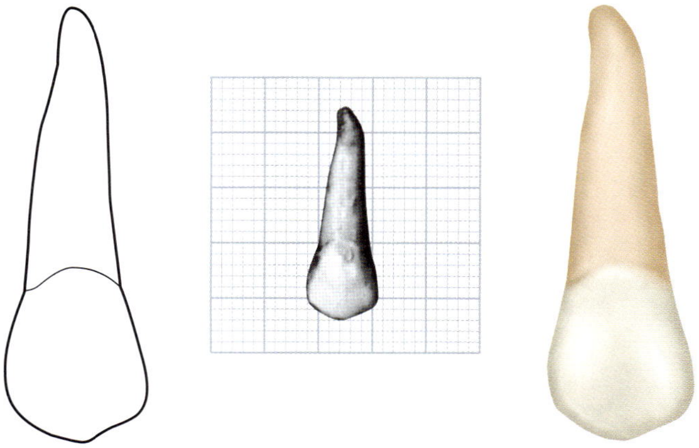

FIGURA 9-17 Segundo premolar maxilar izquierdo, cara vestibular. (Cuadrícula = 1 mm^2.)

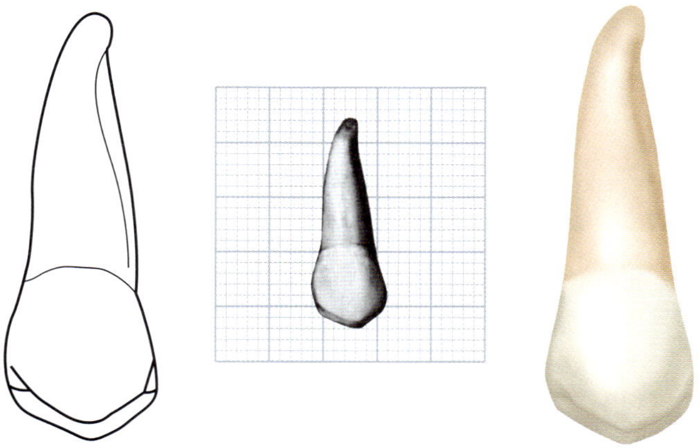

FIGURA 9-18 Segundo premolar maxilar izquierdo, cara lingual. (Cuadrícula = 1 mm^2.)

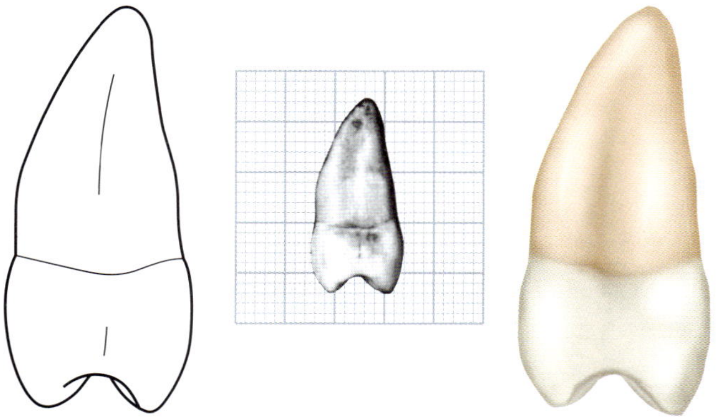

FIGURA 9-19 Segundo premolar maxilar izquierdo, cara mesial. (Cuadrícula = 1 mm^2.)

DESCRIPCIÓN DETALLADA DEL SEGUNDO PREMOLAR MAXILAR VISTO DESDE TODAS SUS CARAS

Cara vestibular

Desde la cara vestibular se aprecia que la cúspide vestibular del segundo premolar no es tan larga como la del primero, y también es menos aguda (v. fig. 9-17). Asimismo, la

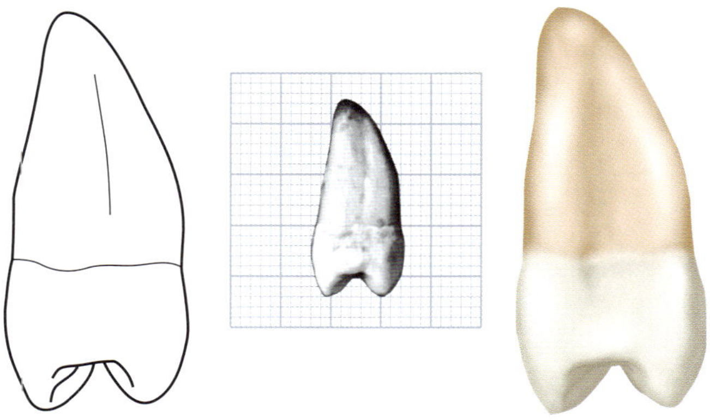

FIGURA 9-20 Segundo premolar maxilar izquierdo, cara distal. (Cuadrícula = 1 mm^2.)

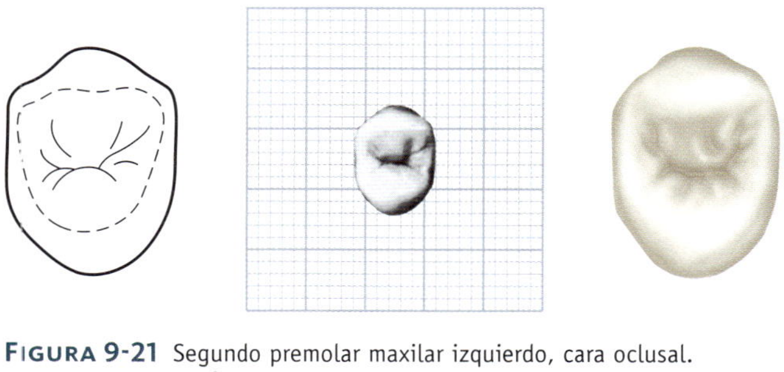

FIGURA 9-21 Segundo premolar maxilar izquierdo, cara oclusal. (Cuadrícula = 1 mm^2.)

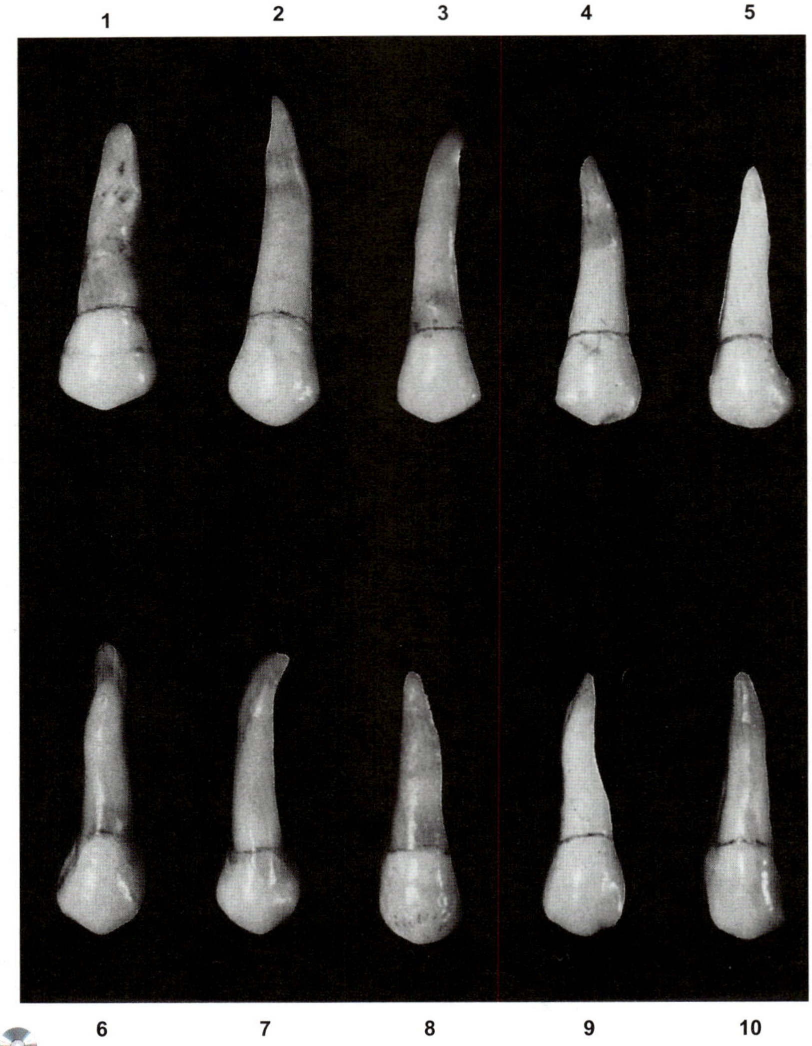

IV A(4), B **FIGURA 9-22** Segundo premolar maxilar, cara vestibular. Diez ejemplares característicos.

TABLA 9-2 Segundo premolar maxilar

Primeros signos de calcificación	2-2¼ años
Esmalte completado	6-7 años
Erupción	10-12 años
Raíz completada	12-14 años

TABLA DE MEDIDAS

	Longitud cervico-oclusal de la corona	Longitud de la raíz	Diámetro mesiodistal de la corona	Diámetro mesiodistal de la corona en el cuello	Diámetro vestibulo-lingual o bucolingual de la corona	Diámetro vestibulo-lingual o bucolingual de la corona en el cuello	Curvatura mesial de la línea cervical	Curvatura distal de la línea cervical
Dimensiones* aconsejadas para la técnica de modelado	8,5	14,0	7,0	5,0	9,0	8,0	1,0	0,0

*En milímetros.

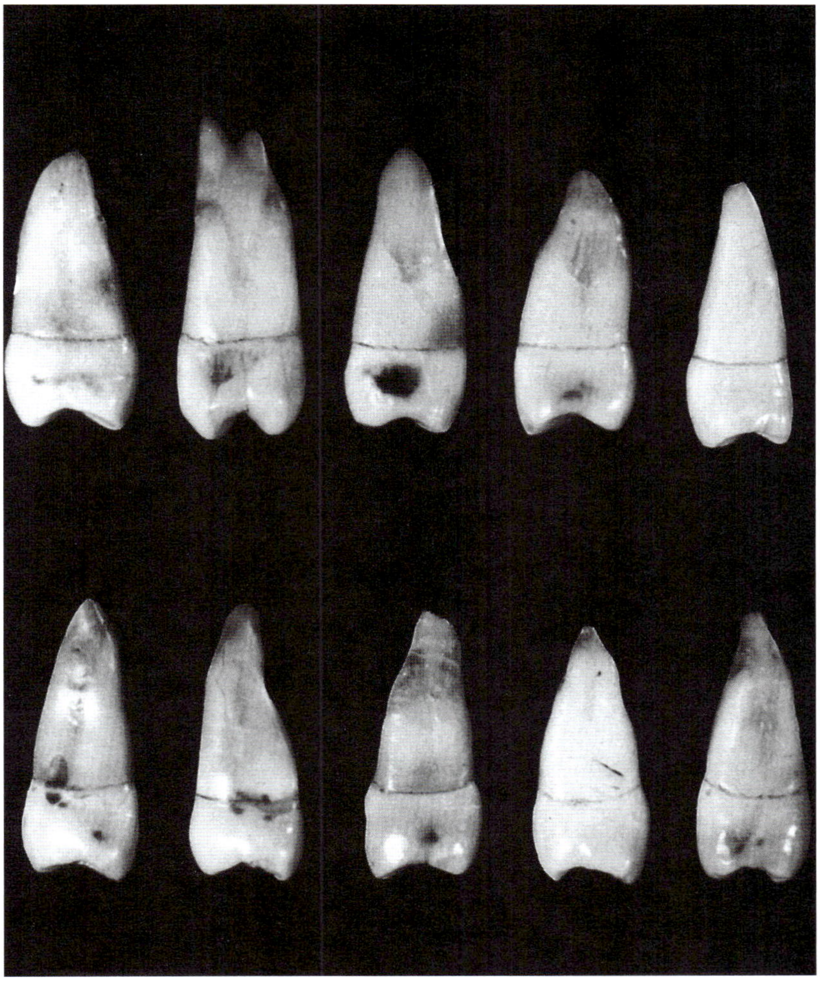

FIGURA 9-23 Segundo premolar maxilar, cara mesial. Diez ejemplares característicos.

vertiente mesial de la cresta cuspídea vestibular es más corta que la vertiente distal, a diferencia del primer premolar.

En muchos casos, la corona y la raíz del segundo premolar maxilar son más gruesas en sus partes cervicales, aunque esta regla no se cumple siempre (v. fig. 9-22, *5*, *6*, 7 y *9*). Otras veces, la cresta vestibular de la corona no es tan prominente como la del primer premolar.

Cara lingual

En la cara lingual se observan pocas variaciones, excepto que la cúspide lingual es más larga y, por tanto, desde el lado lingual la corona parece más larga (v. fig. 9-18).

Cara mesial

Aquí se aprecia la diferencia de tamaño de las cúspides del primer y segundo premolares (v. figs. 9-4 y 9-19). Las cúspides del segundo premolar son más cortas y la vestibular y la lingual tienen una longitud semejante. La mayor distancia que existe entre las puntas de las cúspides amplía la cara oclusal vestibulolingualmente.

No se observan depresiones de desarrollo en la cara mesial de la corona, como ocurría en el primer premolar; en cambio, la superficie de la corona es convexa. La raíz es cónica y única, con una suave depresión de desarrollo.

No se aprecia ningún surco de desarrollo profundo que cruce la cresta marginal mesial y, excepto alguna variación en la forma de la raíz, no se distingue ninguna otra diferencia destacada.

Cara distal

La depresión radicular distal es más profunda que la mesial. Esta característica de la cara distal de la raíz es opuesta a la del primer premolar cuya depresión se encuentra en la

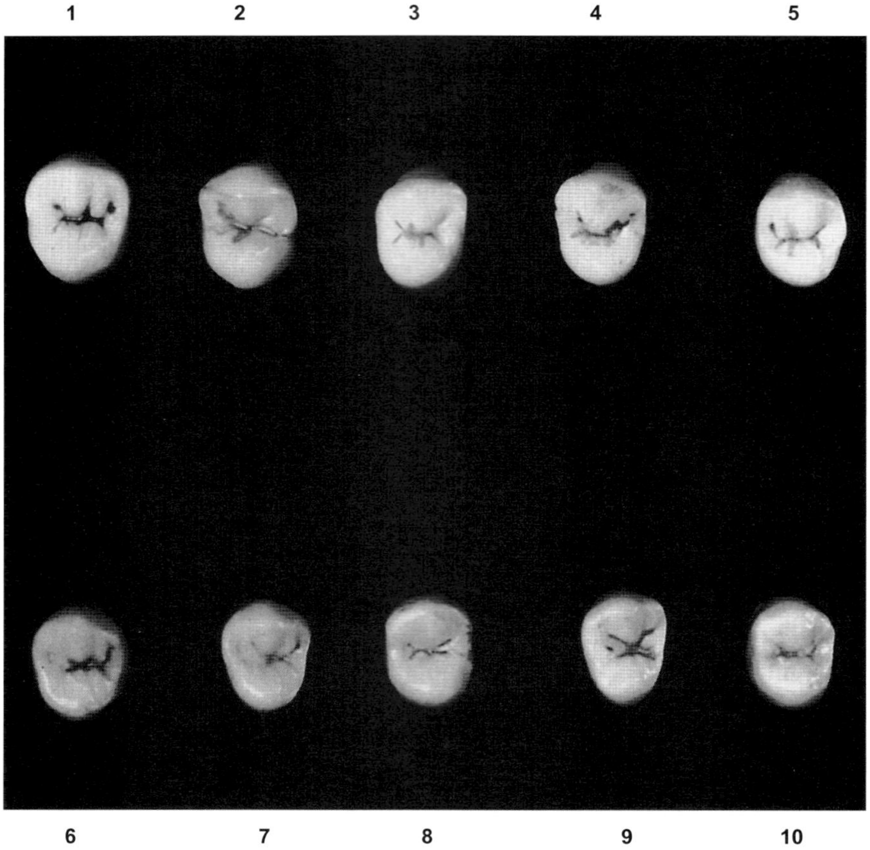

FIGURA 9-24 Segundo premolar maxilar, cara oclusal. Diez ejemplares característicos.

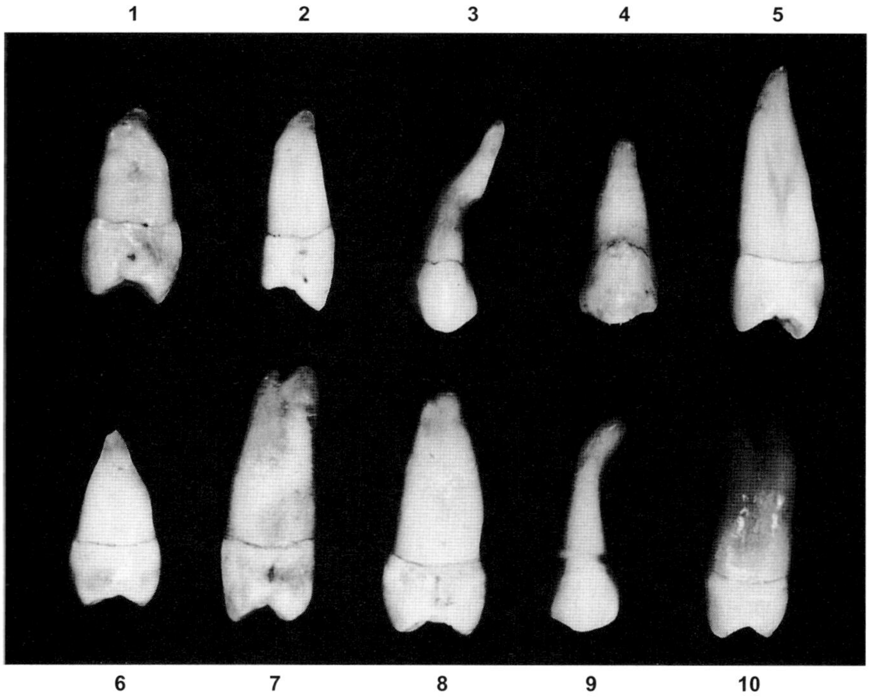

FIGURA 9-25 Segundo premolar maxilar. Diez ejemplares con variaciones poco frecuentes. **1**, Raíz enana y malformada. **2**, Cara oclusal ancha; perfil lingual de la corona recto. **3**, Raíz malformada. **4**, Corona muy ancha mesiodistalmente; raíz enana. **5**, Raíz extremadamente larga. **6**, Raíz enana y muy puntiaguda en el ápice. **7**, Raíz extremadamente larga; bifurcación en su extremo. **8**, Corona vestibulolingualmente más ancha de lo normal, curvatura en el extremo del tercio cervical. **9**, Raíz malformada y gruesa en el tercio apical. **10**, Raíz anormalmente larga con bifurcación en el tercio apical.

cara mesial de la raíz. El conocimiento y la localización de estas depresiones facilitan la instrumentación periodontal, es decir, el raspado y el alisado radicular.

IV A, B

Cara oclusal

En la cara oclusal se observan algunas diferencias entre los dos premolares. El perfil de la corona es más redondeado y más oval, en vez de anguloso (v. figs. 9-21 y 9-24). Desde luego, hay excepciones. El surco de desarrollo central es más corto y más irregular, con múltiples surcos suplementarios que irradian a partir del surco central. Estos surcos suplementarios terminan en unas depresiones suaves en el esmalte que se pueden extender por fuera de las crestas cuspídeas.

Esta disposición causa una superficie oclusal irregular y de aspecto muy arrugado.

Bibliografía

Bath-Balogh M, Fehrenbach MJ: *Dental embryology, histology, and anatomy*, Philadelphia, 1997, Saunders.
Carlsen O: *Dental morphology*, Copenhagen, 1987, Munksgaard.
Carlsen O, Hansen H: Some radicular structures observed in human premolars, *Tandlægebladet* 74:137, 1970.
Sowter JB editor: *Dental laboratory technology: dental anatomy*, Chapel Hill, 1972, University of North Carolina.
Woefel JB, Scheid RC: *Dental anatomy: its relevance to dentistry*, ed 5, Baltimore, 1997, Williams & Wilkins.

Use el CD-ROM para ver las animaciones y las fichas de repaso. Visite la página web de evolve para acceder a recursos de estudio adicionales.

10

Premolares mandibulares permanentes

Los premolares mandibulares permanentes son cuatro: dos en el lado derecho de la mandíbula y dos en el izquierdo. Están inmediatamente por detrás de los caninos y por delante de los molares.

Los primeros premolares mandibulares se desarrollan a partir de cuatro lóbulos, igual que los premolares maxilares. Los segundos premolares mandibulares, en muchos casos, se desarrollan a partir de cinco lóbulos, tres vestibulares y dos linguales.

El primer premolar tiene una **cúspide** vestibular grande, larga y bien formada, con una pequeña cúspide lingual no funcional, que a veces no es más larga que el cíngulo de algunos caninos maxilares (v. figs. 10-10, *3* y *8*, y 10-12, *4* y *7*). El segundo premolar, en la mayoría de los casos, tiene tres cúspides bien formadas; una gran cúspide vestibular y dos linguales más pequeñas. La forma de ambos premolares mandibulares no se ajusta al significado del término **bicúspide,** que implica la existencia de dos cúspides funcionales.

El primer premolar mandibular tiene muchas de las características de un pequeño canino, porque su aguda cúspide vestibular es la única parte que ocluye con los dientes maxilares. Funciona conjuntamente con el canino mandibular. El segundo premolar mandibular tiene muchas peculiaridades propias de un pequeño molar porque sus cúspides linguales están bien desarrolladas, lo cual coloca las dos crestas marginales en una posición alta y así se consigue una oclusión más eficiente con los antagonistas de la arcada opuesta. El segundo molar mandibular funciona complementando al primer molar mandibular.

El primer premolar siempre es el más pequeño de los dos premolares *mandibulares*, mientras que en los premolares *maxilares* ocurre muchas veces lo contrario.

Primer premolar mandibular

En las figuras 10-1 a 10-12 se muestra el primer premolar mandibular visto desde todas sus caras. Es el cuarto diente a partir de la línea media y el primer diente posterior de la mandíbula. Está situado entre el canino y el segundo premolar y presenta características comunes a ambos.

Las particularidades que lo asemejan al canino mandibular son las siguientes:

1. La cúspide vestibular es larga y puntiaguda y es la única que ocluye.
2. El diámetro vestibulolingual es semejante al del canino.
3. La superficie oclusal desciende acusadamente hacia lingual y cervical.
4. La cresta de la cúspide mesiovestibular es más corta que la de la distovestibular.
5. El perfil de la cara oclusal se parece al de la cara incisal del canino (compárense las figs. 10-6 y 8-18).

Las características que lo asemejan al segundo premolar mandibular son las siguientes:

1. El perfil de la corona y de la raíz visto por su cara vestibular se parece al del segundo premolar, excepto en que la cúspide es más larga.
2. Las áreas de contacto están aproximadamente al mismo nivel por mesial y por distal.

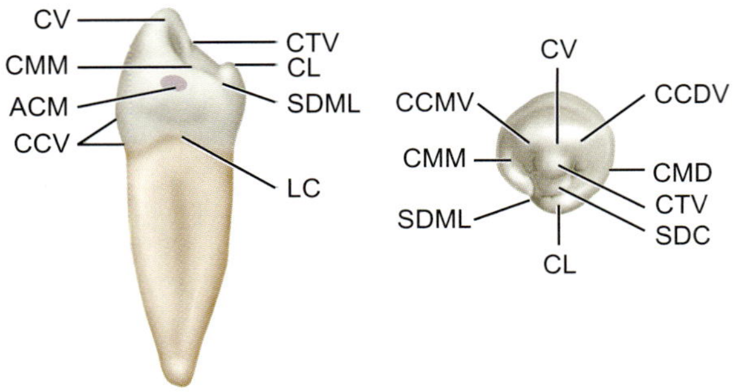

FIGURA 10-1 Primer premolar mandibular derecho, caras mesial y oclusal. *ACM,* Área de contacto mesial; *CCDV,* cresta cuspídea distovestibular; *CCMV,* cresta cuspídea mesiovestibular; *CCV,* cresta cervical vestibular; *CL,* cúspide lingual; *CMD,* cresta marginal distal; *CMM,* cresta marginal mesial; *CTV,* cresta triangular vestibular; *CV,* cúspide vestibular; *LC,* línea cervical; *SDC,* surco de desarrollo central; *SDML,* surco de desarrollo mesiolingual.

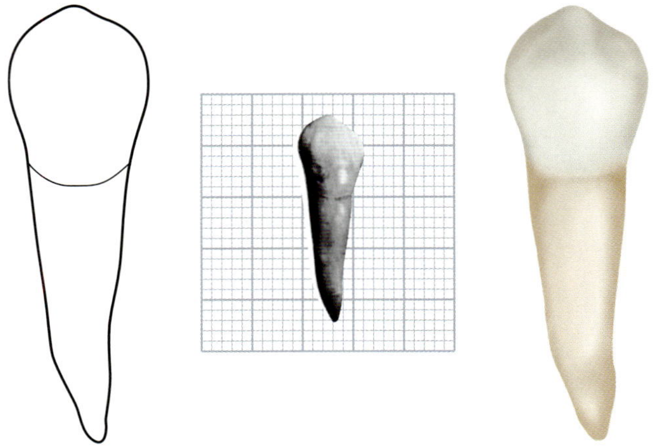

FIGURA 10-2 Primer premolar mandibular derecho, cara vestibular. Este ejemplar muestra una inclinación hacia mesial de la raíz. Los premolares y caninos mandibulares tienen esta tendencia, si bien la mayoría se curvan en dirección distal. (Cuadrícula = 1 mm^2.)

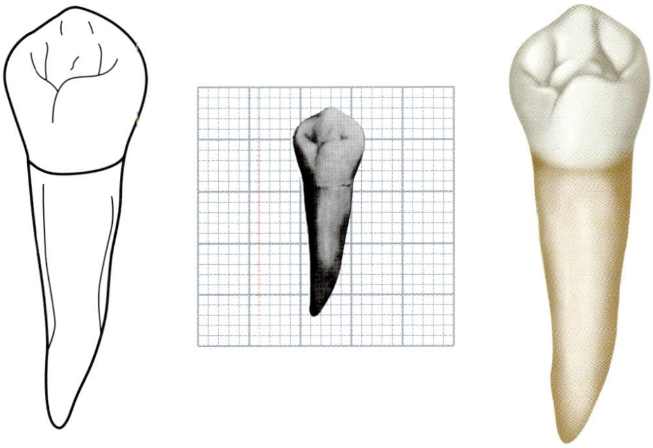

FIGURA 10-3 Primer premolar mandibular derecho, cara lingual. (Cuadrícula = 1 mm^2.)

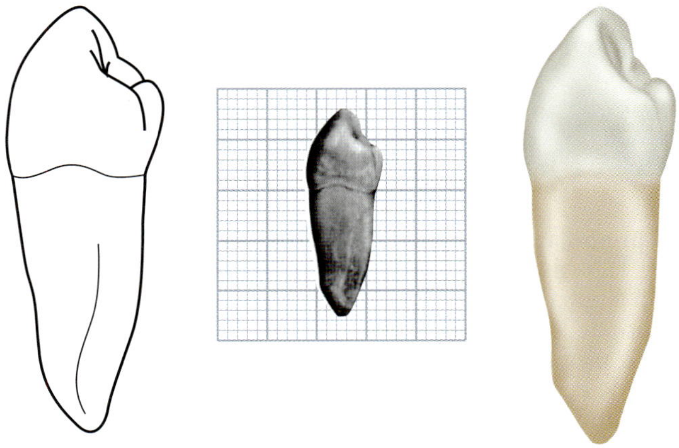

FIGURA 10-4 Primer premolar mandibular derecho, cara mesial. (Cuadrícula = 1 mm^2.)

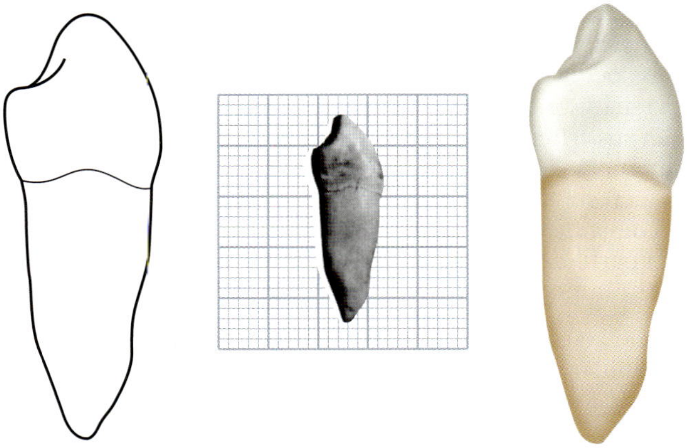

FIGURA 10-5 Primer premolar mandibular derecho, cara distal. (Cuadrícula = 1 mm^2.)

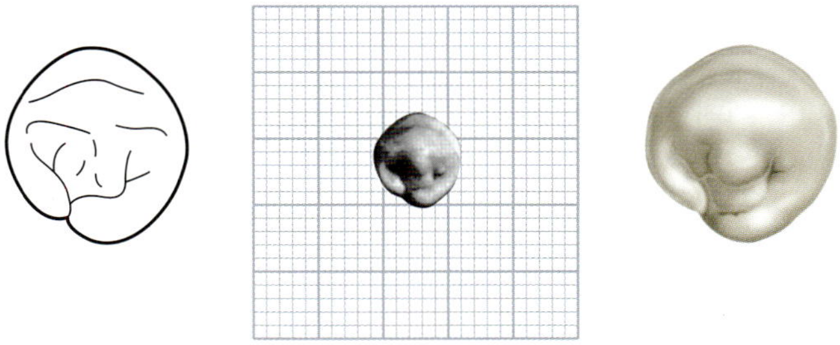

FIGURA 10-6 Primer premolar mandibular derecho, cara oclusal. (Cuadrícula = 1 mm^2.)

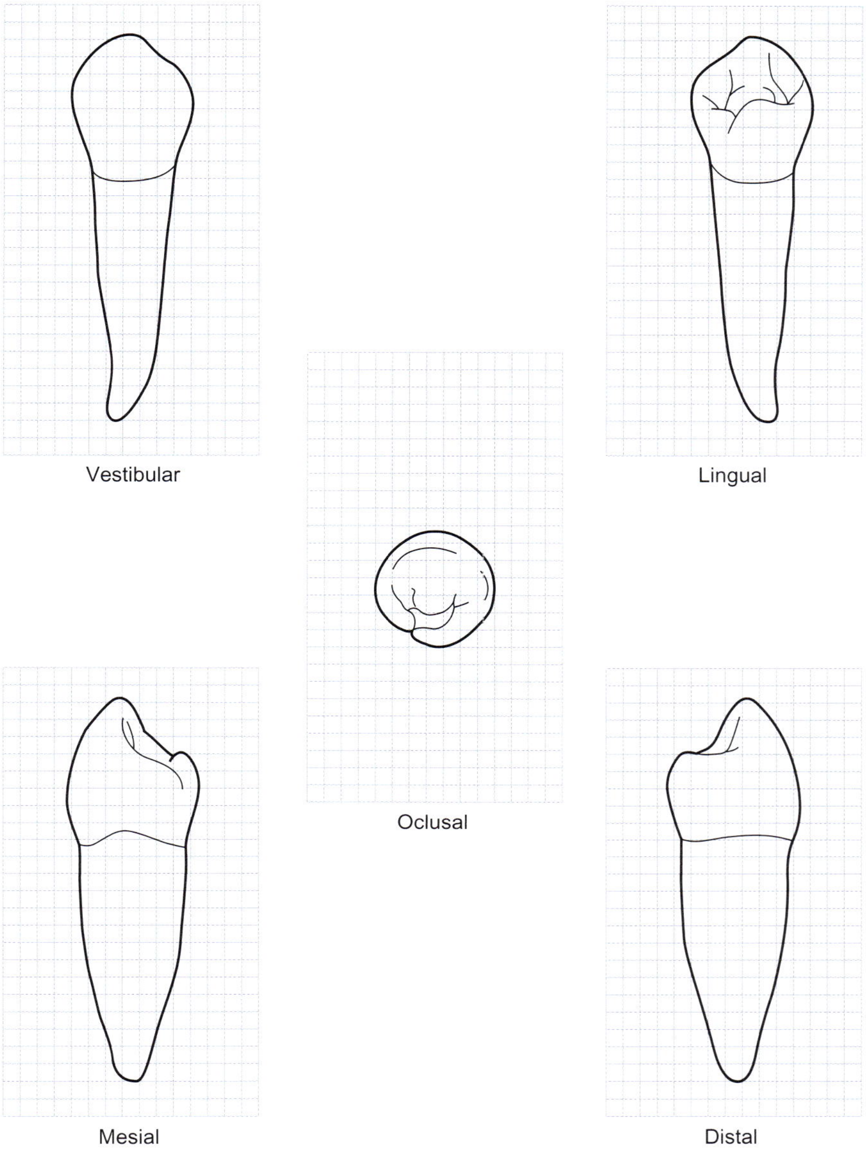

FIGURA 10-7 Primer premolar mandibular derecho. Diagramas de sus cinco caras. (Cuadrícula = 1 mm².)

3. Las curvaturas de la línea cervical mesial y distal son muy semejantes.
4. El diente tiene más de una cúspide.

Aunque la raíz del primer premolar mandibular generalmente es más corta que la del segundo premolar mandibular, se acerca más a la longitud del segundo premolar que a la del canino mandibular (tabla 10-1).

DESCRIPCIÓN DETALLADA DEL PRIMER PREMOLAR MANDIBULAR VISTO DESDE TODAS SUS CARAS

Cara vestibular

Desde la cara vestibular, la forma de la corona del primer premolar mandibular es prácticamente simétrica bilateralmente (v. figs. 10-2 y 10-7 a 10-9). El lóbulo vestibular medio está bien desarrollado, con una cúspide vestibular grande y puntiaguda. La cresta mesial de la cúspide es más corta que la cresta distal.

Las áreas de contacto vistas por esta cara son anchas; están casi al mismo nivel mesial y distalmente y a una altura que equivale a un poco más de la mitad de distancia desde la línea cervical hasta la punta de la cúspide. El diámetro mesiodistal en el cuello es menor que el de las áreas de contacto.

Desde la cara vestibular, la corona se ve aproximadamente trapezoidal (v. fig. 4-16, *C*). El margen cervical representa el más corto de los lados irregulares del trapezoide.

La corona tiene poca curvatura en la línea cervical vestibular, debido a la curvatura tan ligera de la línea cervical mesial y distal del diente. La cresta de la curvatura de la línea cervical vestibular está colocada en el centro de la raíz vista por la cara vestibular.

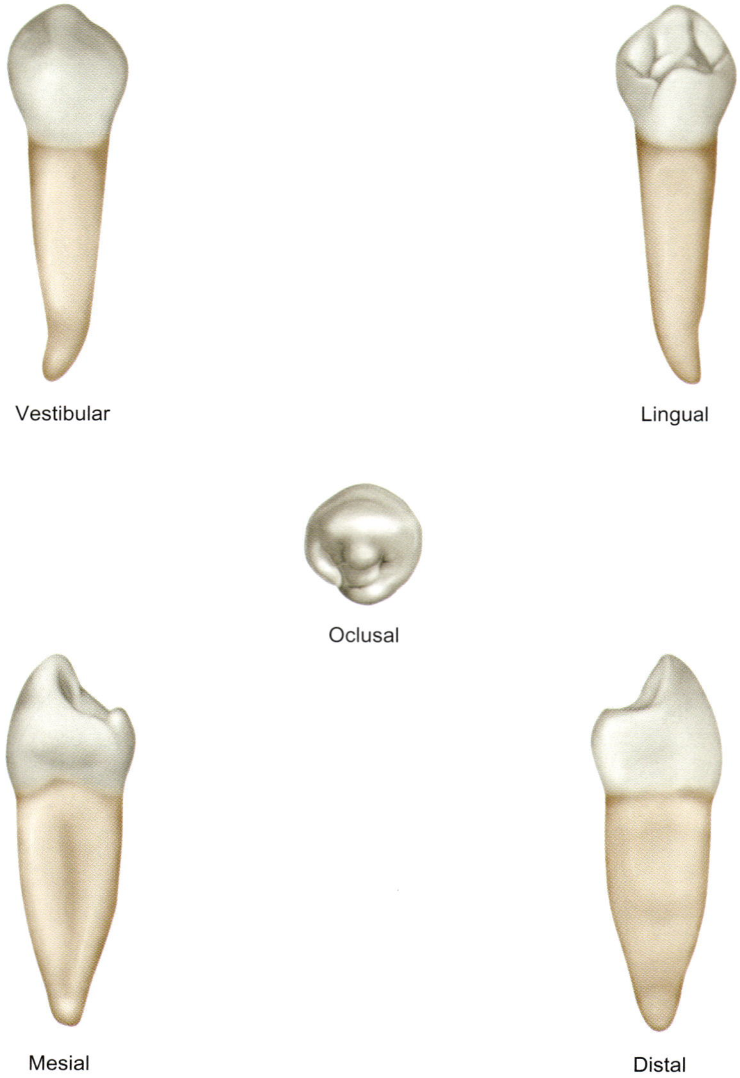

FIGURA 10-8 Primer premolar mandibular derecho.

TABLA 10-1 Primer premolar mandibular

	Primeros signos de calcificación				1¾-2 años			
	Esmalte completado				5-6 años			
	Erupción				10-12 años			
	Raíz completada				12-13 años			
				TABLA DE MEDIDAS				
	LONGITUD CERVICO-OCLUSAL DE LA CORONA	**LONGITUD DE LA RAÍZ**	**DIÁMETRO MESIODISTAL DE LA CORONA**	**DIÁMETRO MESIODISTAL DE LA CORONA EN EL CUELLO**	**DIÁMETRO VESTIBULO-LINGUAL O BUCOLINGUAL DE LA CORONA**	**DIÁMETRO VESTIBULO-LINGUAL O BUCOLINGUAL DE LA CORONA EN EL CUELLO**	**CURVATURA MESIAL DE LA LÍNEA CERVICAL**	**CURVATURA DISTAL DE LA LÍNEA CERVICAL**
Dimensiones* aconsejadas para la técnica de modelado	8,5	14,0	7,0	5,0	7,5	6,5	1,0	0,0

*En milímetros.

1 2 3 4 5

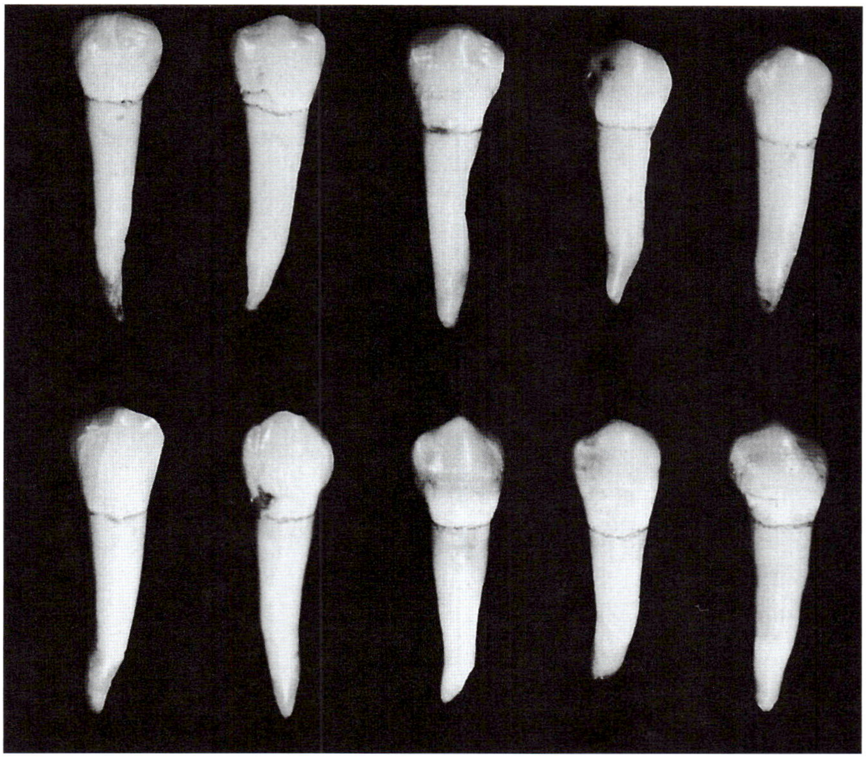

6 7 8 9 10

IV A(28), B **FIGURA 10-9** Primer premolar mandibular, cara vestibular. Diez ejemplares característicos.

1 2 3 4 5

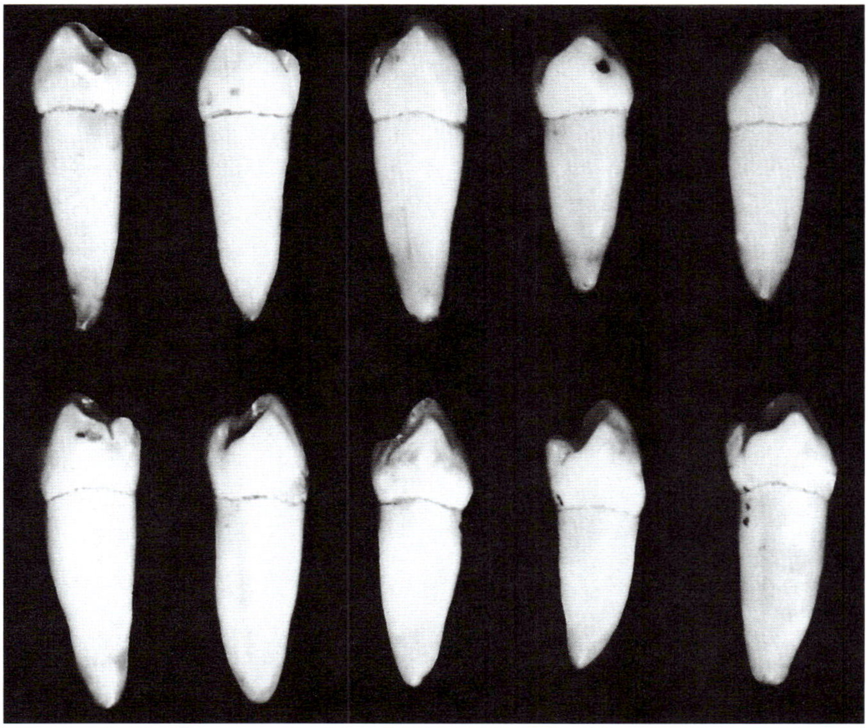

6 7 8 9 10

FIGURA 10-10 Primer premolar mandibular, cara mesial. Diez ejemplares característicos.

1 2 3 4 5

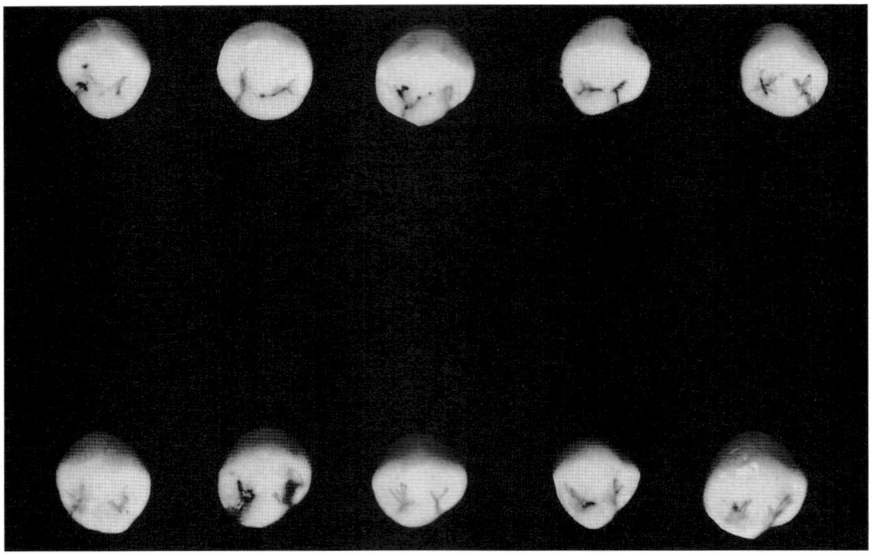

6 7 8 9 10

FIGURA 10-11 Primer premolar mandibular, cara oclusal. Diez ejemplares característicos.

1 2 3 4 5

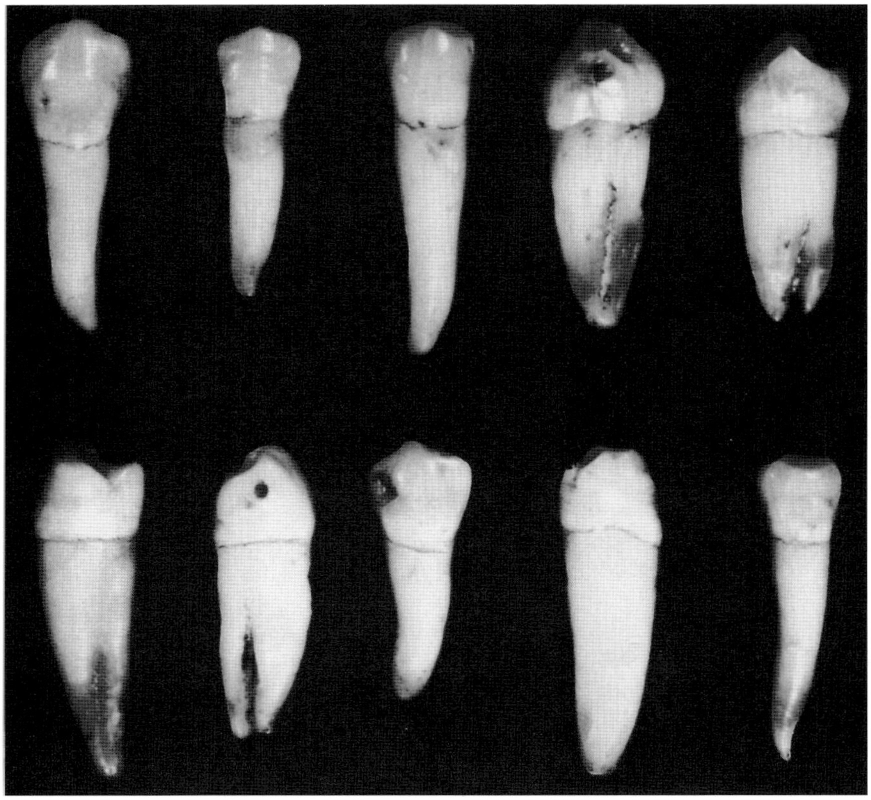

6 7 8 9 10

FIGURA 10-12 Primer premolar mandibular. Diez ejemplares con variaciones poco frecuentes. **1,** Corona de tamaño superior al normal. **2,** Corona y raíz diminutas. **3,** Caras mesial y distal de la corona rectas, cuello ancho mesiodistalmente; raíz extralarga. **4,** Formación anómala en la porción lingual de la corona; raíz con un profundo surco de desarrollo mesial. **5,** Raíz bifurcada. **6,** Cúspide lingual larga; pequeña curvatura lingual; raíz de gran longitud. **7,** No hay cúspide lingual; raíz bifurcada. **8,** Raíz enana. **9,** Corona poco formada; raíz inusualmente larga. **10,** Raíz curvada y muy larga con la corona muy pequeña.

El perfil mesial de la corona es recto o ligeramente cóncavo por encima de la línea cervical, hasta el punto en que se junta con la curvatura del área de contacto mesial. El centro del área de contacto mesial está oclusal a la línea cervical, a una distancia aproximada de la mitad de la longitud de la corona. El perfil de la vertiente mesial de la cúspide vestibular presenta una pequeña concavidad, a no ser que el desgaste haya borrado su forma original.

La punta de la cúspide vestibular es aguda y en muchos casos está localizada un poco por mesial al centro de la corona visto por su cara vestibular (v. fig. 10-9, *3*, *7*, *8* y *9*). El canino mandibular tiene la misma característica, si bien en mayor grado.

El perfil distal de la corona por encima de la línea cervical es ligeramente cóncavo hasta el punto en que se une con la curvatura del área de contacto distal. Ésta es más ancha que la del área de contacto mesial. La vertiente distal de la cúspide vestibular suele presentar cierta concavidad.

El cuello de la corona del primer premolar mandibular es estrecho mesiodistalmente, comparado con la anchura en las áreas de contacto.

La raíz de este diente es 3 o 4 mm más corta que la del canino mandibular, aunque el perfil de la parte vestibular de la raíz guarda una estrecha semejanza con el canino.

La cara vestibular de la corona es más convexa que la de los premolares maxilares, especialmente en el cuello y el tercio medio.

El desarrollo del lóbulo vestibular medio es manifiesto y termina en una cúspide vestibular aguda. A menudo se ven depresiones de desarrollo entre los tres lóbulos (v. fig. 10-9, *2*, *3*, *8* y *10*).

La cresta continua que va desde el margen cervical hasta la punta de la cúspide recibe el nombre de **cresta vestibular.**

En general, el esmalte de la cara vestibular de la corona es liso y no presenta surcos de desarrollo. A veces presenta alguna línea de desarrollo, en cuyo caso aparecen como unas líneas horizontales muy finas que cruzan la porción cervical.

Cara lingual

La corona del primer premolar mandibular se estrecha en dirección lingual, de manera que el diámetro mesiodistal es menor en la cara lingual que en la cara vestibular. La cúspide lingual siempre es pequeña (v. figs. 10-3, 10-7 y 10-8). La porción mayor de la corona está representada por el lóbulo medio vestibular (v. fig. 10-11) y esto le da el aspecto de un canino.

La corona y la raíz se adelgazan manifiestamente hacia lingual de forma que, observando el diente por la cara lingual, quedan al descubierto parte de las superficies mesial y distal.

La cara oclusal se inclina considerablemente hacia lingual, en dirección a la corta cúspide lingual. Desde esta cara se puede observar gran parte de la superficie oclusal.

La porción cervical de la corona lingualmente es estrecha y convexa, con concavidades entre la línea cervical y las áreas de contacto de la parte lingual de las caras mesial y distal. Estas áreas de contacto y las crestas marginales son pronunciadas y rebasan por encima de la estrecha porción cervical de la corona.

Aunque la cúspide lingual es corta y está poco desarrollada (a veces parece un cíngulo más desarrollado), normalmente contiene una cúspide puntiaguda. Esta punta de la cúspide está alineada con la cresta triangular vestibular de la cara oclusal, claramente visible. A cada lado de la cresta triangular está la fosa oclusal mesial y distal (v. fig. 10-1).

Una característica de la superficie lingual del primer premolar mandibular es el **surco de desarrollo mesiolingual,** que actúa como una línea de separación entre los lóbulos mesiovestibular y lingual, y se extiende por dentro de la fosa mesial de la cara oclusal.

La raíz de este diente es mucho más estrecha por el lado lingual y tiene una fina cresta, lisa y convexa en toda su longitud. Por ello es visible la mayor parte de la superficie mesial y distal de la raíz. A menudo aparecen depresiones de desarrollo en la raíz, con surcos de desarrollo por mesial. La raíz de este diente se adelgaza uniformemente desde el cuello hasta el agudo ápice.

Cara mesial

Desde la cara mesial (v. figs. 10-4, 10-7, 10-8 y 10-10), el primer premolar mandibular presenta un perfil que es el fundamental y característico de todos los dientes mandibulares posteriores cuando se observan por su cara mesial o distal. El perfil de la corona es vagamente romboidal (v. fig. 4-16, *E*) y la punta de la cúspide vestibular está centrada aproximadamente sobre la raíz. La convexidad del perfil del lóbulo lingual queda por lingual al perfil de la raíz. La superficie de la corona presenta un saliente por encima del tronco de la raíz en dirección lingual. La punta de la cúspide acostumbra a estar alineada con el borde o cresta lingual de la raíz. La diferencia es clara con los dientes maxilares posteriores, en los que ambas puntas cuspídeas, vestibular y lingual, quedan dentro de los confines del tronco radicular.

El primer premolar mandibular, visto por su cara mesial, tiene casi siempre la cúspide vestibular centrada sobre la raíz (v. fig. 10-4). Otras veces, la punta de la cúspide vestibular queda un poco hacia vestibular del centro, que corresponde a la posición característica de las cúspides vestibulares de todos los dientes mandibulares posteriores.

El perfil vestibular de la corona desde la cara mesial es notoriamente curvo desde la línea cervical hasta la punta de la cúspide; la cresta de la curvatura está junto al tercio medio de la corona. Esta acentuada convexidad y la localización de la cresta de contorno son características de las caras vestibulares de todos los dientes mandibulares posteriores.

El perfil lingual de la corona, que representa el perfil lingual de la cúspide lingual, es una línea curva de menor convexidad que la de la cara vestibular. La cresta de la curvatura lingual se acerca al tercio medio de la corona y acaba en la punta de la cúspide lingual, que está en línea con la cresta lingual de la raíz.

La distancia entre la línea cervical lingual y la punta de la cúspide lingual es aproximadamente dos tercios de la distancia que hay entre esos mismos puntos en la cara vestibular.

El lóbulo mesiovestibular de desarrollo es prominente visto desde esta cara y origina el área de contacto mesial y la cresta marginal mesial, la cual a su vez tiene una marcada inclinación lingual en dirección cervical. El borde lingual de la cresta marginal mesial se fusiona con la depresión de desarrollo mesiolingualmente y en ella se alberga el surco de desarrollo mesiolingual.

Se puede ver parte de la superficie mesial de la cara oclusal de la corona con la porción mesial de la cresta triangular vestibular. La vertiente de esta cresta es paralela a la cresta marginal mesial, aunque la cima de la cresta triangular queda por encima de aquélla. El surco o hendidura formada por la convergencia de las crestas triangular vestibular y lingual queda directamente por encima del surco mesiolingual.

La línea cervical de la cara mesial es bastante regular, curvándose oclusalmente. La cresta de la curvatura está centrada vestibulolingualmente y tiene una extensión media de 1 mm, pero en ocasiones puede ser de décimas de milímetro e incluso presentarse como una línea recta que cruza vestibulolingualmente.

La cara mesial de la corona es lisa excepto en el surco mesiolingual. La superficie es manifiestamente convexa en el área de contacto mesial, la cual está en línea con la punta de la cúspide vestibular. Inmediatamente por debajo de la convexidad del área de contacto la superficie es señaladamente cóncava hasta la línea cervical. La distancia entre el área de contacto y la línea cervical es muy corta.

El perfil de la raíz por su cara mesial tiene forma cónica a partir del cuello y termina en un ápice relativamente agudo que está alineado con la punta de la cúspide vestibular. El perfil lingual puede ser recto, el perfil vestibular está más curvado.

La cara mesial de la raíz es lisa y plana desde el margen vestibular hasta el centro. A partir de este punto, converge rápidamente hacia el centro de la raíz lingualmente, a menudo, con un profundo surco de desarrollo en esta zona. Casi siempre se ven surcos suaves y, ocasionalmente, un profundo surco de desarrollo que termina en una bifurcación en el tercio apical (v. fig. 10-12, *5* y *7*).

Cara distal

La cara distal se diferencia de la mesial en varios detalles (v. figs. 10-5, 10-7 y 10-8). La cresta marginal distal es más alta por encima del cuello y no tiene la vertiente lingual tan marcada como la cresta marginal mesial, y tiene tendencia a formar ángulos rectos con los ejes de la corona y la raíz. La cresta marginal confluye con la cresta de la cúspide lingual; no existe surco de desarrollo en la cresta marginal distal. La mayor parte de la cara distal de la corona es suavemente convexa, con una superficie esférica continua.

Por debajo de esta curvatura e inmediatamente por encima de la línea cervical existe una concavidad de forma lineal que se extiende vestibulolingualmente. El área de contacto distal es más ancha que el área mesial, aunque está igualmente centrada con el contorno de la corona. El centro del área de contacto distal está a medio camino entre las crestas vestibular y lingual de la curvatura y a la mitad de la distancia entre la línea cervical y la punta de la cúspide vestibular.

La curvatura de la línea cervical distal puede ser igual que la mesial, aunque en todos los dientes posteriores la regla es que la curvatura por distal sea menor.

La cara distal de la raíz es más convexa que la mesial. Centrada sobre la raíz aparece una suave depresión de desarrollo, pero casi nunca contiene un surco de desarrollo profundo.

La cara distal se inclina desde el margen vestibular hacia el centro de la raíz por lingual, pero de una forma más gradual que la descrita en la cara mesial.

Cara oclusal

En muchas ocasiones, esta cara presenta variaciones considerables en todo su contorno. Ambos premolares mandibulares presentan más variaciones oclusalmente que los premolares maxilares (v. figs. 10-6 a 10-8 y 10-11).

El perfil habitual de la cara oclusal del primer premolar mandibular tiene forma de diamante y se parece a la cara incisal de los caninos mandibulares (v. fig. 10-11, *1*, *3*, *4* y del 7 al *10*). Los hay que tienen una forma circular, semejante a la de algunos segundos premolares mandibulares (v. fig. 10-11, *2*); otros tienen el contorno semejante a las formas más corrientes de segundos premolares (v. fig. 10-11, *5* y *6*).

Las características más comunes de los primeros premolares mandibulares, vistos por su cara oclusal e independientemente de su tipo, son las siguientes:

1. El lóbulo medio vestibular representa el mayor volumen de la corona del diente.
2. La cresta vestibular es prominente.
3. Los vértices de los ángulos mesiovestibular y distovestibular son prominentes, aunque redondeados.
4. Las curvaturas representan las áreas de contacto y están inmediatamente por lingual de los vértices vestibulares, son relativamente anchas y de ellas, el área distal es la más ancha de las dos.
5. La corona converge marcadamente hacia el centro de la cara lingual, a partir de unos puntos situados aproximadamente en las áreas de contacto mesial y distal. Esta disposición hace que una parte de la corona formada por las crestas de la cúspide vestibular, las crestas marginales y el lóbulo lingual adquiera la forma de un triángulo cuya base estaría en las crestas cuspídeas vestibulares y el vértice en la cúspide lingual.
6. Las crestas marginales están bien desarrolladas.
7. La cúspide lingual es pequeña.
8. La cara oclusal muestra una marcada cresta triangular vestibular y una pequeña cresta triangular lingual.

La cara oclusal alberga dos depresiones que, por su forma irregular, se llaman **fosa mesial** y **fosa distal**, aunque su localización corresponda a la fosa triangular mesial y distal de otros dientes posteriores.

El tipo más corriente de primer premolar mandibular presenta una depresión y un surco de desarrollo mesiolinguales que constriñen la cara mesial de la corona y crean un área de contacto mesial más pequeña que entra en contacto con la del canino mandibular. La porción distal de la corona está formada por un gran arco que crea un área muy ancha que entra en contacto con el segundo premolar mandibular, cuya cara proximal es más ancha que la del canino (v. figs. 5-7, *D*; 5-10, *B*, y 5-17, *D*).

La fosa mesial tiene una forma más lineal, acanalada y además contiene el **surco de desarrollo mesial**, que se extiende vestibulolingualmente. Este surco se convierte en el surco de desarrollo mesiolingual al pasar sobre la superficie mesiolingual. La fosa distal generalmente es más circular y queda circunscrita por las crestas cuspídea distovestibular, marginal distal, la cresta triangular vestibular y cuspídea distolingual.

La fosa distal contiene a veces un surco de desarrollo distal en forma de media luna (v. fig. 10-11, *2*). Puede albergar una fosita de desarrollo distal con surcos accesorios suplementarios que irradian de ella (v. fig. 10-11, *10*), o puede contener un surco lineal que corre mesiodistalmente con una disposición semejante a la característica fosa triangular (v. fig. 10-11, *4*, *5* y *6*).

Debido a la posición de la corona sobre la raíz, se puede ver gran parte de la cara vestibular desde la cara oclusal, mientras que se ve muy poco de la cara lingual.

Segundo premolar mandibular

En las figuras 10-13 a 10-21 aparece el segundo premolar mandibular visto desde todas sus caras. Se parece al primero solamente por su cara vestibular. La cúspide vestibular no es tan pronunciada, pero el diámetro mesiodistal de la corona y su perfil general son semejantes (tabla 10-2). En las otras caras, el diente es mayor y está más desarrollado. Existen dos formas comunes. La primera, que probablemente es la más frecuente, es del tipo tricúspide, con aspecto más anguloso visto por su cara oclusal

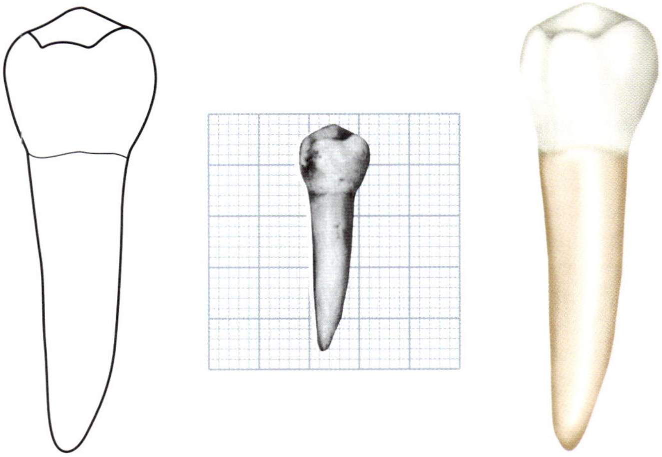

FIGURA 10-14 Segundo premolar mandibular izquierdo, cara lingual. (Cuadrícula = 1 mm^2.)

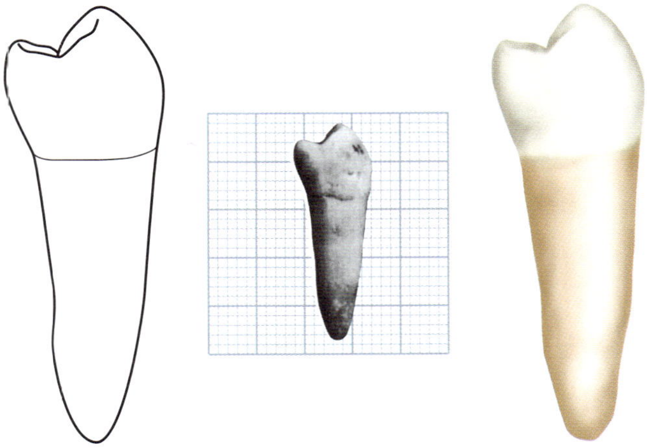

FIGURA 10-15 Segundo premolar mandibular izquierdo, cara mesial. (Cuadrícula = 1 mm^2.)

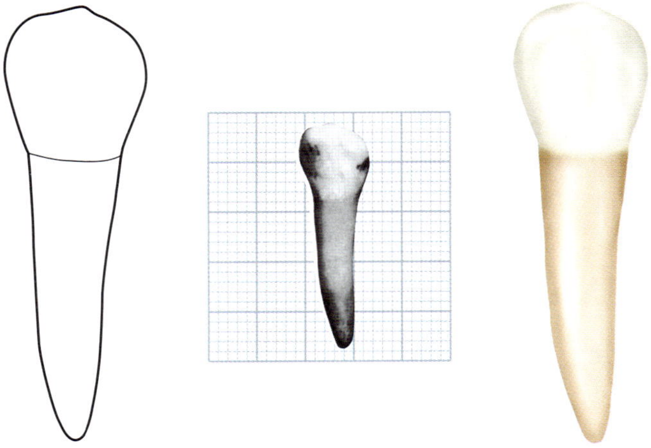

FIGURA 10-13 Segundo premolar mandibular izquierdo, cara vestibular. (Cuadrícula = 1 mm^2.)

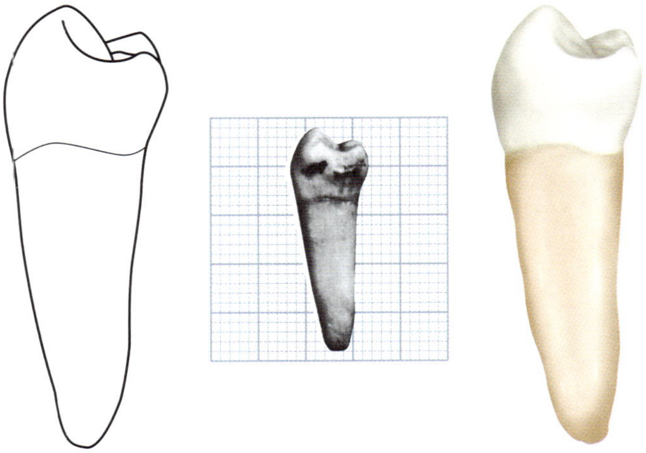

FIGURA 10-16 Segundo premolar mandibular izquierdo, cara distal. (Cuadrícula = 1 mm^2.)

(v. fig. 10-17). La segunda forma es del tipo bicúspide, con un aspecto oclusal más redondeado (v. fig. 10-20, *1*, *2*, *7* y *10*).

Los dos tipos se diferencian principalmente en la cara oclusal. Los perfiles y el aspecto general de las otras caras son similares.

La raíz única del segundo premolar es más larga y más ancha que la del primer premolar. Rara vez está bifurcada, aunque algunos casos presentan un profundo surco de desarrollo vestibularmente (v. fig. 10-18, *3* y *6*); con frecuencia aparece una zona aplanada en esta región. En la figura 10-21 se ven diez ejemplares con variaciones poco frecuentes.

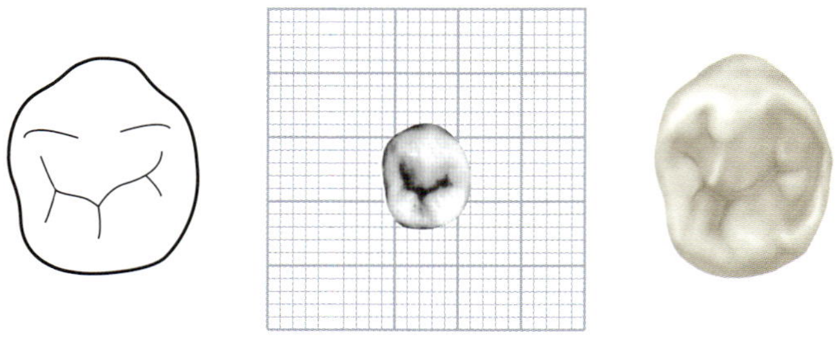

FIGURA 10-17 Segundo premolar mandibular izquierdo, cara oclusal. (Cuadrícula = 1 mm^2.)

DESCRIPCIÓN DETALLADA DEL SEGUNDO PREMOLAR MANDIBULAR VISTO DESDE TODAS SUS CARAS

Al describir los aspectos de estos dientes por separado, se pueden establecer comparaciones directas con el primer premolar mandibular, excepto en la cara oclusal.

Cara vestibular

Visto por la cara vestibular, el segundo premolar mandibular presenta una cúspide vestibular más corta que la del primer premolar, y las crestas cuspídeas mesiovestibular y distovestibular tienen menor grado de angulación (v. figs. 10-13 y 10-18). Las áreas de contacto mesial y distal son anchas y dan la impresión de ser más altas debido a que la cúspide vestibular es corta.

La raíz, en su mayor parte, es más ancha mesiodistalmente que la del primer premolar, manifestándose esta amplitud en casi toda su longitud, y termina en un ápice más romo. Las otras características de ambos dientes son semejantes en esta cara.

Cara lingual

En su cara lingual, el segundo premolar presenta considerables variaciones si se compara con la porción coronal del

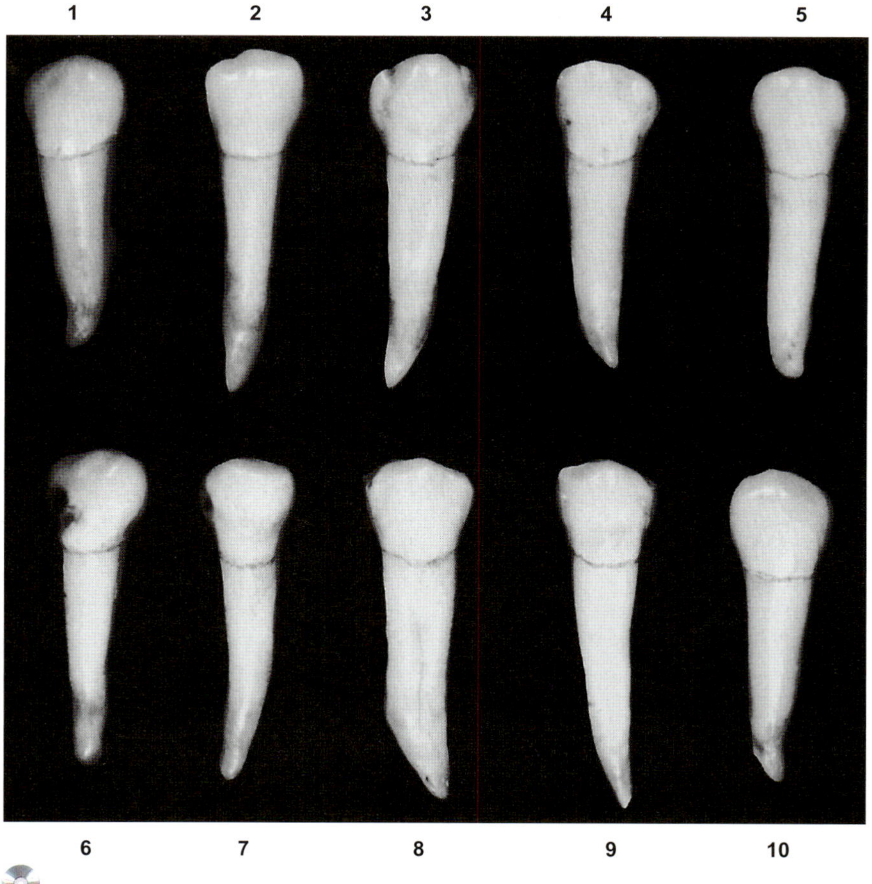

IV A(28), B **FIGURA 10-18** Segundo premolar mandibular, cara vestibular. Diez ejemplares característicos .

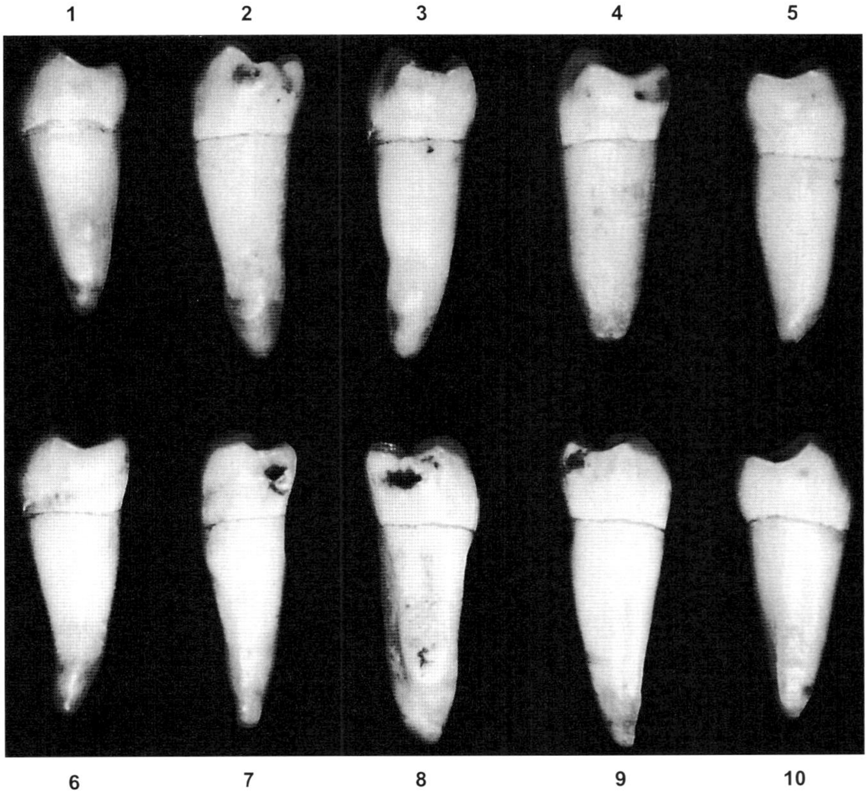

FIGURA 10-19 Segundo premolar mandibular, cara mesial. Diez ejemplares característicos.

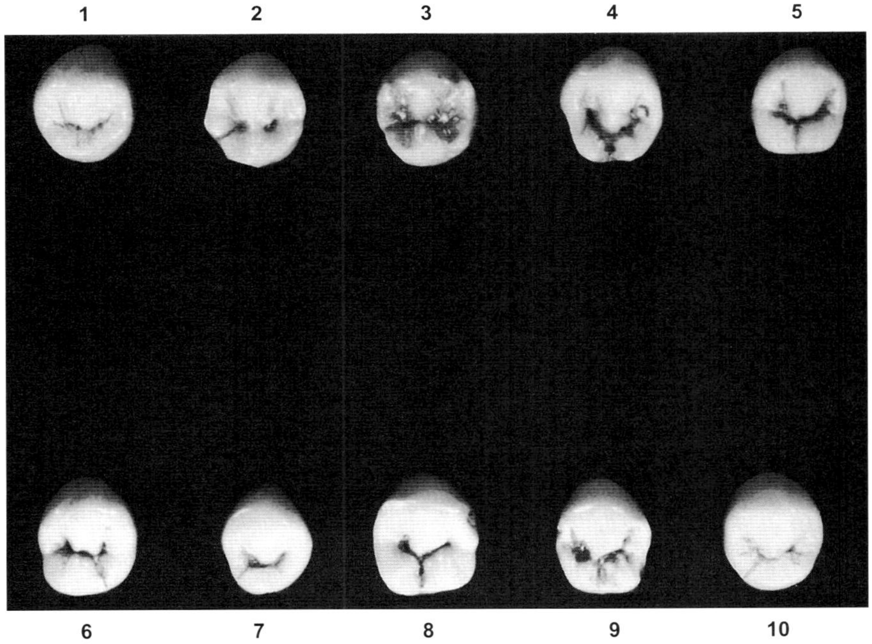

FIGURA 10-20 Segundo premolar mandibular, cara oclusal. Diez ejemplares característicos.

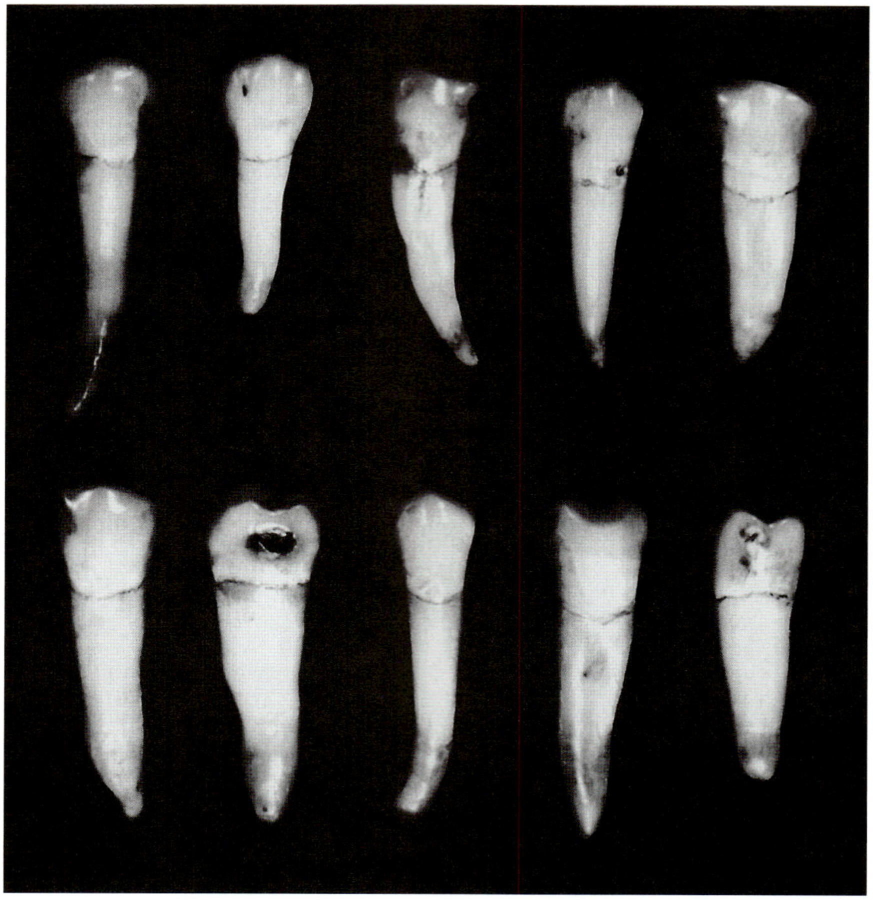

FIGURA 10-21 Segundo premolar mandibular. Diez ejemplares con variaciones poco frecuentes. **1,** Raíz extremadamente larga. **2,** Raíz enana. **3,** Raíz malformada; surco de desarrollo en la cara vestibular. **4,** Áreas de contacto altas y estrechas. **5,** Corona de gran tamaño, surco de desarrollo vestibular en la raíz. **6,** Raíz de gran tamaño. **7,** Raíz malformada y muy larga. **8,** Raíz muy larga con el ápice romo; gran curvatura en el tercio apical. **9,** Corona y raíz sobredimensionadas; surco de desarrollo vestibular en la raíz. **10,** Corona estrecha vestibulolingualmente; curvaturas muy pequeñas por vestibular y lingual.

TABLA 10-2 Segundo premolar mandibular

Primeros signos de calcificación	2¼-2½ años
Esmalte completado	6-7 años
Erupción	11-12 años
Raíz completada	13-14 años

TABLA DE MEDIDAS

	Longitud cervico-oclusal de la corona	Longitud de la raíz	Diámetro mesiodistal de la corona	Diámetro mesiodistal de la corona en el cuello	Diámetro vestibulo-lingual o bucolingual de la corona	Diámetro vestibulo-lingual o bucolingual de la corona en el cuello	Curvatura mesial de la línea cervical	Curvatura distal de la línea cervical
Dimensiones* aconsejadas para la técnica de modelado	8,0	14,5	7,0	5,0	8,0	7,0	1,0	0,0

*En milímetros.

primer premolar (v. fig. 10-14). Estas variaciones son las siguientes:

1. Los lóbulos linguales están desarrollados en mayor grado conformando una cúspide o cúspides (según el tipo) más largas.
2. Desde esta cara queda al descubierto menos superficie oclusal. No obstante, como las cúspides linguales no son tan largas como las vestibulares, se puede ver parte de la porción vestibular de la cara oclusal.
3. En el tipo tricúspide, el desarrollo lingual ocasiona las mayores variaciones entre los dos dientes. Vemos las cúspides mesiolingual y distolingual, siendo la primera más grande y más larga en la mayoría de casos. Existe un surco entre ellas que se extiende muy poco trecho sobre la cara lingual y que normalmente está centrado sobre la raíz (v. fig. 10-20, *8*).

En el tipo bicúspide, el desarrollo de la única cúspide lingual alcanza la misma altura que el tricúspide. El tipo con dos cúspides no tiene surco, pero muestra una depresión de desarrollo distolingualmente en el punto en que la cresta cuspídea lingual se une a la cresta marginal distal (v. fig. 10-20, *2* y *3*).

La cara lingual de la corona de todos los segundos premolares mandibulares es lisa y esferoidal, con una forma bulbosa por encima del estrecho cuello.

La raíz es ancha lingualmente, aunque no tanto como la porción vestibular. Las diferencias entre las dimensiones son manifiestamente menores que las del primer premolar, por lo que la convergencia hacia lingual es también mucho menor.

En muchas ocasiones, la convergencia de la corona hacia lingual desde la cara vestibular es muy pequeña y, en estos casos, la porción de los lados mesial y distal que queda a la vista es menor que la que se observa desde la cara lingual en el primer premolar.

La mayor parte de la raíz vista por su cara lingual es suavemente convexa. En conjunto, de los dos premolares mandibulares, el segundo es el más grande.

Cara mesial

Las diferencias entre el segundo premolar y el primero vistos por su cara mesial son las siguientes (v. figs. 10-15 y 10-19):

1. La corona y la raíz son más anchas vestibulolingualmente.
2. La cúspide vestibular no está del todo centrada sobre el tronco de la raíz y es más corta.
3. El lóbulo de desarrollo lingual es mayor.
4. La cresta marginal forma ángulo recto con el eje largo del diente.
5. Queda menor parte de la cara oclusal al descubierto.
6. No hay surco de desarrollo mesiolingual en la parte coronal.
7. La raíz es más larga y, en general, ligeramente convexa en la cara mesial; aunque esta convexidad no siempre está presente (v. fig. 10-9, *6*, *7* y *8*).
8. El ápice de la raíz del segundo premolar acostumbra a ser más romo.

Cara distal

Es semejante a la cara mesial, excepto en que la superficie oclusal es más visible (v. fig. 10-16). Esto ocurre porque cuando el diente está en posición vertical, la cresta marginal distal está a un nivel inferior al de la cresta marginal mesial. Las coronas de todos los dientes posteriores están inclinadas hacia distal del eje mayor de la raíz, de manera que cuando el diente se coloca verticalmente, se puede ver mayor parte de la cara oclusal que cuando se observa por la cara mesial. Esta particularidad es propia de todos los dientes posteriores, maxilares y mandibulares. La angulación de las caras oclusales con los ejes longitudinales de los dientes posteriores es un carácter muy importante y conviene recordarlo no solamente para el estudio de las diferentes formas anatómicas, sino también para el estudio de la alineación y de la oclusión.

Cara oclusal

Como se ha visto antes, este diente presenta habitualmente dos formas. El perfil de cada una muestra algunas variaciones en la cara oclusal (v. figs. 10-17 y 10-20). Los dos tipos tienen parecida la parte vestibular que queda entre las crestas cuspídeas mesiovestibular y distovestibular.

El tipo tricúspide, cuando está bien desarrollado, tiene un aspecto cuadrado por lingual de las crestas cuspídeas vestibulares (v. fig. 10-20, *8*). En el segundo tipo, que es redondo o bicúspide, el aspecto del contorno por lingual de las crestas cuspídeas vestibulares es redondo (v. fig. 10-20, *3*).

El tipo cuadrado (v. fig. 10-20, *8*) tiene tres cúspides destacadas; la cúspide vestibular es la más grande, después la mesiolingual y, finalmente, la distolingual, que es la más pequeña.

Cada cúspide tiene crestas triangulares bien desarrolladas separadas por profundos surcos de desarrollo que convergen en forma de Y en una **fosa central** que está en la cara oclusal. La fosa central se localiza a medio camino entre la cresta cuspídea vestibular y el margen lingual de la cara oclusal y ligeramente por distal al punto central entre las crestas marginales mesial y distal.

A partir de la fosa central, el *surco de desarrollo mesial* transcurre en dirección mesiovestibular y termina en la **fosa triangular mesial**, distal a la cresta marginal mesial. El surco de desarrollo distal discurre en dirección distovestibular, es algo más corto que el surco mesial y acaba en la fosa triangular distal por mesial a la cresta marginal distal. El surco de desarrollo lingual se extiende lingualmente entre las dos cúspides linguales y termina en la cara lingual de la corona, por debajo de la convergencia de las crestas cuspídeas linguales. La cúspide mesiolingual es más ancha mesiodistalmente que la cúspide distolingual. Esta disposición sitúa el surco de desarrollo lingual por distal del centro de la corona.

Con frecuencia, existen surcos y depresiones suplementarias que irradian a partir de los surcos de desarrollo, y en ocasiones un surco cruza una o ambas crestas marginales. En un diente de este tipo, los vértices de los ángulos son diferentes y los surcos de desarrollo acostumbran a ser profundos.

La figura 10-20, *8*, es muy representativa y en la figura 10-20, *4*, *5*, *6* y *9*, se pueden observar variaciones de desarrollo.

El tipo redondo o bicúspide (v. fig. 10-20, *3*) se diferencia notablemente del tricúspide al contemplarlo por la cara oclusal. Tiene la forma habitual del bicúspide. Las variaciones se muestran en la figura 10-20, *1*, *2*, *7* y *10*.

Las características oclusales del tipo bicúspide son las siguientes:

1. El perfil de la corona es redondo por lingual a las crestas cuspídeas vestibulares.
2. Se observa cierta convergencia hacia lingual de las caras mesial y distal, aunque esta convergencia no acostumbra a ser mayor que la encontrada en las variaciones del tipo cuadrado.
3. Los vértices de los ángulos mesiolinguales y distolinguales son redondeados.
4. Existe una cúspide lingual bien desarrollada, en oposición directa a la cúspide vestibular y en dirección lingual.

El **surco de desarrollo central** atraviesa la cara oclusal en dirección mesiodistal. Este surco puede ser recto (v. fig. 10-20, *3*), pero acostumbra a tener forma de media luna (v. fig. 10-20, *1*, 7 y *10*). El surco central tiene los extremos en la *fosa mesial* y *distal*, que vienen a ser, poco más o menos, depresiones circulares con surcos y depresiones suplementarias que irradian desde el surco central y sus extremos. La superficie del esmalte que se encuentra dentro de esta fosa y la de la periferia es muy irregular, en contraste con la suavidad de las crestas cuspídeas, las crestas marginales y la cresta transversa, que va desde la cúspide vestibular hasta la cúspide lingual.

Algunos de estos dientes presentan **fositas de desarrollo mesial** y **distal** en el centro de la fosa mesial y distal en vez de un surco central continuo (v. fig. 10-20, *2*).

Aunque en las fotografías no se aprecia muy bien, muchos tipos bicúspides muestran una depresión de desarrollo que cruza la cresta cuspídea distolingual. IV A, B

Bibliografía

Carlsen O: Human lower premolars: macro-morphologic observations on the ontogenesis of the root complex, *Scand J Dent Res* 78:5, 1970.

Kraus B, Purr ML: Lower first premolar: a definition of discrete morphologic traits, *J Dent Res* 32:554, 1953.

Ludwig PJ: The mandibular second premolars: morphologic variation and inheritance, *J Dent Res* 36:263, 1957.

Osborn JR editor: *Dental anatomy and embryology*, Oxford, 1981, Blackwell Scientific Publications.

Renner RP: *An introduction to dental anatomy and esthetics*, Chicago, 1985, Quintessence.

Schumacher G-H: *Odontographie: Eine Oberflächenenanatomie der Zähne*, Leipzig, 1983, JM Barth.

Use el CD-ROM para ver las animaciones y las fichas de repaso. Visite la página web de evolve para acceder a recursos de estudio adicionales.

11

Molares maxilares permanentes

El diseño de los molares maxilares difiere de todos los dientes anteriormente descritos. Estos dientes colaboran con los molares mandibulares y juntos realizan la mayor parte del trabajo requerido para la masticación y la trituración del alimento. Son los dientes maxilares más grandes y más fuertes en virtud de su volumen y de su anclaje en la arcada. Aunque las coronas de los molares pueden ser más cortas que las de los premolares, en general sus dimensiones son mayores en todos los aspectos. La porción radicular puede no ser tan grande como en los premolares, pero, excepto en los unirradiculares o con raíz bifurcada, la base de la raíz del molar maxilar es más ancha en todas direcciones y está trifurcada en tres ramas que, en realidad, son tres raíces completas que salen de una amplia base común por encima de la corona.

En general, los molares maxilares tienen una gran corona con cuatro cúspides bien formadas. Tienen tres raíces, dos vestibulares y una lingual, y la raíz lingual es la mayor. Las coronas tienen dos cúspides vestibulares y dos linguales. Los perfiles y las curvaturas de todos los molares maxilares son semejantes, aunque más adelante al describir por separado los diferentes molares se destacan las variaciones de su desarrollo.

Antes de comenzar la descripción individual del primer molar maxilar, cabe dar unas normas aplicables a todos los primeros molares, tanto maxilares como mandibulares.

Los primeros molares permanentes aparecen en la cavidad bucal generalmente cuando el niño tiene 6 años. Los molares mandibulares preceden a los maxilares. El primer molar permanente (mandibular o maxilar) erupciona por detrás del segundo molar temporal, en contacto con éste. Por tanto, el primer molar no es un diente de sucesión, puesto que no tiene predecesor. Cuando aparece el primer molar, todos los dientes temporales están en la boca y funcionando. Como el desarrollo de los huesos de la cara se produce hacia abajo y hacia atrás, alrededor de los 6 años acostumbra a haber espacio suficiente para la acomodación de esta pieza.

La situación normal del primer molar permanente está en el centro de la arcada adulta completamente desarrollada, en sentido anteroposterior. Por la importancia de su colocación y por las circunstancias que rodean su erupción, los primeros molares se consideran las piedras angulares de las arcadas dentales. El significado de estos dientes como unidades dentro de las arcadas, y su función y la posición relativa a los otros dientes se comprenderá perfectamente al estudiar la oclusión y la articulación temporomandibular. Los capítulos siguientes se ocupan de este tema. Los molares mandibulares se estudian en el capítulo 12.

Primer molar maxilar

Las figuras 11-1 a 11-18 muestran un primer molar maxilar visto desde todas sus caras. La corona de este diente es más ancha vestibulolingual que mesiodistalmente. La diferencia vestibulolingualmente suele ser de 1 mm (tabla 11-1). Sin embargo, existen variaciones según los individuos (v. fig. 11-17, *1*, *5*, *7* y *9*). Desde la cara oclusal, la diferencia de medida en las dos direcciones es muy ligera. Aunque la corona es bastante corta, en cambio, es ancha tanto mesiodista como vestibulolingualmente, lo que contribuye a dar a la corona un aspecto voluminoso.

El primer molar maxilar suele ser el diente más grande de la arcada maxilar. Tiene cuatro cúspides funcionales bien desarrolladas y una cúspide suplementaria de escasa

Tabla 11-1 Primer molar maxilar

Primeros signos de calcificación	Al nacer
Esmalte completado	3-4 años
Erupción	6 años
Raíz completada	9-10 años

Tabla de medidas

	Longitud cervico-oclusal de la corona	Longitud de la raíz	Diámetro mesiodistal de la corona	Diámetro mesiodistal de la corona en el cuello	Diámetro vestibulo-lingual o bucolingual de la corona	Diámetro vestibulo-lingual o bucolingual de la corona en el cuello	Curvatura mesial de la línea cervical	Curvatura distal de la línea cervical
Dimensiones* aconsejadas para la técnica de modelado	7,5	Vestibular: 12 Lingual: 13	10,0	8,0	11,0	10,0	1,0	0,0

*En milímetros.

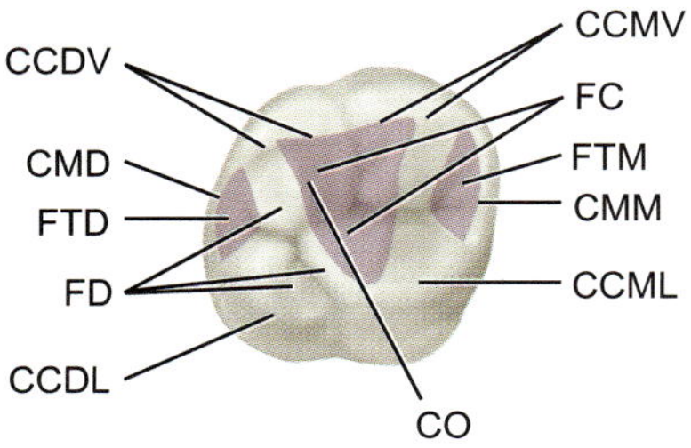

Figura 11-1 Primer molar maxilar derecho, cara oclusal. *CCDL,* Cresta cuspídea distolingual; *CCDV,* cresta cuspídea distovestibular; *CCML,* cresta cuspídea mesiolingual; *CCMV,* cresta cuspídea mesiovestibular; *CMD,* cresta marginal distal; *CMM,* cresta marginal mesial; *CO,* cresta oblicua; *FC,* fosa central (área sombreada); *FD,* fosa distal; *FTD,* fosa triangular distal (área sombreada); *FTM,* fosa triangular mesial (área sombreada).

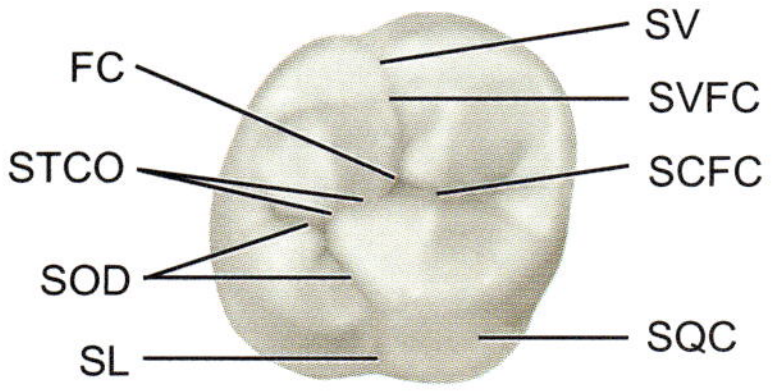

Figura 11-2 Primer molar maxilar derecho, cara oclusal, surcos de desarrollo. *FC,* Fosita central; *SCFC,* surco central de la fosa central; *SL,* surco lingual; *SOD,* surco oblicuo distal; *SQC,* surco de la quinta cúspide; *STCO,* surco transverso de la cresta oblicua; *SV,* surco vestibular; *SVFC,* surco vestibular de la fosa central.

importancia práctica. Las cuatro cúspides principales de mayor importancia fisiológica son la mesiovestibular, la distovestibular, la mesiolingual y la distolingual. La cúspide suplementaria se denomina **cúspide** o **tubérculo de Carabelli.** Esta estructura morfológica puede presentarse como una quinta cúspide bien desarrollada o limitarse a una serie de surcos, depresiones y fosas en la parte mesial de la cara lingual. Este carácter se ha utilizado para distinguir poblaciones.

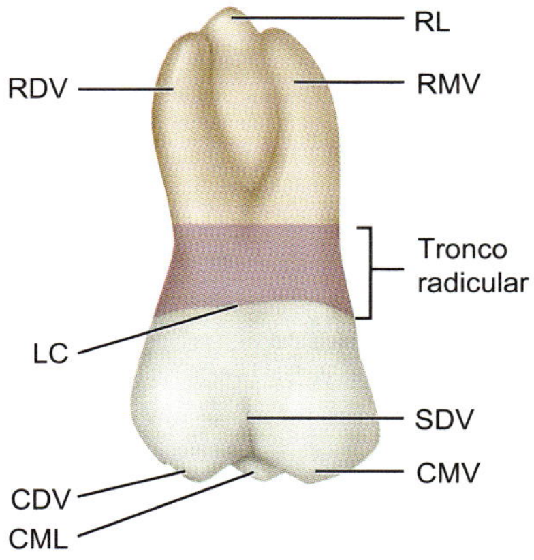

Figura 11-3 Primer molar maxilar derecho, cara vestibular. *CDV,* Cúspide distovestibular; *CML,* cúspide mesiolingual; *CMV,* cúspide mesiovestibular; *LC,* línea cervical; *RDV,* raíz distovestibular; *RL,* raíz lingual; *RMV,* raíz mesiovestibular; *SDV,* surco de desarrollo vestibular.

La cúspide suplementaria está situada lingualmente a la cúspide mesiolingual, que es la mayor de las cúspides que están bien desarrolladas. Normalmente, contiene un surco de desarrollo como testimonio de la existencia de la cúspide, a no ser que haya desaparecido por desgaste friccional. La quinta cúspide o, en su caso, el surco de desarrollo en esta zona, sirven para identificar el primer molar maxilar. Es inusual encontrar un ejemplar de este diente que no presente ninguna de estas características.

Las tres **raíces** de considerables proporciones son la mesiovestibular, la distovestibular y la lingual. Todas ellas están bien desarrolladas y separadas entre sí, lo cual da a este diente un anclaje y una resistencia máximos contra las fuerzas que puedan desplazarlo. Las raíces tienen su mayor grosor paralelo a la línea mayor de fuerza que actúa contra la corona diagonalmente y en dirección vestibulolingual. La raíz lingual es la más larga, tiene forma cónica y está suavemente redondeada. La raíz mesiovestibular no es tan larga, pero es más ancha vestibulolingualmente, y en una sección transversal se observa que su forma presenta una resistencia a la torsión mayor que la raíz lingual. La raíz distovestibular es la más pequeña de las tres y está suavemente redondeada.

El desarrollo de los primeros molares maxilares rara vez se desvía de los cánones generales. En la figura 11-18 aparecen diez ejemplares de variaciones poco frecuentes.

DESCRIPCIÓN DETALLADA DEL PRIMER MOLAR MAXILAR VISTO DESDE TODAS SUS CARAS

Cara vestibular

La corona es ligeramente trapezoidal; el perfil cervical y oclusal representan los lados desiguales (v. figs. 11-4, 11-13, 11-14 y 11-15). La línea cervical es la más corta (v. fig. 4-16, *D*).

Cuando se observa la cara vestibular de este diente con la línea de visión perpendicular al surco de desarrollo vestibular, la cara distal de la corona se puede ver en perspectiva, lo cual es posible por la forma obtusa del vértice del ángulo distovestibular (véase «Cara oclusal» más adelante en este capítulo). Se ven parte de las cuatro cúspides (mesiovestibular, distovestibular, mesiolingual y distolingual).

La cúspide mesiovestibular es más ancha que la distovestibular y su vertiente mesial forma un ángulo obtuso con la vertiente distal. La vertiente mesial de la cúspide distovestibular forma aproximadamente un ángulo recto con su vertiente distal. Por ello, la cúspide distovestibular es más aguda que la mesiovestibular y tan larga como ella, y a veces más (v. fig. 11-15, *4* y *6-9*).

El surco de desarrollo vestibular divide las dos cúspides vestibulares y es aproximadamente equidistante de los vértices de los ángulos mesiovestibular y distovestibular. La

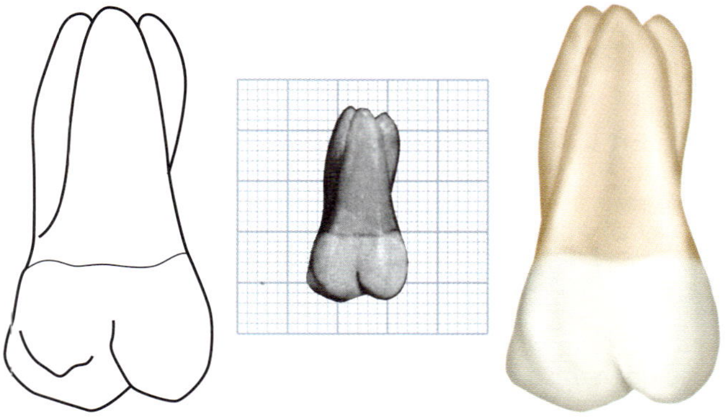

FIGURA 11-6 Primer molar maxilar derecho, cara lingual. (Cuadrícula = 1 mm².)

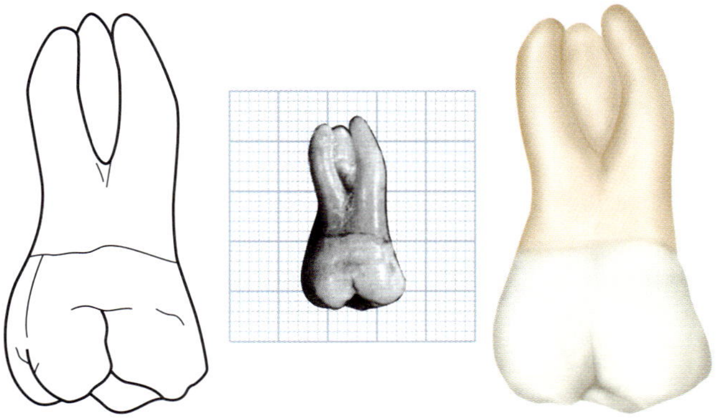

FIGURA 11-4 Primer molar maxilar derecho, cara vestibular. (Cuadrícula = 1 mm².)

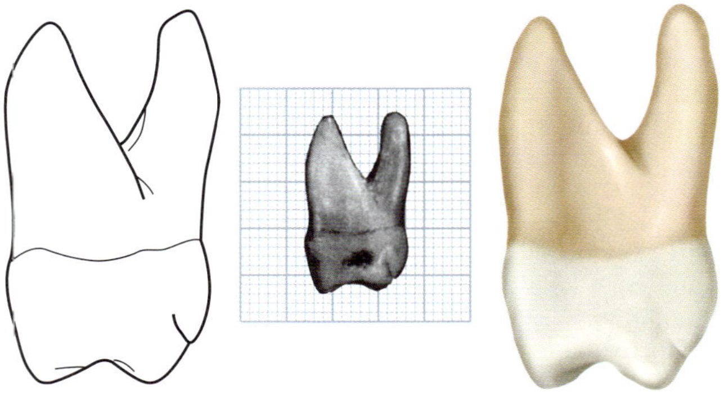

FIGURA 11-7 Primer molar maxilar derecho, cara mesial. (Cuadrícula = 1 mm².)

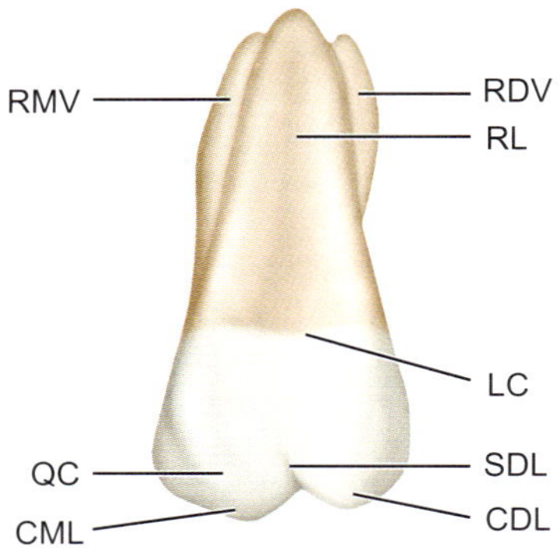

FIGURA 11-5 Primer molar maxilar derecho, cara lingual. *CDL,* cúspide distolingual; *CML,* cúspide mesiolingual; *LC,* línea cervical; *QC,* quinta cúspide; *RDV,* raíz distovestibular; *RL,* raíz lingual; *RMV,* raíz mesiovestibular; *SDL,* surco de desarrollo lingual.

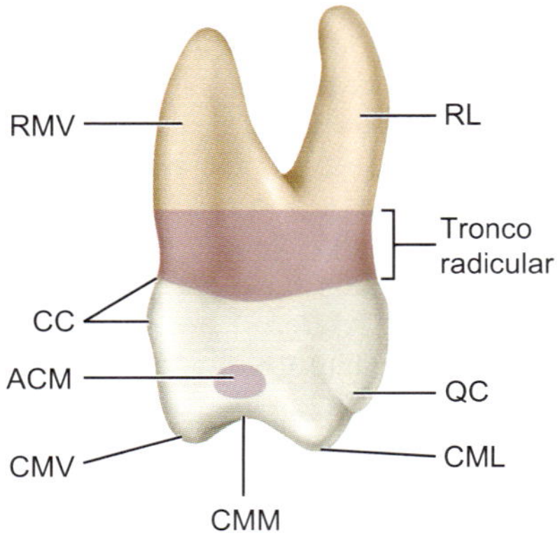

FIGURA 11-8 Primer molar maxilar derecho, cara mesial. *ACM,* Área de contacto mesial; *CC,* cresta cervical; *CML,* cúspide mesiolingual; *CMM,* cresta marginal mesial; *CMV,* cresta mesiovestibular; *QC,* quinta cúspide; *RL,* raíz lingual; *RMV,* raíz mesiovestibular.

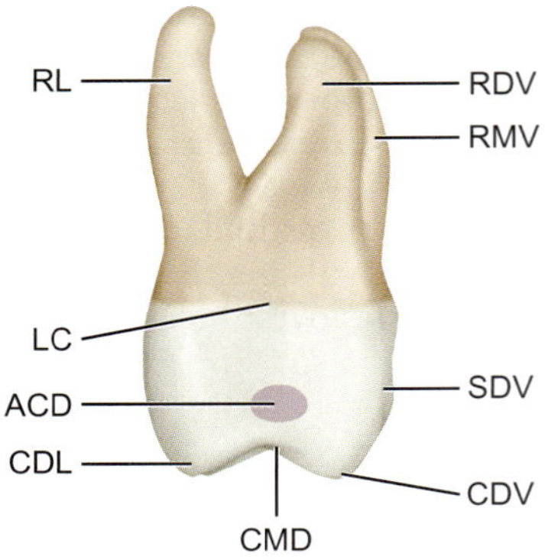

FIGURA 11-9 Primer molar maxilar derecho, cara distal. *ACD,* Área de contacto distal; *CDL,* cúspide distolingual; *CDV,* cúspide distovestibular; *CMD,* cresta marginal distal; *LC,* línea cervical; *RDV,* raíz distovestibular; *RL,* raíz lingual; *RMV,* raíz mesiovestibular; *SDV,* surco de desarrollo vestibular.

dirección oclusoapical del surco sigue una línea paralela al eje mayor de la cúspide distovestibular y termina en un punto que está aproximadamente a la mitad de la distancia entre su origen oclusal y la línea cervical de la corona. Aunque el surco no es profundo en su recorrido, se vuelve más leve hacia su terminación, desvaneciéndose poco a poco. A los lados del punto terminal existe una depresión de desarrollo en el esmalte de la corona que se extiende discretamente por mesial y distal.

La línea cervical de la corona no tiene mucha curvatura mesiodistalmente; sin embargo, no es tan lisa y regular como la de otros dientes. La línea es, en general, convexa, con la convexidad dirigida hacia la raíz.

El perfil mesial de la corona sigue un trayecto netamente recto hacia abajo y mesial curvándose oclusalmente cuando alcanza la cresta del contorno de la cara mesial, que a su vez es el área de contacto. Esta cresta está aproximadamente a dos tercios de la distancia entre la línea cervical y la punta de la cúspide mesiovestibular. El perfil mesial sigue hacia abajo y distal para continuar con el perfil de la vertiente mesial de la cúspide mesiovestibular.

El perfil distal de la corona es convexo; la superficie distal es esferoidal. La cresta de la curvatura de la cara distal de la corona se localiza aproximadamente a mitad de distancia entre la línea cervical y la punta de la cúspide. El área de contacto distal está en la mitad del tercio medio.

En muchas ocasiones, se puede observar un área plana o cóncava en la cara distal, inmediatamente por encima de la cúspide distovestibular en el tercio cervical de la corona.

Desde la cara vestibular se pueden ver las tres raíces, cuyos ejes están inclinados distalmente. Las raíces no son rectas; las vestibulares tienden a curvarse a medio camino entre el punto de bifurcación y el ápice, y la raíz mesiovestibular se curva hacia distal, a partir de su tercio medio. Los ejes están normalmente en ángulo recto con la línea cervical. La raíz distal es más recta, con su eje mayor formando un ángulo agudo abierto hacia distal con la línea cervical. Tiene tendencia a curvarse hacia mesial, a partir del tercio medio.

El punto de bifurcación de las dos raíces vestibulares se localiza, aproximadamente 4 mm por encima de la línea cervical, si bien pueden existir variaciones. No obstante, el punto está a mayor distancia de la línea cervical que en los molares temporales. Esta característica es habitual en todos los molares permanentes en comparación con los temporales.

En el tronco de la raíz del primer molar maxilar existe un surco de desarrollo vestibular que comienza en la bifurcación y progresa hacia abajo, volviéndose menos marcado, hasta terminar en una suave depresión en la línea cervical. A veces, esta depresión se extiende ligeramente sobre el esmalte, en el cuello.

Es conveniente recordar que las raíces de los molares se originan en una única estructura situada en la base de la corona. A partir de aquí, se dividen en tres raíces, en los molares maxilares, o en dos, si son mandibulares. La base radicular común se llama **tronco de la raíz** (v. figs. 11-3 y 11-8).

Al juzgar la longitud de las raíces y la dirección de sus ejes, debemos tener en cuenta la parte del tronco que pertenece a cada raíz, puesto que el tronco funciona como una entidad. Normalmente, la raíz lingual es la más larga, y las dos raíces vestibulares acostumbran a tener la misma longitud. Pueden existir variaciones considerables, aunque en los primeros molares desarrollados normalmente la diferencia acostumbra a ser de fracciones de milímetro.

Desde la cara vestibular, la dimensión mesiodistal de las raíces tomada en sus puntos más gruesos es menor que el diámetro mesiodistal de la corona.

No existen reglas invariables para las longitudes relativas de las coronas y las raíces del primer molar maxilar, pero como promedio, la longitud de las raíces acostumbra a ser el doble que la longitud de la corona.

Cara lingual

Desde la cara lingual, el perfil general de la corona viene a ser el reverso de la cara vestibular (v. figs. 11-5, 11-6, 11-13 y 11-14). Las fotografías y los esquemas lo muestran de una forma aproximada porque todos los dientes tienen una amplitud y un grosor, y consecuentemente la perspectiva en dos dimensiones y el factor humano al preparar las muestras, junto con la habilidad del fotógrafo y del dibujante, son factores que se suman y pueden ser causa de errores de interpretación de los gráficos.

La diferencia entre el perfil de la cara mesial y el de la cara distal es evidente. Como la cúspide distolingual es redondeada, la lisa curva del perfil distal de la corona al confluir con la curvatura de la cúspide crea un arco casi semicircular. La línea que describe el surco de desarrollo lingual también confluye con el perfil de la cúspide distolingual y se extiende mesial y cervicalmente terminando en un punto que está aproximadamente en el centro de la cara lingual de la corona. Entre el final de este surco y el centro de la superficie lingual de la raíz lingual en la línea cervical, se extiende una depresión suave que continúa en dirección apical sobre la raíz lingual, desapareciendo en el tercio medio de la raíz.

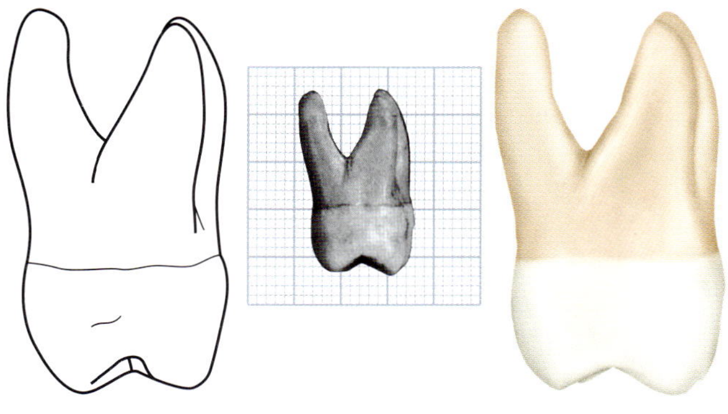

FIGURA 11-10 Primer molar maxilar derecho, cara distal. (Cuadrícula = 1 mm^2.)

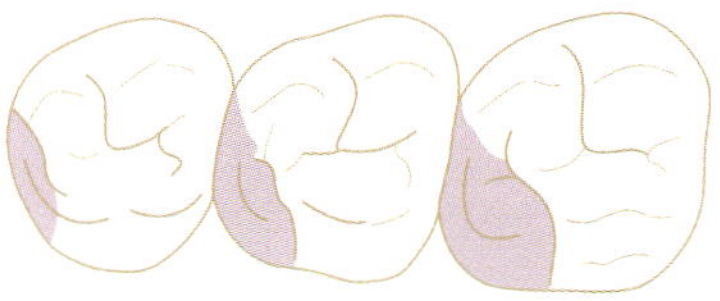

FIGURA 11-11 Triángulo cuspídeo principal del molar maxilar. El lóbulo distolingual, representado por las áreas sombreadas, se vuelve progresivamente más pequeño en los molares maxilares, a partir del primer molar, el cual presenta el mayor desarrollo de este lóbulo. Las áreas claras de forma aproximadamente triangular representan los *triángulos cuspídeos principales de los molares maxilares.*

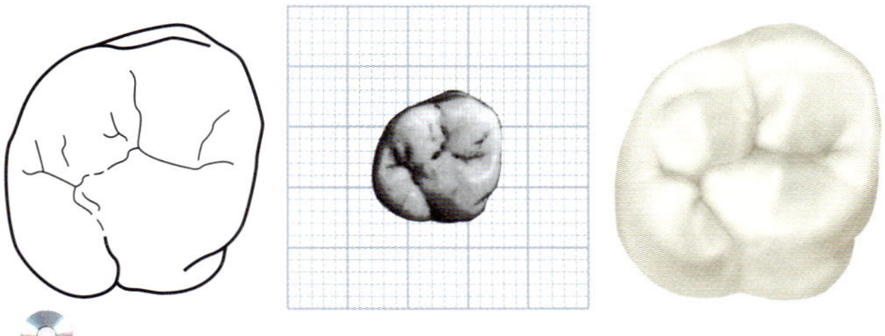

IV A(3), B **FIGURA 11-12** Primer molar maxilar derecho, cara oclusal. (Cuadrícula = 1 mm^2.)

Las cúspides linguales son las únicas que se pueden ver desde la cara lingual. La cúspide mesiolingual es mucho mayor y, antes del desgaste producido por la oclusión, es la cúspide más larga de todo el diente. Su anchura mesiodistal ocupa casi las tres quintas partes de la anchura del diámetro mediodistal de la corona; la cúspide distolingual representa las dos quintas partes restantes. El ángulo formado por el perfil mesial de la corona y la vertiente mesial de la cúspide mesiolingual es de unos 90°. Las vertientes mesial y distal de esta cúspide forman un ángulo obtuso.

La cúspide distolingual es tan esferoidal y tan lisa que resulta difícil describir ninguna angulación entre sus vertientes mesial y distal.

El surco de desarrollo lingual comienza más o menos mesiodistalmente en el centro de la cara lingual, se curva netamente hacia distal al cruzar entre las cúspides, y continúa sobre la superficie oclusal.

La quinta cúspide está unida a la superficie mesiolingual de la cúspide mesiolingual. Está perfilada oclusalmente por un surco de desarrollo irregular que empieza en una depresión del vértice del ángulo mesiolingual de la corona y se extiende oclusalmente hacia la punta de la cúspide mesiolingual, y forma un ángulo obtuso dirigiéndose hacia el surco lingual y desvaneciéndose en sus proximidades. Si la quinta cúspide está bien desarrollada, su ángulo puede ser más agudo y menos obtuso que el de la cúspide mesiolingual. La cresta de la quinta cúspide queda unos 2 mm por cervical de la cúspide mesiolingual (v. fig. 11-5).

Desde la cara lingual son visibles las tres raíces, con la larga raíz lingual ocupando la mayor parte del primer plano. La parte lingual del tronco de la raíz continúa con la porción cervical de la cara lingual de la corona. Lingualmente, la raíz es cónica y acaba en un ápice romo redondeado.

Desde esta cara se puede ver todo el perfil mesial de la raíz mesiovestibular, así como parte de su ápice.

El perfil distal de la raíz distovestibular queda visible por encima del tercio medio, incluyendo todo su ápice.

Cara mesial

Desde esta cara se puede apreciar el aumento de la dimensión vestibulolingual, así como el perfil de las curvaturas cervicales de la corona en el tercio cervical, vestibular y lingual, la diferencia del diámetro de la corona en su parte más ancha y la distancia entre las puntas de las cúspides en dirección vestibulolingual (v. figs. 11-7, 11-8, 11-13, 11-14 y 11-16).

A partir de la línea cervical y vestibularmente, el perfil de la corona dibuja un corto arco por la parte vestibular de la cresta de la curvatura en el tercio cervical de la corona. La amplitud de la curvatura es de aproximadamente 0,5 mm (v. fig. 11-13). A partir de aquí, el perfil describe una suave concavidad en sentido oclusal a la cresta de la curvatura (v. «Cara vestibular», anteriormente en este mismo capítulo), entonces se vuelve ligeramente convexa y continúa hacia abajo y adentro para rodear la cúspide mesiovestibular, terminando en la punta de la cúspide por dentro de la proyección del contorno de la base de la raíz.

Si dirigimos la vista perpendicularmente al área de contacto mesial, solamente veremos las cúspides mesiovestibular, mesiolingual y la quinta cúspide. La raíz mesiovestibular oculta la distovestibular.

El perfil lingual de la corona se curva hacia fuera y lingualmente, en una extensión aproximada a la de la cara vestibular. El nivel de la cresta de la curvatura está cerca del tercio medio de la corona, en lugar del tercio cervical, como ocurría en la cara vestibular.

Cuando la quinta cúspide está bien desarrollada, el perfil lingual se hunde hacia adentro destacándola. Si está poco desarrollada, el perfil lingual continúa desde la cresta de la curvatura como un arco suavemente curvado hasta la punta de la cúspide mesiolingual. La punta de la cúspide mesiolingual está más centrada dentro del contorno de la base radicular que la punta de la cúspide mesiovestibular. La cúspide mesiolingual está alineada con el eje mayor de la raíz lingual.

La cresta marginal mesial confluye con las cúspides mesiovestibular y mesiolingual, es irregular y se curva por la cara cervical aproximadamente una quinta parte

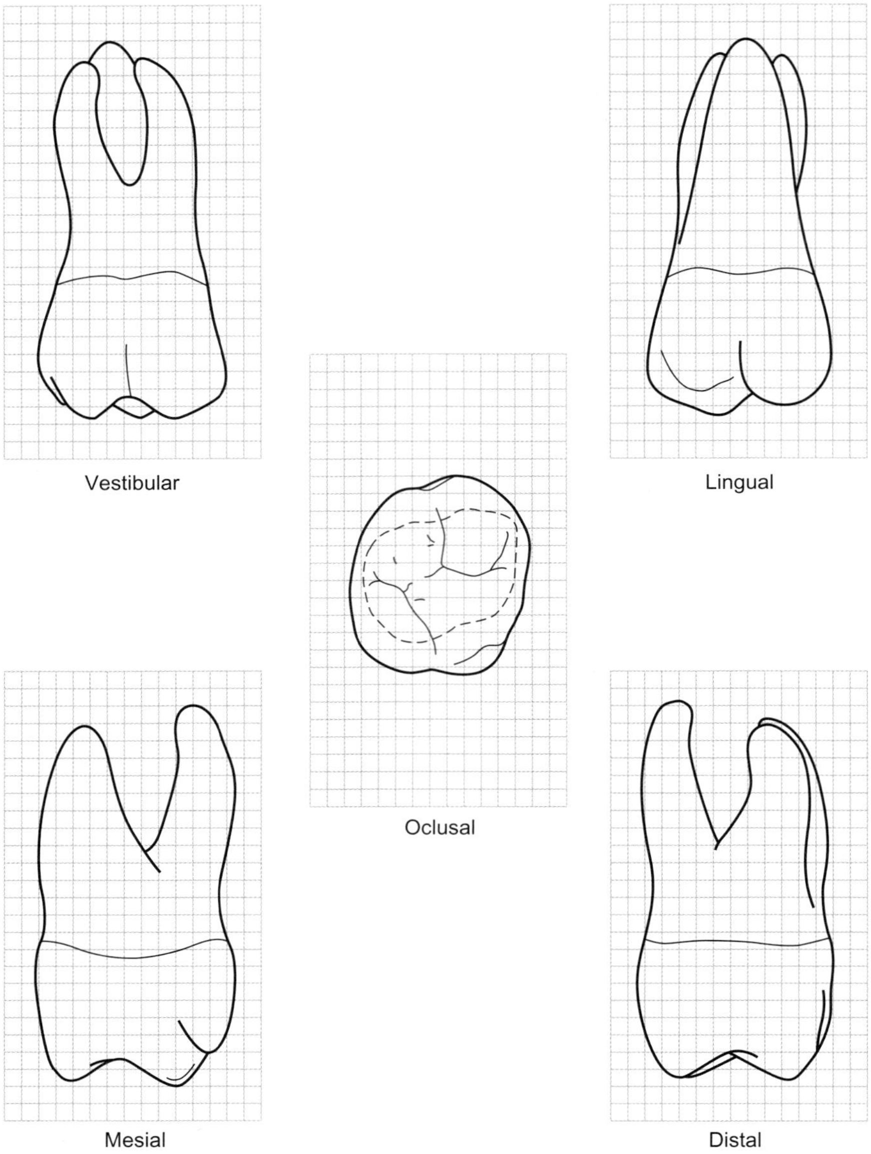

FIGURA 11-13 Primer molar maxilar derecho. Diagramas de sus cinco caras. (Cuadrícula = 1 mm^2.)

de la longitud de la corona. El centro de su curvatura queda debajo del centro de la corona en sentido vestibulolingual.

La línea cervical de la corona es irregular y se curva oclusalmente no más de 1 mm en toda su longitud. Cuando la curvatura está bien definida, su punto máximo se sitúa inmediatamente por encima del área de contacto.

El área de contacto mesial queda hacia apical de la cresta marginal, pero más cerca de ésta que de la línea cervical, aproximadamente en la unión del tercio medio con el tercio oclusal de la corona (v. fig. 11-8). También queda levemente vestibular al centro de la corona vestibulolingualmente. Casi siempre se encuentra una suave concavidad por encima del área de contacto de la cara mesial del primer molar maxilar. Esta concavidad se puede continuar con la superficie mesial del tronco de la raíz en su tercio cervical.

La raíz mesiovestibular es ancha y está aplanada por su cara mesial; esta superficie aplanada muestra con frecuencia canales lisos en parte de su longitud. La anchura de esta raíz en las proximidades de la corona, desde la cara vestibular hasta el punto de bifurcación del tronco radicular, alcanza aproximadamente los dos tercios del diámetro vestibulolingual de la corona, medido en la línea cervical. El perfil vestibular de la raíz se extiende hacia arriba y afuera de la corona y termina en un ápice romo. La proyección mayor de esta raíz es usualmente vestibular respecto de los confines de la mayor proyección coronal. El perfil lingual de la raíz es relativamente recto, empezando en el ápice romo y dirigiéndose hacia abajo hasta la bifurcación con la raíz lingual.

La altura de la bifurcación está un poco más cerca de la línea cervical que la bifurcación de las dos raíces vistas vestibularmente. Una pequeña depresión coincidente con la

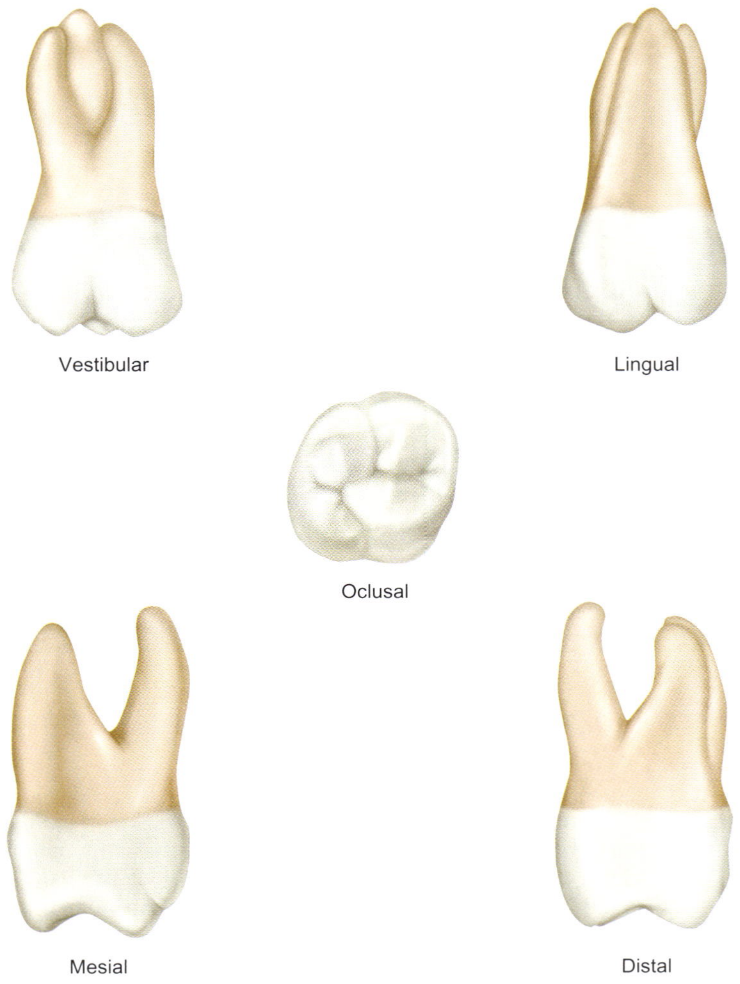

FIGURA 11-14 Primer molar maxilar derecho.

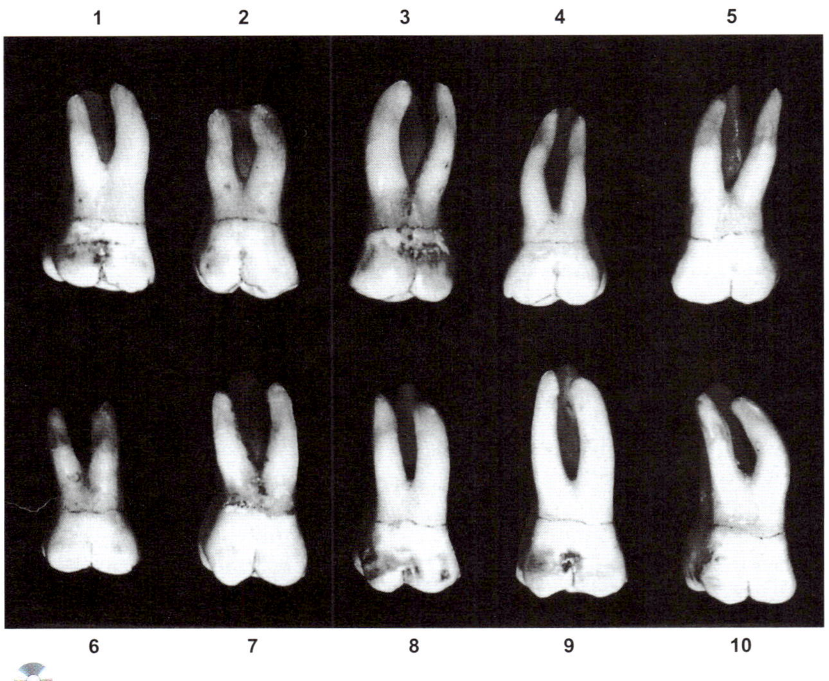

IV A(3), B **FIGURA 11-15** Primer molar maxilar, cara vestibular. Diez ejemplares característicos.

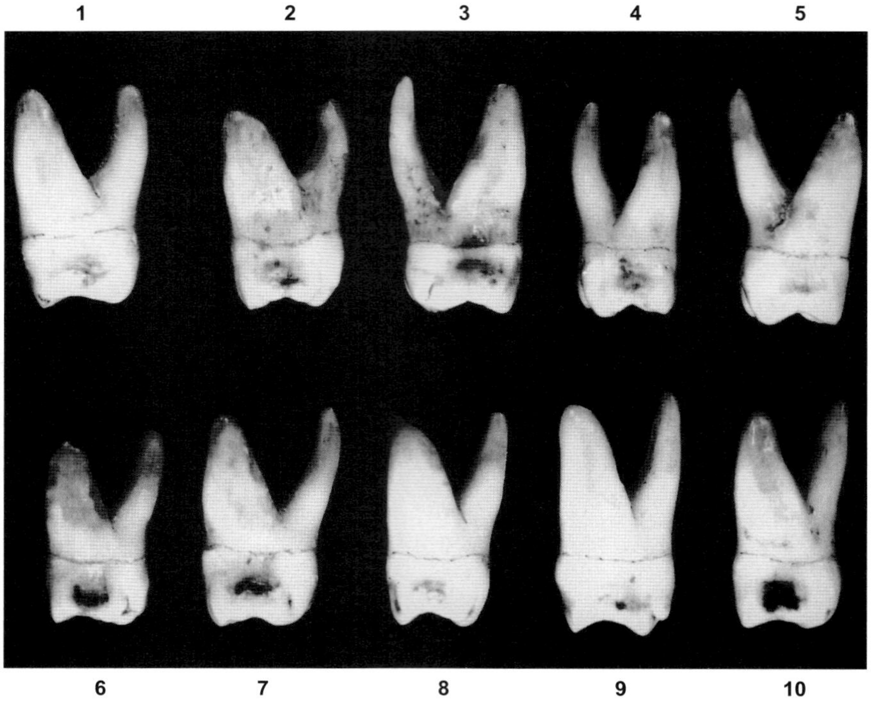

FIGURA 11-16 Primer molar maxilar, cara mesial. Diez ejemplares característicos.

bifurcación se extiende oclusal y lingualmente casi hasta la línea cervical, directamente por encima del vértice mesiolingual de la corona.

La raíz lingual es más larga que la mesial, pero desde esta perspectiva se ve más estrecha. Tiene forma de banana y se extiende lingualmente con el perfil convexo dirigido hacia lingual y el perfil cóncavo hacia vestibular. En sus tercios apical y medio, queda por fuera de los confines de la proyección mayor de la corona. El ápice es redondeado, pero la raíz es más puntiaguda hacia el final que la raíz mesiovestibular.

Cara distal

El perfil general de esta cara es semejante al de la cara mesial (v. figs. 11-9, 11-10, 11-13 y 11-14). Cuando el diente se observa por su cara distal se pueden apreciar algunas variaciones.

Como la corona tiende a estrecharse distalmente en la cara vestibular, gran parte de esta cara queda a la vista cuando se observa desde la cara distal. Esto es debido a que el diámetro vestibulolingual de la corona mesialmente es mayor que el mismo diámetro por distal. Toda la disminución de las medidas distales es debida a la inclinación de la cara vestibular de la corona.

La cresta marginal distal se inclina claramente en dirección cervical, quedando al descubierto las crestas triangulares de la porción distal de la cara oclusal de la corona.

La línea cervical cruza en dirección casi recta desde vestibular hasta lingual. En ocasiones, se curva apicalmente unos 0,5 mm.

Generalmente, la cara distal de la corona es convexa, con una superficie suavemente redondeada excepto una pequeña área cerca de la raíz distovestibular en el tercio cervical. Esta concavidad continúa hasta la superficie distal de la raíz distovestibular, desde la línea cervical hasta el área de la raíz que está al mismo nivel que la bifurcación que separa la raíz distovestibular de la lingual.

La raíz distovestibular tiene la base más estrecha que las otras. El perfil de esta raíz, desde la cara distal del diente, empieza vestibularmente en un punto inmediatamente por encima de la cúspide distovestibular, y sigue un trayecto cóncavo durante una distancia corta; a partir de aquí, se dirige hacia fuera en dirección vestibular, y completa un delicado arco convexo desde la concavidad hasta el ápice redondeado. Esta línea transcurre enteramente dentro de los confines del contorno de la raíz mesiovestibular. El perfil lingual de la raíz desde el ápice hasta la bifurcación es ligeramente cóncavo. No se aprecia ninguna concavidad entre la bifurcación de las raíces y la línea cervical. Sin embargo, la superficie de esta zona del tronco de la raíz tiende a la convexidad.

Aquí la bifurcación es más apical que la de las otras dos áreas de este diente. La distancia desde la línea cervical hasta la bifurcación es de 5 mm o más.

Cara oclusal

Visto desde la cara oclusal, el primer molar maxilar tiene un aspecto ligeramente romboidal. El perfil que contornea las cuatro principales crestas cuspídeas y las crestas marginales lo es de forma manifiesta (v. figs. 11-1, 11-2, 11-12, 11-13, 11-14 y 11-17).

El diámetro coronal vestibulolingual de la mitad mesial vestibular y lingual en que queda dividida la cara oclusal por los surcos vestibular y lingual es superior a la parte de la corona que queda por distal de estos surcos de desarrollo. Asimismo, el diámetro mesiodistal de la corona inmediatamente por lingual a las áreas de contacto es mayor que el mismo diámetro por vestibular a las áreas de contacto. Por

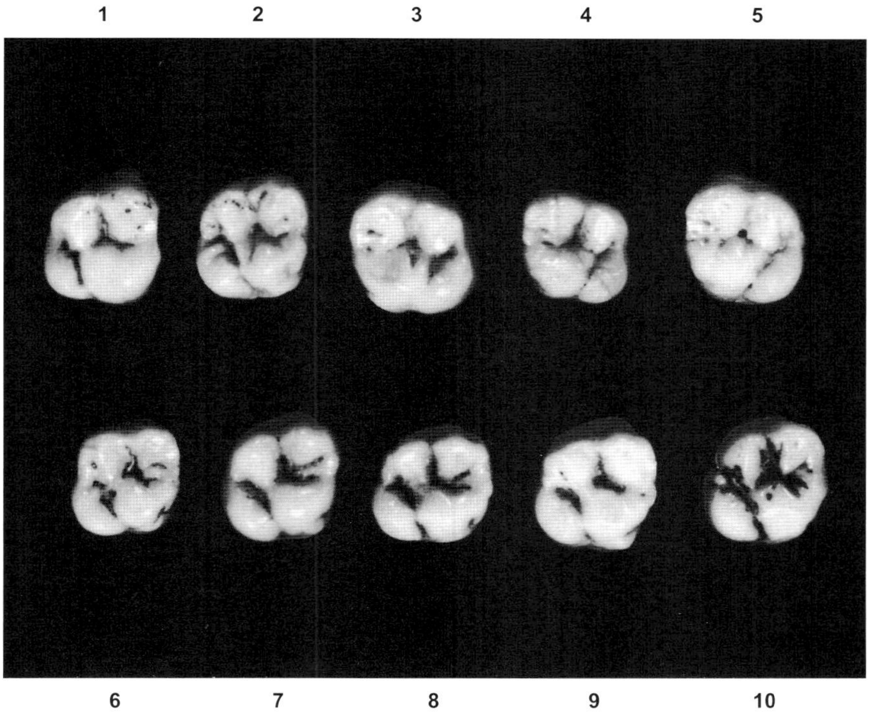

FIGURA 11-17 Primer molar maxilar, cara oclusal. Diez ejemplares característicos.

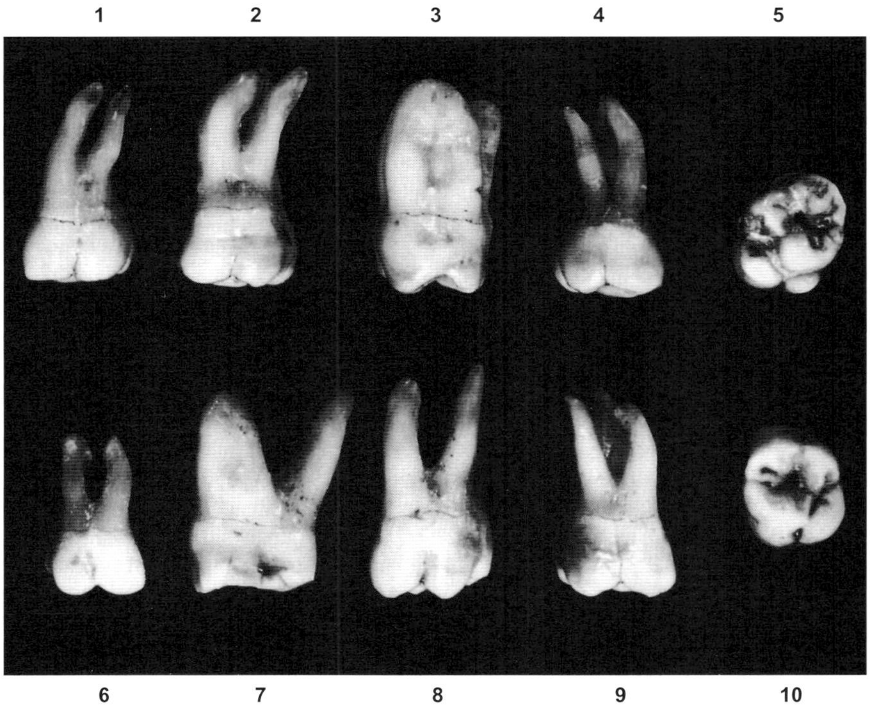

FIGURA 11-18 Primer molar maxilar. Diez ejemplares con variaciones poco frecuentes. **1,** Curvatura inusual de las raíces vestibulares. **2,** Raíces anormalmente largas, con curvatura extrema. **3,** Raíces lingual y distovestibular fusionadas. **4,** Diámetro mesiodistal del tronco radicular más pequeño de lo normal. **5,** Desarrollo de la corona exageradamente romboidal; quinta cúspide con desarrollo máximo. **6,** Diente bien desarrollado pero mucho más pequeño de lo normal. **7,** Dimensión vestibulolingual exagerada. **8,** Longitud exagerada, especialmente de la raíz distovestibular; cúspides vestibulares estrechas mesiodistalmente. **9,** Corona bien desarrollada; raíces poco desarrolladas. **10,** Excesivo desarrollo de la porción lingual de la corona comparado con el desarrollo vestibular.

tanto, es evidente que la corona del primer molar maxilar es más ancha mesialmente que distalmente, y también más ancha por la cara lingual que por la vestibular.

Las cuatro cúspides principales están bien desarrolladas, con la pequeña o quinta cúspide en la cara lingual de la cúspide mesiolingual, cerca del vértice mesiolingual de la corona. La quinta cúspide puede estar poco definida o ausente por completo. No obstante, en este caso siempre quedan indicios de líneas de desarrollo en el esmalte.

La cúspide mesiolingual es la más grande, seguida por la mesiovestibular, la distolingual, la distovestibular y la quinta cúspide.

Reducida a una forma geométrica, la cara oclusal de estos molares contiene varios ángulos de una figura romboidal con la siguiente disposición: ángulos agudos, mesiovestibular y distolingual y ángulos obtusos, mesiolingual y distovestibular.

Resumimos aquí el estudio de la cara oclusal de los primeros molares maxilares. Considerando el grado de desarrollo, solamente podemos calificar como primarias tres cúspides principales: la mesiolingual y las dos cúspides vestibulares. La cúspide distolingual es común a todos los molares maxilares; cualquier otra cúspide adicional, como la cúspide de Carabelli en los primeros molares, debe considerarse secundaria.

La disposición triangular de las cúspides se refleja en el perfil del tronco radicular de los molares maxilares y se hace evidente cuando observamos estos dientes a través de cortes de estas áreas (v. «Cortes de dientes», en el cap. 13). La cúspide distolingual se vuelve progresivamente más pequeña en el segundo y tercer molar maxilar, y desaparece muchas veces como cúspide principal (v. fig. 11-11). La disposición triangular de las tres principales cúspides molares es el **triángulo cuspídeo primario de los molares maxilares.** La figura triangular característica, formada por la unión de las puntas de estas cúspides, la cresta marginal mesial y la cresta oblicua de la cara oclusal, es una característica representativa de los molares maxilares.

La **cara oclusal** (también llamada **cara masticatoria**) del primer molar maxilar queda dentro del perímetro formado por las crestas cuspídeas y las crestas marginales. A continuación se considerarán las características morfológicas.

Hay dos fosas mayores y dos fosas menores: la fosa mayor es la **fosa central,** más o menos triangular y situada por mesial a la cresta oblicua, la **fosa distal** es rectilínea y se sitúa por distal de la cresta oblicua.

Las dos fosas menores son la **fosa triangular mesial,** inmediatamente por distal de la cresta marginal mesial, y la **fosa triangular distal,** que está por mesial de la cresta marginal distal (v. fig. 11-1).

La **cresta oblicua** cruza oblicuamente la cara oclusal y se forma por la unión de la cresta triangular de la cúspide distovestibular con la cresta distal de la cúspide mesiolingual. Tiene una altura reducida en el centro de la cara oclusal, punto en el que queda al mismo nivel que las crestas marginales de la cara oclusal. A veces está cruzada por un surco de desarrollo que une las dos fosas mayores mediante su surco poco profundo.

Las **crestas marginales mesial** y **distal** son irregulares y confluyen con las crestas cuspídeas mesial y distal de las cúspides principales mesial y distal.

La *fosa central* de la cara oclusal es una zona cóncava limitada por la vertiente distal de la cúspide mesiovestibular, la vertiente mesial de la cúspide distovestibular, la cresta oblicua y los bordes de las dos crestas triangulares de las cúspides mesiovestibular y mesiolingual. La fosa central tiene, dentro de sus límites, sulci de conexión con surcos de desarrollo situados en las profundidades de estos sulci (surcos sulciformes). Además, contiene surcos suplementarios, cortos y discontinuos, así como una fosita de desarrollo central. Si el diente ha sufrido desgaste, puede presentar solamente surcos de desarrollo o surcos sulciformes.

En el centro de la fosa central, la fosita central de desarrollo tiene surcos sulciformes de desarrollo, que irradian en ángulos obtusos entre sí. Esta fosita está localizada aproximadamente en el centro de la zona circunscrita en el centro de la zona de oclusión por las crestas cuspídeas y las crestas marginales (v. fig. 11-1). Desde esta fosita, el **surco de desarrollo vestibular** se dirige desde el fondo de la fosa central hacia la cara vestibular de la corona, entre las cúspides vestibulares.

Comenzando de nuevo en la fosita central, el **surco de desarrollo central** progresa en dirección mesial formando un ángulo obtuso con el surco sulciforme vestibular. El surco central en el fondo de la fosa central termina normalmente en la parte más profunda de la *fosa triangular mesial.* Aquí se junta con surcos suplementarios cortos que irradian hacia la fosa triangular. Los surcos suplementarios aparecen muchas veces como ramas del surco central. En ocasiones, se ven uno o más surcos suplementarios cruzando la cresta marginal mesial de la corona.

La *fosa triangular mesial* está poco definida, pero suele tener forma triangular con la base en la cresta marginal mesial y el vértice en el punto en que se unen los surcos suplementarios con el surco central.

Un surco corto de desarrollo adicional irradia en ángulo obtuso desde la fosita central hasta los surcos de desarrollo central y vestibular. Normalmente se considera una prolongación de uno de ellos porque es muy corto y se desvanece antes de alcanzar la cresta oblicua. En ocasiones, cruza la cresta oblicua transversalmente, uniendo la fosa central con la fosa distal mediante un surco tenue, que recibe el nombre de **surco transverso de la cresta oblicua** (v. fig. 11-17, *3*, *4* y *5*).

La fosa distal del primer molar maxilar es casi lineal y se localiza inmediatamente por distal de la cresta oblicua. Su parte más profunda está atravesada por un surco de desarrollo irregular, llamado **surco oblicuo distal,** que conecta con el **surco de desarrollo lingual** en el punto en que se unen las crestas cuspídeas de las cúspides mesiolingual y distolingual. Estos dos surcos viajan en la misma dirección oblicua hasta el final del surco lingual, que está centrado por debajo de la raíz lingual, aproximadamente en el centro de la cara lingual de la corona (v. fig. 11-5, *SDL*). Si la quinta cúspide está bien desarrollada, aparece un surco de desarrollo que la bordea y que se une con el surco lingual, cerca de su extremo. Cualquier parte del surco de desarrollo que bordea la quinta cúspide recibe el nombre de **surco de la quinta cúspide.**

El surco oblicuo distal presenta en muchos casos varios surcos suplementarios. Normalmente aparecen dos ramas que forman los dos lados de una depresión triangular que está inmediatamente por mesial de la cresta marginal distal. Estos dos lados, en combinación con la vertiente mesial de la cresta marginal distal, forman la fosa triangular distal. El perfil distal de la cresta marginal distal de la corona tiene una ligera concavidad.

La cúspide distolingual vista por la cara oclusal es lisa y redondeada, y una línea trazada desde la concavidad de la cresta marginal distal hasta el surco lingual adoptaría la forma de un arco de elipse.

El perfil lingual de la cúspide distolingual sigue en línea recta el perfil lingual de la quinta cúspide, a no ser que la cúspide sea inusualmente grande. En este último caso, el perfil lingual de la quinta cúspide es más prominente lingualmente (v. fig. 11-17, *9*). Generalmente, la cresta cuspídea de la cúspide distolingual se extiende lingualmente en mayor proporción que la cresta cuspídea de la cúspide mesiolingual.

Segundo molar maxilar

Las figuras 11-19 a 11-27 muestran el segundo molar maxilar visto desde todas sus caras. El segundo molar maxilar complementa la función del primer molar y, al describirlo, se pueden establecer comparaciones directas con el primer molar, tanto en su forma como en su desarrollo.

En general, las raíces de este diente son iguales o más largas que las del primer molar (tabla 11-2). La cúspide distovestibular no es tan grande ni está tan bien desarrollada y la cúspide distolingual es más pequeña. No existe quinta cúspide.

La corona del segundo molar maxilar es unos 0,5 mm más corta cervicooclusalmente que la del primer molar,

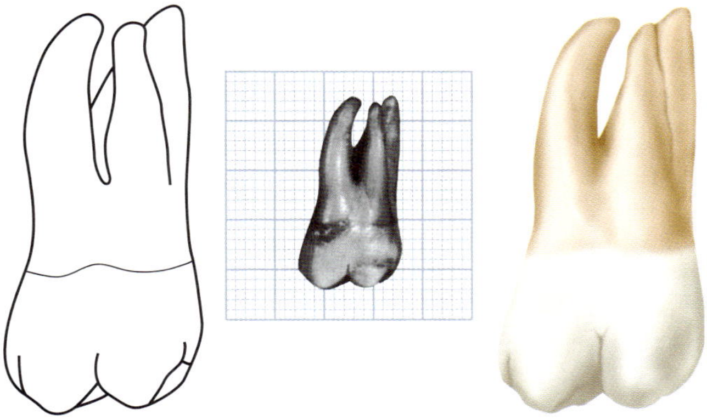

FIGURA 11-19 Segundo molar maxilar izquierdo, cara vestibular. (Cuadrícula = 1 mm^2.)

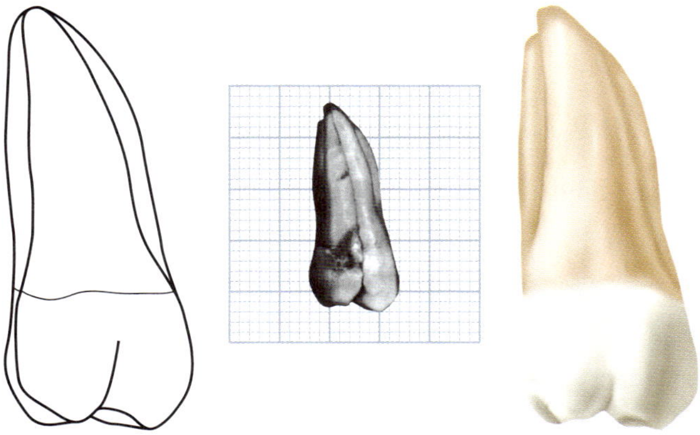

FIGURA 11-20 Segundo molar maxilar izquierdo, cara lingual. (Cuadrícula = 1 mm^2.)

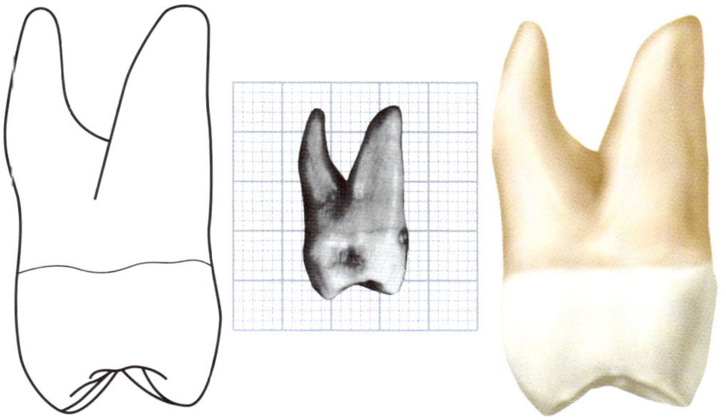

FIGURA 11-21 Segundo molar maxilar izquierdo, cara mesial. (Cuadrícula = 1 mm^2.)

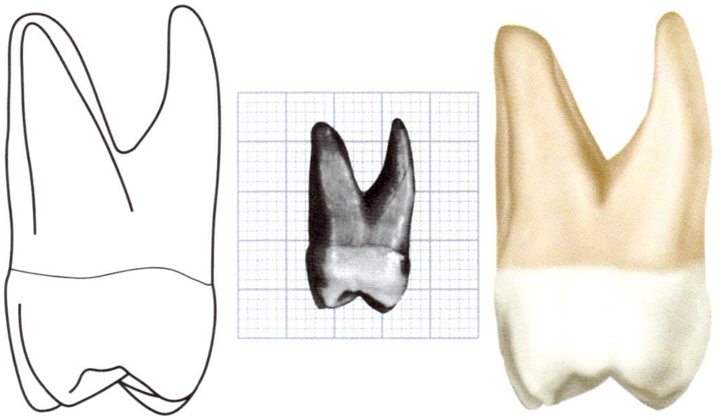

FIGURA 11-22 Segundo molar maxilar izquierdo, cara distal. (Cuadrícula = 1 mm^2.)

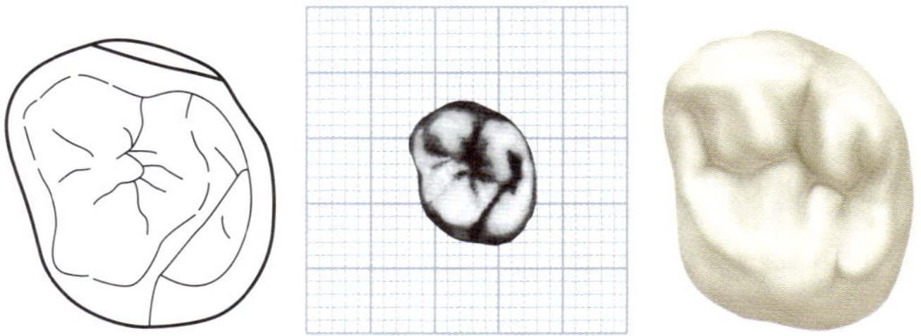

FIGURA 11-23 Segundo molar maxilar izquierdo, cara oclusal. (Cuadrícula = 1 mm^2.)

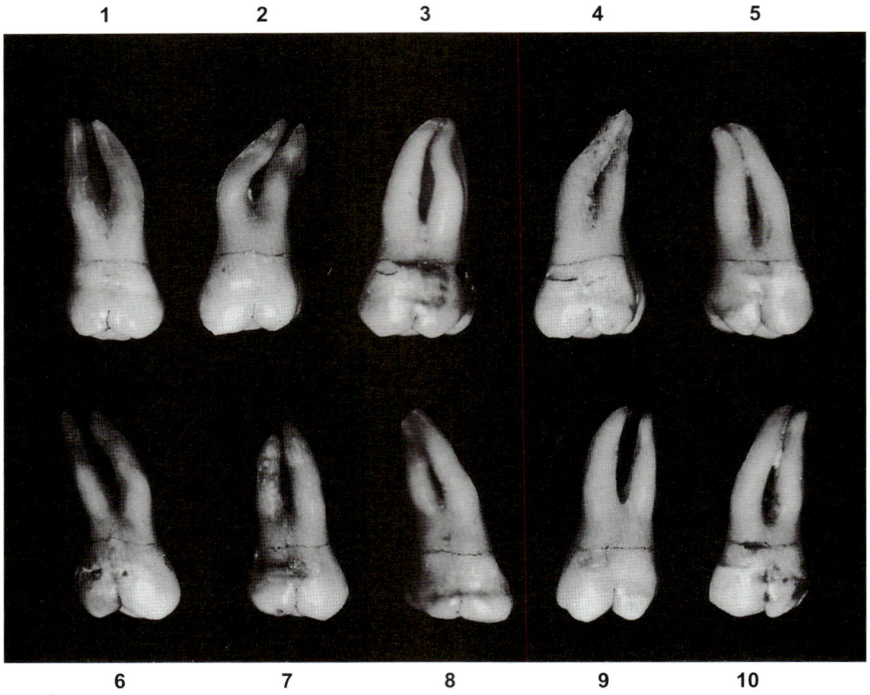

IV A(2), B **FIGURA 11-24** Segundo molar maxilar, cara vestibular. Diez ejemplares característicos.

TABLA 11-2 Segundo molar maxilar

Primeros signos de calcificación	2½ años
Esmalte completado	7-8 años
Erupción	12-13 años
Raíz completada	14-16 años

TABLA DE MEDIDAS

	LONGITUD CERVICO-OCLUSAL DE LA CORONA	LONGITUD DE LA RAÍZ	DIÁMETRO MESIODISTAL DE LA CORONA	DIÁMETRO MESIODISTAL DE LA CORONA EN EL CUELLO	DIÁMETRO VESTIBULO-LINGUAL O BUCOLINGUAL DE LA CORONA	DIÁMETRO VESTIBULO-LINGUAL O BUCOLINGUAL DE LA CORONA EN EL CUELLO	CURVATURA MESIAL DE LA LÍNEA CERVICAL	CURVATURA DISTAL DE LA LÍNEA CERVICAL
Dimensiones* aconsejadas para la técnica de modelado	7,0	Vestibular: 11 Lingual: 12	9,0	7,0	11,0	10,0	1,0	0,0

*En milímetros.

pero la dimensión vestibulolingual es, aproximadamente la misma. Vistos por su cara oclusal observamos dos tipos de segundos molares: 1) El más frecuente tiene una forma oclusal que recuerda al primer molar, aunque el contorno romboidal es más exagerado. Esta acentuación se debe al menor diámetro lingual. 2) Este tipo guarda mayor semejanza con la forma habitual del tercer molar. La cúspide distolingual está poco desarrollada, por lo que predomina el desarrollo de las otras tres cúspides. Esto, visto por la cara oclusal, le da forma de corazón, característica del tercer molar (v. fig. 11-26, *1* y *7*). En la figura 11-27 se presentan diez ejemplares con variaciones poco frecuentes.

DESCRIPCIÓN DETALLADA DEL SEGUNDO MOLAR MAXILAR VISTO DESDE TODAS SUS CARAS

Cara vestibular

La corona es un poco más corta cervicooclusalmente y más estrecha mesiodistalmente que la del primer molar maxilar (v. figs. 11-19 y 11-24). La cúspide distovestibular es más pequeña, lo que permite ver parte de la cresta marginal distal y parte de la cúspide distolingual.

Las raíces vestibulares acostumbran a tener la misma longitud. Son más paralelas y están inclinadas hacia distal en mayor grado que las raíces vestibulares del primer molar,

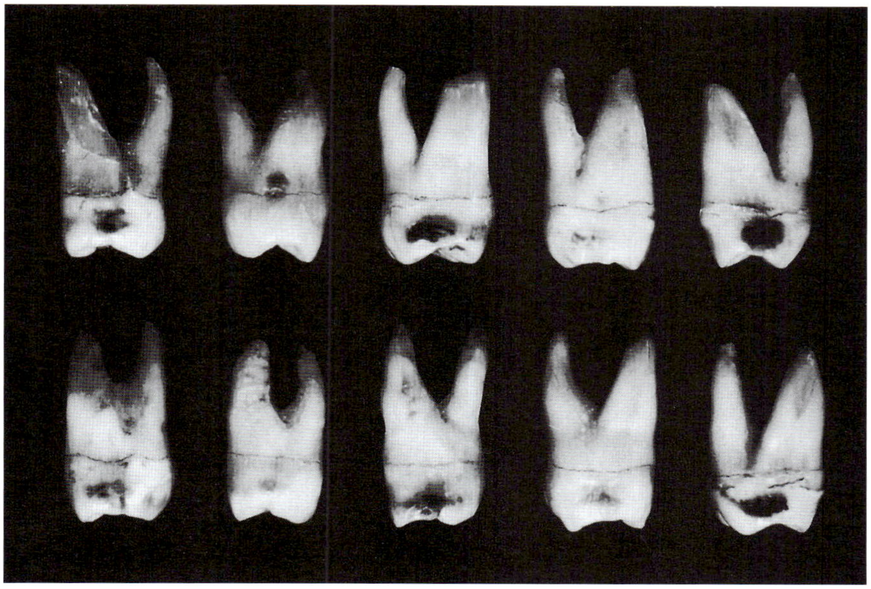

FIGURA 11-25 Segundo molar maxilar, cara mesial. Diez ejemplares característicos.

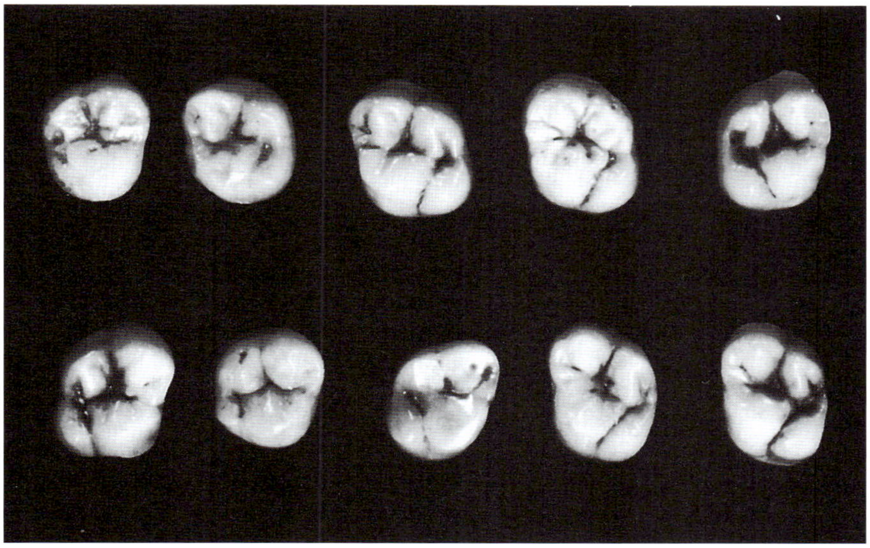

FIGURA 11-26 Segundo molar maxilar, cara oclusal. Diez ejemplares característicos.

de tal manera que el extremo de la raíz distovestibular queda ligeramente por distal de la cara distal de la corona. El ápice de la raíz mesiovestibular está alineado con el surco de desarrollo vestibular, en vez de con la punta de la cúspide mesiovestibular, como ocurría en el primer molar.

Cara lingual

Además de las señaladas anteriormente, a continuación se describen las diferencias entre el segundo y el primer molar:

1. La cúspide distolingual de la corona es menor.
2. La cúspide distovestibular se puede ver a través del sulcus que existe entre la cúspide mesiolingual y la cúspide distolingual.
3. No existe quinta cúspide.
4. El ápice de la raíz lingual está alineado con la punta de la cúspide distolingual, en vez de hacerlo con el surco lingual, como ocurre en el primer molar (v. fig. 11-20).

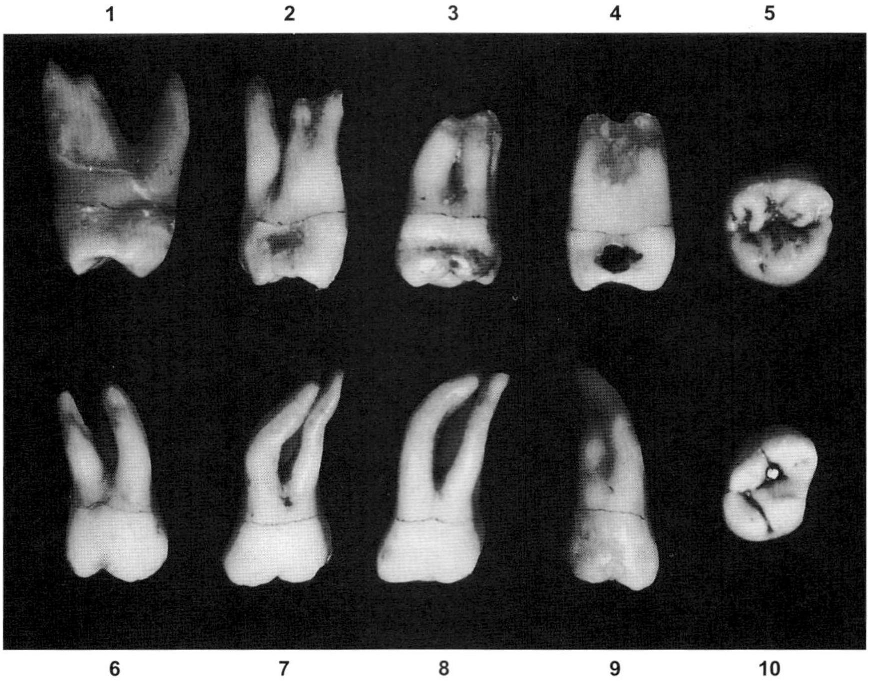

FIGURA 11-27 Segundo molar maxilar. Diez ejemplares con variaciones poco frecuentes. **1,** Raíces separadas, parecidas a las del primer molar. **2,** Raíz mesiovestibular bifurcada. **3,** Raíces muy cortas y fusionadas. **4,** Raíz mesiovestibular y lingual completamente fusionadas. **5,** Corona parecida a la forma característica del tercer molar. **6,** Raíces cortas, con una anchura semejante a las del primer molar. **7,** Raíces extraordinariamente largas, con curvaturas anormales. **8,** Otra variación parecida al ejemplar 7. **9,** Raíces muy largas y fusionadas. **10,** Corona con una forma romboidal exagerada.

Cara mesial

El diámetro vestibulolingual es casi igual al del primer molar, pero la longitud de la corona es menor (v. figs. 11-21 y 11-25). Las raíces no se ensanchan tanto vestibulolingualmente y quedan dentro del contorno vestibulolingual de la corona.

Cara distal

Como la cúspide distovestibular es más pequeña que en el primer molar maxilar, desde esta cara se puede ver parte de la cúspide mesiovestibular (v. fig. 11-22). La cúspide mesiolingual no se puede ver. El ápice de la raíz lingual está alineado con la cúspide distolingual.

Cara oclusal

El tipo más frecuente es el del segundo molar romboidal, aunque en comparación con el primer molar, los ángulos agudos son menos agudos y los ángulos obtusos son más obtusos (v. figs. 11-23 y 11-26). El diámetro vestibulolingual de la corona es casi igual, pero el diámetro mesiodistal es aproximadamente 1 mm menor. Las cúspides mesiovestibular y mesiolingual son tan grandes y están tan bien desarrolladas como en el primer molar, pero las cúspides distovestibular y distolingual son más pequeñas y están menos desarrolladas. Normalmente, la distancia mayor en sentido vestibulolingual de la mitad distal de la corona es notablemente menor que la misma distancia en la mitad mesial de la corona, demostrándose que la convergencia hacia distal es mayor que en el primer molar maxilar.

No es raro encontrar más surcos suplementarios, surcos accidentales y fositas en la cara oclusal del segundo molar maxilar, en comparación con el primer molar.

Tercer molar maxilar

Las figuras 11-28 a 11-36 muestran el tercer molar maxilar visto desde todas sus caras. Éste aparece en muchas ocasiones como una alteración del desarrollo y varía considerablemente en tamaño, contorno y posición relativa con los otros dientes (tabla 11-3). Rara vez está tan bien desarrollado como el segundo molar maxilar con el cual mantiene cierta semejanza. El tercer molar complementa la función del segundo molar y su diseño fundamental es similar. Por regla general, la corona es más pequeña y las raíces, más cortas, con tendencia a fusionarse y anclarse como una única raíz cónica.

La forma predominante del tercer molar visto por su cara oclusal es la que tiene forma de corazón, como el segundo molar. La cúspide distolingual es muy pequeña y está poco desarrollada en la mayoría de casos, incluso puede faltar completamente.

Todos los terceros molares, tanto maxilares como mandibulares, presentan variaciones de desarrollo en mayor proporción que ningún otro diente de la boca. En ocasiones, estas anomalías hacen que no se parezca a ningún diente vecino. En la figura 11-36 aparecen algunas variaciones de la forma.

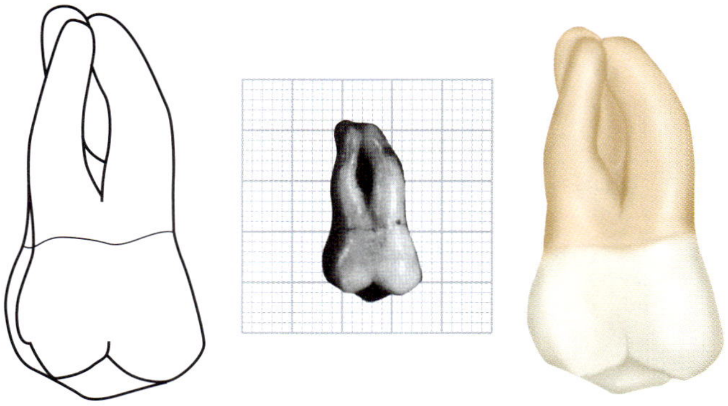

FIGURA 11-28 Tercer molar maxilar derecho, cara vestibular. (Cuadrícula = 1 mm^2.)

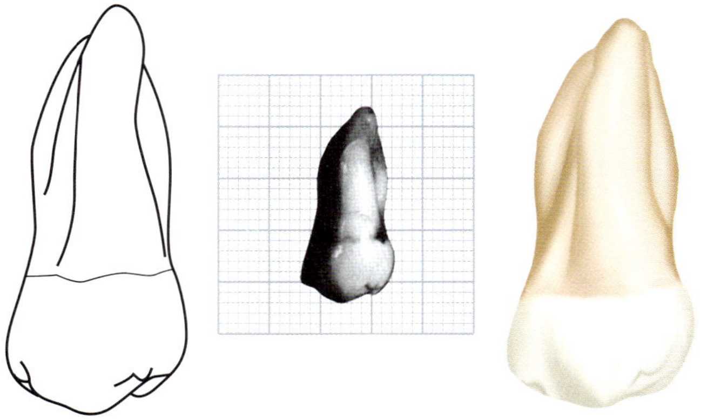

FIGURA 11-29 Tercer molar maxilar derecho, cara lingual. (Cuadrícula = 1 mm^2.)

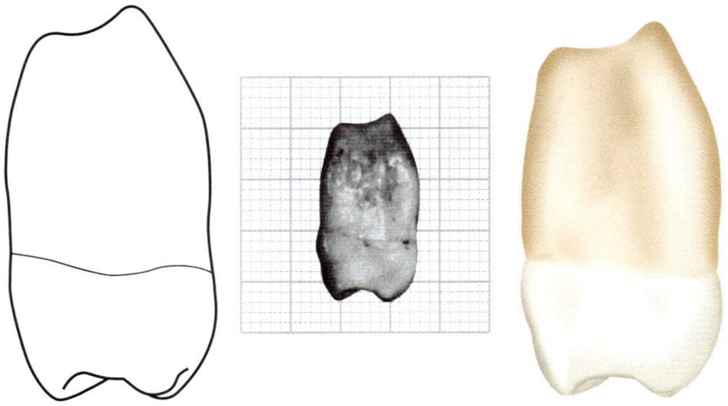

FIGURA 11-30 Tercer molar maxilar derecho, cara mesial. (Cuadrícula = 1 mm^2.)

Al realizar una breve descripción del tercer molar, tendremos en cuenta los valores medios de desarrollo, que el diente esté en buena relación y proporción con los dientes vecinos y que su forma oclusal esté dentro de lo normal. Al describir el tercer molar maxilar estableceremos comparaciones directas con el segundo molar.

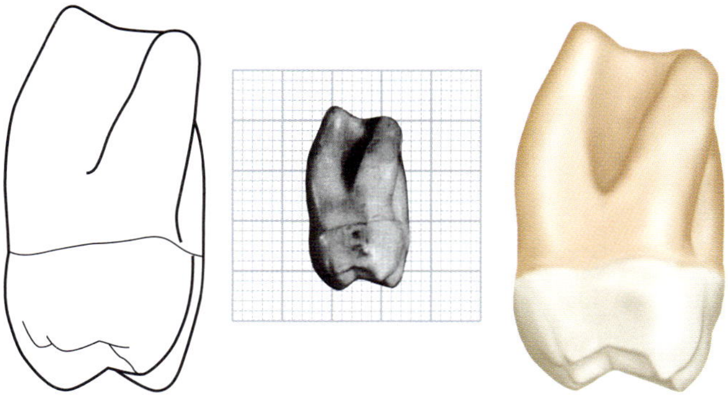

FIGURA 11-31 Tercer molar maxilar derecho, cara distal. (Cuadrícula = 1 mm^2.)

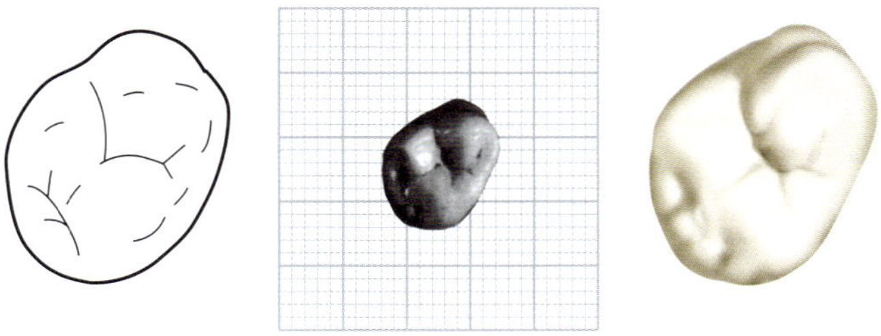

FIGURA 11-32 Tercer molar maxilar derecho, cara oclusal. (Cuadrícula = 1 mm^2.)

DESCRIPCIÓN DETALLADA DEL TERCER MOLAR MAXILAR VISTO DESDE TODAS SUS CARAS

Cara vestibular

La corona es más corta cervicooclusalmente y más estrecha mesiodistalmente que la del segundo molar (v. figs. 11-28 y 11-33). Las raíces acostumbran a estar fusionadas, funcionando como una raíz larga. Son más cortas cervicoapicalmente y acaban en un extremo cónico. Las raíces tienen una clara inclinación hacia distal, quedando los ápices fusionados, en relación distal con el centro de la corona.

Cara lingual

Además de las diferencias mencionadas, en comparación con el segundo molar maxilar, aquí solamente existe una gran cúspide lingual y no se observa ningún surco lingual (v. fig. 11-29). Sin embargo, en muchos casos, se puede presentar lo contrario: un tercer molar con una cúspide distolingual poco desarrollada y con un surco de desarrollo lingual (v. fig. 11-35, *2*).

Cara mesial

Junto a las diferencias de tamaño, la característica principal desde la cara mesial es la conicidad de las raíces fusionadas y la presencia de una bifurcación, generalmente en el tercio apical. En la figura 11-30 no se ve bifurcación. En la figura 11-34, *1-3*, la porción radicular es la más corta en relación con la longitud de la corona. Tanto la porción radicular como la coronal acostumbran a estar poco desarrolladas, con contornos irregulares.

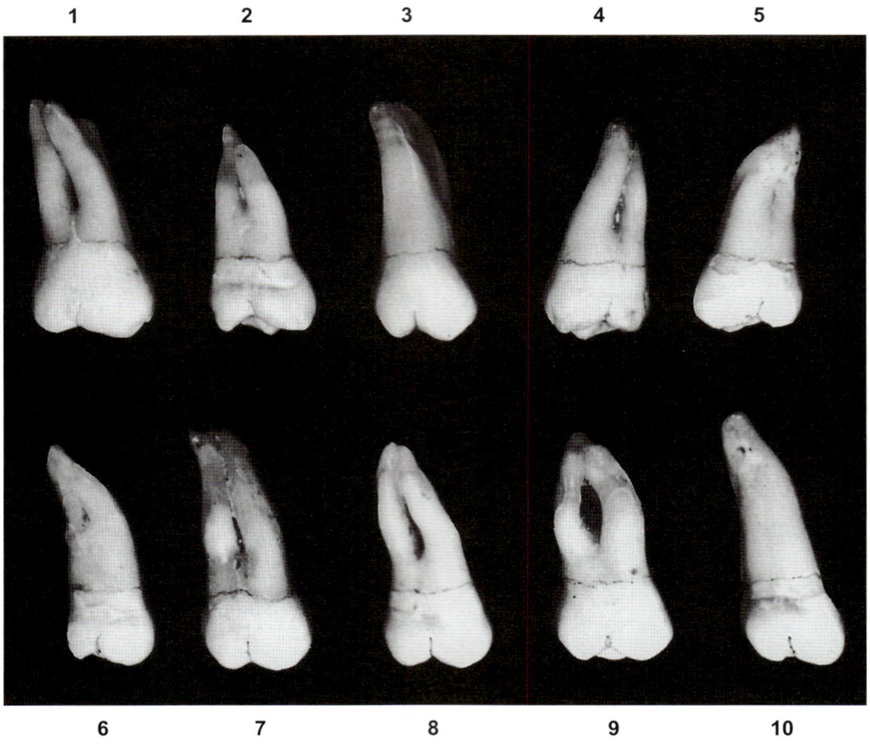

FIGURA 11-33 Tercer molar maxilar, cara vestibular. Diez ejemplares característicos.

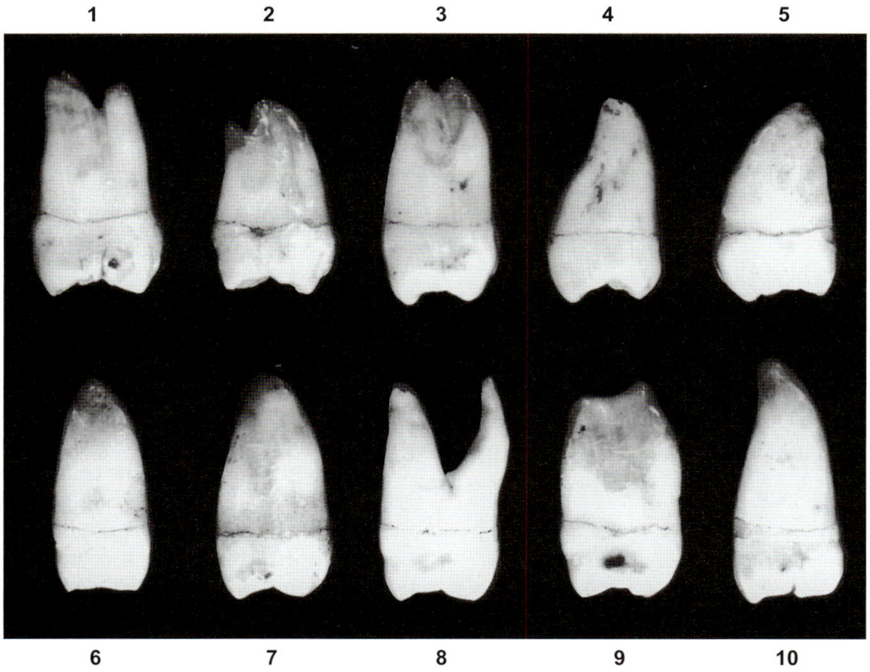

FIGURA 11-34 Tercer molar maxilar, cara mesial. Diez ejemplares característicos.

Cara distal

Desde esta cara se ve gran parte de la cara vestibular (v. fig. 11-31) y la superficie oclusal que queda a la vista es mayor que en el segundo molar debido a la mayor angulación de la cara oclusal en relación con el eje mayor de la raíz. La distancia entre la línea cervical y la cresta marginal es corta.

Cara oclusal

La cara oclusal habitual del tercer molar tiene forma de corazón (v. figs. 11-32 y 11-35). La cúspide lingual es

1 2 3 4 5

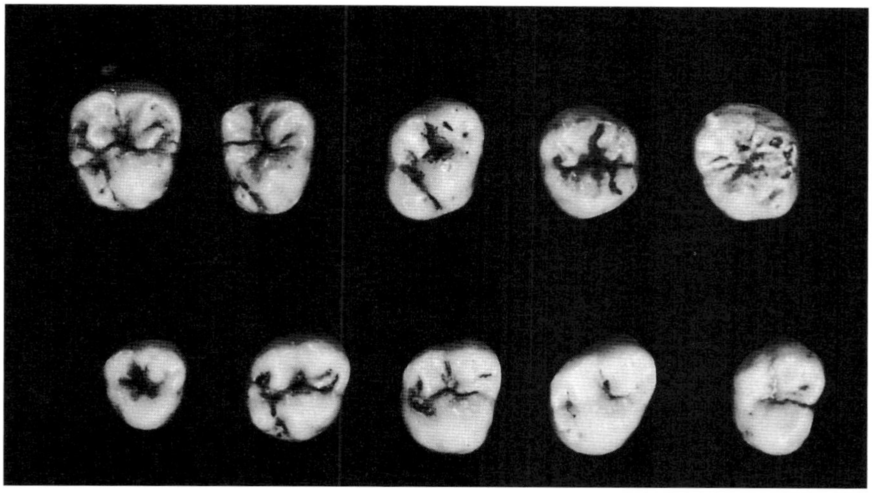

6 7 8 9 10

FIGURA 11-35 Tercer molar maxilar, cara oclusal. Diez ejemplares característicos.

1 2 3 4 5 6

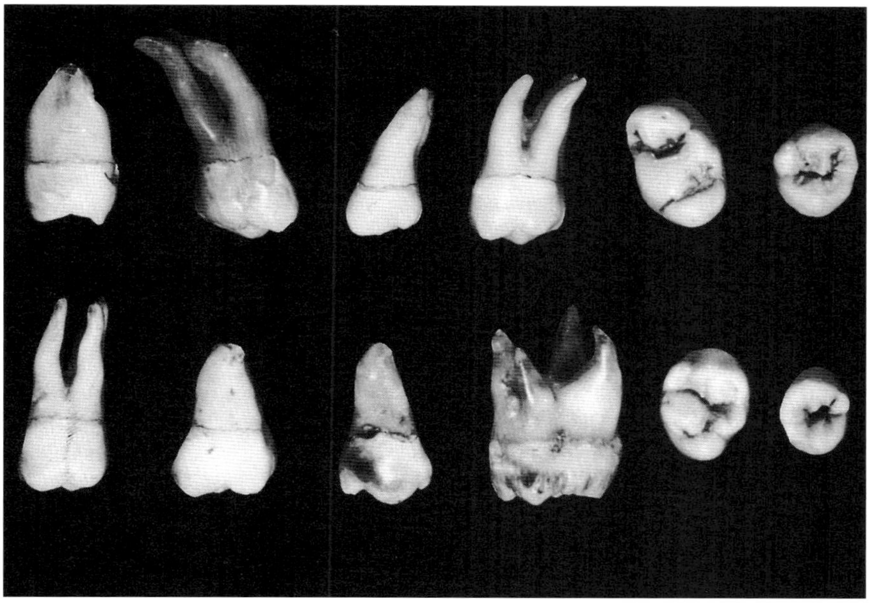

7 8 9 10 11 12

FIGURA 11-36 Tercer molar maxilar. Doce ejemplares con variaciones poco frecuentes. **1,** Raíz muy corta y fusionada. **2,** Raíces extraordinariamente largas con una gran angulación distal. **3,** Fusión completa de las raíces con una gran angulación distal. **4,** Tres raíces bien separadas; corona muy ancha en el cuello. **5,** Contorno de la corona excesivamente romboidal, con surcos de desarrollo situados irregularmente. **6,** Cúspide mesiovestibular excesivamente desarrollada. **7,** Corona ancha en el cuello, con las raíces perpendiculares. **8,** Corona muy grande, raíz escasamente desarrollada. **9,** Ausencia total de la forma habitual. **10,** Ejemplar anormalmente grande, con cuatro raíces separadas. **11,** Cinco cúspides bien desarrolladas, forma atípica. **12,** Ejemplar pequeño, cúspides de forma atípica.

grande y está bien desarrollada y la distolingual es pequeña o no existe, con lo que el contorno del diente desde un área de contacto a la otra tiene aspecto de semicírculo. Este tipo de diente tiene *tres* cúspides funcionales: dos vestibulares y una lingual.

La cara oclusal de este diente presenta frecuentemente muchos surcos suplementarios y muchos surcos accidentales, excepto si el diente está muy desgastado.

El tercer molar puede presentar cuatro cúspides definidas. En este tipo puede haber una cresta oblicua destacada, una fosa central con una fosita distal y un surco de desarrollo distal semejante al tipo romboidal del segundo molar. Muchas veces, la corona converge lingualmente desde la cara vestibular en mayor grado que en el segundo molar, perdiendo el perfil romboidal. Esto no ocurre siempre (compárense *1* y *3*, en la fig. 11-35).

Tabla 11-3 Tercer molar maxilar

Primeros signos de calcificación	7-9 años
Esmalte completado	12-16 años
Erupción	17-21 años
Raíz completada	18-25 años

Tabla de medidas

	Longitud cervico-oclusal de la corona	Longitud de la raíz	Diámetro mesiodistal de la corona	Diámetro mesiodistal de la corona en el cuello	Diámetro vestibulo-lingual o bucolingual de la corona	Diámetro vestibulo-lingual o bucolingual de la corona en el cuello	Curvatura mesial de la línea cervical	Curvatura distal de la línea cervical
Dimensiones* aconsejadas para la técnica de modelado	6,5	11,0	8,5	6,5	10,0	9,5	1,0	0,0

*En milímetros.

Bibliografía

Alexandersen V: Mandibular third molar: the root complex. II. Morphogenetic considerations, *Tandlægebladet* 66:53, 1985.

Ash MM: *Wheeler's atlas of tooth form*, ed 5, Philadelphia, 1984, Saunders.

Black GV: *Descriptive anatomy of the human teeth*, ed 4, Philadelphia, 1897, S.S. White Dental Manufacturing.

Carabelli G: *Anatomie des Mundes*, Vienna, 1842, Braumuller and Seidel.

Carbonell VM: The tubercle of Carabelli in the Kish dentition, Mesopotamia, 3000 bc, *J Dent Res* 39:124, 1960.

Carlsen O: *Dental morphology*, Copenhagen, 1987, Munksgaard.

Diamond M: *Dental anatomy*, New York, 1929, Macmillan.

Hopewell-Smith A: *An introduction to dental anatomy and physiology*, Philadelphia, 1913, Lea and Febiger.

Kraus BS: Carabelli's anomaly of the maxillary molar teeth, *Am J Hum Genet* 3:348, 1951.

Kraus BS, Jordan RE, Abrams L: *Dental anatomy and occlusion*, Baltimore, 1969, Williams & Wilkins.

Tomes CS: *A manual of dental anatomy*, London, 1894, Churchill.

Woelfel JB, Scheid RC: *Dental anatomy: its relevance to dentistry*, Baltimore, 1997, Williams & Wilkins.

Use el CD-ROM para ver las animaciones y las fichas de repaso. Visite la página web de evolve para acceder a recursos de estudio adicionales.

12

Molares mandibulares permanentes

Los molares mandibulares son los dientes más grandes de la mandíbula. Son tres en total y están a cada lado de la mandíbula. Se denominan primero, segundo y tercer molar mandibular. Se parecen entre sí en la forma funcional, aunque al compararlos aparecen variaciones en el número de cúspides, el tamaño, el diseño oclusal y la longitud relativa de las raíces, así como en su colocación.

El perfil de la corona mantiene similitudes en todas sus caras y cada molar mandibular tiene dos raíces, una mesial y otra distal. Los terceros molares y algunos segundos presentan las dos raíces fusionadas. Todos los molares mandibulares tienen las coronas cuadrangulares y éstas son más largas mesiodistalmente que vestibulolingualmente. Las coronas de los molares mandibulares tienen su mayor dimensión en sentido vestibulolingual.

Los molares mandibulares soportan la mayor parte del trabajo de la arcada inferior en la masticación y trituración del alimento. Son los dientes mandibulares más grandes y más fuertes, tanto por su volumen como por su anclaje.

Las coronas de los molares son más cortas en sentido cervicooclusal que las de los dientes situados por delante de ellos, pero sus dimensiones generales son mayores en todas sus caras. Las porciones radiculares no son tan largas como las de los otros dientes mandibulares, pero la combinación de las medidas de sus múltiples raíces con sus troncos radiculares anchos y bifurcados proporciona un anclaje superior y una mayor eficacia.

Normalmente, la suma de las medidas mesiodistales de los molares mandibulares es igual o mayor que la de las medidas mesiodistales de todos los dientes anteriores, desde el primer molar hasta la línea media.

Las coronas de estos molares son más anchas en sentido mesiodistal que vestibulolingual. Sin embargo, en los molares maxilares ocurre exactamente lo contrario.

Primer molar mandibular

Las figuras 12-1 a 12-17 muestran el primer molar mandibular, visto desde todas sus caras. Normalmente, es el diente más grande de la arcada inferior. Tiene cinco cúspides bien desarrolladas: dos vestibulares, dos linguales y una distal (v. fig. 12-1). Tiene dos raíces bien desarrolladas, una mesial y otra distal, muy anchas vestibulolingualmente y considerablemente separadas en los ápices.

La dimensión mesiodistal de la corona es aproximadamente 1 mm mayor que la dimensión vestibulolingual (tabla 12-1). A pesar de ser relativamente corta cervicooclusalmente, la corona tiene unas medidas en sentido mesiodistal y vestibulolingual que le proporcionan un perímetro oclusal amplio.

La raíz mesial es ancha y está curvada distalmente, con un canal mesial y otro distal que favorecen el anclaje de las dos raíces (v. fig. 13-2). La raíz distal es redondeada, ancha en la porción cervical y afinada en dirección distal. El desarrollo y la posición de estas raíces en la mandíbula sirven para afianzar la corona del diente contra las líneas de fuerza que tiene que soportar.

DESCRIPCIÓN DETALLADA DEL PRIMER MOLAR MANDIBULAR VISTO DESDE TODAS SUS CARAS

Cara vestibular

Desde la cara vestibular, la corona tiene aspecto trapezoidal, con los perfiles cervical y oclusal representando los dos lados desiguales del trapezoide. La cara oclusal es la más larga (v. figs. 12-3, 12-4, 12-12, 12-13 y 12-14).

Si se coloca el diente en posición vertical, se pueden ver sus cinco cúspides. Las dos cúspides vestibulares y la porción vestibular de la cúspide distal quedan en primer término, y las puntas de las cúspides linguales en el fondo. Las cúspides linguales se pueden ver porque son más altas que las otras.

En la porción coronal aparecen dos surcos de desarrollo, denominados **surco de desarrollo mesiovestibular** y **surco de desarrollo distovestibular.** El primero actúa como una línea de demarcación entre el lóbulo mesiovestibular y el lóbulo distovestibular. El segundo surco separa el lóbulo distovestibular del distal (v. figs. 12-2 y 12-3).

Las cúspides mesiovestibular, distovestibular y distal son relativamente planas. Sus crestas cuspídeas presentan menos curvatura que las de los dientes descritos hasta ahora. La cúspide distal es pequeña y la más puntiaguda de las cúspides vestibulares. Las cúspides vestibulares aplanadas son características de todos los molares mandibulares. Muchos primeros molares tienen las cúspides vestibulares considerablemente desgastadas, quedando las crestas cuspídeas vestibulares casi al mismo nivel. Antes del desgaste, las cúspides vestibulares y la distal tienen sus propias curvaturas características (v. figs. 12-4 y 12-14, *4*).

La cúspide mesiovestibular es normalmente la más ancha de las tres, en sentido mesiodistal. Tiene alguna curvatura,

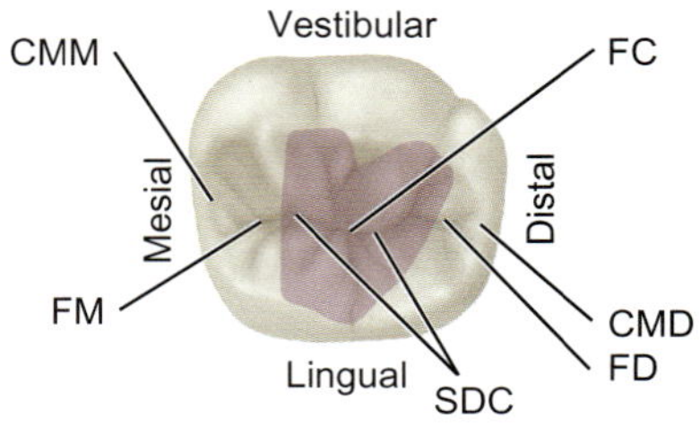

FIGURA 12-2 Primer molar mandibular derecho, cara oclusal. El *área sombreada* corresponde a la fosa central. *CMD,* Cresta marginal distal; *CMM,* cresta marginal mesial; *FC,* fosita central; *FD,* fosita distal; *FM,* fosita mesial; *SDC,* surco de desarrollo central.

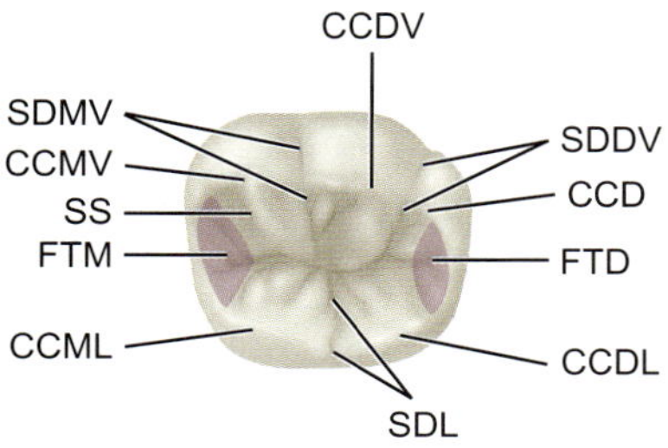

FIGURA 12-1 Primer molar mandibular derecho, cara oclusal. *CCD,* Cresta cuspídea distal; *CCDL,* cresta cuspídea distolingual; *CCDV,* cresta cuspídea distovestivular; *CCML,* cresta cuspídea mesiolingual; *CCMV,* cresta cuspídea mesiovestibular; *FTD,* fosa triangular distal *(área sombreada); FTM,* fosa triangular mesial *(área sombreada); SDDV,* surco de desarrollo distovestibular; *SDL,* surco de desarrollo lingual; *SDMV,* surco de desarrollo mesiovestibular; *SS,* surco suplementario.

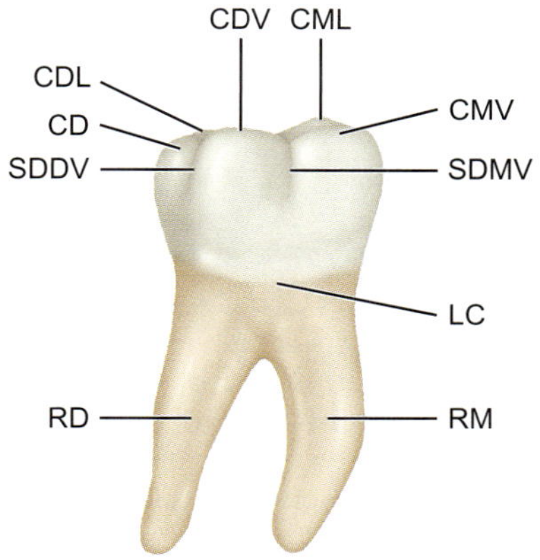

FIGURA 12-3 Primer molar mandibular derecho, cara vestibular. *CD,* Cúspide distal; *CDL,* cúspide distolingual; *CDV,* cúspide distovestibular; *CML,* cúspide mesiolingual; *CMV,* cúspide mesiovestibular; *LC,* línea cervical; *RD,* raíz distal; *RM,* raíz mesial; *SDDV,* surco de desarrollo distovestibular; *SDMV,* surco de desarrollo mesiovestibular.

TABLA 12-1 Primer molar mandibular

Primeros signos de calcificación	Al nacer
Esmalte completado	2½-3 años
Erupción	6-7 años
Raíz completada	9-10 años

TABLA DE MEDIDAS

	Longitud cervico-oclusal de la corona	Longitud de la raíz	Diámetro mesiodistal de la corona	Diámetro mesiodistal de la corona en el cuello	Diámetro vestibulo-lingual o bucolingual de la corona	Diámetro vestibulo-lingual o bucolingual de la corona en el cuello	Curvatura mesial de la línea cervical	Curvatura distal de la línea cervical
Dimensiones* aconsejadas para la técnica de modelado	7,5	14,0	11,0	9,0	10,5	9,0	1,0	0,0

*En milímetros.

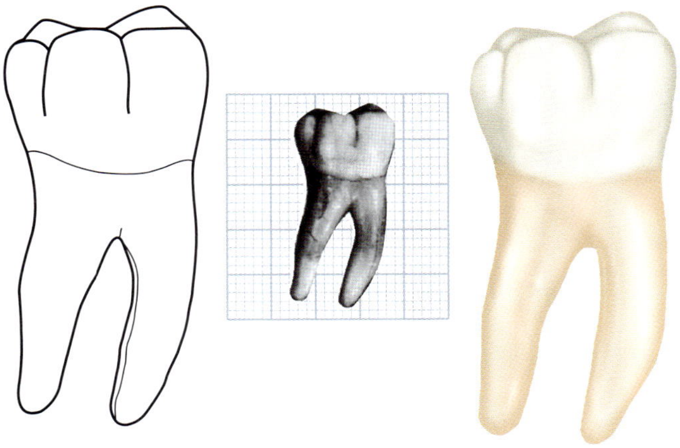

FIGURA 12-4 Primer molar mandibular derecho, cara vestibular. (Cuadrícula = 1 mm^2.)

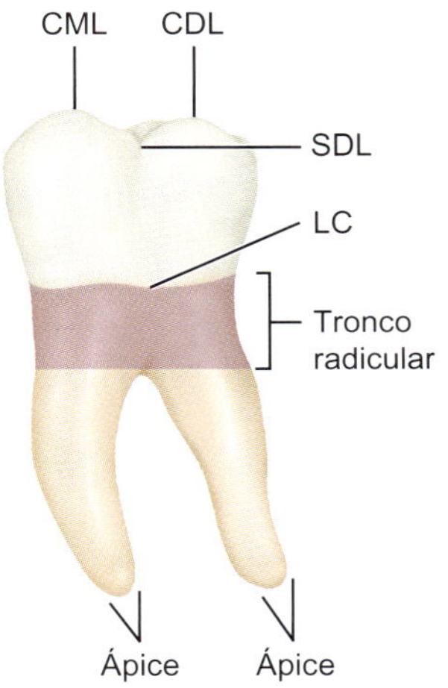

FIGURA 12-5 Primer molar mandibular derecho, cara lingual. *CDL,* Cúspide distolingual; *CML,* cúspide mesiolingual; *LC,* línea cervical; *SDL,* surco de desarrollo lingual.

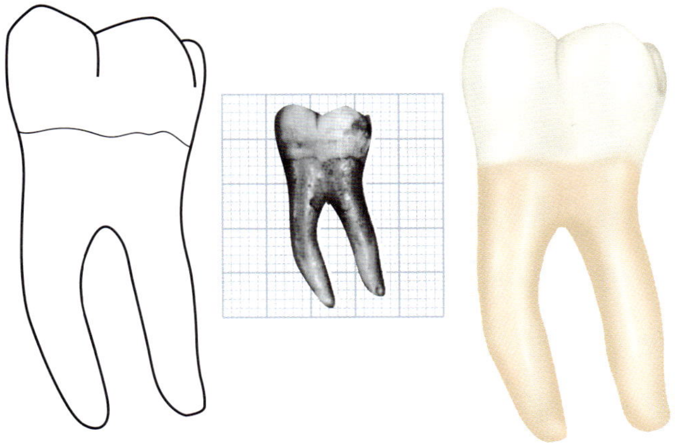

FIGURA 12-6 Primer molar mandibular derecho, cara lingual. (Cuadrícula = 1 mm^2.)

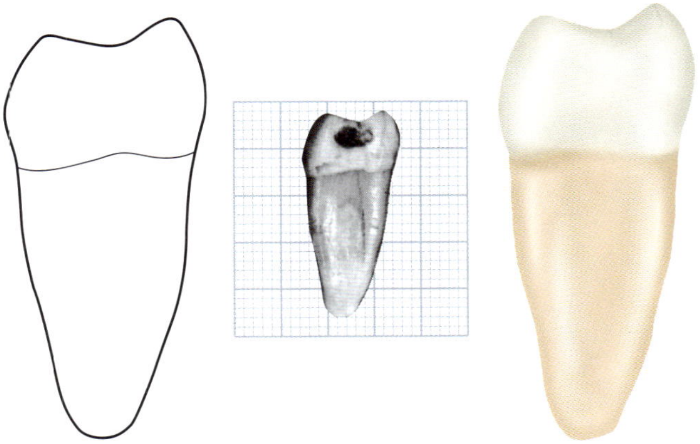

FIGURA 12-7 Primer molar mandibular derecho, cara mesial. (Cuadrícula = 1 mm^2.)

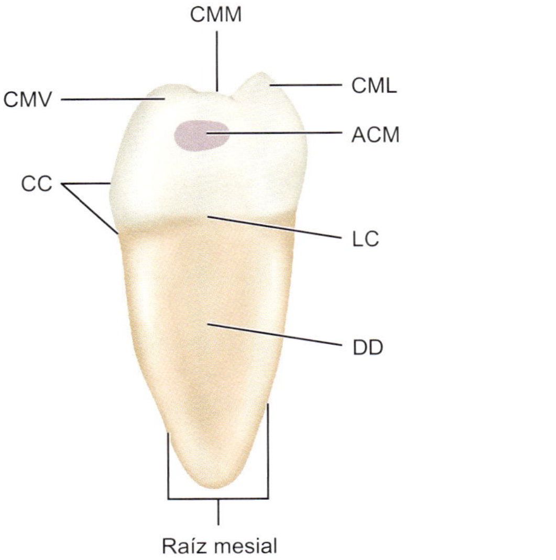

FIGURA 12-8 Primer molar mandibular derecho, cara mesial. *ACM,* Área de contacto mesial; *CC,* cresta cervical; *CML,* cúspide mesiolingual; *CMM,* cresta marginal mesial; *CMV,* cúspide mesiovestibular; *DD,* depresión de desarrollo; *LC,* línea cervical.

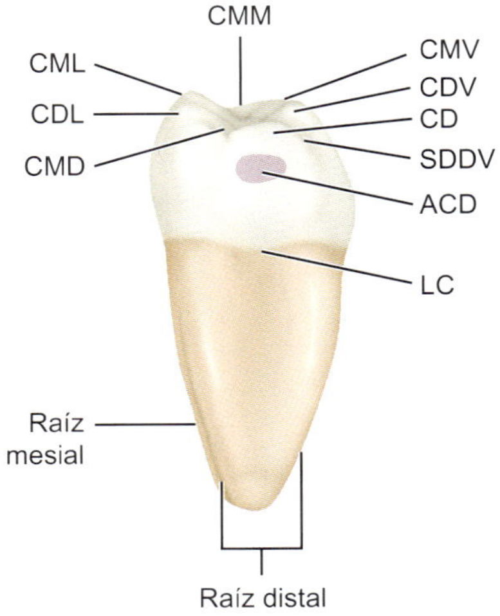

FIGURA 12-9 Primer molar mandibular derecho, cara distal. *ACD,* Área de contacto distal; *CD,* cúspide distal; *CDL,* cúspide distolingual; *CDV,* cúspide distovestibular; *CMD,* cresta marginal distal; *CML,* cúspide mesiolingual; *CMM,* cresta marginal mesial; *CMV,* cúspide mesiovestibular; *LC,* línea cervical; *SDDV,* surco de desarrollo distovestibular.

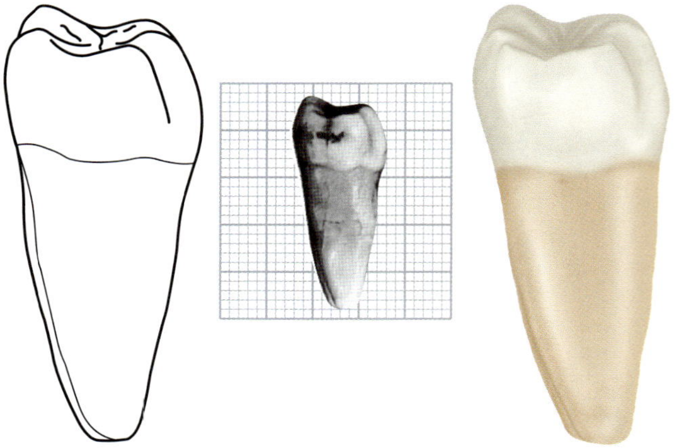

FIGURA 12-10 Primer molar mandibular derecho, cara distal. (Cuadrícula = 1 mm².)

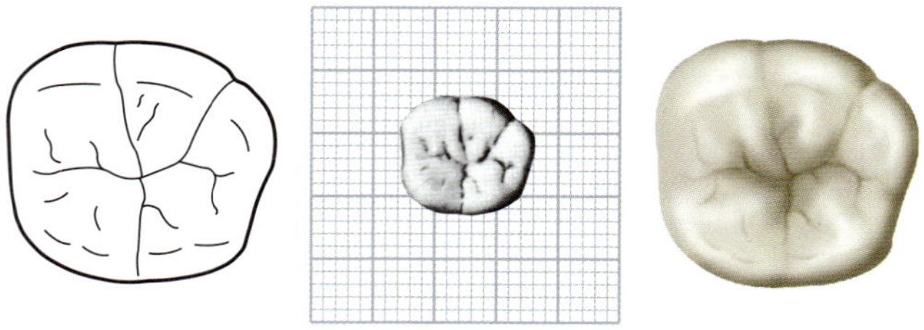

FIGURA 12-11 Primer molar mandibular derecho, cara oclusal. (Cuadrícula = 1 mm².)

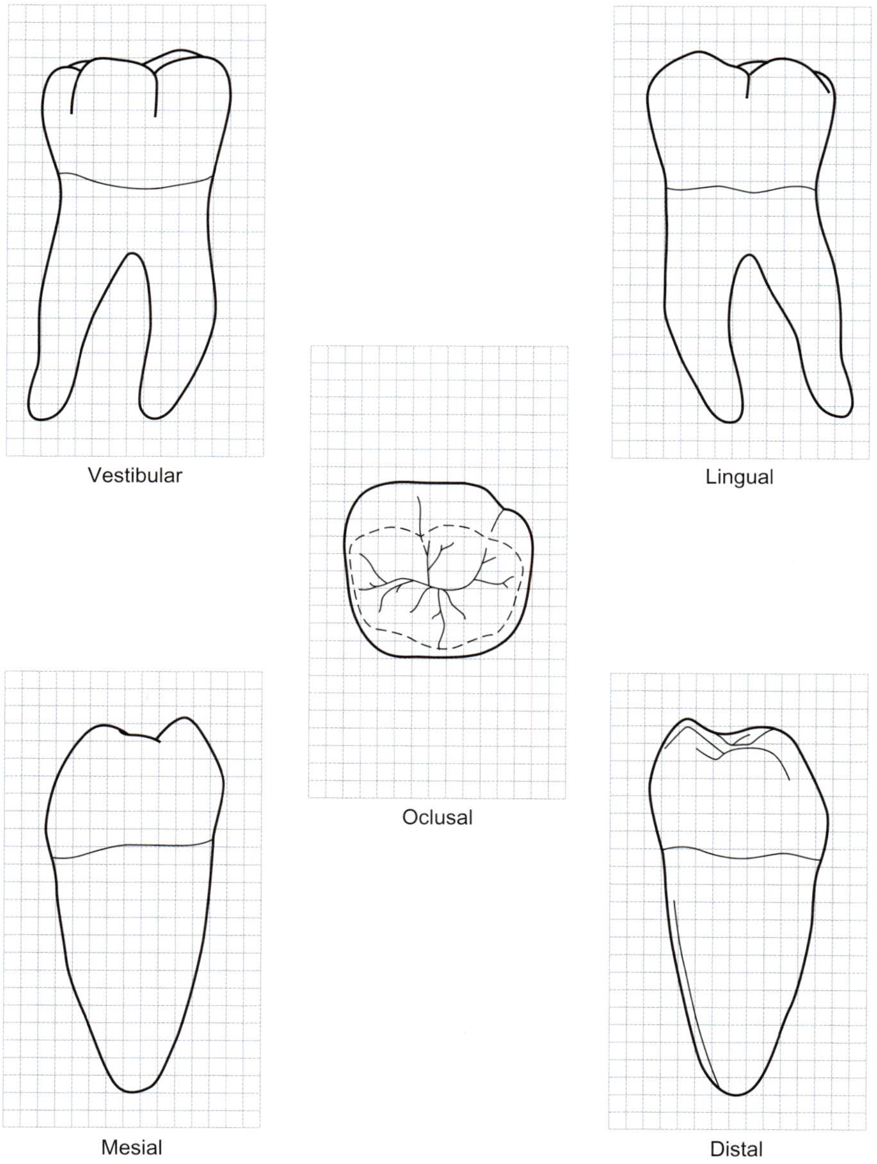

FIGURA 12-12 Primer molar mandibular derecho. Diagramas de las cinco caras. (Cuadrícula = 1 mm².)

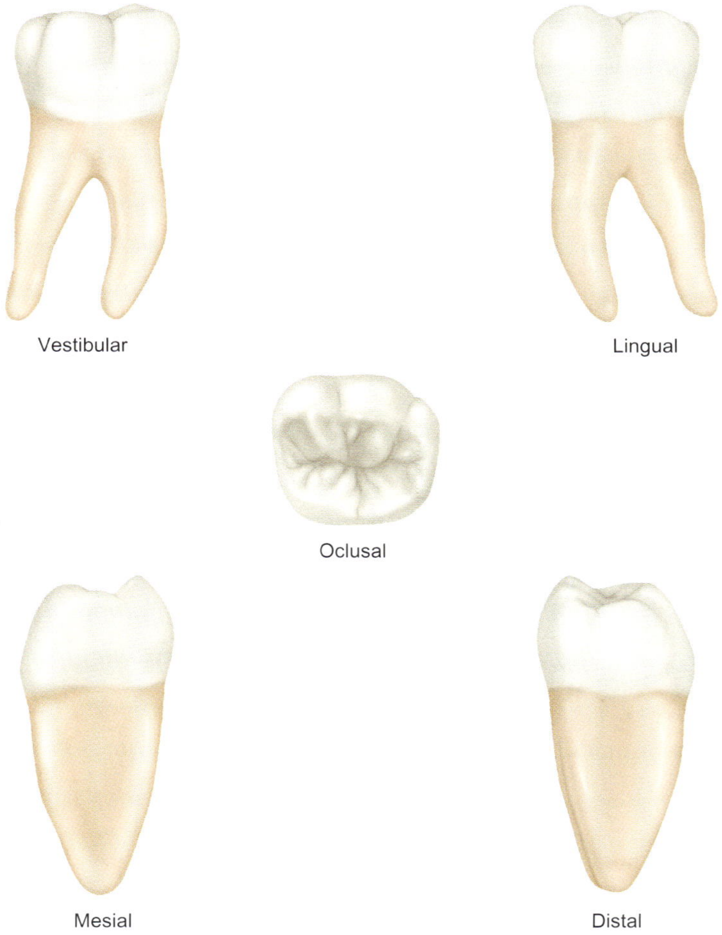

FIGURA 12-13 Primer molar mandibular derecho.

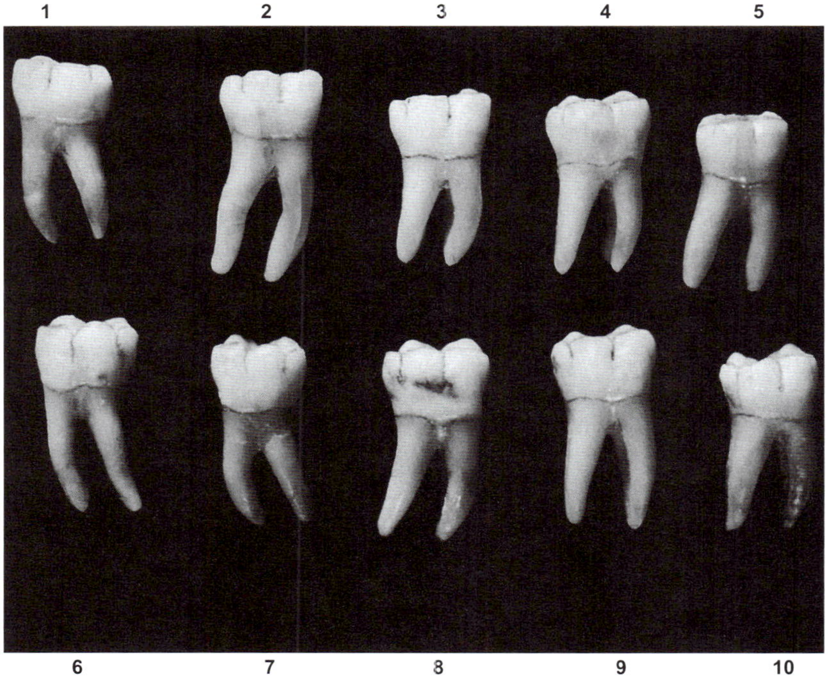

IV A(30), B **FIGURA 12-14** Primer molar mandibular, cara vestibular. Diez ejemplares característicos.

pero es relativamente plana. La cúspide distovestibular es casi tan ancha, con una cresta cuspídea de mayor curvatura. Las dos cúspides vestibulares constituyen la mayor parte de la cara vestibular de la corona. La cúspide distal representa una parte muy pequeña de la cara vestibular porque la mayor extensión de la cúspide forma parte de la porción distal de la corona, constituyendo el área de contacto distal, que está situada en el centro de la cara distal de la cúspide distal. La cresta cuspídea distal es muy redonda oclusalmente y más abrupta que las de las dos cúspides vestibulares.

Estas tres cúspides tienen surcos de desarrollo mesiovestibular y distovestibular que actúan como líneas de demarcación. El surco mesiovestibular es el más corto de los dos y su extremo está en el centro cervicooclusal. Está un poco por mesial de la bifurcación de la raíz, vestibularmente. El surco distovestibular termina cerca del vértice distovestibular en el tercio cervical de la corona. Transcurre en sentido oclusal y algo mesial, paralelo al eje de la raíz distal.

La línea cervical del primer molar mandibular tiene un perfil generalmente regular, inclinándose apicalmente hacia la bifurcación de la raíz.

El perfil mesial de la corona es algo cóncavo en el tercio cervical, por encima de su unión con el perfil convexo de la ancha área de contacto. El perfil distal de la corona es recto por encima de la línea cervical, hasta unirse con el perfil convexo del área de contacto distal, que es al mismo tiempo el perfil de la porción distal de la cúspide distal.

La dimensión de este diente en la línea cervical es de 1,5 a 2 mm menor en sentido mesiodistal que la misma medida tomada en las áreas de contacto, las cuales a su vez representan los puntos de mayor dimensión mesiodistal de la corona.

La superficie de la cara vestibular de la corona es suavemente convexa hacia la punta de las cúspides, con surcos de desarrollo entre ellas. Aproximadamente al nivel terminal de los surcos de desarrollo, en el tercio medio, destaca una depresión que transcurre en dirección mesiodistal por encima de la cresta cervical de la cara vestibular (v. fig. 12-14, *6* y *8*). Esta cresta cervical puede presentar una ligera depresión que progresa cervicalmente y se junta por debajo de la línea cervical con la concavidad de desarrollo que a su vez es congruente con la bifurcación de la raíz vestibularmente.

Las raíces de este diente acostumbran a estar bien formadas y equilibradamente desarrolladas.

Cuando miramos al diente perpendicularmente al surco mesiovestibular, se puede ver parte de la superficie distal del tronco radicular, y además puede quedar al descubierto parte del área distal de la raíz mesial, debido a que la porción lingual de la raíz está girada en sentido distal. Además de estas áreas, se pueden ver las áreas vestibulares de las raíces y del tronco radicular.

La raíz mesial está curvada mesialmente desde un punto situado sólo algo por debajo de la línea cervical hasta el tercio medio y, a partir de este punto, se curva distalmente en dirección al ápice, que es de forma cónica y está situado exactamente por debajo de la cúspide mesiovestibular. La cresta de la curvatura de la raíz mesialmente queda por mesial al cuello de la corona. El perfil distal de la raíz mesial es cóncavo a partir la bifurcación del tronco de la raíz y hacia el ápice.

La raíz distal está menos curvada que la mesial y su eje está en dirección distal desde el cuello hasta el ápice. Puede presentar cierta curvatura en el tercio apical, tanto en dirección mesial como distal (v. fig. 12-14, *1* y *8*). El ápice acostumbra a ser más puntiagudo que el de la raíz mesial y se localiza por debajo o distal al área de contacto distal de la corona. Al comparar las dimensiones de las raíces mesial y distal se pueden observar variaciones considerables (v. fig. 12-14).

Las dos raíces son más anchas mesiodistalmente en la mitad vestibular que en la lingual. En las caras mesial y distal de ambas raíces existen depresiones de desarrollo, que reducen las dimensiones mesiodistales en estos puntos. Los bordes linguales tienen cierto espesor, que acentúa la firmeza del anclaje del primer molar mandibular y previene su rotación. Este principio arquitectónico de la viga en forma de «I» mayúscula incrementa el anclaje de cada raíz (v. fig. 13-22).

La bifurcación de las dos raíces está aproximadamente 3 mm por debajo de la línea cervical. En la parte vestibular del tronco de la raíz destaca una profunda depresión de desarrollo, que empieza en la bifurcación y progresa cervicalmente, volviéndose más lisa hasta terminar por encima de la línea cervical. Esta depresión es suave, sin pliegues ni surcos de desarrollo.

Cara lingual

Desde esta cara se pueden ver tres cúspides: dos linguales y la porción lingual de la cúspide distal (v. figs. 12-5, 12-6, 12-12 y 12-13). Las dos cúspides linguales son puntiagudas y las crestas cuspídeas son lo suficientemente altas como para ocultar las dos cúspides vestibulares. La cúspide mesiolingual es la más ancha mesiodistalmente, con su punta algo más alta que la cúspide distolingual, que es casi tan ancha como la mesiolingual. Las crestas cuspídeas mesiolingual y distolingual están inclinadas en ángulos semejantes a los formados por las dos cúspides linguales, formando ángulos obtusos en sus puntas, de aproximadamente 100°.

El **surco de desarrollo lingual** sirve como línea de demarcación entre las cúspides linguales y se extiende hacia abajo sobre la cara lingual de la corona solamente durante un corto trecho. Algunos primeros molares mandibulares no tienen surco en la cara lingual, pero presentan una depresión por lingual de las crestas cuspídeas. El ángulo formado por la cresta cuspídea distolingual de la cúspide mesiolingual y la cresta cuspídea mesiolingual de la cúspide distolingual es más obtuso que la angulación de las crestas cuspídeas en las puntas de las cúspides linguales.

La cúspide distal está a un nivel más bajo que la cúspide mesiodistal.

El perfil mesial de la corona visto por esta cara es convexo desde la línea cervical hasta la cresta marginal. La cresta del contorno mesial, que representa el área de contacto, es algo más alta que la del contorno distal.

El perfil distal de la corona es recto por encima de la línea cervical hasta un punto situado inmediatamente por debajo del área de contacto distal, que está representada por una curvatura convexa que también delimita la superficie distal de la cúspide distal. La unión de la cresta cuspídea distolingual de la cúspide distolingual con la cresta marginal distal es abrupta; vista desde la cara lingual, da la impresión de existir un surco en este punto. A veces, aparece un suave surco de desarrollo en este punto (v. fig. 12-10). Desde esta cara, se puede ver parte de las caras mesial y distal de la corona y del tronco de la raíz, ya que las caras mesial y distal convergen lingualmente.

La línea cervical por la cara lingual es irregular y tiende a dibujar un pico hacia la bifurcación de la raíz y por encima de ésta.

La superficie lingual de la corona es lisa y esferoidal en cada uno de sus lóbulos. Es cóncava a los lados del surco lingual por encima del centro de la corona, lingualmente. Por debajo de este punto, la superficie de la corona se vuelve casi plana a medida que se acerca a la línea cervical.

Las raíces del primer molar mandibular se ven algo diferentes por su cara lingual. La longitud lingual es aproximadamente 1 mm más larga que la vestibular, pero da la impresión de ser aún mayor (v. figs. 12-6 y 12-7) debido a que las crestas cuspídeas y la línea cervical están a un nivel más alto (aproximadamente a 1 mm). Esta disposición añade 1 mm a la distancia entre la bifurcación de las raíces y la línea cervical. Además, la dimensión mesiodistal del tronco radicular es menor en la cara lingual que en la cara vestibular y, en consecuencia, este acortamiento lingual, sumado a la longitud añadida, hace que las raíces parezcan más largas de lo que en realidad son cuando se ven por la cara lingual (v. fig. 12-9).

Como ya se ha mencionado, la bifurcación de la raíz lingualmente empieza en un punto que está a unos 4 mm de la línea cervical. Esta depresión de desarrollo es bastante profunda en este punto, aunque es completamente lisa, va progresando cervicalmente y se vuelve más plana hasta desvanecerse totalmente por debajo de la línea cervical. Raras veces esta depresión se refleja en la línea cervical o en el esmalte de la cara lingual de la corona, como ocurre con mucha frecuencia en la cara vestibular de este diente.

Este surco de bifurcación del tronco de la raíz está casi en línea recta con el surco de desarrollo lingual de la corona.

Cara mesial

Cuando dirigimos la vista perpendicularmente a la cara mesial del primer molar mandibular, solamente se pueden ver dos cúspides y una raíz: las cúspides mesiovestibular y mesiolingual y la raíz mesial (v. figs. 12-7, 12-8, 12-12, 12-13 y 12-15).

La dimensión vestibulolingual de la corona en la mitad mesial es mayor que en la mitad distal. La distancia vestibulolingual de la raíz mesial también es mayor que la de la raíz distal. Por tanto, como la mitad mesial del diente es más ancha y las cúspides, más altas, la mitad distal del diente queda oculta desde esta proyección.

Como ya se ha indicado, todos los dientes mandibulares posteriores tienen el perfil de la corona, visto por su cara mesial, con una relación característica entre corona y raíz. La corona, por su cara mesial o distal, tiene el aspecto de un rombo, y toda la corona está inclinada hacia lingual, en relación con el eje de la raíz. Conviene recordar que las coronas de los dientes maxilares posteriores tienen el centro de la superficie oclusal entre las cúspides y alineado con el eje de la raíz (v. fig. 4-16, *E* y *F*).

Es interesante apreciar la diferencia entre *el perfil del primer molar mandibular y el segundo premolar mandibular vistos por su cara mesial* (v. cap. 10). La comparación con el primer molar revela que:

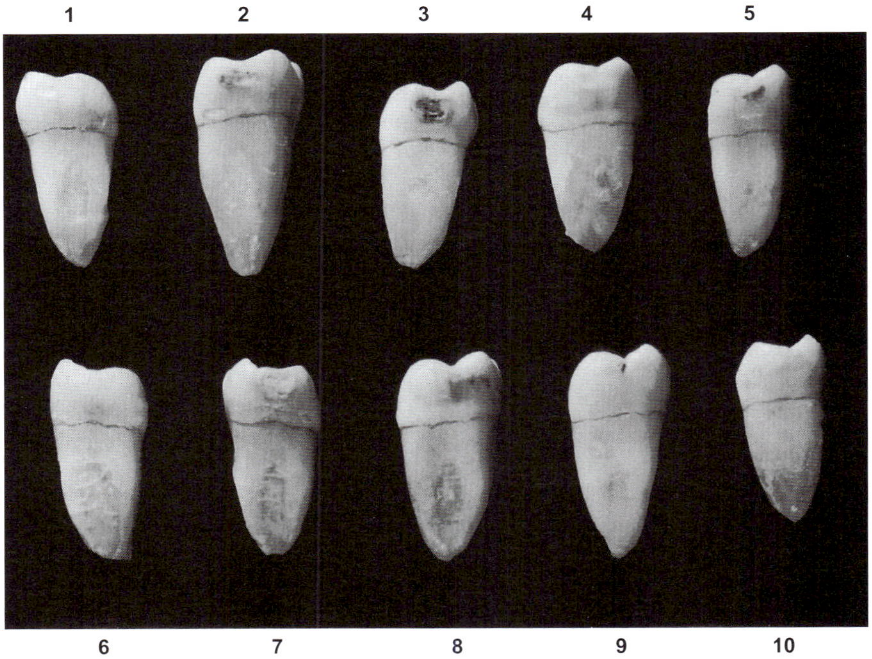

FIGURA 12-15 Primer molar mandibular, cara mesial. Diez ejemplares característicos.

1. La corona es 1 mm o menos más corta en el primer molar.
2. La raíz también suele ser más corta.
3. El diámetro vestibulolingual de la corona y de la raíz del molar es mayor en 2 mm o más.
4. La cúspide lingual es más grande que la vestibular. (En el segundo premolar ocurre lo contrario.)

A pesar de estas diferencias, *los dos dientes tienen la misma forma funcional, excepto el refuerzo añadido por lingual en el molar.* Debido al aumento vestibulolingual de la anchura de la raíz, las cúspides vestibulares del primer molar no llegan a acercarse al eje de la raíz, como ocurría en el segundo premolar, y las puntas de las cúspides linguales quedan por dentro del perfil lingual de la raíz, en vez de quedar en línea recta con ésta.

Desde la cara mesial, el perfil vestibular de la corona del primer molar mandibular es convexo inmediatamente por encima de la línea cervical. Antes de que el desgaste oclusal haya acortado las cúspides vestibulares, esta curvatura está por encima del tercio cervical de la corona vestibularmente, y al llegar al cuello, dibuja la **cresta cervical vestibular** (v. fig. 12-8). Esta cresta es más prominente en algunos primeros molares que en otros (v. fig. 12-15). Como en los premolares mandibulares, esta cresta no excede de los contornos similares de otros dientes cuando el primer molar mandibular está colocado en la posición que ocupa habitualmente en la arcada (v. fig. 12-7 y fig. 12-15, *1* y *2*).

Por encima de la cresta cervical vestibular, el perfil del contorno vestibular puede ser ligeramente cóncavo en algunos casos (v. fig. 12-15, *1* y *2*), en otros, menos convexo e incluso plano a medida que va contorneando la cúspide mesiovestibular hacia oclusal. La cúspide mesiovestibular está colocada directamente encima del tercio vestibular de la raíz mesial.

El perfil lingual de la corona es recto en dirección lingual, empezando en la línea cervical y juntándose con la curvatura lingual en el tercio medio. La curvatura lingual es más pronunciada entre esta zona y la punta de la cúspide mesiolingual. La cresta del contorno lingual se localiza en el centro del tercio medio de la corona y la punta de la cúspide mesiolingual está directamente por encima del tercio lingual de la raíz mesial.

La cresta marginal mesial confluye con las crestas mesiales de las cúspides mesiovestibular y mesiolingual, y está 1 mm por debajo del nivel de las puntas de las cúspides.

La línea cervical mesial es bastante irregular y tiende a curvarse oclusalmente 1 mm hacia el centro de la cara mesial del diente (v. fig. 12-15, *1*, *4*, *9* y *10*). La línea cervical puede adoptar una forma relativamente rectilínea en sentido vestibulolingual (v. fig. 12-15, *3*, *6* y *8*).

En todos los casos, la línea cervical está 1 mm más alta lingualmente que vestibularmente, aunque la diferencia puede ser mayor y depende también de que el diente esté colocado en posición vertical. Cuando el primer molar está en la posición que ocupa normalmente en la arcada inferior, inclinado hacia lingual, la línea cervical está casi a nivel vestibulolingual.

La superficie de la corona es convexa y lisa en los contornos mesiales de los lóbulos mesiolinguales y mesiovestibulares. En la línea cervical, inmediatamente por encima del centro de la raíz mesial, existe un área plana o ligeramente cóncava, inmediatamente por debajo del área de contacto y que se une a la concavidad de la porción central de la raíz en el cuello. En el área mesial de la corona, el área de contacto está casi centrada en sentido vestibulolingual y situada por debajo de la cresta marginal mesial, a un tercio aproximado de la distancia entre la cresta marginal y la línea cervical. (Véase el área de contacto sombreada en el ejemplo de la fig. 12-7. Anteriormente al desgaste del área de contacto, esta zona no era tan ancha. Véase también la fig. 12-4.)

El perfil vestibular de la raíz mesial desciende en línea recta desde la línea cervical vestibularmente hasta un punto situado cerca de la unión del tercio medio con el tercio cervical de la raíz. A partir de este punto dibuja una suave curva hasta el ápice, que está situado inmediatamente por debajo de la cúspide mesiovestibular.

El perfil lingual de la raíz mesial está inclinado en dirección vestibular, si bien es casi recto a partir de la línea cervical hasta la unión del tercio medio con el tercio apical de la raíz. Desde este punto, la curvatura es decididamente vestibular, terminando en un ápice cónico romo. En los casos que presentan una corta bifurcación en el extremo de la raíz mesial, la curvatura en el tercio apical lingualmente es muy pequeña (v. fig. 12-15, *2* y *10*).

La cara mesial de la raíz mesial es convexa en las crestas vestibular y lingual, con una amplia concavidad entre estas convexidades que ocupa toda la longitud de la corona desde la línea cervical hasta el ápice. Si colocamos el diente frente a una luz intensa de forma que desde la cara apical se pueda ver el lado distal de la raíz mesial, se observa que existe el mismo contorno de la raíz tanto distalmente como mesialmente, y que la raíz es muy delgada en el punto en que se superponen las concavidades. La raíz parece estar formada por dos raíces estrechas fusionadas con un fino tejido duro interpuesto.

El lado mesial de la raíz distal es liso, sin depresiones profundas de desarrollo.

Cara distal

El perfil habitual de la cara distal de la corona y de la raíz del primer molar mandibular es semejante al de la cara mesial; por ello, no repetiremos su descripción. Sin embargo, cuando se observa esta cara como una figura tridimensional, se advierte que desde la cara distal queda a la vista gran parte del diente debido a que la corona es más corta distalmente que mesialmente y a que las caras vestibular y lingual de la corona convergen distalmente (v. figs. 12-10, 12-12 y 12-13). La cara vestibular es más convergente que la lingual. Desde la perspectiva vestibulolingual, la raíz distal es más estrecha que la raíz mesial.

Si miramos perpendicularmente la cara distal del primer molar, se puede ver gran parte de la cara oclusal y una pequeña parte de cada una de las cinco cúspides, parecido a lo que ocurre en el segundo premolar mandibular. Esto se debe, en parte, a la situación de las coronas, que están inclinadas distalmente sobre los ejes largos de las raíces. Las ligeras variaciones de la longitud distal de la corona no influyen en la perspectiva de la cara oclusal (v. figs. 12-9 y 12-10).

Desde la cara distal, la cúspide distal está en la parte anterior de la corona, situada un poco por vestibular al centro vestibulolingual, con el área de contacto distal dentro del perfil distal.

El área de contacto distal está situada por debajo de la cresta cuspídea de la cúspide distal y está ligeramente más alta, por encima de la línea cervical, que el área de contacto mesial comparada con la localización del área de contacto mesial.

La cresta marginal distal es corta y comprende la cresta cuspídea distal de la cúspide distal y la cresta cuspídea distolingual de la cúspide distolingual. Estas crestas cuspídeas descienden bruscamente en dirección apical y forman un ángulo obtuso al encontrarse. A menudo, en este punto aparece un surco o una depresión de desarrollo que cruza la cresta marginal en este punto. El vértice del ángulo está por encima del tercio lingual de la raíz distal, en vez de estar centrado sobre la raíz, como ocurre en el centro de la cresta marginal mesial.

El área de contacto distal está centrada sobre la raíz distal, de forma que queda vestibular al centro de la cresta marginal distal.

La superficie de la porción distal de la corona es convexa en las cúspides distal y distolingual. El desgaste por abrasión puede producir una zona aplanada en el punto de contacto de la cara distal de la cúspide distal. Por encima de la línea cervical, la superficie del esmalte es plana y se junta con la superficie lisa del tronco radicular, por distal.

La línea cervical distal se extiende normalmente de forma rectilínea en dirección vestibulolingual. Puede ser irregular, descendiendo sensiblemente hacia la raíz por debajo del área de contacto (v. fig. 12-10).

El extremo del surco de desarrollo distovestibular está localizado en la cara distal y forma una concavidad en la parte cervical del vértice del ángulo distovestibular de la corona. La porción distal de la corona se extiende por fuera del tronco radicular distalmente, formando en realidad un ángulo (v. fig. 12-4). La superficie lisa y plana por debajo del área de contacto se mantiene así hasta el tercio apical de la raíz distal. A veces, se observa una depresión de desarrollo. El tercio apical de la raíz es más redondeado y se adelgaza hacia el fino ápice de forma más acentuada que en la raíz mesial.

Desde la cara distal se puede ver la cresta lingual de la raíz mesial.

Cara oclusal

El primer molar mandibular visto por su cara oclusal tiene una forma que recuerda a un hexágono (v. fig. 12-2). El diámetro mesiolingual es superior al diámetro vestibulolingual en 1 mm o más. Conviene recordar que en el primer molar maxilar ocurre lo contrario.

El diámetro vestibulolingual de la corona es mayor en la mitad mesial que en la distal. La distancia mesiodistal entre las áreas de contacto, que incluye las dos cúspides vestibulares y la cúspide distal, también es mayor que la distancia entre las dos cúspides linguales. Dicho de otra manera, la corona converge lingualmente a partir de las áreas de contacto; esta convergencia varía entre los distintos individuos (v. fig. 12-16, *1* y *4*).

Desde la cara oclusal se observa el distinto grado de desarrollo de las cúspides individuales (v. figs. 12-1, 12-2, 12-11 a 12-13 y 12-16). La cúspide mesiovestibular es ligeramente mayor que cualquiera de las dos cúspides linguales, que asimismo tienen un tamaño semejante; la cúspide distovestibular es más pequeña que cualquiera de las otras tres y la cúspide distal casi siempre es la menor de todas.

Es el diente que presenta mayor variación en el desarrollo de los lóbulos distovestibular y distal (v. fig. 12-16, *1*, 7 y *10*).

Cuando se observa el diente con la vista siguiendo el eje mayor, se puede ver gran parte de la cara vestibular y solamente una pequeña porción de la superficie por lingual de las crestas cuspídeas linguales. Por debajo del contorno

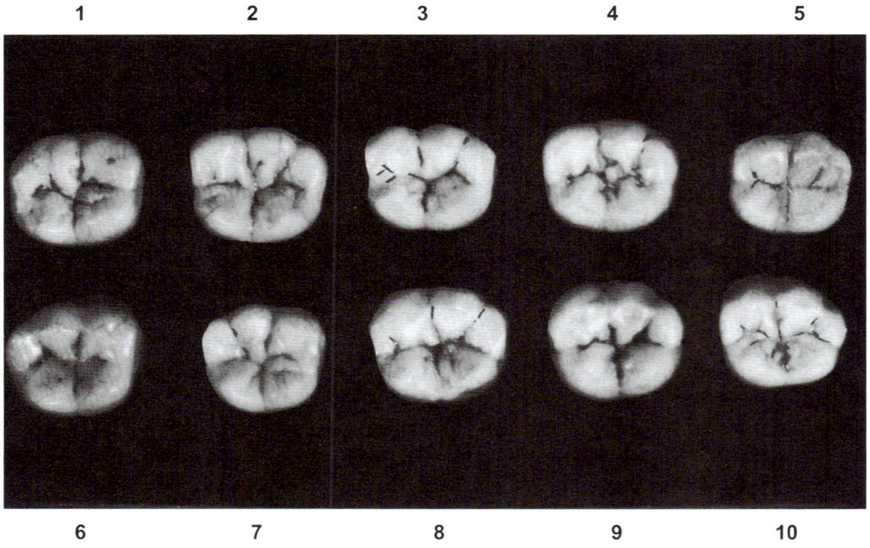

FIGURA 12-16 Primer molar mandibular, cara oclusal. Diez ejemplares característicos.

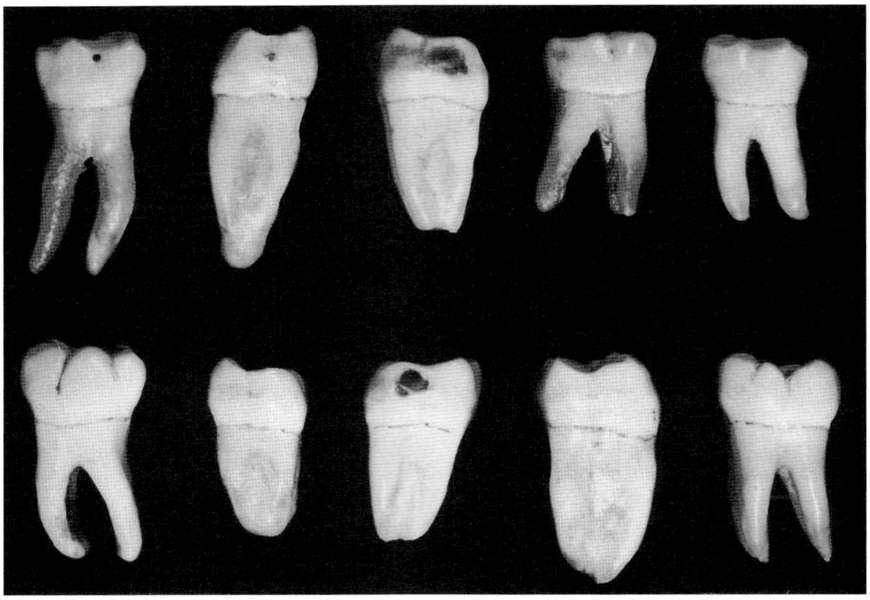

FIGURA 12-17 Primer molar mandibular. Diez ejemplares con variaciones poco frecuentes. **1,** Raíz muy larga, corona pequeña. **2,** Raíz mesial más larga de lo normal con ápice redondo. **3,** Corona muy ancha vestibulolingualmente, raíces cortas. **4,** Raíces cortas. **5,** Corona sin surcos de desarrollo vestibulares. **6,** Corona y raíces de desarrollo escaso. **7,** Raíces enanas. **8,** Raíces cortas; corona ancha vestibulolingualmente. **9,** Corona y raíces de gran tamaño vestibulolingual. **10,** Tubérculo extra o cúspide unida al lóbulo mesiolingual.

de las crestas marginales mesial y distal, no se observa ninguna porción de las caras mesial y distal. (Compárense los perfiles del diente desde otras caras.)

Todos los molares mandibulares, incluido el primero, tienen forma esencialmente cuadrada. El primer molar mandibular, en muchos casos, tiene una cúspide distal funcional, aunque más pequeña que las otras. En ocasiones, se ven primeros molares con cuatro cúspides, y con más frecuencia, se encuentran primeros molares con cúspides distovestibulares y distales con signos de fusión y pocas o ninguna señal de surco de desarrollo distovestibular entre las cúspides (v. figs. 12-16, *1*, y 12-17, *4* y *5*). *Desde el punto de vista del desarrollo, todos los molares mandibulares tienen cuatro cúspides principales, mientras que los molares maxilares tienen solamente tres* (v. fig. 11-11).

La cara oclusal del primer molar mandibular consta de una fosa mayor y dos fosas menores. La fosa mayor es la fosa central (v. fig. 12-2). Es aproximadamente circular y está situada en el centro de la cara oclusal, entre las crestas cuspídeas vestibulares y linguales. Las dos fosas menores son la **fosa triangular mesial,** por distal de la cresta marginal mesial, y la **fosa triangular distal,** por mesial de la cresta marginal distal (v. fig. 12-1).

Los surcos de desarrollo de la cara oclusal son el **surco de desarrollo central,** el *surco de desarrollo mesiovestibular;* el *surco de desarrollo distovestibular* y el *surco de desarrollo lingual.* También se encuentran surcos de desarrollo suplementarios, surcos cortos accidentales y fositas de desarrollo. Muchos surcos suplementarios son tributarios de los surcos de desarrollo dentro de los límites marcados por las crestas cuspídeas.

La fosa central de la cara oclusal es una zona cóncava rodeada por la vertiente distal de la cúspide mesiovestibular, las vertientes mesial y distal de la cúspide distovestibular, la vertiente mesial de la cúspide distal, la vertiente distal de la cúspide mesiolingual y la vertiente mesial de la cúspide distolingual (v. fig. 12-2).

Todos los surcos de desarrollo convergen en el centro de la fosa central, en la **fosita central.**

La *fosa triangular mesial* de la cara oclusal es un área cóncava más pequeña que la fosa central, y está rodeada por la vertiente mesial de la cúspide mesiovestibular, la cresta marginal mesial y la vertiente mesial de la cúspide mesiolingual. La porción mesial del surco de desarrollo central termina en esta fosa. Normalmente aparece un surco de desarrollo suplementario vestibular y otro lingual que se unen en una **fosita mesial** dentro de los límites de la cresta marginal mesial. A veces, se ve un surco suplementario que cruza la cresta marginal mesial, por lingual al área de contacto (v. fig. 12-16, *2*, *8*, *9* y *10*).

La *fosa triangular distal* acostumbra a ser menos marcada que la fosa mesial. Está rodeada por la vertiente distal de la cúspide distal, la cresta marginal distal y la vertiente distal de la cúspide distolingual. El surco central tiene su otro extremo en esta fosa. Los surcos suplementarios vestibulares y linguales son menos frecuentes aquí. A menudo, una extensión del surco central cruza la cresta marginal distal, por lingual al área de contacto distal.

A partir de la fosita central de la fosa central, el surco de desarrollo central sigue un curso irregular hacia mesial y termina en la fosa triangular mesial. A corta distancia, hacia mesial de la fosa central, se une con el surco de desarrollo mesiovestibular. Este último transcurre en dirección mesiovestibular hasta el fondo del surco sulciforme que separa la cúspide mesiovestibular de la distovestibular. En la unión de las crestas cuspídeas de estas cúspides, el surco mesiovestibular de la cara oclusal confluye con el surco mesiovestibular de la cara vestibular de la corona. El surco de desarrollo lingual de la cara oclusal de la corona es irregular y cursa en dirección lingual hacia el fondo del surco sulciforme lingual, hasta la unión de las crestas cuspídeas linguales, donde confluye con la prolongación lingual del mismo surco. Empezando de nuevo en la fosita central, el surco central puede seguir en dirección distovestibular hasta unirse con el surco de desarrollo distovestibular de la cara oclusal. Desde este punto, discurre en dirección distolingual y termina en la fosa triangular distal. El surco distovestibular sigue desde este punto de unión con el surco central en dirección distovestibular y se une a la extensión vestibular de la cara vestibular de la corona, en la unión de las crestas cuspídeas de las cúspides distovestibular y distal.

El surco de desarrollo central está en el centro de la distancia vestibulolingual de la corona, lo que hace que las crestas triangulares de las cúspides linguales sean más largas que las de las cúspides vestibulares.

Obsérvense el tamaño y la posición relativa de la cúspide distal, vista desde la cara oclusal. La parte distal se une al área de contacto distal de la corona.

Segundo molar mandibular

Las figuras 12-18 a 12-26 muestran el segundo molar mandibular visto desde todas sus caras. El segundo molar mandibular complementa la función del primer molar, aunque su anatomía difiere en algunos detalles.

Normalmente, el segundo molar es más pequeño que el primero en todas sus medidas, pero solamente en décimas de milímetro (tabla 12-2). Sin embargo, en ocasiones varía su forma y no es infrecuente encontrar segundos molares mandibulares con las coronas algo más grandes que los primeros molares y, aunque las raíces no estén tan bien formadas, pueden ser más largas.

La corona tiene cuatro cúspides bien desarrolladas (dos vestibulares y dos linguales) de tamaño parecido. No se ve nunca una cúspide distal ni quinta cúspide, pero la cúspide distovestibular es mayor que la del primer molar.

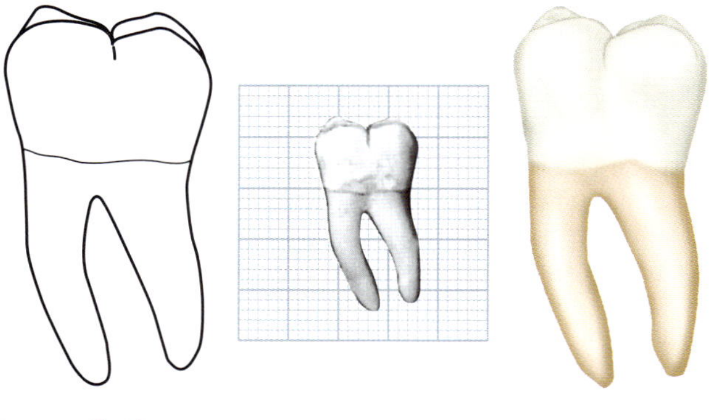

FIGURA 12-18 Segundo molar mandibular izquierdo, cara vestibular. (Cuadrícula = 1 mm^2.)

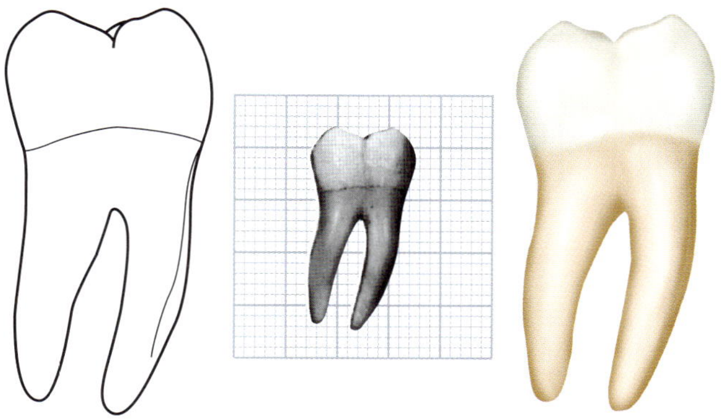

FIGURA 12-19 Segundo molar mandibular izquierdo, cara lingual. (Cuadrícula = 1 mm^2.)

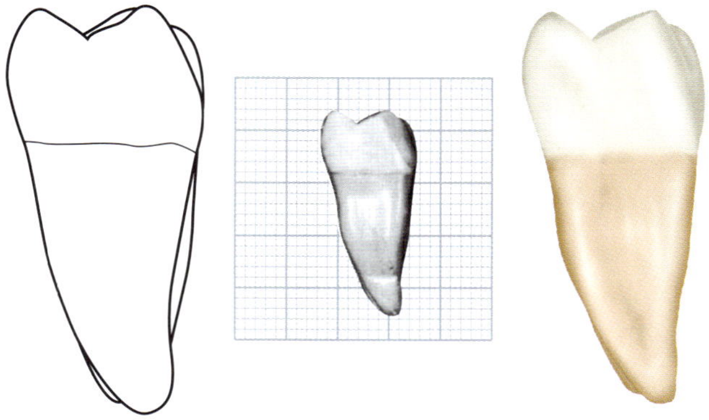

FIGURA 12-20 Segundo molar mandibular izquierdo, cara mesial. (Cuadrícula = 1 mm^2.)

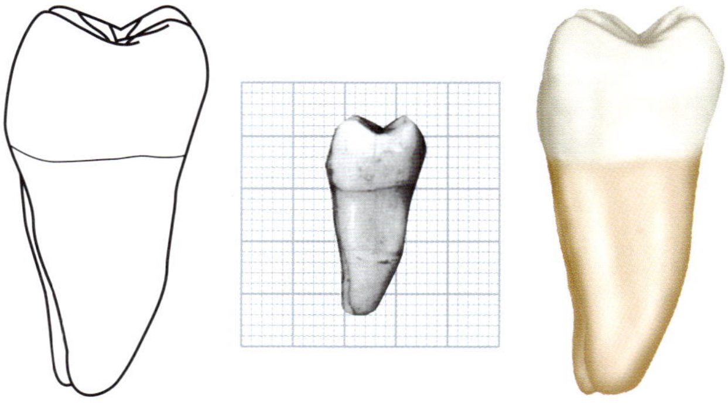

FIGURA 12-21 Segundo molar mandibular izquierdo, cara distal. (Cuadrícula = 1 mm^2.)

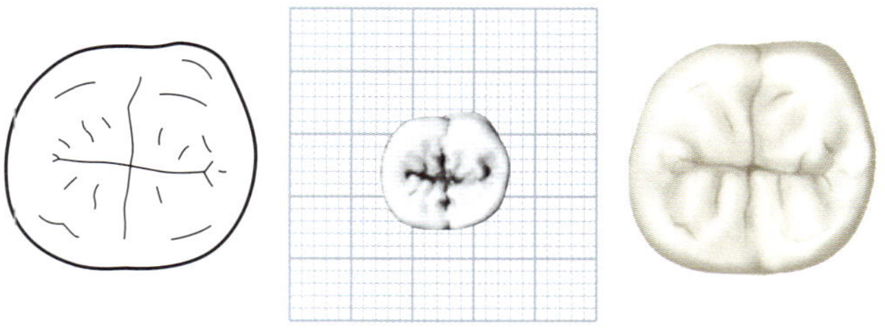

FIGURA 12-22 Segundo molar mandibular izquierdo, cara oclusal. (Cuadrícula = 1 mm^2.)

TABLA 12-2 Segundo molar mandibular

Primeros signos de calcificación	2½-3 años
Esmalte completado	7-8 años
Erupción	11-13 años
Raíz completada	14-15 años

TABLA DE MEDIDAS

	Longitud cervico-oclusal de la corona	Longitud de la raíz	Diámetro mesiodistal de la corona	Diámetro mesiodistal de la corona en el cuello	Diámetro vestibulo-lingual o bucolingual de la corona	Diámetro vestibulo-lingual o bucolingual de la corona en el cuello	Curvatura mesial de la línea cervical	Curvatura distal de la línea cervical
Dimensiones* aconsejadas para la técnica de modelado	7,0	13,0	10,5	8,0	10,0	9,0	1,0	0,0

*En milímetros.

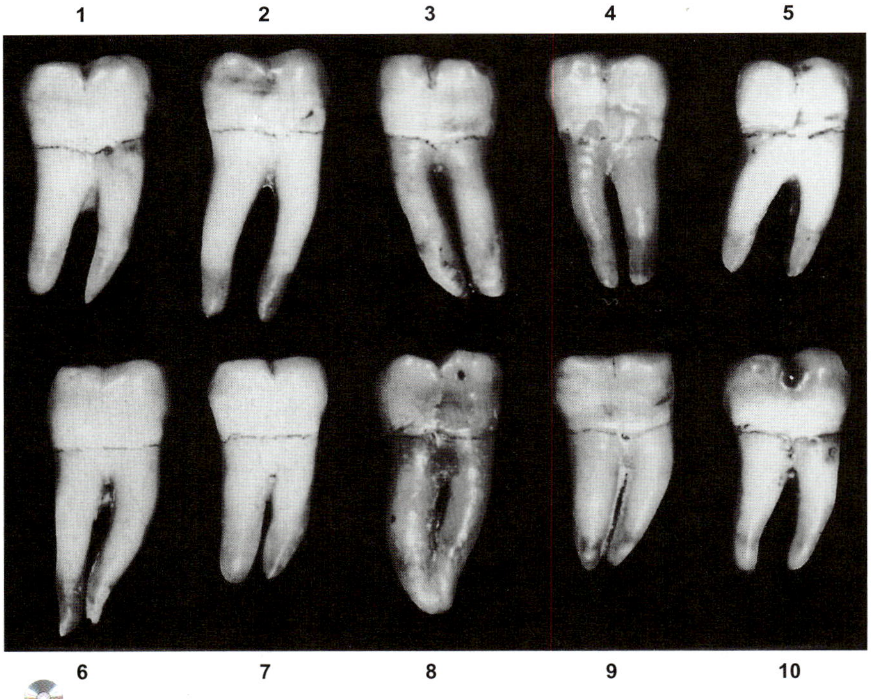

IV A(31), B **FIGURA 12-23** Segundo molar mandibular, cara vestibular. Diez ejemplares característicos.

El diente tiene dos raíces bien formadas, una mesial y otra distal, anchas vestibulolingualmente, pero no tanto como las del primer molar; tampoco están tan separadas.

DESCRIPCIÓN DETALLADA DEL SEGUNDO MOLAR MANDIBULAR VISTO DESDE TODAS SUS CARAS

Al describir este diente, se pueden establecer comparaciones con el primer molar mandibular. En la figura 12-26 se muestran variaciones poco frecuentes.

Cara vestibular

IV A, B

Por la cara vestibular, la corona es algo más corta cervicooclusalmente y más estrecha mesiodistalmente que la del primer molar (v. fig. 12-18). La corona y la raíz tienden a ser más grandes en todas sus dimensiones, pero no siempre son más largas (v. fig. 12-23, *4*, 7 y *9*).

Solamente tiene un surco de desarrollo vestibular, que actúa como una línea de demarcación entre las cúspides mesiovestibular y distovestibular, que son de la misma medida mesiodistal.

La línea cervical por vestibular dibuja a veces un pico dirigido hacia la bifurcación de la raíz (v. fig. 12-23, *1*, *2*, *3*, *5* y *9*).

Las raíces pueden ser más cortas que las del primer molar, aunque pueden variar considerablemente en su desarrollo general. Normalmente están más juntas y sus ejes son casi paralelos. Pueden estar tan abiertas como las del primer molar (v. fig. 12-23, *5*) o fusionarse en toda o parte de su longitud (v. fig. 12-23, *8* y *9*).

Las raíces se inclinan distalmente con relación al plano oclusal de la corona; sus ejes forman con el plano oclusal un ángulo más agudo que en el primer molar. Al comparar todos los molares mandibulares, se observa que los primeros presentan esta angulación de las raíces con el plano oclusal; este ángulo es más agudo en el segundo molar, y en el tercero, todavía más (v. fig. 16-20).

Cara lingual

Se aprecian las siguientes diferencias con la cara lingual del primer molar (v. fig. 12-19):

1. La corona y la raíz del segundo molar mandibular convergen lingualmente, pero en un grado muy pequeño; desde esta cara se distingue muy poca superficie mesial o distal.
2. La dimensión mesiodistal en el cuello por lingual siempre es mayor que la del primer molar.
3. Las curvaturas mesial y distal de la corona que describen las áreas de contacto son más perceptibles desde la cara lingual porque tienen un nivel ligeramente inferior al del primer molar, especialmente en el área distal, que las del primer molar.

Cara mesial

Excepto por la diferencia de las mediciones tomadas desde la cara mesial, el segundo molar se diferencia muy poco del primero (v. figs. 12-20 y 12-24).

A menudo, la cresta cervical vestibular de la porción coronal es menos pronunciada y la cara oclusal puede estar más constreñida vestibulolingualmente (v. fig. 12-24, *2*, *8* y *10*).

La línea cervical tiene menos curvatura y su perfil vestibulolingual es recto y regular.

La raíz mesial es algo más aguda apicalmente. Cuando queda al descubierto parte de la raíz distal, es la de la porción vestibular. Recordemos que en el primer molar, cuando se podía ver la raíz distal desde la cara mesial, era de la porción lingual.

Cara distal

Desde esta cara, el segundo molar tiene forma semejante al primero, excepto por la ausencia de cúspide distal y de surco distovestibular (v. fig. 12-21). El área de contacto en la cara distal está centrada vestibularmente y equidistante entre la línea cervical y la cresta marginal.

Cara oclusal

La cara oclusal del segundo molar mandibular se diferencia considerablemente de la del primero (v. figs. 12-22 y 12-25). Estas variaciones sirven como señales o marcas de identificación. No existe la pequeña cúspide distal del primer molar y el lóbulo de desarrollo distovestibular es tan pronunciado como el lóbulo mesiovestibular, o más. No se observa ningún surco de desarrollo oclusal ni vestibularmente. Los surcos de desarrollo vestibular y lingual alcanzan

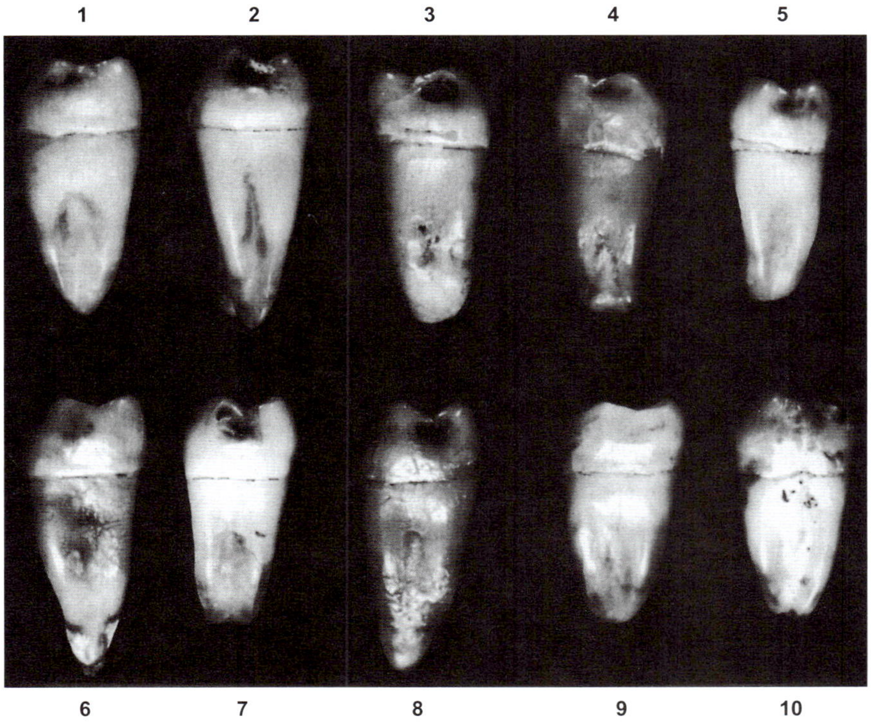

FIGURA 12-24 Segundo molar mandibular, cara mesial. Diez ejemplares característicos.

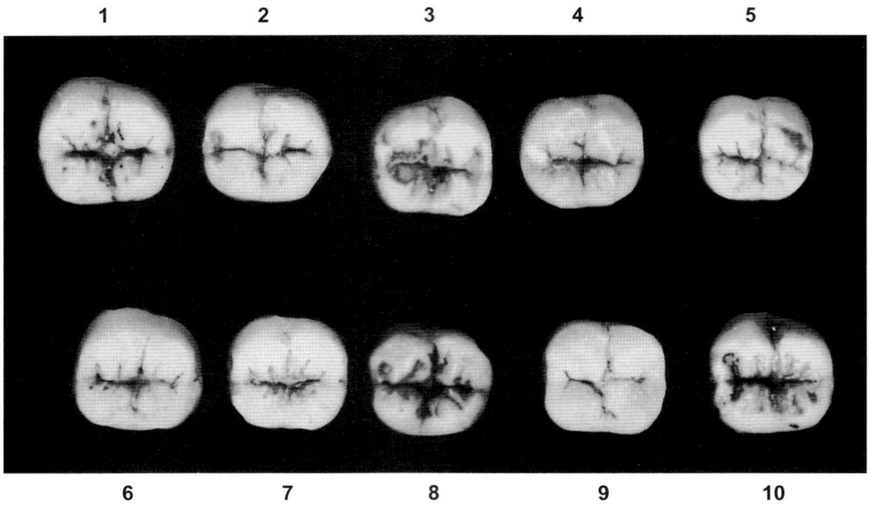

FIGURA 12-25 Segundo molar mandibular, cara oclusal. Diez ejemplares característicos.

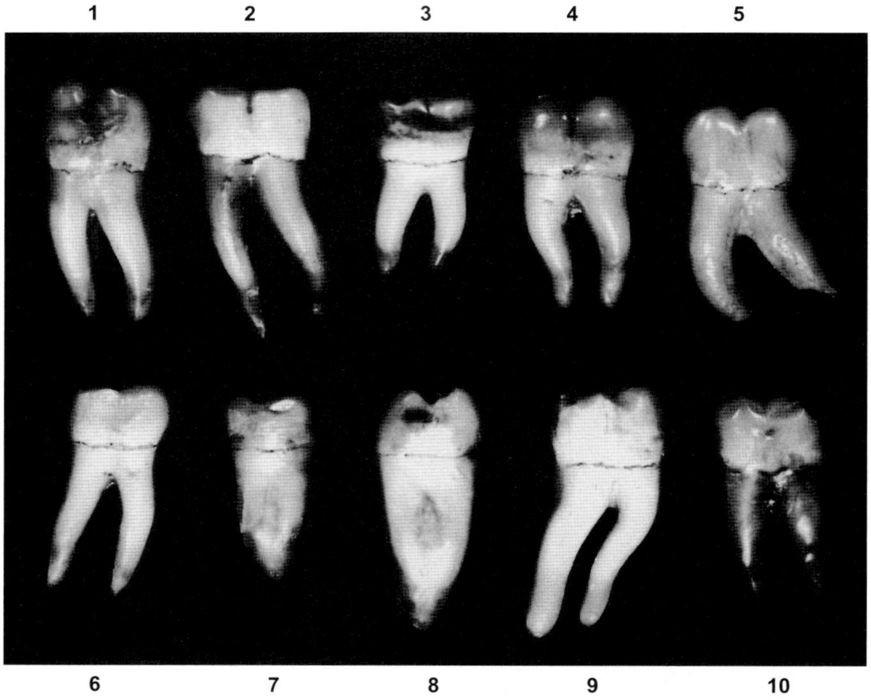

FIGURA 12-26 Segundo molar mandibular. Diez ejemplares con variaciones poco frecuentes. **1,** Dimensiones en las áreas de contacto mesiodistales casi iguales a las del cuello. **2,** Raíces retorcidas y muy largas. **3,** Ejemplar muy pequeño; raíces cortas. **4,** Raíces cortas para el gran tamaño de la corona. **5,** Raíces gruesas y, en general, malformadas. **6,** Corona enana, raíces muy largas. **7,** Cara mesial, no existe curva protectora vestibular, ni lingual. **8,** Raíces muy grandes; cara oclusal constreñida vestibulolingualmente. **9,** Raíces mal formadas. **10,** Corona ancha en sentido mesiodistal en el cuello; raíces cortas.

al surco de desarrollo central formando un ángulo recto, exactamente en la fosita central de la cara oclusal, y forman una cruz que divide la cara oclusal de la corona en cuatro partes casi iguales.

Generalmente, las vertientes cuspídeas de la cara oclusal no son tan lisas como las de los primeros molares porque están atravesadas por numerosos surcos suplementarios que irradian desde los surcos de desarrollo.

La cara oclusal de los segundos molares mandibulares presenta las siguientes características:

1. Muchos tienen la cara oclusal en forma rectangular (v. fig. 12-25, *7* y *9*).
2. Muchos muestran cervicalmente una eminencia considerable, sólo en el lóbulo mesiovestibular (v. fig 12-25, *1*, *3* y *6*).

3. Muchos segundos molares tienen el perfil de la curvatura de la corona más acusado por distal que por mesial y muestran en la superficie distooclusal un perfil de forma semicircular, a diferencia del perfil mesial, que es cuadrado.
4. La cresta cuspídea de la cúspide distovestibular transcurre por vestibular de la cresta cuspídea de la cúspide mesiovestibular (v. fig. 12-25, *2*, *3*, *8* y *10*, y fig. 12-22).

En antropología, las categorías morfológicas empleadas para describir las caras oclusales de los molares mandibulares están basadas en la topografía desarrollada por Gregory y Hellman[1] y Hellman[2]: *5-Y* significa molares con cinco cúspides colocadas de forma que cuando se miran desde la cresta lingual del diente, el patrón de las fisuras adopta la forma de una Y. La denominación *4-Y* se aplica a los molares como el *5-Y*, pero con sólo cuatro cúspides. La categoría *+5* se refiere a los molares con cinco cúspides colocadas de manera que el patrón de las fisuras parece una cruz. De forma parecida, el *+4* hace referencia a molares como el *+5*, pero con sólo cuatro cúspides. El criterio para determinar cuándo un patrón es Y o + es el contacto del metacónido con el hipocónido. Si hay contacto, el patrón tiene forma de Y; si no hay contacto, el patrón parece una + (fig. 12-27).

Tercer molar mandibular

En las figuras 12-27 a 12-37 se aprecia un tercer molar mandibular desde todas sus caras.

Varía considerablemente en los diferentes individuos y presenta numerosas alteraciones, tanto de forma como de posición. Complementa la función del segundo molar, y aunque rara vez está bien desarrollado, el tercer molar más habitual muestra un desarrollo irregular de la porción coronal, con raíces pequeñas más o menos malformadas. No obstante, su diseño sigue el patrón de todos los molares mandibulares, quedando más cerca del segundo molar mandibular que del primero en cuanto al número de cúspides

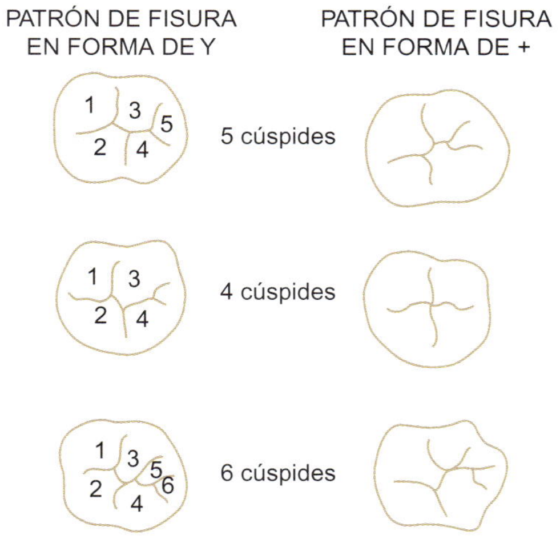

FIGURA 12-27 Patrones de molares mandibulares en el molar inferior derecho. Se observan patrones de fisuras en Y y en +. *1,* Protocónido; *2,* metacónido; *3,* hipocónido; *4,* entocónido; *5,* hipocónido; *6,* sexta cúspide.

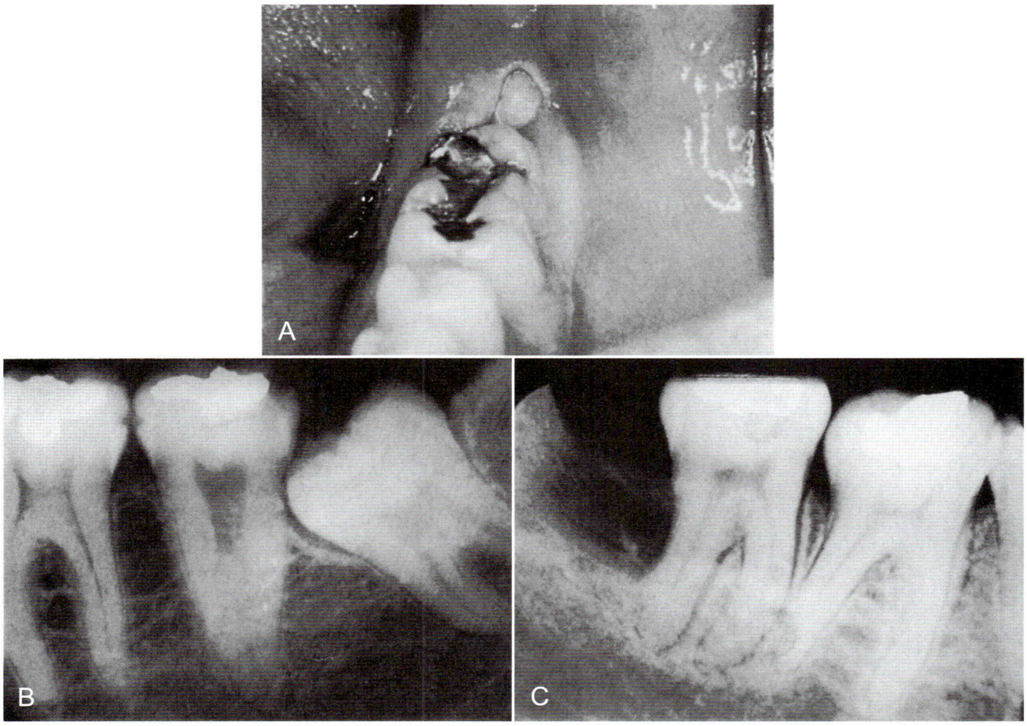

FIGURA 12-28 A, Tercer molar parcialmente erupcionado. **B,** Tercer molar impactado. **C,** Defecto inmediatamente después de la extracción de un tercer molar problemático. A menudo, la raíz distal del segundo molar no queda cubierta después de la extracción de un tercer molar parcialmente impactado, en especial si la raíz ha estado expuesta durante algún tiempo antes de la extracción.

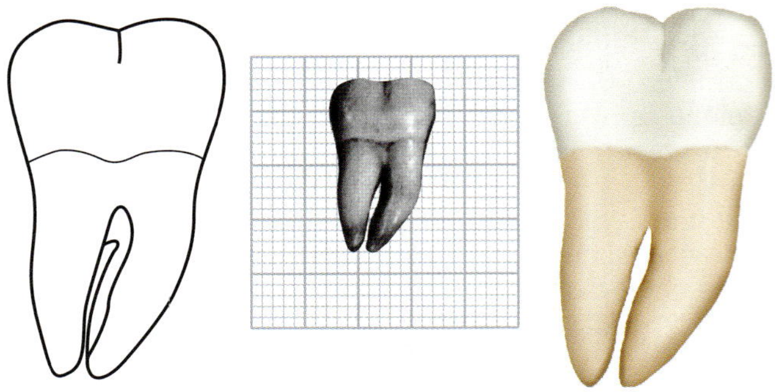

FIGURA 12-29 Tercer molar mandibular derecho, cara vestibular. (Cuadrícula = 1 mm^2.)

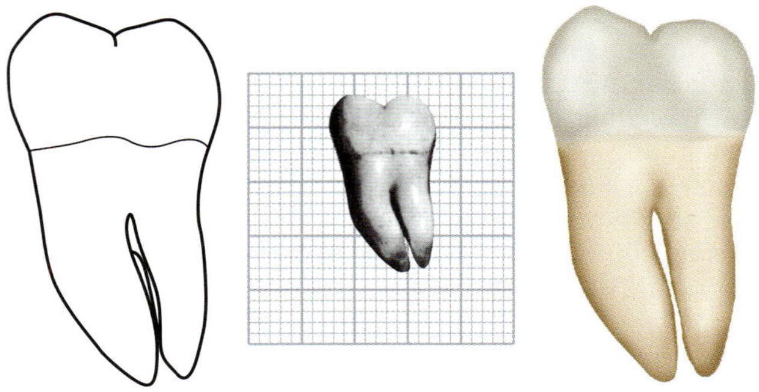

FIGURA 12-30 Tercer molar mandibular derecho, cara lingual. (Cuadrícula = 1 mm^2.)

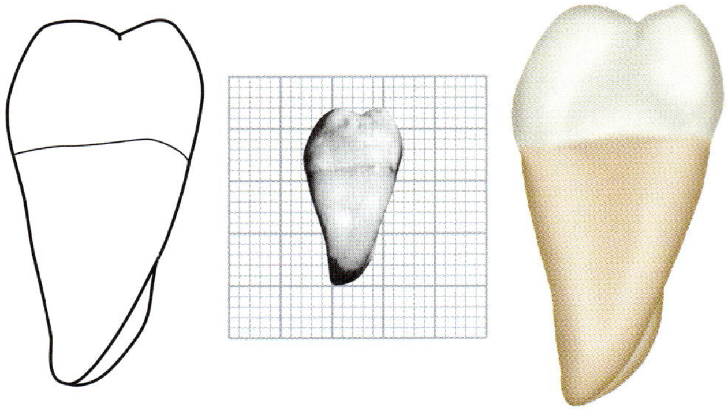

FIGURA 12-31 Tercer molar mandibular derecho, cara mesial. (Cuadrícula = 1 mm^2.)

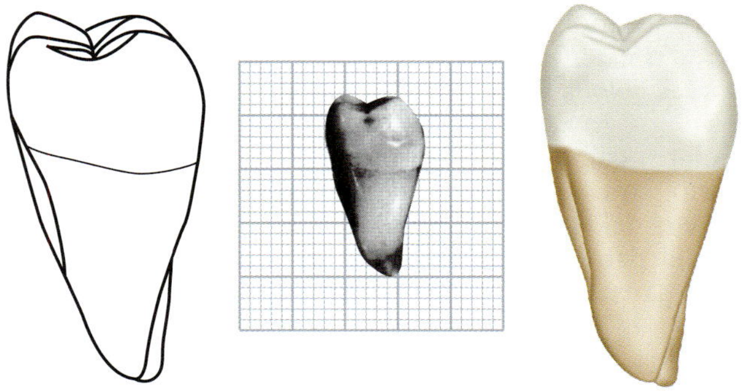

FIGURA 12-32 Tercer molar mandibular derecho, cara distal. (Cuadrícula = 1 mm^2.)

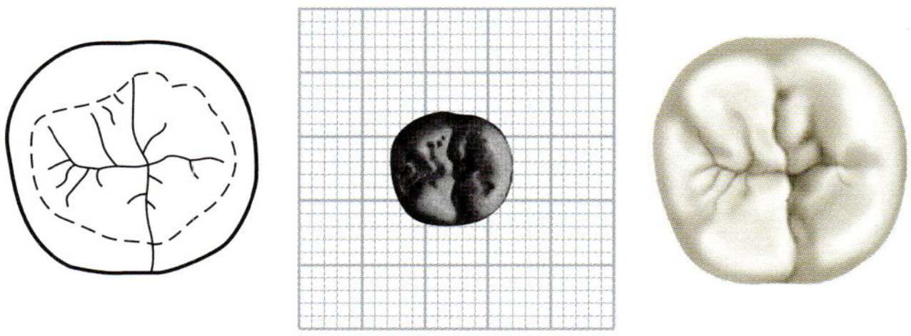

FIGURA 12-33 Tercer molar mandibular derecho, cara oclusal. (Cuadrícula = 1 mm^2.)

y a la forma oclusal. En ocasiones se ven terceros molares mandibulares bien formados, con tamaño y desarrollo semejantes a los del primer molar mandibular.

Muchas veces se ven terceros molares con cinco cúspides o más, con las coronas más grandes que las del segundo molar (tabla 12-3). En estos casos, la alineación y la oclusión con los otros dientes no son normales porque no hay espacio suficiente en el hueso alveolar de la mandíbula para alojar un diente tan grande y con una forma oclusal tan dispar.

Aunque es posible encontrar ejemplares enanos (v. fig. 12-37, *2*), la mayoría de los que no tienen un tamaño normal son más grandes, sobre todo en la porción coronal. Las raíces de estas formas superdesarrolladas pueden ser cortas y estar escasamente desarrolladas.

En los terceros molares maxilares es más frecuente la situación contraria: la mayoría de anomalías son de pequeño tamaño. Los terceros molares mandibulares tienen más posibilidades de estar impactados en la arcada total o parcialmente, debido principalmente a la pérdida del espacio que necesitan para su acomodación.

Si el tercer molar está congénitamente ausente en un lado del maxilar o de la mandíbula, lo más probable es que en el otro lado ocurra lo mismo. Sin embargo, no se ha encontrado una asociación significativa entre la agenesia del tercer molar maxilar y la del tercer molar mandibular. La erupción parcial del tercer molar mandibular puede originar trastornos periodontales en la cara distal de los segundos molares, incluso la reabsorción de la raíz distal del segundo molar (v. fig. 12-28). Cuando se trata de reparar un tercer molar, conviene recordar que la profundidad del esmalte de la cara oclusal es relativamente mayor que las del primer o segundo molares.

DESCRIPCIÓN DETALLADA DEL TERCER MOLAR MANDIBULAR VISTO DESDE TODAS SUS CARAS

Cara vestibular

Desde esta cara, el perfil de los terceros molares varía considerablemente; al mismo tiempo, todos mantienen unas características comunes (v. figs. 12-29 y 12-34).

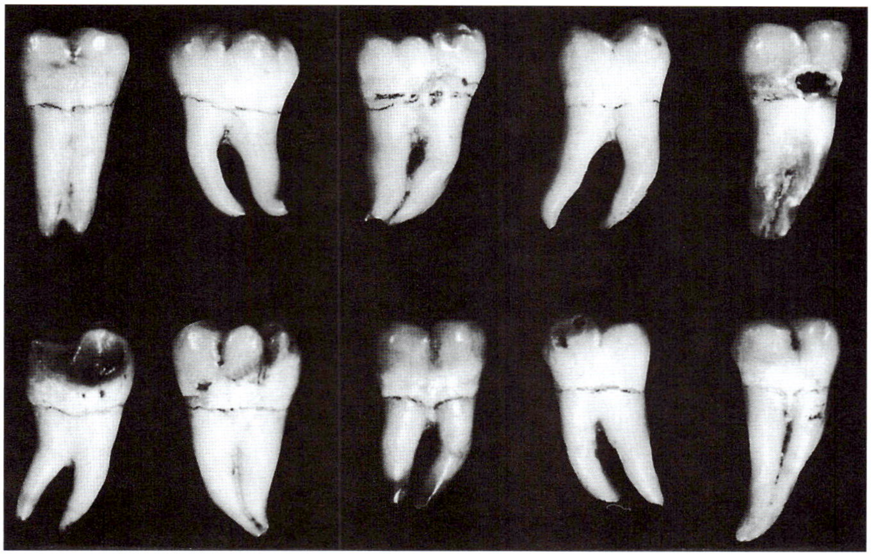

FIGURA 12-34 Tercer molar mandibular, cara vestibular. Diez ejemplares característicos.

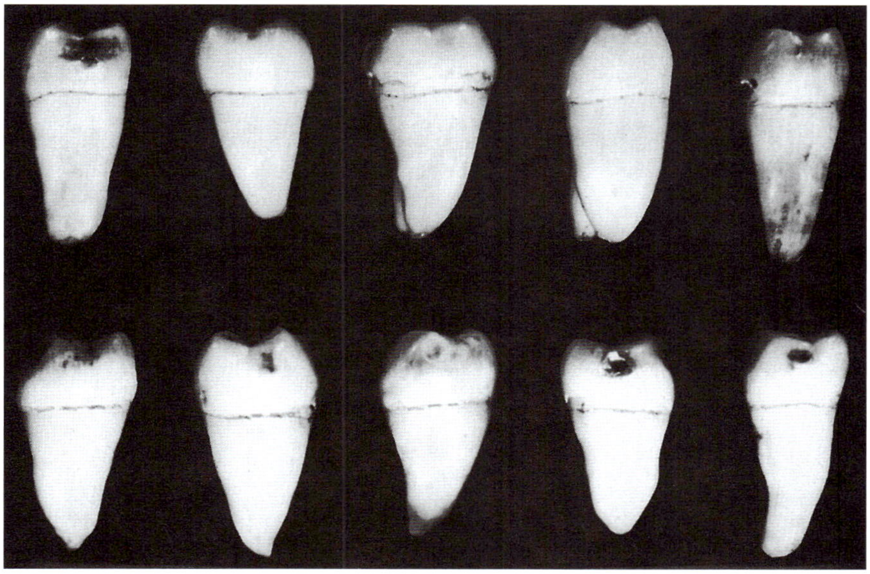

FIGURA 12-35 Tercer molar mandibular, cara mesial. Diez ejemplares característicos.

El perfil de la corona sigue la norma general de todos los molares mandibulares. La corona es más ancha en las áreas de contacto mesiodistal que en el cuello, las cúspides vestibulares son cortas y redondeadas y la cresta del contorno mesial y distal está a una distancia un poco mayor que la mitad de la distancia entre la línea cervical y la punta de las cúspides. El tipo de molar que se adapta mejor a las relaciones oclusales con los otros dientes es el de cuatro cúspides; es más pequeño y desde su cara vestibular se ven solamente dos cúspides vestibulares (v. fig. 12-34, *1*, *4*, *5*, *8*, *9* y *10*).

El tercer molar más frecuente es el de sólo dos raíces, una mesial y otra distal, normalmente más cortas, con un menor desarrollo general que las raíces del primer y segundo molares, y una inclinación distal en relación al plano oclusal también mayor. Las raíces pueden estar separadas con una bifurcación evidente, o bien fusionadas total o parcialmente (v. fig. 12-34).

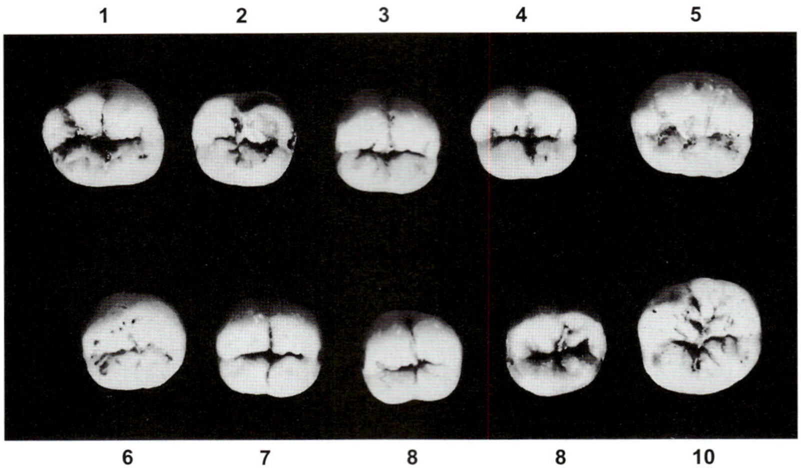

FIGURA 12-36 Tercer molar mandibular, cara oclusal. Diez ejemplares característicos.

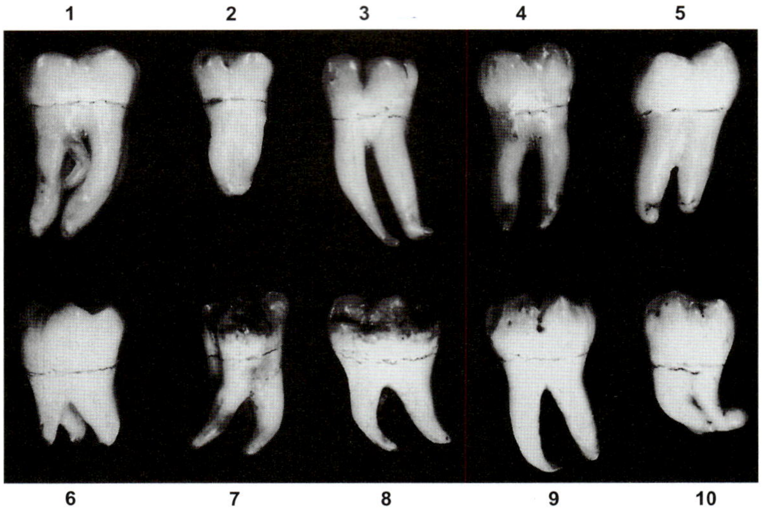

FIGURA 12-37 Tercer molar mandibular. Diez ejemplares con variaciones poco frecuentes. **1,** Tamaño muy grande, raíz extra lingual. **2,** Molar enano, cúspide extra, inusual; raíces fusionadas. **3,** Corona parecida a la del primer molar, raíces delgadas y largas. **4,** Forma muy parecida a la del segundo molar. **5,** Corona grande; raíces mal formadas. **6,** Corona con múltiples cúspides; raíces enanas. **7,** Ningún parecido con la forma funcional típica. **8,** Corona grande; raíces enanas. **9,** Corona y raíces con formas extrañas. **10,** Corona larga cervicooclusalmente; raíces fusionadas y malformadas.

TABLA 12-3 Tercer molar mandibular

Primeros signos de calcificación	8-10 años
Esmalte completado	12-16 años
Erupción	17-21 años
Raíz completada	18-25 años

TABLA DE MEDIDAS

	LONGITUD CERVICO-OCLUSAL DE LA CORONA	LONGITUD DE LA RAÍZ	DIÁMETRO MESIODISTAL DE LA CORONA	DIÁMETRO MESIODISTAL DE LA CORONA EN EL CUELLO	DIÁMETRO VESTIBULO-LINGUAL O BUCOLINGUAL DE LA CORONA	DIÁMETRO VESTIBULO-LINGUAL O BUCOLINGUAL DE LA CORONA EN EL CUELLO	CURVATURA MESIAL DE LA LÍNEA CERVICAL	CURVATURA DISTAL DE LA LÍNEA CERVICAL
Dimensiones* aconsejadas para la técnica de modelado	7,0	11,0	10,0	7,5	9,5	9,0	1,0	0,0

*En milímetros.

Cara lingual

En relación con la cara vestibular, poca cosa se puede añadir al describir la cara lingual. El tercer molar mandibular, cuando está bien desarrollado, se parece ordinariamente a la forma del segundo molar, excepto en el tamaño y en el desarrollo de las raíces (v. fig. 12-30).

Cara mesial

Por esta cara, el diente se parece al segundo molar mandibular, excepto en las dimensiones (v. figs. 12-31 y 12-35). Por supuesto, las raíces son más cortas, y la mesial es más cónica desde el cuello hasta el ápice. Normalmente, el ápice de la raíz mesial es más puntiagudo.

Cara distal

El aspecto anatómico de la mitad distal del diente es muy parecido al del segundo molar excepto en las dimensiones (v. fig. 12-3).

Los ejemplares con coronas de gran tamaño tienen forma más esferoidal por debajo de la línea cervical. La raíz distal se ve pequeña, tanto en longitud como en dimensión vestibulolingual, cuando se compara con el gran tamaño de la corona.

Cara oclusal

La cara oclusal del tercer molar mandibular es muy parecida a la del segundo molar mandibular en los casos en que el tercer molar mandibular esté bien desarrollado, con una alineación correcta que consiga una buena oclusión (v. fig. 12-36, *2*, *3*, *4* y *6* a *9*). Tiende a un perfil más redondeado y una distancia vestibulolingual más pequeña en la mitad distal (v. fig. 12-33).

Referencias

1. Gregory WK, Hellman M: The crown patterns of fossils and recent human molar teeth and their meaning, *Nat Hist* 26:300, 1926.
2. Hellman M: Our third molar teeth: their eruption, presence and absence, *Dent Cosmos* 78:750, 1936.

Bibliografía

Alexandersen V, Carlsen O: Mandibular third molar: the root complex. 2. Morphogenetic considerations, *Tandlægebladet* 66:53, 1962.

Ash MM et al: A study of periodontal hazards of third molars, *J Periodont* 33:209, 1962.

Banks HV: Incidence of third molar development, *Angle Orthod* 4:223, 1934.

Comas J: *Manual of physical anthropology*, Springfield, IL, 1960, Charles C Thomas.

Garn SM, Arthur BL, Vicinus JH: Third molar polymorphism and its significance to dental caries, *J Dent Res* 42:1344, 1963.

Goblirsch AN: A study of third molar teeth, *J Am Dent Assoc* 17:1849, 1930.

Hellman M: Racial characters in the human dentition, *Proc Am Philos Soc* 67:157, 1928.

Nanda RS: Agenesis of the third molar in man, *Am J Orthod* 40:698, 1954.

Use el CD-ROM para ver las animaciones y las fichas de repaso. Visite la página web de evolve para acceder a recursos de estudio adicionales.

13

Cámara pulpar y conductos radiculares

En este capítulo vamos a estudiar detalladamente la cámara pulpar y los conductos radiculares a través de cortes anatómicos de los dientes, pero antes analizaremos la terminología y las características esenciales de estas estructuras. Dedicamos una breve sección a la visualización radiológica de la cámara y los conductos. A continuación, repasaremos las fracturas de las coronas de los dientes y las raíces y, finalmente, se considerarán las relaciones que mantienen los dientes con el conducto mandibular.

El empleo de términos como **cámara pulpar, cavidad pulpar** o **pulpa coronal** para designar la parte de la corona que está ocupada normalmente por tejido blando, varía según el anatomista; sin embargo, como el uso de los vocablos **pulpa radicular, conducto pulpar** y **conducto radicular** dependen de las preferencias del profesional, se debe considerar correcto su empleo y respetar su uso. Estas dos clases de términos relativos a la corona y la raíz se consideran con el mismo significado, aunque pueden tener diferencias contextuales discutibles.

Pulpa, cámara y conductos

La parte de la corona y de la raíz que contienen los tejidos pulpares se ha dividido arbitrariamente en *cámara pulpar* y *conducto pulpar* (fig. 13-1). Para poder comprender la complejidad de estas estructuras es preciso estudiar los dientes mediante diferentes cortes anatómicos longitudinales y transversales, utilizando el diente más representativo de cada caso.

El tejido pulpar es el componente de tejido blando del diente, que ocupa su cavidad interna (cámara y conductos). En general, el contorno del tejido pulpar coincide con el perfil externo del diente (el contorno de la cámara se corresponde con la forma de la corona, mientras que el de los conductos radiculares concuerda con las raíces del diente).

La pulpa dental procede del mesénquima y tiene asignadas un número importante de funciones: formativa, nutritiva, sensorial y defensiva. Su función inicial es la formación de dentina durante el período de desarrollo. El complejo sistema sensorial de la pulpa dental controla el flujo sanguíneo y es responsable o mediador de la sensación de dolor. La formación de dentina secundaria o de reparación (osteodentina) representa una respuesta defensiva frente a un irritante, sea de naturaleza mecánica, química, térmica o bacteriana. La dentina reactiva acostumbra a quedar limitada al área afectada de la pulpa. A veces, es difícil o imposible diferenciar los cambios reactivos (respuestas frente a agresiones), de los cambios estrictos debidos a la edad.

Radiografías

El empleo de rayos X o de radiografías digitales para el diagnóstico y tratamiento de las enfermedades de la pulpa requiere saber interpretar las características morfológicas de la cámara y los conductos, que al poseer tres dimensiones, quedan reducidas a una imagen «bidimensional». Las radiografías dentales anteroposteriores muestran una visión vestibulolingual, en un solo plano, de las estructuras duras del diente y de los espacios radiolúcidos de la pulpa y los conductos radiculares (fig. 13-2). Las perspectivas mesiodistales de los cortes longitudinales sólo pueden verse accidentalmente (malposiciones, rotaciones dentales). Por ello, la anatomía radiológica de la cavidad pulpar en sentido mesiodistal es bastante desconocida. La radiología de la cámara y los conductos se estudia con detalle más adelante.

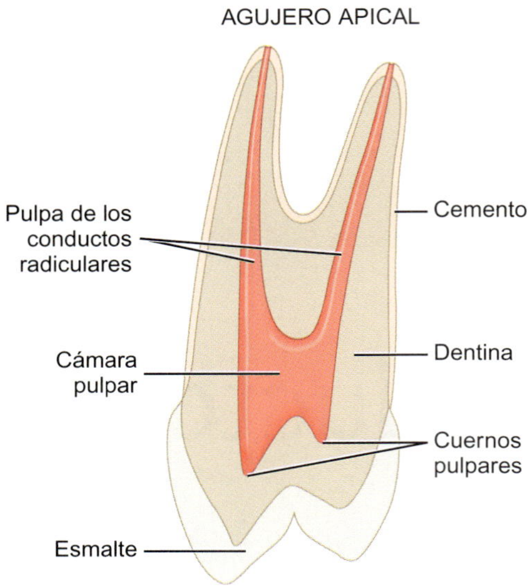

FIGURA 13-1 Corte vestibulolingual de un premolar maxilar.

TAMAÑO DE LA CÁMARA PULPAR

El tamaño de la cámara pulpar depende de la edad del diente y de los antecedentes de traumatismos previos. La dentina secundaria se genera de forma continua durante toda la vida del diente, es un proceso normal que dura mientras el diente se mantiene vital. Sin embargo, no es un proceso uniforme, porque los odontoblastos del techo y del suelo de la cámara producen mayor cantidad de dentina secundaria que los odontoblastos que están en las paredes de la cámara[1]. Por tanto, el tamaño de la cámara es mucho mayor en los individuos jóvenes que en los adultos (fig. 13-3, *A* y *B*). Esto debe tenerse en cuenta antes de practicar un tallado, especialmente en las personas jóvenes.

Muchas lesiones traumáticas, si son importantes, pueden originar la formación de un tipo distinto de dentina secundaria. La dentina reparadora como respuesta a una irritación puede ser causada por caries dental, abrasión, erosión o por intervenciones odontológicas. Esta respuesta tiene una naturaleza protectora, pero en años posteriores puede convertirse en una desventaja ya que el espacio que contiene la pulpa es limitado. Conviene comparar el tamaño de la cavidad pulpar con el de los otros dientes. Si se comprueba que la calcificación es un fenómeno localizado y es extensa, lo más prudente será practicar un tratamiento endodóncico antes de proceder a cualquier otro procedimiento restaurador. La opción de la endodoncia se evaluará en el caso de que exista una calcificación extrema en un diente que esté programado para un tratamiento restaurador complicado.

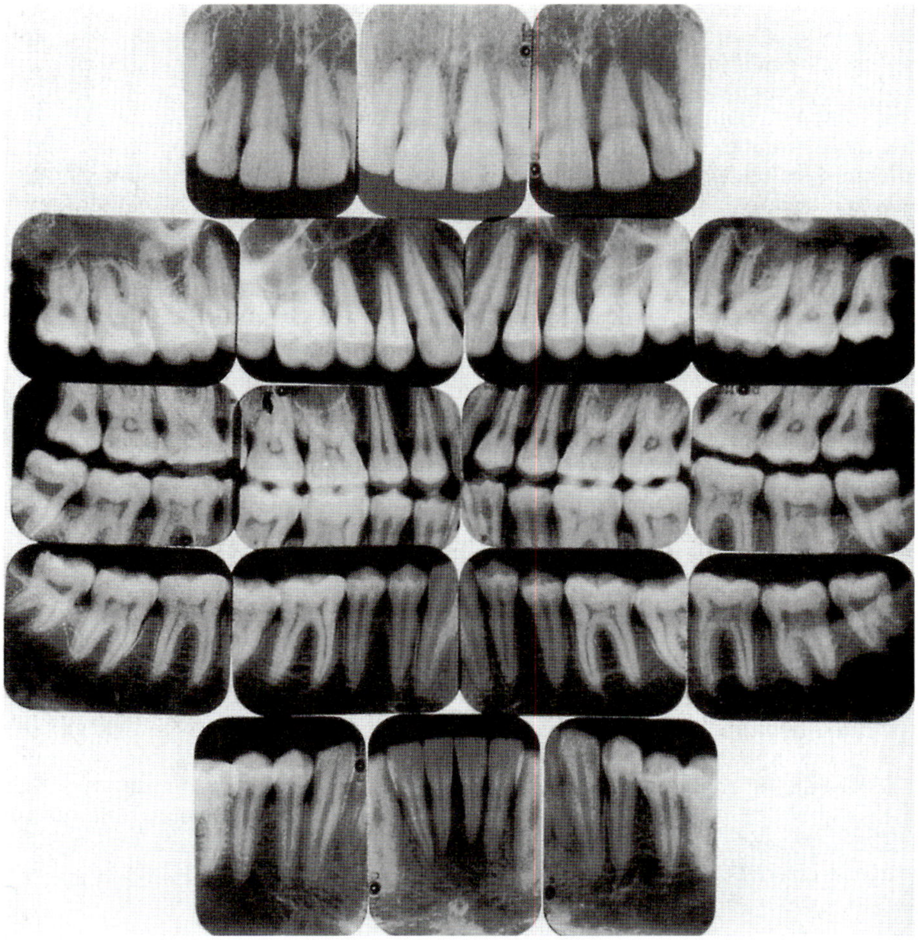

FIGURA 13-2 Exploración radiográfica dental.

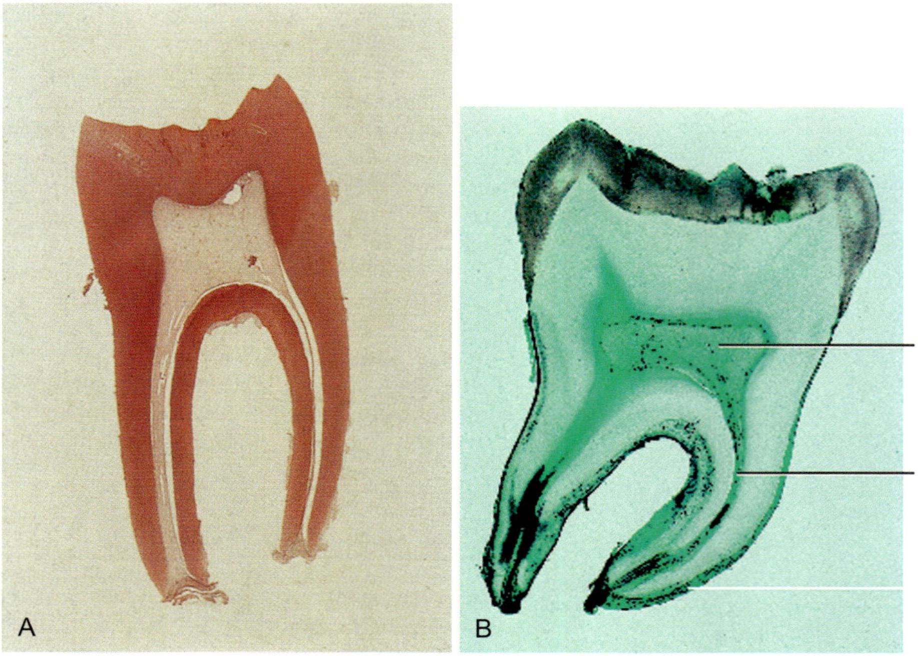

FIGURA 13-3 Comparación del tamaño de las pulpas en dos primeros molares mandibulares sanos permanentes, a diferentes edades. **A,** La cámara pulpar es grande (×8 aumentos). **B,** La pulpa está reducida en gran parte de su tamaño (×8 aumentos).

(**A,** De Berkovitz BKB, Holland GR, Moxham BJ: *Oral anatomy, histology, and embryology,* 3.ª ed., St. Louis, 2002, Mosby; **B,** de Avery JK, Chiego DJ: *Essentials of oral histology and embryology,* 3.ª ed., St. Louis, 2006, Mosby.)

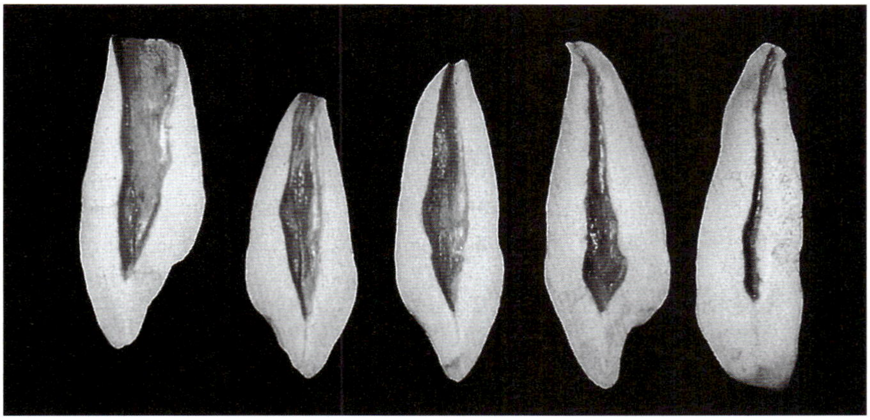

FIGURA 13-4 Canino maxilar. Cortes vestibulolinguales en varias fases de desarrollo. **1,** Corona completada; raíz parcialmente completada con gran cavidad pulpar, abertura ancha en el extremo apical. **2,** Diente casi completado, excepto la falta de constricción del agujero apical. **3,** Canino de individuo joven con gran cavidad pulpar y extremo radicular completado. **4,** Canino característico de un adulto que muestra la constricción del agujero apical. **5,** Canino de un individuo anciano con la cámara pulpar y el conducto radicular estrechados; este ejemplar ha perdido la forma original de la corona por desgaste funcional.

Agujero apical

El paquete neurovascular nutre el contenido interno de la pulpa y penetra a través de los **agujeros apicales** o foramina (v. fig. 13-1). Cuando la raíz empieza a desarrollarse, el agujero apical es más grande que la cámara pulpar (fig. 13-4, *1*), pero se va constriñendo hasta que la raíz está completamente formada (fig. 13-4, *2* a *5*).

Es posible que algún diente presente múltiples agujeros apicales. Si éstos tienen un tamaño suficiente, el trecho que conduce al conducto principal recibe el nombre de **conducto suplementario** o **conducto lateral** (fig. 13-5). Si el conducto radicular se ramifica en múltiples conductos finos, se habla de *sistema en delta*[2] debido a su complejidad (fig. 13-6).

Delimitación de la cavidad pulpar y de los conductos

La unión amelocementaria (UAC) no está exactamente a la altura en que acaba la cámara pulpar y empieza el conducto (fig. 13-1). Esta demarcación se observa macroscópicamente pero se puede visualizar mediante la exploración de la UAC

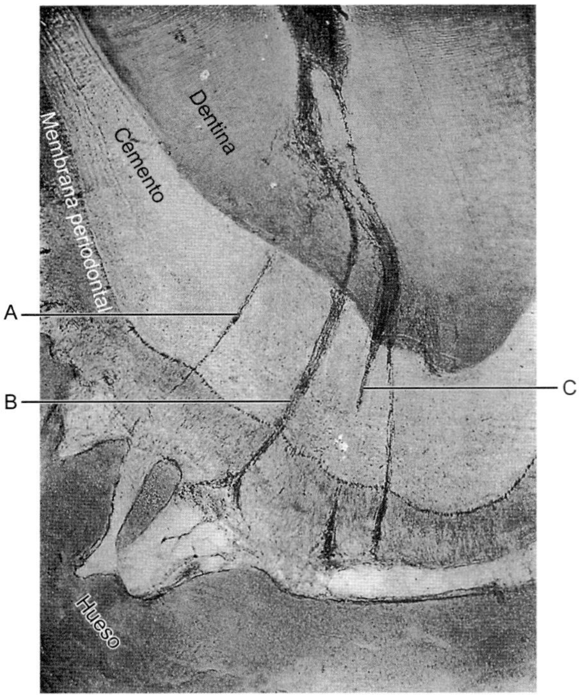

FIGURA 13-5 Corte a través del ápice de una raíz, que muestra múltiples conductos *(A* a *C)*. Se ven tres conductos dentro de la dentina, pero un conducto se divide en la unión cemento-dentina *(C)*, sumando un total de cuatro pequeños conductos que salen de la superficie cementada de la raíz (Talbot).

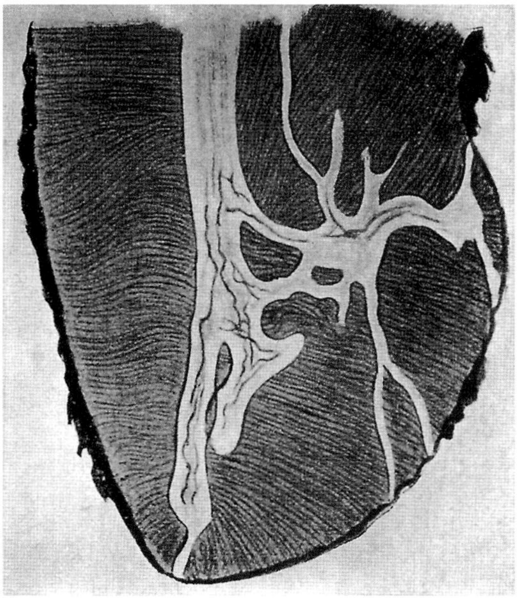

FIGURA 13-6 Extremo apical de la raíz, que muestra un canal principal y un sistema delta apical accesorio.

(De Riethmuller RH: The filling of root canals with Prinz' paraffin compound, *Dent Cosmos* 56:490, 1914.)

(v. fig. 2-16) y por la distinción radiográfica de la diferencia de densidad del esmalte y de la dentina de las caras mesial y distal. El esmalte cubre la superficie externa de la dentina que forma parte de la cámara pulpar, mientras que el cemento cubre completamente la cara externa dentinal del conducto radicular. La delimitación es más simple en los dientes multirradiculares porque la cavidad pulpar del interior de la raíz es el conducto radicular y el resto de la cavidad pulpar es la cámara de la pulpa. Microscópicamente, la pulpa de la cámara contiene más células que la pulpa del conducto radicular. En la cámara pulpar coronal, los odontoblastos son cuboidales y se vuelven aplanados a medida que se acercan al ápice. La transición de la cámara a los conductos no está estrictamente demarcada microscópicamente y macroscópicamente tampoco tiene unos límites precisos.

Cuernos pulpares

Las proyecciones o prolongaciones en el techo de la cámara pulpar corresponden a las cúspides principales o a lóbulos de la corona. Los tejidos pulpares que ocupan estas prolongaciones se llaman astas o **cuernos pulpares** (fig. 13-7). La prominencia de las cúspides o lóbulos se corresponde con el desarrollo de los cuernos pulpares. Si las cúspides o los lóbulos vestibulares son voluminosos (como en los individuos jóvenes), es de esperar que los cuernos pulpares por debajo de estas estructuras sean también prominentes (v. fig. 13-8, *B*, *6*). Estas proyecciones se vuelven menos destacadas con el tiempo debido a la formación de dentina secundaria (v. fig. 13-8, *B*, *1*).

Aplicaciones clínicas

Una de las funciones principales de los dentistas es prevenir, detectar y tratar las enfermedades y las alteraciones que afectan a la dentición. Es necesario que el profesional conozca la localización y el tamaño de las cavidades de la pulpa para que durante los procedimientos operatorios no se acerque innecesariamente a ella. También incumbe al clínico conocer la situación del conducto mandibular y del nervio dentario inferior.

Asimismo los tratamientos endodóncicos requieren un conocimiento profundo de la pulpa. La perforación durante la preparación de acceso, los errores en la localización de los conductos o la perforación de la superficie radicular pueden conducir a la pérdida final del diente. Además, el profesional que se interese por la endodoncia debe conocer el tamaño y la localización de la cámara pulpar, así como el número posible de raíces y conductos.

La detección radiográfica de todas las raíces o conductos accesorios no siempre es posible, aunque la forma de la corona puede ser un indicio de la existencia de conductos adicionales. Aun así, el clínico debe saber reconocer algunos signos internos que hagan sospechar la existencia de conductos accesorios al practicar un tratamiento endodóncico. El conocimiento profundo de la cavidad pulpar de la dentición permanente es esencial para conseguir prevenir, detectar y tratar con éxito las enfermedades de los dientes.

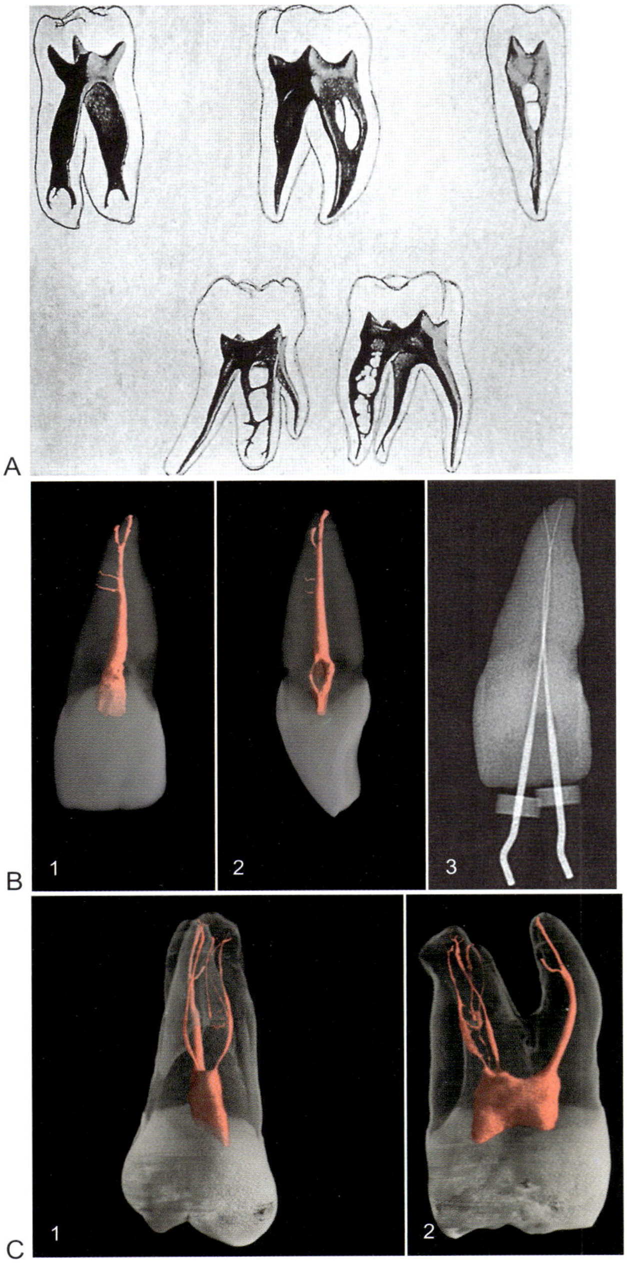

FIGURA 13-7 **A,** Cavidades pulpares de un molar y un bicúspide. Obsérvense la prominencia de los cuernos pulpares y la complejidad de los sistemas de las cámaras y de los conductos radiculares. **B,** Microtomografía computarizada de la anatomía dental (resolución: 36 μm). *1,* Vista clínica del diente número 9 en la que se observan dos canales accesorios y una ápicobifurcación del conducto radicular. *2,* Vista mesiodistal del diente mostrado en 1. *3,* Vista radiográfica de la longitud de trabajo en la que dos limas están situadas en los dos agujeros apicales. **C,** Microtomografía computarizada de la anatomía dental en un espécimen más complejo (resolución: 36 μm). *1,* Visión clínica del diente número 3 donde se observa en masiovestibular y en distovestibular un fino canal adicional en las tres raíces. *2,* Vista mesiodistal del diente mostrado en 1.

(**A,** De Riethmuller RH: The filling of root canals with Prinz' paraffin compound, *Dent Cosmos* 56:490, 1914. **B** y **C,** De Cohen S, Hargreaves KM: *Pathways of the pulp*, 9.ª ed., St. Louis, 2006, Mosby.)

Cavidad pulpar de los dientes maxilares

INCISIVO CENTRAL MAXILAR

Sección vestibulolingual (fig. 13-8, *A*)

La cavidad pulpar sigue el contorno general de la corona y la raíz. La cámara pulpar es muy estrecha en la región incisal. Si se produjera una gran cantidad de dentina secundaria o irritativa, esta porción de la cámara pulpar podría quedar parcial o totalmente obliterada (fig. 13-8, *A*, *3*). En la región cervical, la cámara pulpar aumenta su tamaño hasta conseguir una dimensión vestibulolingual mayor.

Debajo del área cervical, el conducto radicular se estrecha gradualmente hasta la constricción del ápice (constricción apical). El agujero apical se localiza normalmente cerca de la punta de la raíz, pero puede estar ligeramente hacia la cara vestibular (fig. 13-8, *A*, *3*, *4* y *5*) o lingual de la raíz (fig. 13-8, *A*, *1* y *6*). Debido a que este fenómeno está muy generalizado, se ha aconsejado que el relleno del conducto quede no más cerca de a 1 mm del ápice radiográfico de la raíz. Sin embargo, con el localizador electrónico de ápices, actualmente el profesional puede llegar con más confianza al ápice sin sobrepasarlo.

Sección mesiodistal (fig. 13-8, *B*)

La cámara pulpar es más ancha en sentido mesiodistal que en sentido vestibulolingual. La cavidad de la pulpa coincide con la forma general de la superficie externa del diente. Si existen o han existido mamelones prominentes (v. fig. 1-10, *B*), no es inusual encontrar prolongaciones definidas de los cuernos pulpares en la región incisal del diente (fig. 13-8, *B*, *5* y *6*). La cavidad pulpar se va estrechando regularmente a todo lo largo hasta alcanzar la constricción apical. La posición del agujero apical acostumbra a quedar ligeramente por fuera del centro de la punta de la raíz, aunque algunas foraminas se desvían considerablemente del ápice de la raíz (fig. 13-8, *B*, *6*).

Secciones transversales a nivel cervical y a nivel radicular medio (fig. 13-8, *C* y *D*)

La cavidad pulpar es más ancha cerca de la línea cervical y la cámara pulpar acostumbra a estar centrada en la dentina de la raíz (fig. 13-8, *C*, *1* a *5*). En los individuos jóvenes, la cámara pulpar tiene forma triangular, con la base del triángulo en la cara vestibular de la raíz (fig. 13-8, *C*, *5*). Cuando aumenta la cantidad de dentina secundaria o reactiva, la cámara se vuelve más redondeada, incluso adopta el aspecto de media luna (fig. 13-8, *C*, *3*, *4* y *6*). El perfil de la raíz en el cuello suele ser triangular con los ángulos redondeados (fig. 13-8, *C*, *5* y *6*), mientras que otros son más rectangulares con los ángulos redondeados (fig. 13-8, *C*, *1* a *4*). La raíz y el conducto radicular acostumbran a ser más redondeados en la parte media de la raíz (fig. 13-8, *D*, *1* a *6*) que en el cuello. La anatomía de la parte media de la raíz es esencialmente la misma que la que se observa en el cuello, pero con todas las dimensiones más pequeñas.

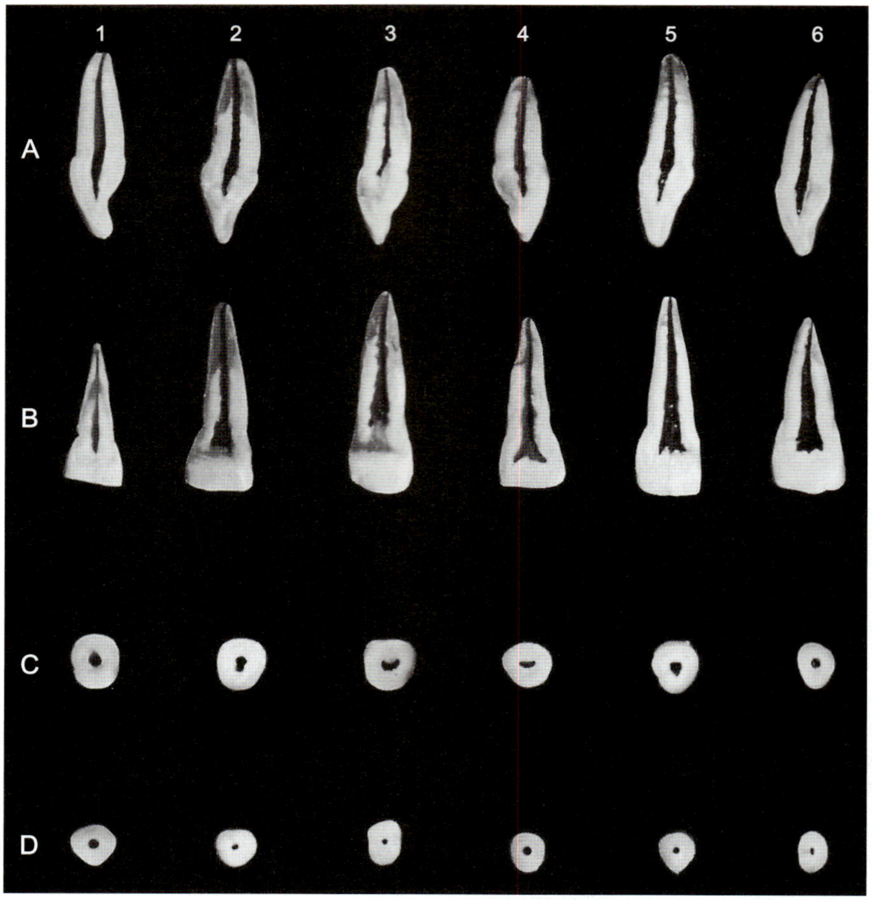

FIGURA 13-8 Incisivo central maxilar; sección de dientes naturales. **A,** *1* a *6,* secciones vestibulolinguales. Esta proyección no se puede ver en las radiografías dentales. **B,** *1* a *6,* secciones mesiodistales. **C,** *1* a *6,* secciones cervicales de las raíces. **D,** *1* a *6,* secciones por la parte media de las raíces.

INCISIVO LATERAL MAXILAR

Sección vestibulolingual (fig. 13-9, *A*)

La anatomía del incisivo lateral es semejante a la del incisivo central. La cavidad pulpar generalmente sigue el contorno de la corona y de la raíz. Los cuernos pulpares acostumbran a destacarse. La cámara pulpar es estrecha en la región incisal y puede ensancharse mucho en el cuello del diente (fig. 13-9, *A, 1, 2, 3* y *5*). En los dientes carentes de este ensanchamiento cervical, la cámara pulpar tiene un conducto radicular que se estrecha suavemente hasta la constricción apical (fig. 13-9, *A, 4* y *6*). Muchos agujeros apicales se localizan en la zona vestibulolingual de la punta de la raíz (fig. 13-9, *A, 1, 4* y *6*), mientras que otros lo hacen en la cara vestibular (fig. 13-9, *A, 2* y *3*) o lingual de la raíz (fig. 13-9, *A, 5*).

Sección mesiodistal (fig. 13-9, *B*)

La cavidad pulpar sigue precisamente el contorno externo del diente. Las prolongaciones de la pulpa o de los cuernos pulpares parecen estar achatadas cuando se observan desde la cara vestibular del diente. La cámara pulpar y el conducto se estrechan gradualmente hacia el ápice, que presenta con frecuencia una curva hacia distal en la región apical (fig. 13-9, *B, 1* a *4* y *6*).

Secciones transversales a nivel cervical y a nivel radicular medio (fig. 13-9, *C* y *D*)

La sección transversal cervical muestra la cámara pulpar centrada en la raíz. La forma de la raíz de este diente presenta una gran variabilidad (v. estudio del incisivo lateral en el cap. 6). El perfil de este diente puede ser triangular, oval o redondeado (fig. 13-9, *C, 1* a *6*). La forma de la cámara pulpar generalmente coincide con el perfil de la raíz, aunque la presencia de dentina secundaria puede estrechar el conducto significativamente (fig. 13-9, *D, 4* y *6*).

CANINO MAXILAR

Sección vestibulolingual (fig. 13-10, *A* y *D*)

El canino maxilar tiene la raíz con la dimensión vestibulolingual mayor de todos los dientes. Como la cavidad pulpar corresponde estrechamente al contorno de la raíz, el tamaño de la cámara pulpar de este diente también es el mayor de toda la boca.

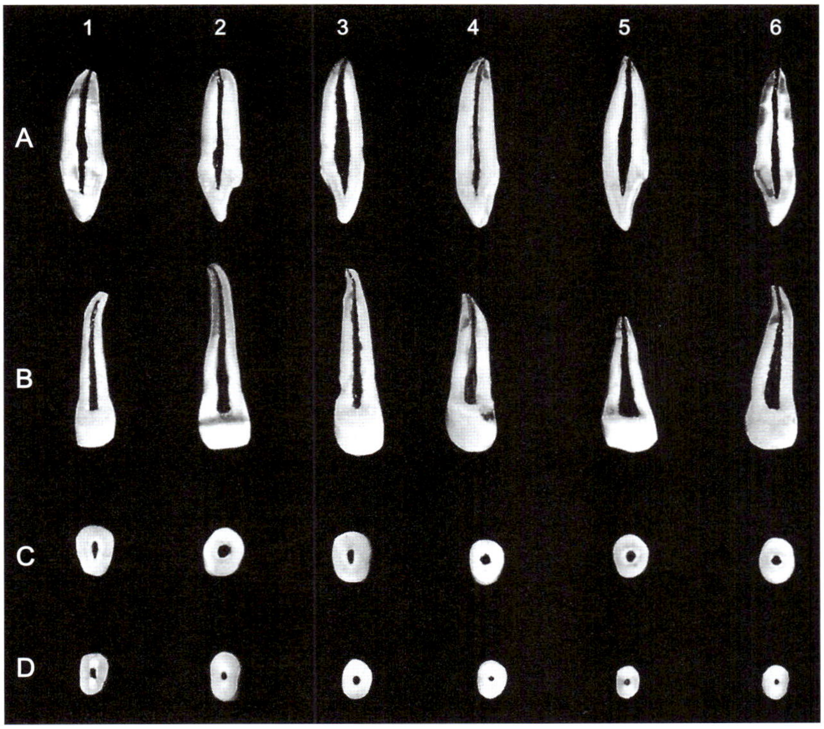

FIGURA 13-9 Incisivo lateral maxilar; sección de dientes naturales. **A,** *1* a *6,* secciones vestibulolinguales. Esta proyección no se puede ver en las radiografías dentales. **B,** *1* a *6,* secciones mesiodistales. **C,** *1* a *6,* secciones cervicales de las raíces. **D,** *1* a *6,* secciones por la parte media de las raíces.

La superficie incisal del canino corresponde a la forma de la corona. Si existe una cúspide voluminosa, también existirá una larga y estrecha proyección de la cámara pulpar (el cuerno pulpar). La cámara pulpar y el tercio incisal o la mitad del conducto radicular pueden ser muy anchos y muestran una constricción muy brusca del conducto en la región apical, que se va estrechando suavemente hacia el ápice (fig. 13-10, *A, 4, 5, 6* y *8; D, 16, 17 y 18*). En otras ocasiones, el canal se estrecha uniformemente desde la cámara pulpar hasta el ápice de la raíz (fig. 13-10, *A, 9; D, 10, 11, 13* y *14*).

Algunos caninos presentan curvas pronunciadas en la región apical (fig. 13-10, *A, 3* y *7*). El agujero apical puede salir de la punta de la raíz (fig. 13-10, *A, 2* y *5* a *8; D, 11, 17* y *18*) o labialmente al ápice (fig. 13-10, *A, 1, 3* y *4; D, 12* a *16*).

Sección mesiodistal (fig. 13-10, *B* y *E*)

La cavidad pulpar se ve mucho más estrecha desde la cara mesiodistal. La dimensión y el grado de conicidad del conducto del canino maxilar son muy semejantes a los de los incisivos centrales y laterales; sin embargo, el canino tiene una raíz mucho más larga. La cavidad pulpar se estrecha uniformemente desde la región incisal hasta el agujero apical. Puede existir una curvatura mesial o distal en el ápice de la raíz (fig. 13-10, *B, 1, 4, 6* y *8; E, 14, 17* y *18*). El agujero apical puede salir de la punta de la raíz (fig. 13-10, *B, 1, 3* a *5, 7* y *9; E, 10, 11, 13, 14, 17* y *18*) o ligeramente por mesial o distal (fig. 13-10, *B, 2, 6* y *8; E, 12, 15* y *16*).

Sección transversal cervical (fig. 13-10, *C*)

La raíz y la cavidad pulpar tienen forma oval (fig. 13-10, *C, 6, 7* y *9*), triangular (fig. 13-10, *C, 8*) o elíptica (fig. 13-10, *C, 1* a *5*). La cámara pulpar y el conducto acostumbran a estar centrados dentro de la corona y de la raíz (fig. 13-10, *C, 1, 3, 4* y *9*).

PRIMER PREMOLAR MAXILAR

Sección vestibulolingual (fig. 13-11, *A* y *D*)

El primer premolar maxilar puede tener dos raíces bien formadas (fig. 13-11, *A, 1, 2* y *9; D, 10* y *14*), dos proyecciones radiculares que no están completamente separadas (fig. 13-11, *A, 3, 5, 7* y *8; D, 11, 12, 13, 15, 16* y *17*), o una raíz ancha (fig. 13-11, *A, 4* y *6; D, 18*). La mayoría de los primeros premolares maxilares tienen dos conductos radiculares (fig. 13-11, *A* y *D*). Un pequeño porcentaje tiene tres raíces muy difíciles de detectar radiográficamente.

El cuerno pulpar normalmente se extiende más allá de la región incisal, por debajo de la cúspide vestibular, porque ésta acostumbra a estar mejor desarrollada que la lingual. Los cuernos pulpares pueden ser romos (fig. 13-11, *A, 1, 5* y *6; D, 11*) en dientes con cúspides que hayan sufrido una erosión importante. El suelo de la cámara pulpar está por debajo de la línea cervical en todos los tipos de primeros premolares maxilares. La cámara pulpar de los dientes con separación mínima de las raíces acostumbra a ser más alta en sentido incisoapical (fig. 13-11, *A, 4; D, 18*). Los dientes con una separación parcial de la raíz también pueden presentar esta gran dimensión (fig. 13-11, *A, 8; D, 10*). Los dientes con dos canales separados suelen poseer una cámara pulpar más pequeña en dirección incisivoapical (fig. 13-11, *A, 1, 2* y *9; D, 11* y *14*). La forma de la cámara pulpar (excepto los cuernos pulpares) suele ser cuadrada

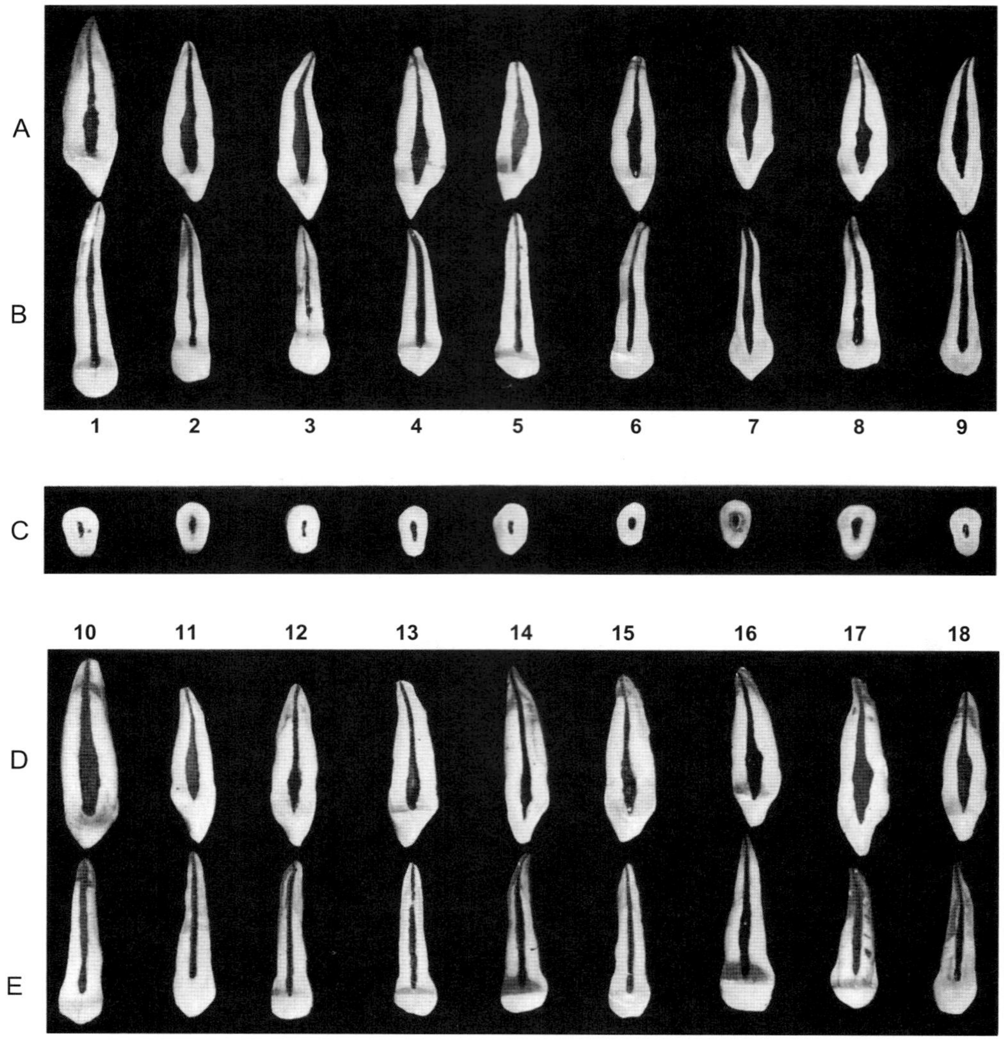

FIGURA 13-10 Canino maxilar. **A,** Sección vestibulolingual que muestra la superficie mesial o distal de la cavidad pulpar. Esta proyección no se puede ver en las radiografías. **B,** Sección mesiodistal que muestra la superficie vestibular o lingual de la cavidad pulpar. **C,** Sección cervical en la unión amelocementaria, que muestra la cámara pulpar. Es la entrada del conducto o conductos radiculares que se pueden ver en el suelo de la cámara pulpar. **D,** Sección vestibulolingual que muestra la superficie mesial y distal de la cavidad pulpar. **E,** Sección mesiodistal que muestra la superficie vestibular y lingual de la cavidad pulpar.

(fig. 13-11, *A, 1* y *8; D, 10, 12, 13, 14* y *18*) o rectangular (fig. 13-11, *A, 2* a *7; D, 11, 15, 16* y *17*).

Muchas veces, el conducto radicular parece salir de la punta de la raíz (fig. 13-11, *A, 1, 4, 6,* 7 y *8; B, 12, 13, 15* a *18*) ligeramente por vestibular o lingual (fig. 13-11, *A, 2*) o una combinación de las dos posibilidades (fig. 13-11, *A, 3, 5* y *9; B, 10, 11* y *14*).

Sección mesiodistal (fig. 13-11, *B* y *E*)

Desde la cara mesial o la distal, los cuernos de la pulpa se ven romos y la cámara pulpar no se puede diferenciar de los conductos radiculares. La cavidad pulpar se estrecha ligeramente desde la cara oclusal hasta el agujero apical. Cuando existen dos canales, puede aumentar la radiopacidad en la mitad apical, por el incremento de la cantidad de dentina y de hueso y la disminución del volumen de la cavidad pulpar.

El agujero apical casi siempre parece salir de la punta de la raíz (fig. 13-11, *B, 1, 2, 3* y *6* a *9; E, 10, 12* a *18*), mientras que en otros casos, la salida parece estar por mesial o distal de la raíz (fig. 13-11, *B, 4* y *5; E, 11*).

Sección transversal cervical (fig. 13-11, *C*)

El corte transversal al nivel del cuello muestra la característica forma arriñonada del primer premolar maxilar (fig. 13-11, *C*). La presencia de un surco de desarrollo mesial da a este diente su clásica entalladura. La cavidad pulpar puede presentar una constricción adyacente al surco de desarrollo (fig. 13-11, *C, 2, 3, 5, 6* y *9*) o seguir el perfil general de la superficie radicular (fig. 13-11, *C, 1, 4,* 7 y *8*). Algunas raíces tienen dos conductos separados (fig. 13-11, *C,* 7) mientras que el corte en los primeros premolares maxilares

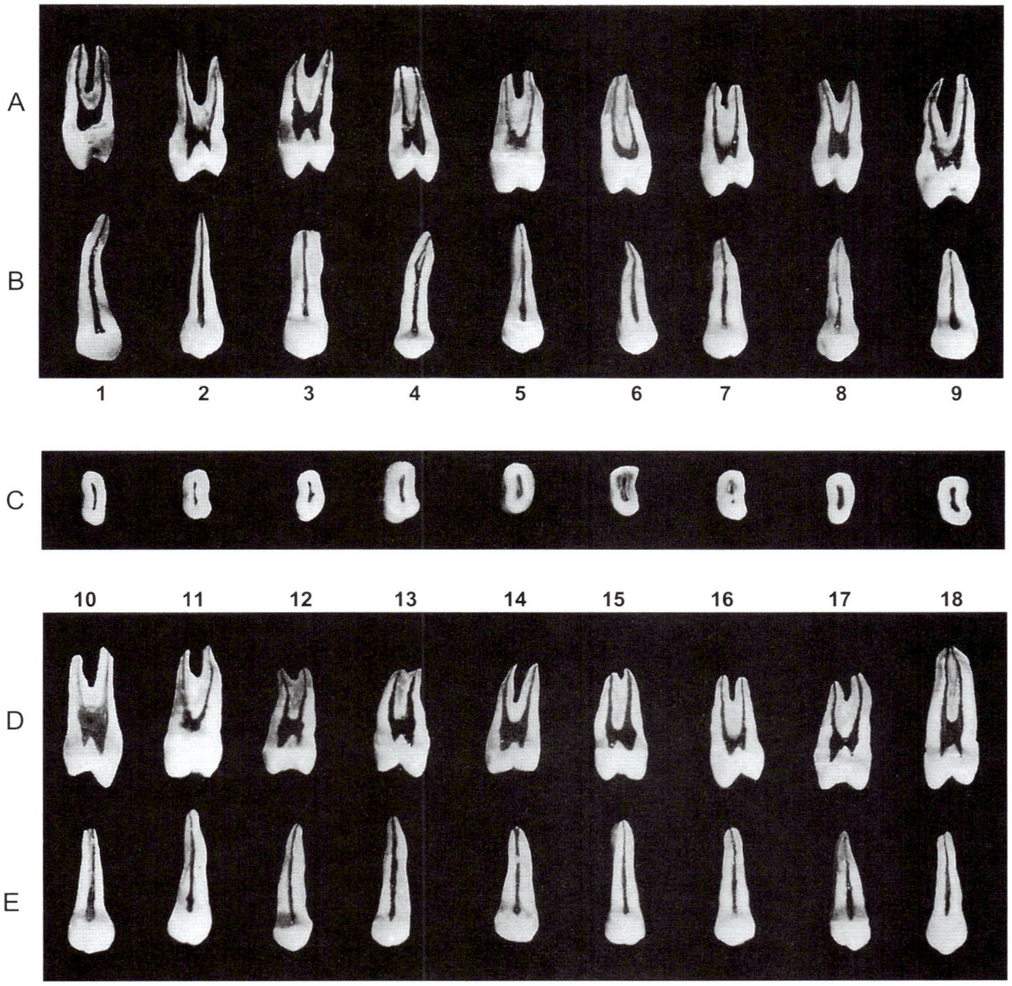

FIGURA 13-11 Primer premolar maxilar. **A,** Sección vestibulolingual que muestra la superficie mesial y distal de la cavidad pulpar. Esta proyección no se puede ver en las radiografías dentales. **B,** Sección mesiodistal que muestra la superficie vestibular y lingual de la cavidad pulpar. **C,** Sección cervical en la unión amelocementaria, que muestra la cámara pulpar. Las entradas de los conductos radiculares se pueden ver en el suelo de la cámara. **D,** Sección vestibulolingual que muestra la superficie mesial y distal de la cavidad pulpar. **E,** Sección mesiodistal que muestra la superficie vestibular y lingual de la cavidad pulpar.

de tres raíces muestra tres conductos bien separados (fig. 13-11, *C, 3*).

SEGUNDO PREMOLAR MAXILAR

Sección vestibulolingual (fig. 13-12, *A* y *D*)

La mayoría de los segundos premolares maxilares tienen solamente una raíz y un conducto. En algunos casos, es posible observar dos raíces, aunque también se pueden encontrar dos conductos en una raíz única.

La cavidad pulpar puede presentar cuernos pulpares bien desarrollados (fig. 13-12, *A, 1, 2, 6, 7* y *8; D, 10, 11, 12, 14, 16* y *17*); otras veces puede tener cuernos romos o éstos pueden ser inexistentes (fig. 13-12, *A, 3, 4, 5* y *9; D, 13, 15* y *18*). En los dientes con un conducto único, la cámara pulpar y el conducto radicular son muy anchos en sentido vestibulolingual. La cavidad pulpar no tiene una demarcación bien definida entre la cámara y el conducto radicular debido a la gran extensión vestibulolingual de la cavidad pulpar de la mitad superior del diente. En la mitad o el tercio apical del diente, la cavidad pulpar muchas veces se estrecha bruscamente (fig. 13-12, *A, 1, 2, 4, 6* y *8; D, 11, 12, 13* y *18*) y se adelgaza suavemente hacia el ápice. Algunos dientes poseen islotes de dentina en el tercio apical de la raíz; esta situación obliga al profesional a tratar estos dientes como si tuviesen dos conductos (fig. 13-22, *A, 5; D, 15* y *17*). Otros segundos premolares maxilares tienen un conducto que se bifurca en el tercio apical de la raíz (fig. 13-12, *D, 10, 15* y *16*). También debe recordarse la posibilidad de que existan prolongaciones vestibulares y linguales, así como resaltes al nivel de la UAC (fig. 13-12, *A, 2; D, 12* y *18*). Algunos dientes presentan una constricción a este nivel (fig. 13-12, *D, 10*).

El agujero apical sale frecuentemente por la punta de la raíz (fig. 13-12, *A, 1, 2, 5, 6* y *8*; *D, 11, 12* y *14* a *18*). Algunos agujeros apicales parecen salir de la superficie vestibular de la raíz (fig. 13-12, *A, 4; D, 13*) o de la cara lingual (fig. 13-12, *A, 7* y *9*) o de ambos lados (fig. 13-12, *A, 3; D, 10* y *15*).

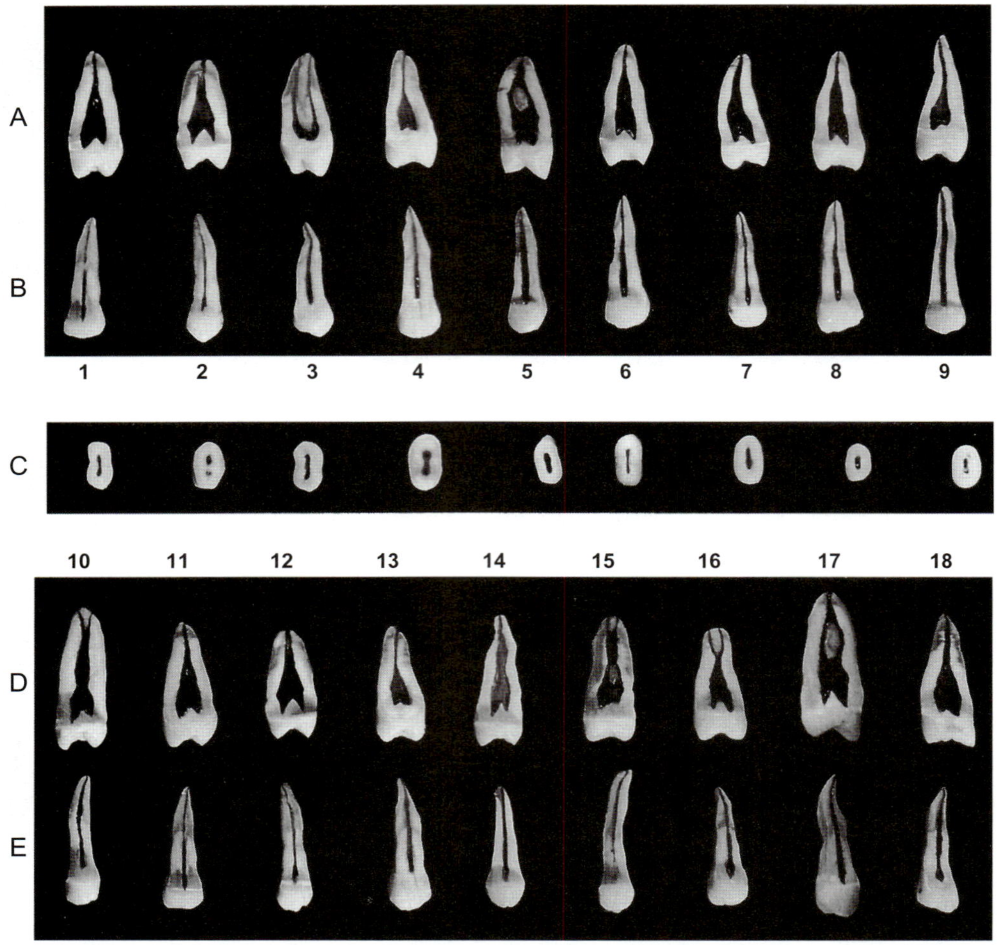

FIGURA 13-12 Segundo premolar maxilar. **A,** Sección vestibulolingual que muestra la superficie mesial y distal de la cavidad pulpar. Esta proyección no se puede ver en las radiografías dentales. **B,** Sección mesiodistal que muestra la superficie vestibular o lingual de la cavidad pulpar. **C,** Sección transversal cervical en la unión amelocementaria que muestra la cámara pulpar. Corresponde a las entradas de los conductos radiculares que se pueden ver en el suelo de la cámara pulpar. **D,** Sección vestibulolingual que muestra la superficie mesial y distal de la cavidad pulpar. **E,** Sección mesiodistal que muestra la superficie vestibular y lingual de la cavidad pulpar.

Sección mesiodistal (fig. 13-12, *B* y *E*)

La cámara pulpar del segundo premolar maxilar vista en una sección mesiodistal no varía de la del primer premolar. Los cuernos pulpares son romos y la cavidad pulpar se adelgaza ligeramente desde oclusal hasta el ápice. El agujero apical puede aparecer descentrado de la punta de la raíz (fig. 13-12, *A, 2, 6* y *9*; *D, 10* y *13*) o salir del centro de la punta (fig. 13-12, *B, 1, 3, 4, 5, 7* y *8*; *E, 11, 12* y *14* a *18*).

Sección transversal cervical (fig. 13-12, *C*)

La sección transversal cervical del segundo premolar maxilar acostumbra a mostrar una forma ovalada (fig. 13-12, *C, 2* y *4* a *9*), aunque en algunos dientes es arriñonada (fig. 13-12, *C, 1* y *3*). La cavidad pulpar puede estar centrada en la raíz y presentar a veces una constricción en la zona media del conducto (fig. 13-12, *C, 1, 4, 6* y *9*) o estar completamente separadas (fig. 13-12, *C, 2*), y otras veces tener una forma elíptica (fig. 13-12, *C, 3, 5, 7* y *8*).

PRIMER MOLAR MAXILAR

Sección vestibulolingual (fig. 13-13, *A* y *D*)

La sección vestibulolingual del primer molar maxilar en la figura 13-13 muestra las cavidades pulpares de la raíz mesiovestibular y palatina. Estas raíces son ideales para mostrar la anatomía de la cavidad pulpar y la complejidad que presenta en la raíz mesiovestibular. La raíz distovestibular es más recta y más pequeña, con pocas variaciones de forma. La eliminación completa de la pulpa en algunos molares maxilares resulta del todo imposible debido a la complejidad del sistema de conductos radiculares (v. fig. 13-7).

El primer molar maxilar normalmente tiene tres raíces y tres conductos. La raíz palatina acostumbra a ser la de mayores dimensiones, seguida de la mesiovestibular y de la distovestibular. La raíz mesiovestibular suele ser muy ancha vestibulolingualmente y acostumbra a tener un conducto accesorio comúnmente llamado MV_2, que suele ser el conducto más pequeño.

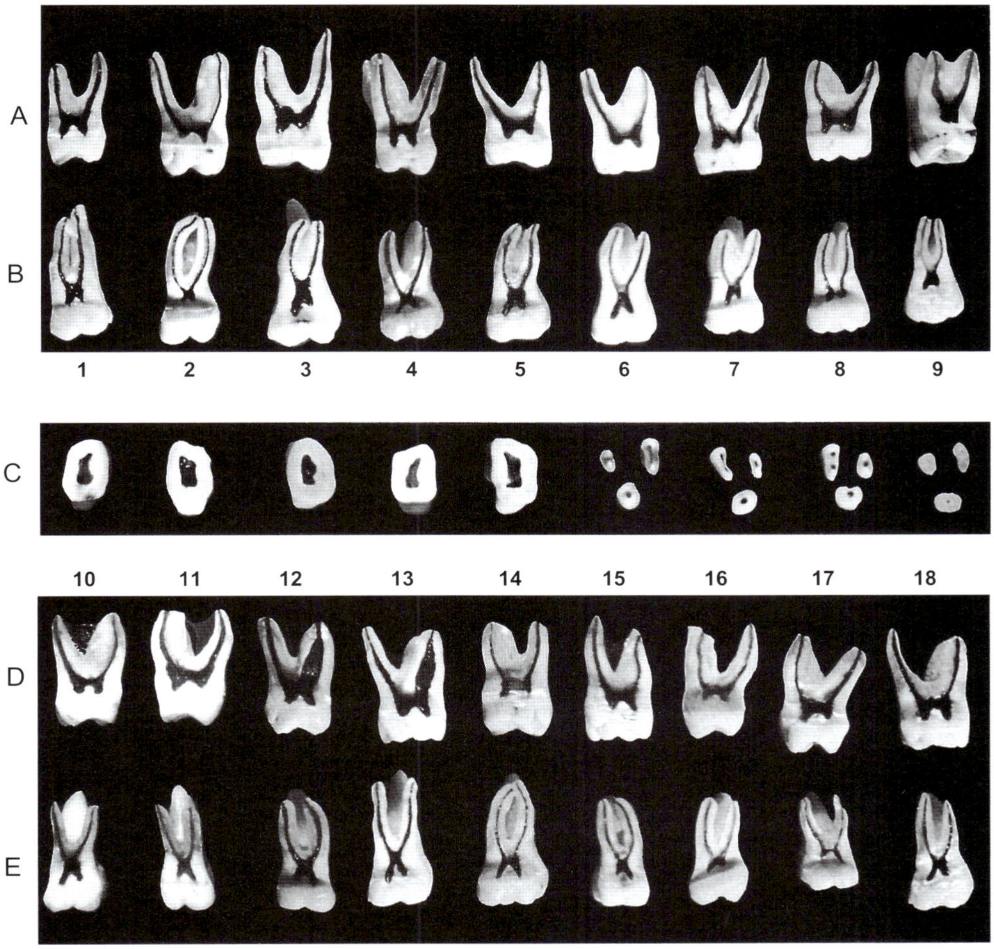

FIGURA 13-13 Primer molar maxilar. **A,** Sección vestibulolingual que muestra la superficie mesial y distal de la cavidad pulpar. Esta proyección no se puede ver en las radiografías dentales. **B,** Sección mesiodistal que muestra la superficie vestibular y lingual de la cavidad pulpar. **C,** Cinco secciones transversales en la línea cervical y cuatro en la parte media de la raíz. **D,** Sección vestibulolingual que muestra la superficie mesial y distal de la cavidad pulpar. **E,** Sección mesiodistal que muestra la superficie vestibular de la cavidad pulpar.

Los cuernos pulpares acostumbran a ser prominentes (fig. 13-13, *A, 1* y *4 a 8; D, 10* a *13* y *15* a *18*). La cámara pulpar es algo rectangular (excepto los cuernos pulpares), vista por la cara mesial del diente. La raíz palatina suele ser la que contiene el conducto más grande (fig. 13-13, *A, 1, 2, 3, 5* y *6; D, 10, 15, 17* y *18*). El conducto mesiovestibular acostumbra a ser más pequeño (fig. 13-13, *A, 2* y *6; D, 10, 14* y *17*), pero algunos conductos mesiovestibulares pueden ser muy anchos con la raíz también muy ancha (fig. 13-13, *A, 9; D, 12* y *13*).

La existencia de un MV_2 imprevisto se puede sospechar cuando el conducto radicular se desvía hacia un lado (fig. 13-13, *A, 2, 6* y *8; D, 10, 11, 13, 14, 15, 17* y *18*).

Los conductos de la amplia raíz mesiovestibular son más anchos en la parte media de la raíz y se van estrechando hasta alcanzar un diámetro muy fino en el agujero apical. Los conductos palatino y mesiovestibular de las raíces de la mayoría de los dientes se adelgazan progresivamente hacia la región apical, donde terminan en el ápice o cerca de éste. El agujero apical del conducto palatino puede salir del ápice (fig. 13-13, *A, 1* y *4* a *9; D, 11-17*), ligeramente por lingual (fig. 13-13, *A, 2; D, 10*) o por vestibular a la punta de la raíz (fig. 13-13, *A, 3; D, 18*).

El agujero apical del conducto mesiovestibular puede salir de la punta de la raíz (fig. 13-13, *A, 2* a *5, 7, 8* y *9; D, 10, 12, 13, 17* y *18*), de su cara vestibular (fig. 13-13, *A, 1* y *6; D, 14* y *15*) o de su cara lingual (fig. 13-13, *D, 16*).

Sección mesiodistal (fig. 13-13, *B* y *E*)

La sección mesiodistal del primer molar maxilar incluye la raíz distovestibular, que no es visible desde el corte vestibulolingual. La raíz mesiovestibular suele tener la raíz y el conducto mucho más curvados que la raíz distovestibular (fig. 13-13, *B, 1* a *8; E, 12, 14* y *15*). Algunos conductos vestibulares son relativamente rectos (fig. 13-13, *E, 10, 11* y *13*).

Desde esta proyección, los cuernos pulpares son muy evidentes y el cuerno mesiovestibular acostumbra a parecer un poco más grande que el cuerno distovestibular (fig. 13-13, *B,*

1 y *3* a *9; E, 10* a *13* y *15* a *18*). En algunos dientes, los cuernos pulpares son del mismo tamaño (fig. 13-13, *B, 2; E, 14*). La cámara pulpar vista por la cara vestibular es más o menos cuadrada (si se excluyen los cuernos pulpares). La demarcación del conducto radicular es patente vista en una sección mesiodistal. Los conductos radiculares parecen mucho más pequeños que cuando se ven desde la cara vestibular o lingual. Los canales se estrechan ligeramente al acercarse al agujero apical, que acostumbra a estar en la punta de la raíz (fig. 13-13, *B, 1* a *7* y *9; E, 11, 14, 16* y *18*), pero también puede aparecer por mesial (fig. 13-13, *E, 10* y *17*, solamente la raíz mesial) o por distal a la raíz (fig. 13-13, *B, 8; E, 12* y *13*, solamente la raíz distal).

Sección transversal cervical (fig. 13-13, *C*)

El contorno cervical del primer molar maxilar tiene forma romboidal, con los ángulos redondeados (fig. 13-13, *C, 1* a *5*). El ángulo mesiovestibular es agudo, el distovestibular, obtuso, y los ángulos linguales son básicamente rectos. Los orificios de los conductos radiculares guardan la siguiente relación con el suelo de la cámara pulpar.

El conducto palatino está centrado lingualmente; el conducto distovestibular está cerca del ángulo obtuso de la cámara pulpar. La raíz mesiovestibular queda por vestibular y mesial al canal distovestibular y está en la posición más extrema del ángulo agudo de la cámara pulpar. Si existe un MV_2, se localiza por lingual al conducto mesiovestibular. Los conductos de este diente forman un patrón triangular; la línea que va del conducto mesiovestibular al conducto palatino forma la base del triángulo, y el conducto distovestibular, que está algo más cerca del conducto palatino, forma el tercer punto del triángulo. Si existe un conducto mesiovestibular accesorio, queda entre el conducto mesiovestibular y el palatino, por fuera de la línea imaginaria que une estos dos conductos (fig. 13-13, *C, 7* a *9*). El MV_2 también puede estar por mesial a la línea que conecta los conductos mesiovestibular y palatino (fig. 13-13, *C, 8*).

Sección transversal por la parte media de la raíz (fig. 13-13, *C*)

Se ha añadido la descripción de las secciones de la parte media de la raíz porque algunos molares poseen más de un conducto en el interior de la raíz (fig. 13-13, *C, 6* a *9*). La raíz palatina suele ser la más grande y su perfil es redondeado. El conducto distovestibular tiene formas que oscilan entre ovaladas y redondas, pero es mucho más pequeño que el de la raíz palatina. La forma de la raíz mesiovestibular varía entre la de un óvalo alargado a un aspecto arriñonado, con la constricción localizada hacia la bifurcación. Los de la raíz palatina y distovestibular tienen una forma entre oval y redonda, mientras que los conductos mesiovestibulares pueden ser alargados (fig. 13-13, *C, 6* y *9*), elípticos (fig. 13-13, *C, 7*) o redondeados (fig. 13-13, *C, 8* y *9*). Los conductos pulpares pueden ser muy difíciles de localizar e instrumentar cuando la dentina secundaria o la inducida por irritación es abundante (fig. 13-13, *C, 9*). Es necesario un conocimiento profundo de la anatomía de las cámaras y de los conductos radiculares para realizar con éxito los tratamientos de endodoncia.

SEGUNDO MOLAR MAXILAR

Sección vestibulolingual (fig. 13-14, *A* y *D*)

Las raíces vestibulares del segundo molar maxilar son más rectas y están más juntas que las del primer molar. La tendencia a fusionarse es mayor en el segundo molar que en el primero, aunque la raíz palatina acostumbra a estar separada. La mayoría de segundos molares maxilares tienen tres raíces y tres conductos.

La raíz mesiovestibular del segundo molar no es tan compleja como la del primero. El conducto mesiovestibular no acostumbra a ser muy ancho y la existencia de dos conductos en la raíz mesiovestibular no es tan frecuente como en el primer molar, aunque puede ocurrir (fig. 13-14, *A, 5* y *7*).

Los cuernos pulpares pueden estar bien desarrollados (fig. 13-14, *A, 1* a *3, 5, 8* y *9; D, 10* a *18*) o estar virtualmente ausentes (fig. 13-14, *A, 4, 6* y *7*). La cámara pulpar es algo rectangular (excluidos los cuernos pulpares). Los conductos radiculares se estrechan progresivamente hacia el ápice hasta alcanzar la constricción apical, que está antes del agujero apical.

El conducto de la raíz mesiovestibular del segundo molar no suele ser muy grande, como ocurría en el canal mesiovestibular del primer molar. El agujero apical del conducto palatino acostumbra a salir de la punta de la raíz (fig. 13-14, *A, 1, 2, 3* y *5* a *8; D, 11, 13, 14, 16, 17* y *18*), pero también puede salir por lingual (fig. 13-14, *A, 4* y *9; D, 15*) o por vestibular (fig. 13-14, *D, 10* y *12*).

Sección mesiodistal (fig. 13-14, *B* y *E*)

La sección mesiodistal del segundo molar maxilar es semejante a la del primer molar. Las raíces vestibulares del segundo molar no están tan separadas como en el primer molar y tienen una mayor tendencia a fusionarse.

Los cuernos pulpares suelen estar bien desarrollados (fig. 13-14, *B, 1* a *5, 8* y *9; E, 10* a *15* y *17*). Algunos dientes los tienen aplanados o no los tienen (fig. 13-14, *B, 6* y *7; E, 18*). El cuerno pulpar mesiovestibular acostumbra a ser mayor que el distovestibular (fig. 13-14, *B, 1, 4, 5, 8* y *9; E, 10, 12, 13, 15, 17* y *18*).

En la sección mesiodistal, la cámara pulpar es mucho más pequeña que en la sección vestibulolingual. La cámara pulpar es cuadrada (excluidos los cuernos pulpares) vista desde la cara vestibular. Los conductos radiculares se estrechan suavemente desde la cámara hasta la constricción apical. El canal radicular mesiovestibular suele curvarse más que el canal distovestibular y la mayoría de los conductos salen por la punta de la raíz (fig. 13-14, *B, 1, 2* y *4* a *9; E, 10* a *16* y *18*).

Sección transversal cervical (fig. 13-14, *C*)

La sección transversal cervical del segundo molar maxilar descubre un contorno con angulaciones más exageradas que

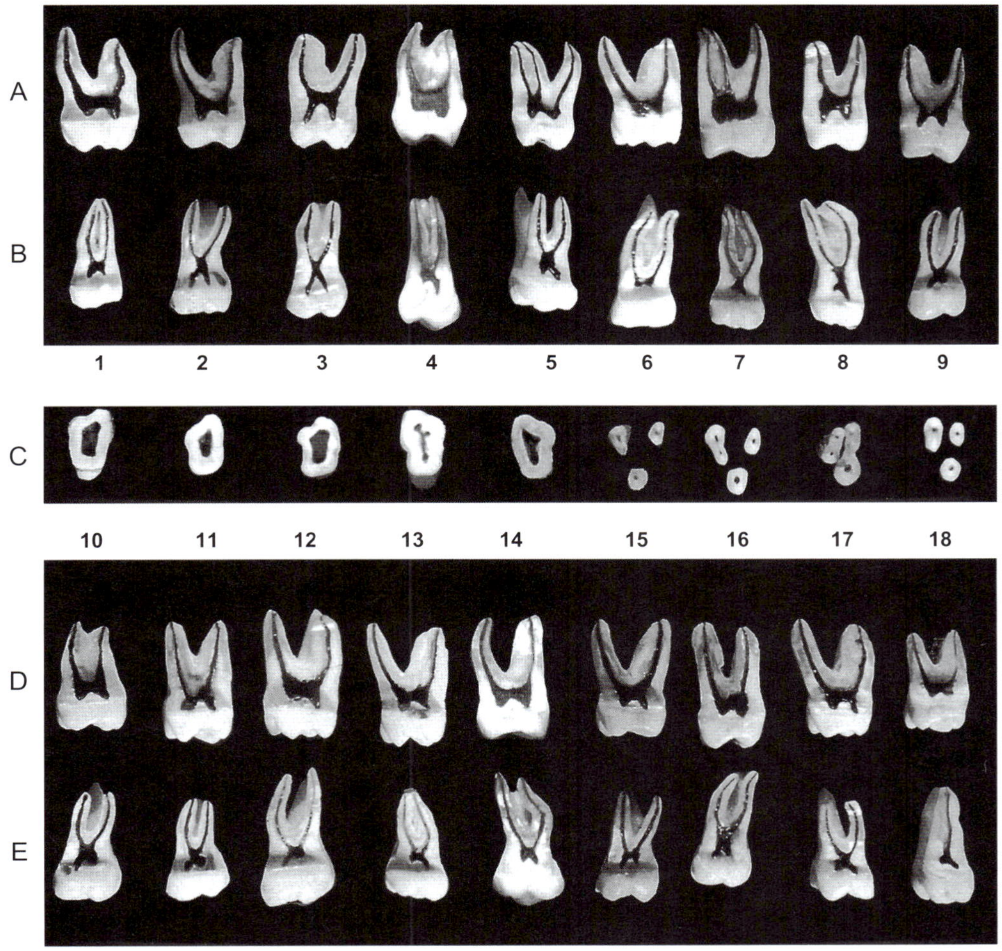

FIGURA 13-14 Segundo molar maxilar. **A,** Sección vestibulolingual que muestra la superficie mesial y distal de la cavidad pulpar. Esta proyección no puede verse en las radiografías dentales. **B,** Sección mesiodistal que muestra la superficie vestibular y lingual de la cavidad pulpar. **C,** Cinco secciones transversales en la línea cervical y cuatro secciones en la parte media de la raíz. **D,** Sección vestibulolingual que muestra la superficie mesial y distal de la cavidad pulpar. **E,** Sección mesiodistal que muestra la superficie vestibular y lingual de la cavidad pulpar.

las del primer molar maxilar. El ángulo mesiovestibular es más agudo y el distovestibular más obtuso que el del primer molar maxilar, y el contorno de la cámara refleja estas diferencias.

El orificio de entrada del conducto mesiovestibular se encuentra más hacia las caras vestibular y mesial de la cámara (fig. 13-14, *C, 4* y *5*). El conducto distovestibular se acerca más a la mitad de la distancia entre el conducto mesiovestibular y el palatino (fig. 13-14, *C, 4*). El conducto palatino se localiza en la región más lingual de la raíz.

Debido a la tendencia de las raíces a fusionarse o a aproximarse, los orificios de los conductos radiculares del segundo molar maxilar están más juntos que los del primer molar (fig. 13-14, *C, 4*). En la sección transversal cervical destaca claramente el aspecto triangular del fondo de la cámara pulpar.

Sección transversal por la parte media de la raíz (fig. 13-14, *C*)

La raíz palatina del segundo molar maxilar puede ser la más grande de las tres (fig. 13-14, *C, 7* y *8*). La raíz mesiovestibular puede ser más grande en sentido vestibulolingual, pero es más estrecha mesiodistalmente. El conducto distovestibular es el más pequeño de las tres raíces.

La raíz distovestibular y la palatina tienen un perfil redondo u oval. La raíz mesiovestibular suele ser rectangular, con las esquinas redondeadas. Si tiene un conducto, éste sigue el perfil de la raíz y acostumbra a estrecharse en su mitad, lo que causa la impresión de que existen dos canales (fig. 13-14, *C, 7*). Si hay dos conductos separados, suelen ser redondeados (fig. 13-14, *C, 8*).

TERCER MOLAR MAXILAR

El tercer molar maxilar tiene la anatomía más variable de todos los dientes maxilares. No se va a entrar en la descripción de la anatomía pulpar por esta gran variabilidad. Se ofrecen unos ejemplos de secciones obtenidas de la misma forma que en los otros dientes maxilares (fig. 13-15); en ellas se pueden establecer comparaciones entre el tercer molar y otros molares maxilares. Cuando se compara el

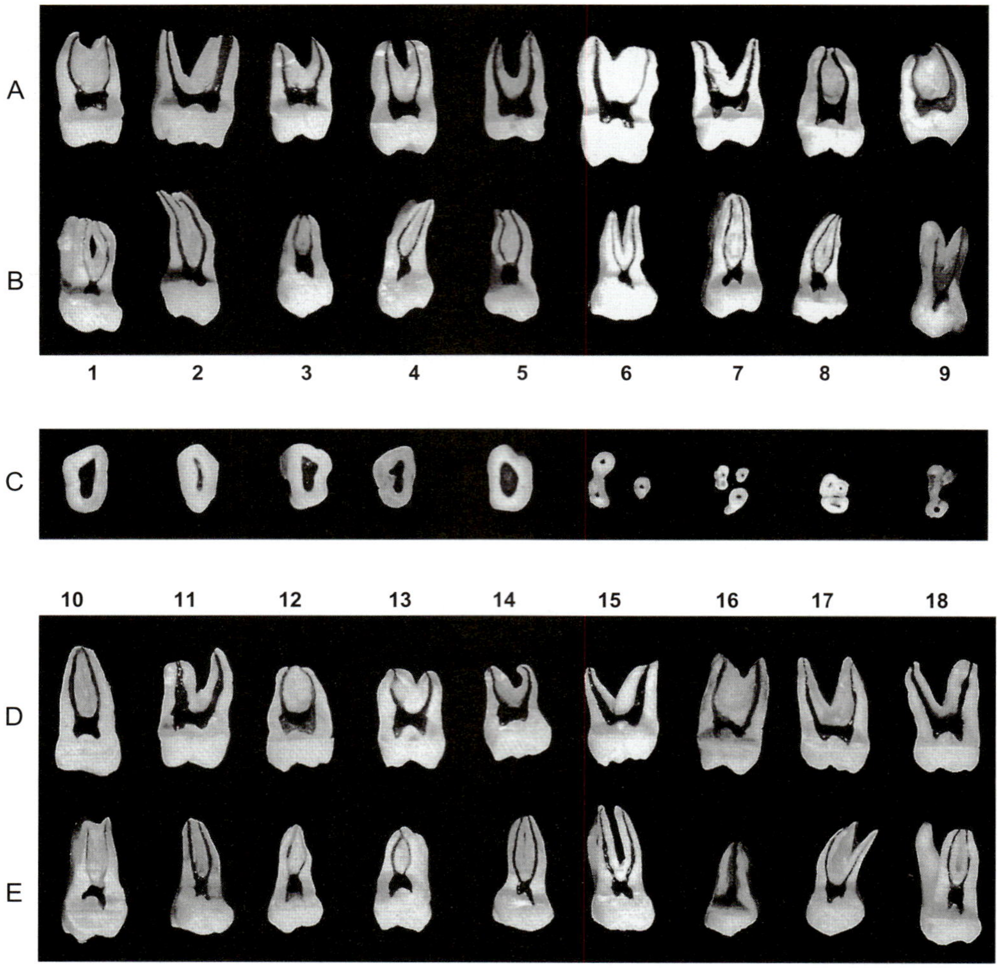

FIGURA 13-15 Tercer molar maxilar. **A,** Sección vestibulolingual que muestra la superficie mesial y distal de la cavidad pulpar. Esta proyección no se puede ver en las radiografías dentales. **B,** Sección mesiodistal que muestra la superficie vestibular y lingual de la cavidad pulpar. **C,** Cinco secciones transversales en la línea cervical, y cuatro en la parte media de la raíz. **D,** Sección vestibulolingual que muestra la superficie mesial y distal de la cavidad pulpar. **E,** Sección mesiodistal que muestra la superficie vestibular y lingual de la cavidad pulpar.

grado de desarrollo y erupción del tercer molar con el resto de molares maxilares, queda claro que es más pequeño que los otros. La corona tiene forma redonda o triangular, más que cuadrangular. Las raíces son más cortas, más curvadas y con más tendencia a fusionarse, lo que puede causar la impresión de que tiene una sola raíz (fig. 13-15, *A, 8; B, 3, 5* y *8; D, 10* y *12; E, 11* a *14* y *16*). Como el tercer molar maxilar tiene 8 o 9 años menos que el primer molar, la cámara pulpar tiene menos dentina secundaria que el primer y segundo molar, que son más antiguos. Esto se traduce en un acceso más fácil a los conductos. Sin embargo, debido a la incidencia más alta de malformaciones radiculares, el tratamiento endodóncico puede resultar muy difícil.

Generalmente, los terceros molares se condenan sin tener en cuenta todas las posibilidades que ofrecen para el futuro del paciente. Si estos dientes se pueden trabajar bien y son funcionales, se deben mantener, porque pueden proporcionar un soporte adecuado en futuros tratamientos restauradores.

Cavidad pulpar de los dientes mandibulares

INCISIVO CENTRAL MANDIBULAR

Sección vestibulolingual (fig. 13-16, *A* y *D*)

El incisivo central mandibular es el diente más pequeño de la boca, pero su dimensión vestibulolingual es muy grande. Suele tener un conducto, aunque se pueden encontrar dos, si bien es cierto que en pocas ocasiones. El cuerno pulpar está bien formado (fig. 13-16, *A, 1* a *6* y *8; D, 10* a *18*). Cuando sufre desgaste, la dentina secundaria desplaza el tejido pulpar de su localización primitiva en la superficie externa del diente (fig. 13-16, *A, 9*). La cámara pulpar puede ser muy grande (fig. 13-16, *A, 1, 2, 4, 6* y *8; d, 10, 11, 13* y *17*), de tamaño medio (fig. 13-16, *A, 3, 5,* 7 y *9; D, 12, 14* y *15*) o muy pequeña (fig. 13-16, *D, 16, 18*).

El conducto radicular se estrecha suavemente hacia el ápice (fig. 13-16, *A, 2, 3* y *7; D, 10, 11, 14, 16* y *18*) o de

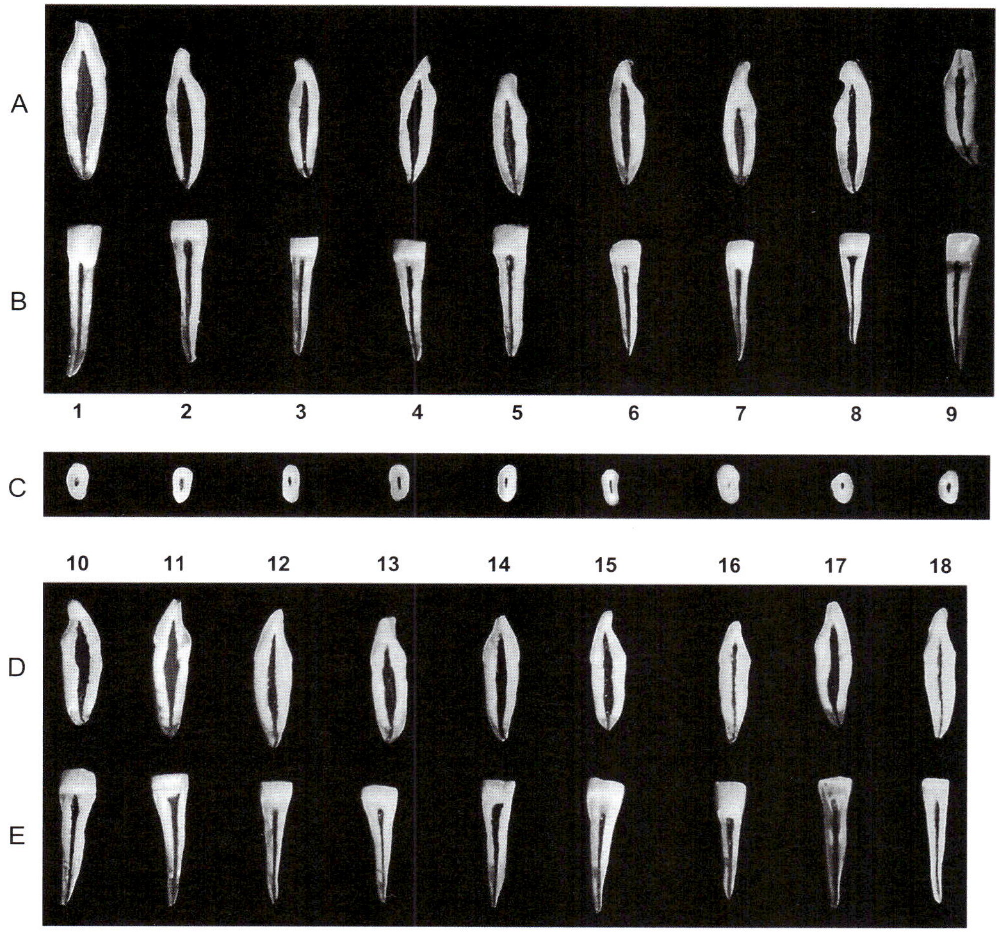

FIGURA 13-16 Incisivo central mandibular (primer incisivo). **A,** Sección vestibulolingual que muestra la superficie mesial y distal de la cavidad pulpar. Esta proyección no se puede ver en las radiografías dentales. **B,** Sección mesiodistal que muestra la superficie vestibular y lingual de la cavidad pulpar. **C,** Sección transversal cervical en la unión amelocementaria que muestra la cámara pulpar. Corresponde a la entrada del conducto radicular que se puede ver en el suelo de la cámara pulpar. **D,** Sección vestibulolingual que muestra la superficie mesial y distal de la cavidad pulpar. **E,** Sección mesiodistal que muestra la superficie vestibular y lingual de la cavidad pulpar.

forma brusca en los 3 o 4 mm apicales de la raíz (fig. 13-16, *A, 1, 4, 5, 6* y *8; D, 12, 13, 15* y *17*).

El agujero apical puede salir del ápice (fig. 13-16, *A, 1, 4, 6, 7* y *9; D, 11, 12, 15, 16* y *18*) o de la cara vestibular de la raíz (fig. 13-16, *A, 2, 3, 5* y *8; D, 10, 13, 14* y *17*).

Sección mesiodistal (fig. 13-16, *B* y *E*)

Una visión vestibular de la sección mesiodistal del incisivo central mandibular descubre la estrechez de la cámara pulpar. Para alcanzar estos conductos se suele emplear una lima pequeña, a pesar de su restricción, puesto que vestibulolingualmente son anchos. Sin embargo, la presencia de dentina secundaria o terciaria (irritativa) puede interferir el tratamiento endodóncico (fig. 13-16, *D, 16* y *18; E, 13* y *18*).

El cuerno pulpar acostumbra a ser prominente y único. El conducto también es estrecho, y muestra una ligera conicidad desde la cámara pulpar hasta la constricción apical. El canal puede salir por el ápice (fig. 13-16, *B, 2, 5* y *8; E, 12, 14, 16* y *17*) o mesial o distalmente al ápice de la raíz (fig. 13-16, *B, 1, 3, 4, 6, 7* y *9; E, 10, 11, 13, 15* y *18*).

Sección transversal cervical (fig. 13-16, *C*)

La sección transversal cervical muestra las proporciones de la raíz. La dimensión mesiodistal es pequeña, mientras que la vestibulolingual es muy grande. Las formas externas son variables; algunas son redondas, otras ovales o elípticas. Cuanto más redondeada es la raíz, más redondeado es el conducto (fig. 13-16, *C*). Pueden aparecer dos conductos separados o un islote de dentina que simule la existencia de dos conductos (fig. 13-17).

INCISIVO LATERAL MANDIBULAR

Sección vestibulolingual (fig. 13-18, *A* y *D*)

El incisivo lateral mandibular acostumbra a ser un poco más grande que el incisivo central en todas las dimensiones,

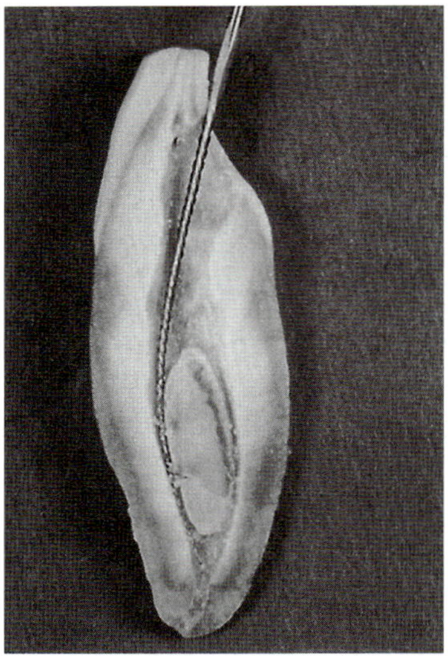

FIGURA 13-17 Incisivo central mandibular con dos conductos.

incluida la cámara pulpar. Su forma y función son idénticas a las del incisivo central.

El cuerno pulpar suele ser prominente. La cámara pulpar puede tener un tamaño muy grande (fig. 13-18, *A, 2, 4, 5, 8* y *9; D, 10, 11, 16, 17* y *18*), intermedio (fig. 13-18, *A, 1, 3, 6 y 7; D, 12*) o pequeño (fig. 13-18, *D, 14* y *15*). El conducto radicular puede estrecharse suavemente hacia el ápice (fig. 13-18, *A, 1, 2, 4, 6, 7* y *9; D, 12, 14* a *17*) o estrecharse bruscamente en los últimos 3 o 4 mm del conducto (fig. 13-18, *A, 3, 5* y *8; D, 10, 13*). El agujero apical puede salir por la punta de la raíz (fig. 13-18, *A, 1* a *6, 8* y *9; D, 12* a *15, 17* y *18*) o por vestibular o lingual a la punta de la raíz (fig. 13-18, *A, 7; D, 10, 11* y *16*).

Sección mesiodistal (fig. 13-18, *B* y *E*)

Desde esta proyección, la cámara pulpar y el conducto se ven estrechos. El incisivo lateral mandibular se parece al incisivo central, pero es un poco más ancho, con la cámara

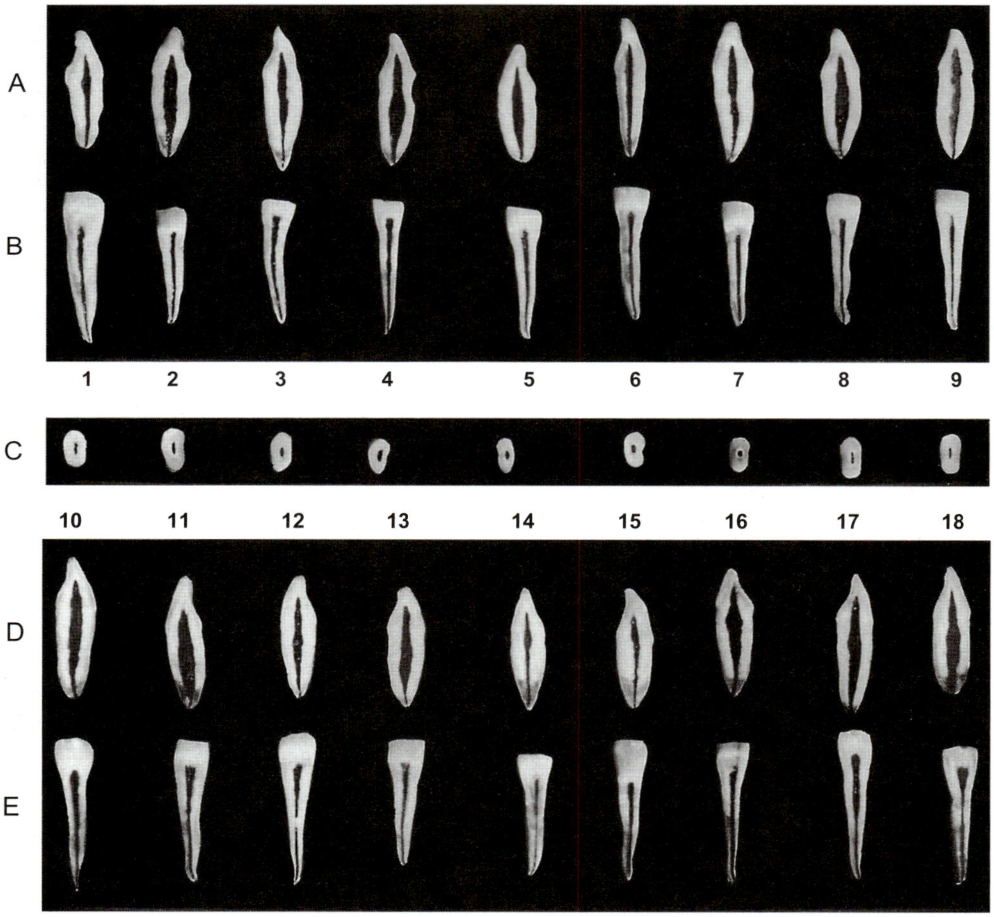

FIGURA 13-18 Incisivo lateral mandibular (segundo incisivo). **A,** Sección vestibulolingual que muestra la superficie mesial y distal de la cavidad pulpar. Esta proyección no se puede ver en las radiografías dentales. **B,** Sección mesiodistal que muestra la superficie vestibular y lingual de la cavidad pulpar. **C,** Sección cervical transversal en la unión amelocementaria que muestra la cámara pulpar. Corresponde a la entrada del conducto o conductos radiculares que se pueden ver en el suelo de la cámara pulpar. **D,** Sección vestibulolingual que muestra la superficie mesial y distal de la cámara pulpar. **E,** Sección mesiodistal que muestra la superficie vestibular y distal de la cavidad pulpar.

pulpar un poco mayor. Los cuernos pulpares son prominentes y la cámara y el conducto se estrechan suavemente hacia el ápice. El agujero apical puede salir por la punta (fig. 13-18, *A*, *1*, *2*, *3*, *6* y *9*; *D*, *12* a *15*, *17* y *18*), o por mesial o distal a la punta de la raíz (fig. 13-18, *A*, *5*, *7* y *8*; *D*, *10*, *11* y *16*).

Sección transversal cervical (fig. 13-18, *C*)

La sección transversal cervical del incisivo lateral mandibular muestra el conducto radicular centrado en la raíz. Comparando varias secciones, se observa que la raíz es algo más grande que la del incisivo central. Pueden aparecer variaciones considerables en la forma de este diente, siendo el contorno de oval a elíptico. Algunas secciones transversales de los dientes más grandes se parecen a secciones transversales cervicales de caninos mandibulares pequeños (fig. 13-18, *C*, *2*, *3* y *4*). El conducto de la raíz sigue el contorno radicular y algunas raíces pueden presentar surcos radiculares (fig. 13-18, *C*, *6*).

CANINO MANDIBULAR

Sección vestibulolingual (fig. 13-19, *A* y *D*)

La cavidad pulpar del canino mandibular es semejante en tamaño y forma a la del canino maxilar. El canino mandibular suele ser algo más corto, aunque a veces ocurre lo contrario. No es infrecuente encontrar dos raíces o dos canales, y en dientes con dimensión labiolingual amplia y dimensión mesiodistal estrecha, puede encontrarse un islote de dentina. La existencia de dos conductos es difícil de detectar radiográficamente; por ello, su presencia se debe descartar también mediante métodos clínicos. La cavidad pulpar de este tipo de dientes varía según la altura de la sección que se observe (v. fig. 8-24, *1*, *2*, *5* y *6*).

El cuerno pulpar en el canino mandibular es prominente a no ser que haya sufrido un desgaste intenso (fig. 13-19, *A*, *1* y *3*). La cámara pulpar acostumbra a ser muy ancha (fig. 13-19, *A*, *1*, *3*, *4*, *5* y *7*; *D*, *10*, *12*, *14*, *15*, *17* y *18*), pero también hay cámaras medianas o pequeñas (fig. 13-19, *A*, *2*, *6* y *9*; *D*, *11*, *13* y *16*).

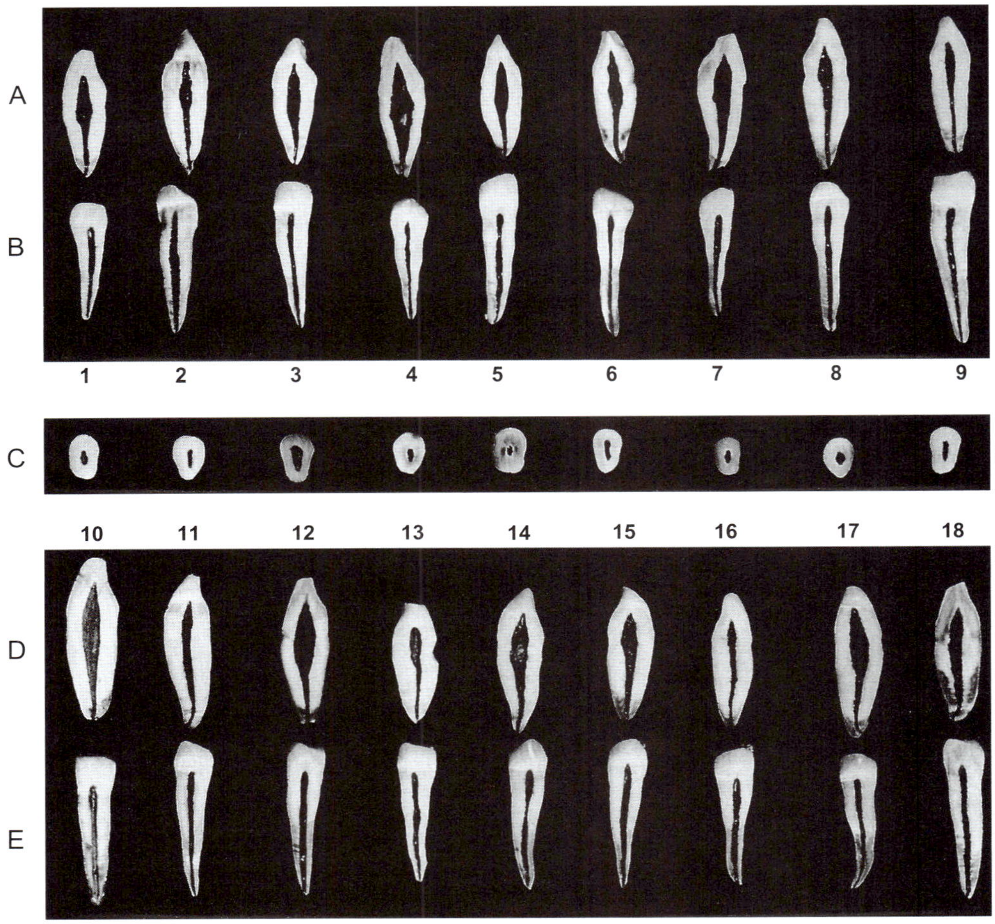

FIGURA 13-19 Canino mandibular. **A,** Sección vestibulolingual que muestra la superficie mesial y distal de la cavidad pulpar. Esta proyección no se puede ver en las radiografías dentales. **B,** Sección mesiodistal que muestra la superficie vestibular y lingual de la cavidad pulpar. **C,** Sección transversal cervical en la unión amelocementaria que muestra la cámara pulpar. Corresponde a la entrada del conducto o conductos que se pueden ver en el suelo de la cámara pulpar. **D,** Sección vestibulolingual que muestra la superficie mesial y distal de la cavidad pulpar. **E,** Sección mesiodistal que muestra la superficie vestibular y lingual de la cavidad pulpar.

Algunos caninos mandibulares presentan un estrechamiento brusco de la cámara en la región que continúa al conducto pulpar (fig. 13-19, *A, 8; D, 13*). En otros caninos, la región apical del conducto presenta un estrechamiento brusco (fig. 13-19, *A, 1* a *6; D, 11, 12* y *18*), después del cual el conducto se reduce suavemente hasta el ápice. Si no existe esta constricción brusca, el diente presenta un conducto que se adelgaza uniformemente hasta el agujero apical.

El agujero apical puede encontrarse en la punta del ápice (fig. 13-19, *A, 3, 5, 7* y *9; D, 10, 12* y *14* a *16*), ligeramente por vestibular (fig. 13-19, *A, 1, 2, 6* y *8; D, 11, 13* y *17*) o por lingual a la punta de la raíz (fig. 13-19, *D, 18*).

Sección mesiodistal (fig. 13-19, *B* y *E*)

La sección transversal mesiodistal del canino mandibular es muy parecida a la del canino maxilar, y descubre la estrechez de este diente mesiodistalmente, así como el grado de curvatura de la porción apical de la raíz. La curvatura del conducto puede estar en dirección mesial (fig. 13-19, *E, 17*). El cuerno pulpar suele ser prominente, pero por esta cara se ve aplanado. La cámara pulpar y el conducto se estrechan suavemente hacia el ápice, donde el agujero apical puede salir por la punta de la raíz (fig. 13-19, *B, 1* a *4; E, 10, 11, 13, 15* y *17*) o ligeramente por mesial o distal a la punta de la raíz (fig. 13-19, *B, 5 a 7; E, 12, 14* y *18*).

Sección transversal cervical (fig. 13-19, *C*)

Las secciones transversales cervicales del canino mandibular muestran considerables variaciones de forma y tamaño (fig. 13-19, *C, 1* a *9*). El contorno de la raíz puede tener forma oval (fig. 13-19, *C, 1, 4, 7* y *8*), rectangular (fig. 13-19, *C, 2, 5, 6* y *9*) o triangular (fig. 13-19, *C, 3*). El tamaño y forma del canal también son variables. El contorno de la cavidad pulpar refleja con bastante aproximación la forma de la raíz.

PRIMER PREMOLAR MANDIBULAR

Sección vestibulolingual (fig. 13-20, *A* y *D*)

El primer premolar mandibular se parece a un canino mandibular pequeño con una cúspide adicional. La cavidad pulpar

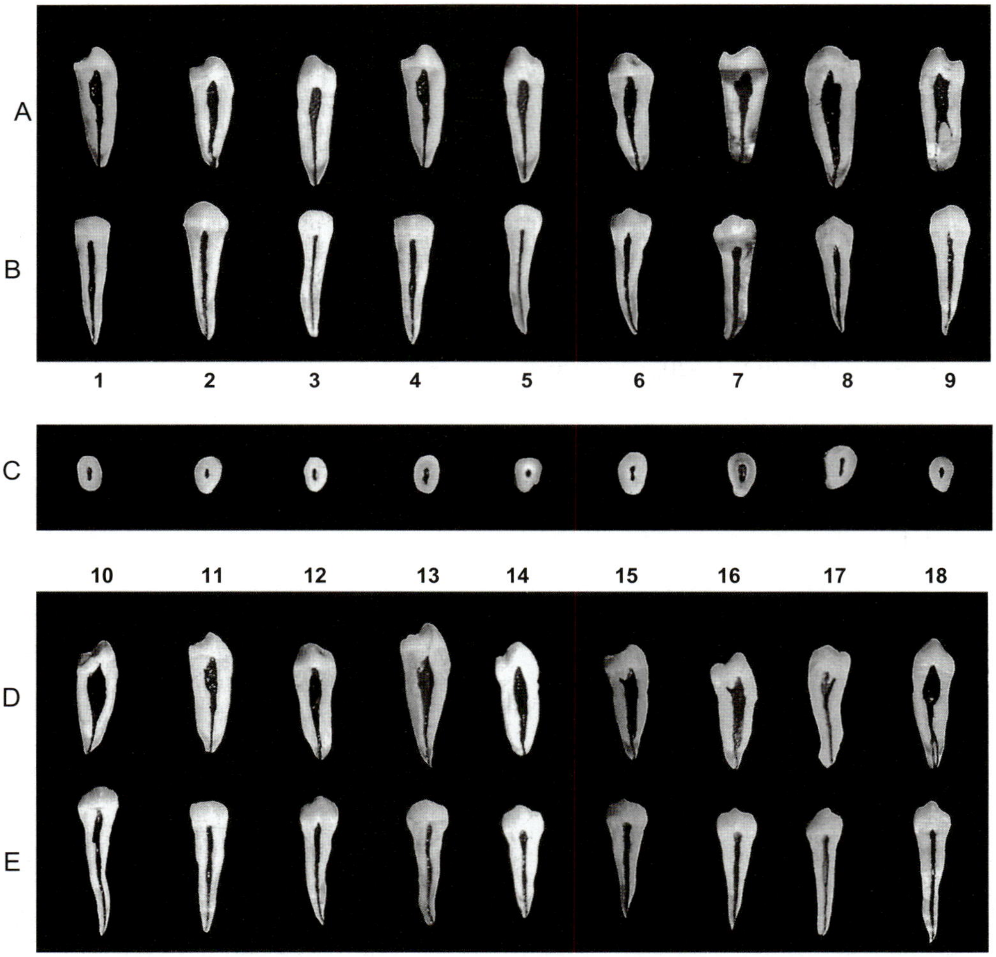

FIGURA 13-20 Primer premolar mandibular. **A,** Sección vestibulolingual que muestra la superficie mesial y distal de la cavidad pulpar. Esta proyección no se puede ver en las radiografías dentales. **B,** Sección mesiodistal que muestra la superficie vestibular y lingual de la cavidad pulpar. **C,** Sección transversal cervical en la unión amelocementaria que muestra la cámara pulpar. Corresponde a la entrada del conducto o conductos radiculares que se pueden ver en el suelo de la cámara pulpar. **D,** Sección vestibulolingual que muestra la superficie mesial y distal de la cavidad pulpar. **E,** Sección mesiodistal que muestra la superficie vestibular y lingual de la cavidad pulpar.

también es semejante a la del canino mandibular. La mayoría de estos dientes tienen un solo conducto, aunque también pueden tener dos o tres conductos (fig. 13-20, *A, 9; D, 18*).

En algunos dientes, el cuerno pulpar de la cúspide vestibular es prominente (fig. 13-20, *A, 1, 2, 4* y *6* a *9; D, 10* a *18*). El cuerno pulpar de la cúspide lingual puede ser prominente, aunque es pequeño (fig. 13-20, *D, 15, 16* y *17*), residual (fig. 13-20, *A, 1, 4* y *6* a *9; D, 10, 11* y *12*) o faltar por completo (fig. 13-20, *A, 2, 3* y *5; D, 14* y *18*).

La cámara pulpar acostumbra a ser muy grande. La cavidad pulpar puede estrecharse suavemente hacia el ápice (fig. 13-20, *A, 2, 3, 5* y *6; D, 12* y *13*) o bruscamente al comienzo del conducto radicular (fig. 13-20, *A, 1, 4* y *7; D, 11, 17* y *18*); o bien constreñirse, suave o abruptamente, en la región apical (fig. 13-20, *A, 2* y *8; D, 10, 14, 15* y *16*).

El agujero apical suele salir por el ápice (fig. 13-20, *A, 2, 3, 5, 6, 7* y *9; D, 10* a *13* y *18*), ligeramente por vestibular (fig. 13-20, *A, 8; D, 14, 15* y *16*) o por lingual a la punta de la raíz (fig. 13-20, *A, 1, 4; D, 17*).

Sección mesiodistal (fig. 13-20, *B* y *E*)

El cuerno pulpar es prominente y puede llegar a ser muy fino en su parte oclusal (fig. 13-20, *B, 6* y *9; E, 12* y *18*). La cámara y el conducto se estrechan suavemente hacia el ápice.

El agujero apical puede salir de la punta de la raíz (fig. 13-20, *B, 3, 5, 8* y *9; E, 11, 14, 17* y *18*) o de la cara vestibular o lingual de la raíz (fig. 13-20, *B, 1, 2, 4, 6* y *7; E, 10, 12, 13, 15* y *16*).

Sección transversal cervical (fig. 13-20, *C*)

El tamaño de la corona y la raíz de los premolares mandibulares varía considerablemente y las cavidades pulpares varían proporcionalmente. El perfil de la raíz puede ser oval (fig. 13-20, *C, 2, 6* y *9*), rectangular (fig. 13-20, *C, 1, 3* y *4*) o triangular (fig. 13-20, *C, 5, 7* y *8*).

La cavidad pulpar puede ser redondeada (fig. 13-20, *C, 5*), elíptica (fig. 13-20, *C, 1, 3, 4, 6, 8* y *9*) o triangular (fig. 13-20, *C, 7*), según la forma externa de la raíz. Si existen dos canales separados y la sección transversal queda por debajo de la bifurcación de la raíz, su forma será de dos conductos redondos, más que redondeada, elíptica o en banda.

SEGUNDO PREMOLAR MANDIBULAR

Sección vestibulolingual (fig. 13-21, *A* y *D*)

El segundo premolar mandibular tiene la corona y la raíz mayores que las del primer premolar. La pulpa también es muy grande, pero estas dimensiones considerables se limitan a la pulpa comprendida en la corona y en la porción superior del conducto radicular. Otra diferencia entre el primer y segundo premolar es que los cuernos pulpares en el segundo premolar suelen ser más prominentes, y muchas veces se les añade un cuerno pulpar lingual.

En la mayoría de los dientes, los cuernos pulpares son prominentes (fig. 13-21, *A, 1, 2, 3, 7* y *9; D, 10, 13, 16* y *17*), pero el cuerno lingual puede ser vestigial (fig. 13-21, *A, 4, 5* y *6; D, 11, 12, 14, 15* y *16*) o ser inexistente (fig. 13-21, *A, 8*).

La cámara pulpar acostumbra a ser grande y puede constreñirse bruscamente (fig. 13-21, *A, 1, 2, 4, 5, 7* y *8; D, 11, 13, 14, 16* y *18*) o estrecharse suavemente dentro del conducto radicular (fig. 13-21, *A, 1, 3, 6* y *9; D, 10, 12, 15* y *17*).

El agujero apical puede salir del ápice (fig. 13-21, *A, 1* a *6, 8* y *9; D, 10* a *14, 16* y *17*) o de la cara vestibular o lingual de la punta de la raíz (fig. 13-21, *A, 7; D, 15, 18*).

Sección mesiodistal (fig. 13-21, *B* y *E*)

El segundo premolar mandibular es muy semejante al primero, excepto en que las dimensiones generales del segundo son algo mayores. Habitualmente, las secciones mesiodistales de los premolares mandibulares y del canino son muy semejantes. El segundo premolar mandibular acostumbra a tener una sola raíz y un conducto, que puede estar curvado en dirección distal.

Los cuernos pulpares son prominentes y la cámara y el conducto radicular se estrechan suavemente hacia el ápice. En la mayoría de los casos, el agujero apical sale por la punta de la raíz.

Sección transversal cervical (fig. 13-21, *C*)

En el segundo premolar mandibular el volumen de la estructura radicular es notable, como se evidencia en la sección cervical. El perfil de la raíz es rectangular (fig. 13-21, *C, 1, 3, 6, 8* y *9*), oval (fig. 13-21, *C, 4* y *7*) o triangular (fig. 13-21, *C, 2* y *5*).

La cavidad pulpar acostumbra a seguir el contorno del diente, a no ser que existan múltiples canales (fig. 13-21, *C, 6*).

PRIMER MOLAR MANDIBULAR

Sección vestibulolingual (fig. 13-22, *A* y *D*)

La sección vestibulolingual del primer molar mandibular muestra una cámara pulpar grande, que se extiende ampliamente hacia la raíz (fig. 13-22, *A, 1* y *2; D, 16* y *18*). La raíz mesial suele tener un sistema pulpar más complicado debido a la presencia de dos conductos. La raíz distal acostumbra a tener un solo conducto grande, aunque no es extraña la existencia de dos conductos. Ocasionalmente puede aparecer un cuarto conducto, que pertenece a una raíz separada.

Los cuernos pulpares acostumbran a ser bastante prominentes (fig. 13-22, *A, 1, 2, 5, 6, 8* y *9; D, 10, 11, 12, 14, 15, 17* y *18*), aunque en otros casos son muy pequeños (fig. 13-22, *A, 3, 4* y *7; D, 13* y *16*). La cámara pulpar de las raíces mesiales puede tener forma cuadrada o rectangular (excluidos los cuernos pulpares) (fig. 13-22, *A, 1, 2, 4, 6, 7* y *9; D, 10, 11, 12, 14, 16* y *18*), pero en las raíces con un solo canal no se observa esta morfología (fig. 13-22, *A, 3* y *8; D, 13, 15* y *17*).

Uno de los canales mesiales o ambos pueden estar muy curvados (fig. 13-22, *A, 1* y *2; D, 16* y *18*), algo curvados (fig. 13-22, *A, 4* y *6; D, 10, 12* y *14*) o ser relativamente

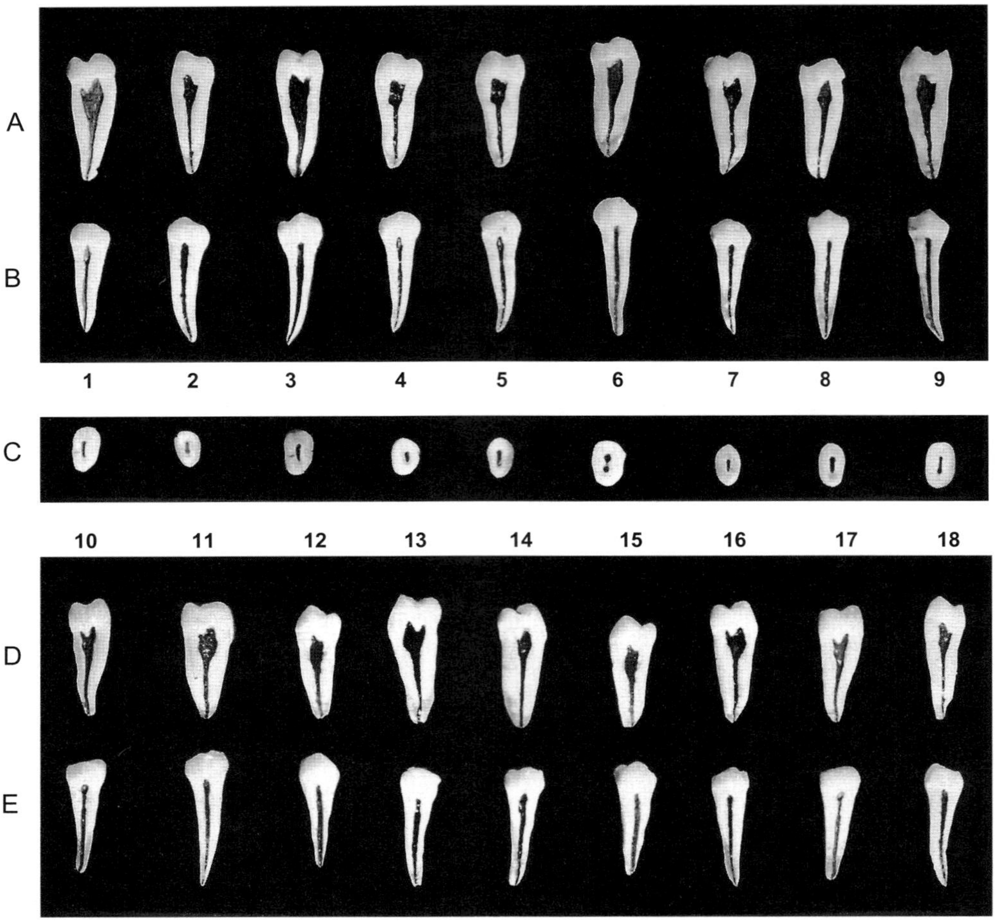

FIGURA 13-21 Segundo premolar mandibular. **A,** Sección vestibulolingual que muestra la superficie mesial y distal de la cavidad pulpar. Esta proyección no se puede ver en las radiografías. **B,** Sección mesiodistal que muestra la superficie vestibular y lingual de la cavidad pulpar. **C,** Sección transversal cervical en la unión amelocementaria que muestra la cámara pulpar. Corresponde a la entrada de los conductos que se pueden ver en el suelo de la cámara pulpar. **D,** Sección vestibulolingual que muestra la superficie mesial y distal de la cavidad pulpar. **E,** Sección mesiodistal que muestra la superficie vestibular y lingual de la cavidad pulpar.

rectos (fig. 13-22, *A*, *7* y *9*). Los dos conductos pueden juntarse en la región apical y emerger por un agujero común (fig. 13-22, *A*, *1*, *2* y *6*; *D*, *14*) o pueden tener agujeros apicales separados (fig. 13-22, *A*, *4*, *7* y *9*; *D*, *10*, *12*, *16* y *18*).

El agujero apical acostumbra a salir por la punta de la amplia raíz mesial (fig. 13-22, *A*, *1*, *2*, *4*, *6*, *7 y 9*; *D*, *10*, *14 y 16*), pero en algunas raíces, uno de los dos canales emerge lateralmente a la punta de la raíz (fig. 13-22, *D*, *12* y *18*). El diámetro de los conductos mesiales suele ser más pequeño, con un ligero estrechamiento.

La raíz distal acostumbra a tener un espacio pulpar grande, muy ancho en sentido vestibulolingual (fig. 13-22, *A*, *3*, *5* y *8*; *D*, *15* y *17*), mientras que en otros casos, el espacio pulpar es más angosto (fig. 13-22, *D*, *11* y *13*). La raíz distal suele tener un conducto radicular grande, con una dimensión vestibulolingual considerable, hasta que se reduce de forma brusca a pocos milímetros del ápice de la raíz (fig. 13-22, *A*, *3*, *5* y *8*; *D*, *17*). La constricción del conducto en los últimos milímetros de la raíz no existe siempre (fig. 13-22, *D*, *15*). Cuando hay dos conductos, pueden estar separados parcial o completamente por un islote de dentina (fig. 13-22, *D*, *11*). El agujero apical en la raíz con un solo conducto suele estar localizado en el ápice (fig. 13-22, *A*, *3* y *8*; *D*, *13*), pero también puede estarlo ligeramente por vestibular o lingual al ápice de la raíz (fig. 13-22, *A*, *5*; *D*, *15* y *17*).

Sección mesiodistal (fig. 13-22, *B* y *E*)

La sección mesiodistal del primer molar mandibular presenta pocas variaciones en la forma de la cámara y de los conductos radiculares. Las cavidades pulpares mesial y distal tienen los conductos y las cámaras centradas en las raíces y las coronas.

Los cuernos pulpares pueden ser prominentes (fig. 13-22, *B*, *8*; *E*, *11*, *14* y *15*), moderadamente evidentes (fig. 13-22, *B*, *2*, *3*, *6* y *7*; *E*, *12*), apenas detectables (fig. 13-22, *B*, *4*; *E*, *13* y *16*) o una combinación de estas variaciones (fig. 13-22, *B*, *1* y *9*; *E*, *17* y *18*).

La cámara pulpar acostumbra a ser rectangular (excluidos los cuernos) y puede ser grande (fig. 13-22, *B*, *1*, *4* a *7* y *9*; *E*, *10* a *18*) o muy pequeña (fig. 13-22, *B*, *2*, *3* y *8*).

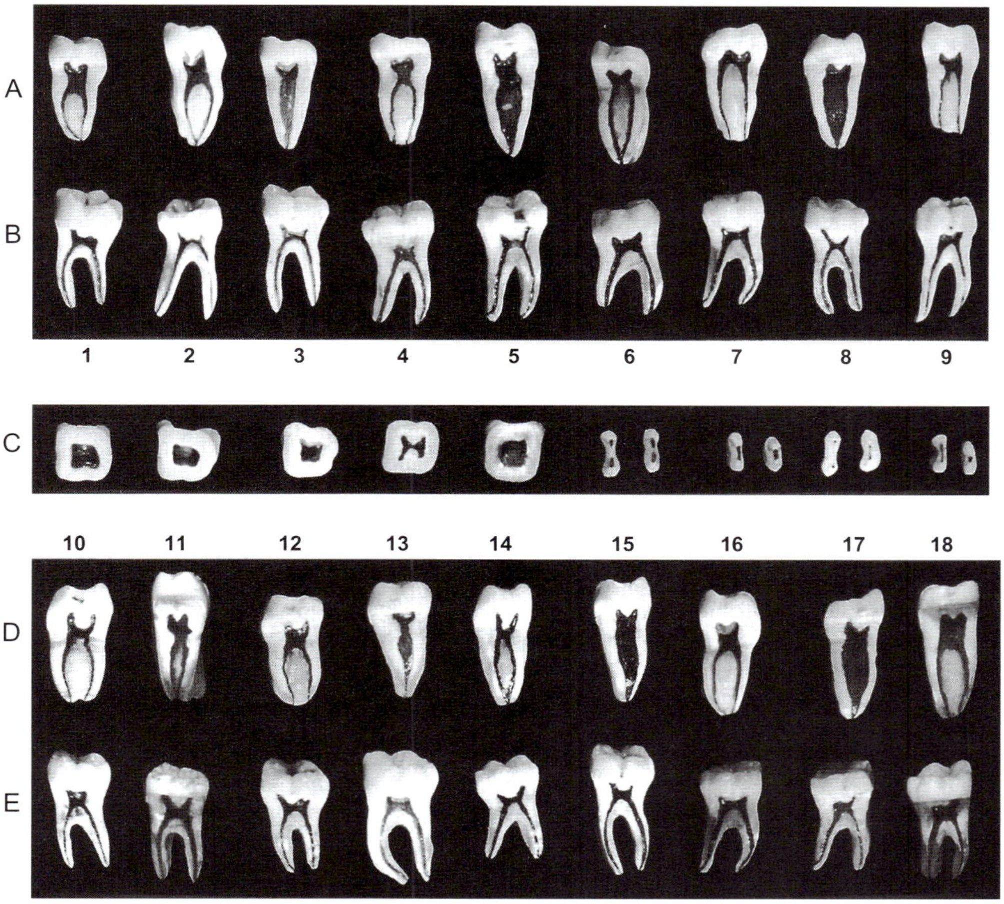

FIGURA 13-22 Primer molar mandibular. **A,** Sección vestibulolingual que muestra la superficie mesial y distal de la cavidad pulpar. Esta proyección no se puede ver en las radiografías dentales. **B,** Sección mesiodistal que muestra la superficie vestibular y lingual de la cavidad pulpar. **C,** Cinco secciones transversales en la línea cervical y cuatro en la parte media de la raíz. **D,** Sección vestibulolingual que muestra la superficie mesial y distal de la cavidad pulpar. **E,** Sección mesiodistal que muestra la superficie vestibular y lingual de la cavidad pulpar.

La raíz mesial y su conducto acostumbran a tener una gran curvatura (fig. 13-22, *B, 1, 3, 4, 5, 7, 8* y *9; E, 12, 13, 15, 16* y *18*). Algunos conductos tienen menos curvatura (fig. 13-22, *B, 6; E, 10, 11, 14* y *17*). También pueden existir depósitos de dentina secundaria o reactiva (fig. 13-22, *B, 2*).

El agujero apical suele estar en la punta de la raíz (fig. 13-22, *B, 1, 5, 7* y *8; E, 10, 11, 12, 14, 15* y *17*), mientras que en otros casos sale por mesial (fig. 13-22, *B, 2, 4, 6* y *9; E, 16*) o por distal de la raíz (fig. 13-22, *B, 3*).

La raíz distal suele ser más recta y más corta que la curvada raíz mesial (fig. 13-22, *B, 1, 3, 6* y *8; E, 12, 14* y *15*); sin embargo, puede ser de la misma longitud (fig. 13-22, *B, 2*, 4 y 7; *E, 10, 11, 13, 16, 17* y *18*) o ligeramente más larga (fig. 13-22, *B, 5* y *9*). El conducto distal acostumbra a ser mayor que el conducto mesial (fig. 13-22, *B, 2* y *4* a *7; E, 11, 14, 15, 16* y *18*), pero si se observan por la cara vestibular, los conductos pueden mostrar tamaños muy parecidos (fig. 13-22, *B, 1, 3, 8* y *9; E, 10, 12, 13* y *17*).

El conducto distal suele estrecharse suavemente hacia la constricción apical. El agujero apical casi siempre está localizado en la cara distal de la raíz (fig. 13-22, *B, 2, 3, 5, 7* y *8; E, 13, 16* y *17*). En algunos casos, esta desviación distal es muy acusada (fig. 13-22, *B, 5* y *7; E, 13* y *17*). También puede existir una desviación mesial del conducto (fig. 13-22, *B, 6*) que, sin embargo, acostumbra a ser pequeña. El agujero apical de la raíz distal suele estar localizado en la punta de la raíz (fig. 13-22, *B, 1; E, 10, 11, 12, 14, 15* y *18*).

Sección transversal cervical (fig. 13-22, *C, 1* a *5*)

La sección transversal cervical del primer molar mandibular acostumbra a mostrar una forma cuadrada. Se estrecha distalmente desde la amplia dimensión vestibulolingual de la cara mesial de la raíz. El perfil de la cámara pulpar suele seguir al de la raíz (fig. 13-22, *C, 1, 2* y *5*), pero puede tener prolongaciones de la dentina vestibulares (fig. 13-22, *C, 3*), linguales (fig. 13-22, *C, 4*) o ambas, si la cámara pulpar ha quedado excesivamente reducida por dentina secundaria u osteodentina.

El suelo de la cámara pulpar tiene dos pequeñas aberturas en forma de embudo (uno vestibular y otro lingual), mientras que la parte distal de la cámara acostumbra a mostrar una sola abertura, no tan estrecha.

Sección transversal por la parte media de la raíz (fig. 13-22, *C*, *6* a *9*)

La visión a media raíz muestra que la forma general de los conductos coincide con la forma principal de estos dientes.

La raíz mesial acostumbra a tener una forma arriñonada, con dos conductos separados (fig. 13-22, *C*, *7* y *9*), pero también es frecuente ver una figura en forma de ocho (fig. 13-22, *C*, *6* y *8*). Los dos conductos pueden estar completamente separados (fig. 13-22, *C*, *6* y *8*) o confluir con el otro canal (fig. 13-22, *C*, *7* y *9*). Incluso pueden encontrarse tres canales a veces.

La raíz distal suele ser más redondeada que la mesial (fig. 13-22, *C*, *7* y *9*), aunque es frecuente asimismo una raíz muy ancha (fig. 13-22, *C*, *6* y *8*). Las raíces redondeadas acostumbran a tener solamente un conducto, mientras que las raíces distales más anchas pueden tener dos conductos (fig. 13-22, *C*, *6* y *8*) o un conducto único muy delgado; a veces con un islote dentinal (fig. 13-22, *C*, *8*). En los casos de un solo conducto, el conducto distal suele tener una depresión de desarrollo o concavidad en la cara mesial de la raíz. (fig. 13-22, *C*, *7* y *9*).

SEGUNDO MOLAR MANDIBULAR

Anatómicamente, el segundo molar mandibular tiene muchas similitudes con el primer molar (fig. 13-23). Las proporciones de la corona y de la raíz son muy semejantes. Las raíces del segundo molar pueden ser más rectas y con menos divergencia a partir de la bifurcación que las del primer molar; también pueden ser más cortas, pero estas diferencias no se manifiestan siempre.

Sección vestibulolingual (fig. 13-23, *A* y *D*)

La cámara pulpar y los conductos suelen ser más variables y complejos que los del primer molar mandibular.

Los cuernos pulpares del segundo molar mandibular acostumbran a ser más prominentes (fig. 13-23, *A*, *1*, *3*, *5*, *6*, *8* y *9*; *D*, *10*, *13*, *14*, *15*, *17* y *18*), pero algunos pueden ser pequeños o no existir (fig. 13-23, *A*, *2*, *4* y *7*; *D*, *11*, *12* y *16*). El espacio pulpar de la raíz mesial (fig. 13-23, *A*, *1*, *3*, *5*, *6* y *8*; *D*, *12*, *13*, *14*, *16*, *17* y *18*) está bien delimitado por la presencia de los dos conductos. La cámara pulpar (excluidos

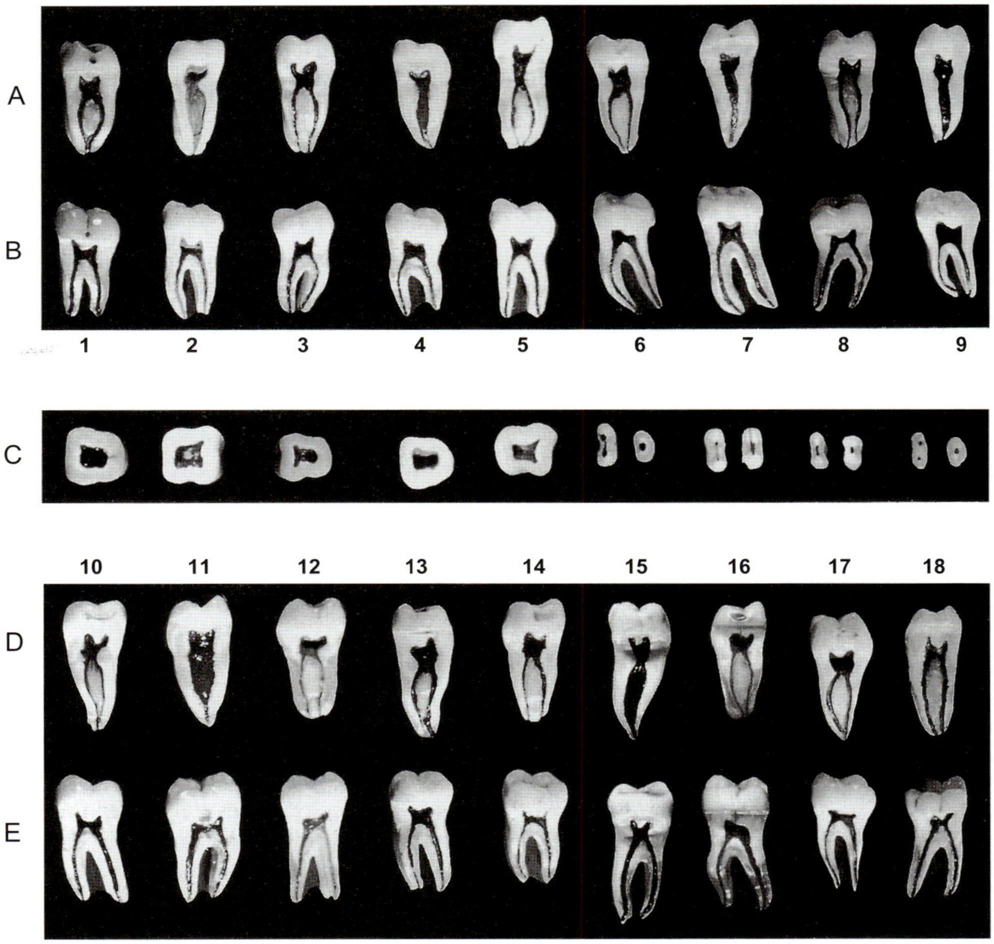

FIGURA 13-23 Segundo molar mandibular. **A,** Sección vestibulolingual que muestra la superficie mesial y distal de la cavidad pulpar. Esta proyección no se puede ver en las radiografías dentales. **B,** Sección mesiodistal que muestra la superficie vestibular y lingual de la cavidad pulpar. **C,** Cinco secciones transversales en la línea cervical y cuatro en la parte media de la raíz. **D,** Sección vestibulolingual que muestra la superficie mesial y distal de la cavidad pulpar. **E,** Sección mesiodistal que muestra la superficie vestibular y lingual de la cavidad pulpar.

los cuernos pulpares) puede ser algo cuadrada (fig. 13-23, *A, 1, 3* y *8; D, 10, 12, 14, 16, 17* y *18*) o rectangular (fig. 13-23, *A, 5* y *6; D, 13*).

En la raíz mesial, suelen existir dos conductos radiculares; a veces, solamente uno. Los conductos mesiales pueden ser grandes (fig. 13-23, *A, 1; D, 17* y *18*), medianos (fig. 13-23, *A, 3, 5, 6* y *8; D, 13*) o pequeños (fig. 13-23, *D, 12, 14* y *16*). La curvatura de estos canales puede ser fuerte (fig. 13-23, *A, 1; D, 13*), moderada (fig. 13-23, *A, 5* y *8; D, 12* y *16*), estar prácticamente ausente (fig. 13-23, *D, 14* y *18*) o una combinación de todas (fig. 13-23, *A, 3* y *6; D, 17*). La mayoría de los conductos salen por separado de la raíz mesial (fig. 13-23, *A, 3, 5, 6* y *8; D, 12, 13, 14, 16* y *18*), pero algunos se unen antes de llegar al ápice, en un conducto común (fig. 13-23, *A, 1; D, 17*).

El agujero apical suele estar en la punta de la raíz (fig. 13-23, *A, 1, 3* y *6; D, 12, 17* y *18*), pero a veces se observa ligeramente por vestibular o lingual a la punta de la raíz (fig. 13-23, *A, 5* y *8; D, 14* y *16*).

La cámara pulpar de la raíz distal del segundo molar mandibular no siempre es fácil de identificar a causa del gran volumen del conducto radicular (fig. 13-23, *A, 2, 4, 7* y *9; D, 11* y *15*). La raíz distal tiene normalmente un conducto, aunque pueden existir raíces con dos conductos parcial o totalmente separados (fig. 13-23, *D, 10*).

Pueden hallarse cuernos pulpares, pero no son tan visibles como los de la raíz mesial (fig. 13-23, *A, 2, 4, 7* y *9; D, 11 y 15*), excepto cuando existen dos canales (fig. 13-23, *D, 10*).

El conducto radicular se suele ver muy grande en los cortes mesiovestibulares y se puede estrechar progresivamente desde la cámara hasta la constricción apical (fig. 13-23, *A, 2* y *7; D, 10* y *15*) o estrecharse bruscamente en los últimos 2-3 mm (fig. 13-23, *A, 4* y *9; D, 11*). El agujero apical acostumbra a estar en la punta de la raíz (fig. 13-23, *A, 1, 4, 7* y *9; D, 10, 11* y *15*).

Sección mesiodistal (fig. 13-23, *B* y *E*)

Es muy semejante a la del primer molar mandibular. Sin embargo, las raíces del segundo molar mandibular suelen ser más rectas y estar más juntas (menor bifurcación).

Los cuernos pulpares suelen ser prominentes (fig. 13-23, *B, 1, 2, 3, 5, 7, 8* y *9; E, 10, 11, 13, 15* y *18*), aunque algunos son muy pequeños o faltan (fig. 13-23, *B, 4* y *6; E, 12, 14, 16* y *17*).

La cámara pulpar tiene forma rectangular (excluidos los cuernos pulpares). Su tamaño varía desde muy grande (fig. 13-23, *B, 1, 3, 4, 5, 7* y *9; E, 13* y *16*) a muy pequeño (fig. 13-23, *B, 2* y *8; E, 11, 14, 17* y *18*).

La curvatura del conducto mesial puede ser muy pronunciada (fig. 13-23, *B, 3, 6, 8* y *9; E, 11, 14, 16* y *17*), moderada (fig. 13-23, *B, 2, 4* y *7; E, 10, 13, 15* y *18*) o básicamente recta (fig. 13-23, *B, 1* y *5; E, 12*). Los conductos se estrechan progresivamente desde la cámara pulpar hasta la constricción apical.

El agujero apical suele localizarse en la punta de la raíz (fig. 13-23, *B, 2, 4* a *7* y *8; E, 11, 12, 13, 15, 17* y *18*), pero puede estar por mesial (fig. 13-23, *B, 3; E, 10, 13* y *16*) o distal (fig. 13-23, *B, 9* y *14*) a la punta de la raíz.

El conducto distal puede estar algo curvado (fig. 13-23, *B, 1* a *5* y *7; E, 11, 14* y *16*) o recto (fig. 13-23, *B, 4, 6, 8* y *9; E, 10, 12, 13, 17* y *18*). La raíz distal puede ser ligeramente más corta (fig.13-23, *B, 1, 2, 4* y *7*), igual (fig. 13-23, *B, 3, 5* y *6; E, 10, 13, 14, 16* y *17*) o más larga que la raíz mesial (fig. 13-23, *B, 8* y *9; E, 11, 12, 15* y *18*).

El conducto distal suele ser mayor que los conductos mesiales (fig. 13-23, *B, 3, 4* y *6* a *9;* E, *11, 13, 15* y *16*), pero también puede ser igual (fig. 13-23, *B, 1, 2* y *5; E, 12, 14* y *18*). El conducto distal se estrecha de forma progresiva hacia el ápice.

El agujero apical suele localizarse en la punta de la raíz (fig. 13-23, *B, 1* a *7; E, 10* a *13, 16* y *18*), pero puede aparecer por mesial (fig. 13-23, *B, 9*) o por distal (fig. 13-23, B, *8; E, 14, 15* y *17*) al ápice de la raíz.

Sección transversal cervical (fig. 13-23, *C, 1* a *5*)

La sección cervical del segundo molar mandibular es parecido al del primer molar (fig. 13-23, *C, 1* a *5*). El perfil del segundo molar es más triangular que cuadrangular, como en el primer molar, porque las dimensiones de la cara distal de este diente son más pequeñas. La cámara pulpar también suele ser triangular. El suelo de la cámara puede tener dos aberturas, una mesial y otra distal, ambas centradas en el interior de la dentina. Si la raíz solamente tiene un conducto distal, también aparece centrado en la dentina.

Sección transversal por la parte media de la raíz (fig. 13-23, *C, 6* a *9*)

Las secciones por la parte media de la raíz muestran una raíz mesial muy ancha vestibulolingualmente y estrecha mesiodistalmente (fig. 13-23, *C, 6* a *9*). El perfil tiene forma arriñonada (fig. 13-23, *C, 6* y *7*) o forma de ocho (fig. 13-23, *C, 8* y *9*).

Los conductos pueden estar del todo separados (fig. 13-23, *C, 9*) o confluir (fig. 13-23, *C, 6, 7* y *8*), lo que en este caso dificulta la detección de los dos conductos mesiales (fig. 13-23, *C, 8*). La raíz distal puede ser más redonda que la mesial, porque el perfil de ésta suele ser oval (fig. 13-23, *C, 6* y *9*) pero también existen raíces distales anchas (fig. 13-23, *C, 7* y *8*). Lo habitual es que la raíz distal tenga un conducto, pero pueden existir dos.

TERCER MOLAR MANDIBULAR

Las cavidades pulpares del tercer molar mandibular varían de manera considerable (fig. 13-24). La mayoría se parecen a las del segundo molar, pero la corona es demasiado grande en comparación con las raíces, las cuales suelen ser más cortas, más curvadas y con más tendencia a fusionarse.

Sección vestibulolingual (fig. 13-24, *A* y *D*)

Las cavidades pulpares de los terceros molares mandibulares acostumbran a presentar muchas variaciones. Normalmente tienen dos raíces y tres conductos (fig.13-24, *B*, *6* y *7*), pero también es posible la presencia de dos raíces y dos conductos (fig. 13-24, *C*, *8* y *9*). Asimismo, puede aparecer una raíz y un conducto, aunque estos dientes no acostumbran a tener mucho interés como piezas utilizables en restauraciones, ya que son muy cortos y muy cónicos.

Los cuernos pulpares acostumbran a ser prominentes (fig. 13-24, *A*, *1*, *2* y *4* a *9*; *D*, *10*, *11*, *12*, *14*, *15*, *17* y *18*), aunque en otras ocasiones son pequeños o no existen (fig. 13-24, *A*, *3*; *D*, *13* y *16*).

Las raíces mesiales (fig. 13-24, *A*, *2* y *9*; *D*, *10*, *11*, *13* y *14*) suelen tener la cámara pulpar de forma cuadrada (excluidos los cuernos pulpares). La raíz mesial acostumbra a tener dos conductos (fig. 13-24, *A*, *2*, *5* y *9*; *D*, *10*, *11* y *14*), pero puede ser única (fig. 13-24, *D*, *14*). Los conductos pueden estar curvados (fig. 13-24, *A*, *5* y *9*; *D*, *10*), o ser relativamente rectos (fig. 13-24, *A*, *2*; *D*, *11* y *13*) y se estrechan de forma progresiva hacia la constricción apical.

El agujero apical acostumbra a estar en la punta de la raíz (fig. 13-24, *A*, *1* y *5*; *D*, *10*, *11* y *13*), pero también puede estar por vestibular (fig. 13-24, *A*, *9*; *D*, *14*) o lingual a la punta de la raíz. Cuando hay dos conductos, acostumbran a tener los agujeros apicales separados (fig. 13-24, *A*, *2* y *5*; *D*, *10*, *11* y *13*), aunque a veces se juntan en la región apical y salen a través de un agujero común (fig. 13-24, *A*, *9*).

La raíz distal de los terceros molares posee una cámara pulpar tan grande que hace difícil distinguirla de los conductos (fig. 13-24, *A*, *1*, *3*, *4*, *6*, *7* y *8*; *D*, *12* y *15* a *18*).

Los conductos radiculares son muy grandes (fig. 13-24, *A*, *1*, *4*, *6* y *7*; *D*, *12*, *15* y *18*) y se estrechan progresivamente hacia la raíz (fig. 13-24, *A*, *4*, *6* y *7*; *D*, *16* y *18*), o

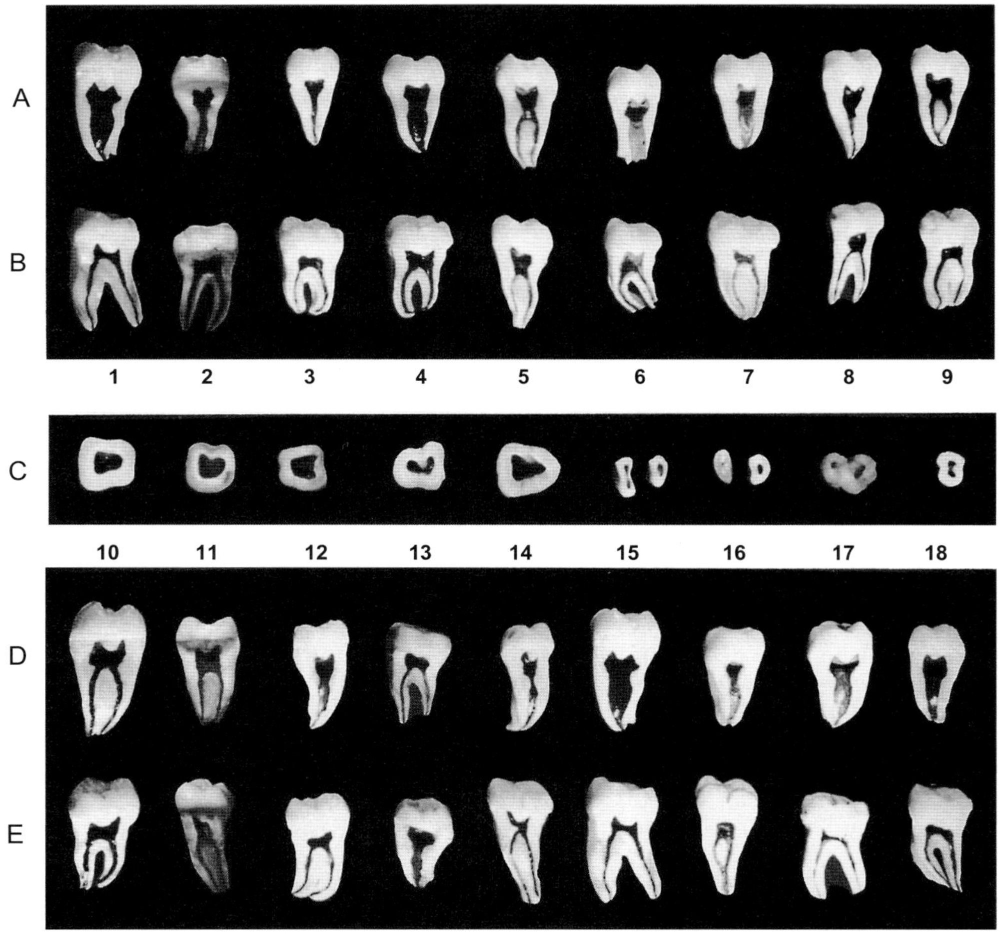

FIGURA 13-24 Tercer molar mandibular. **A,** Sección vestibulolingual que muestra la superficie mesial y distal de la cavidad pulpar. Esta proyección no se puede ver en las radiografías dentales. **B,** Sección mesiodistal que muestra la superficie vestibular y lingual de la cavidad pulpar. **C,** Cinco secciones transversales en la línea cervical y cuatro en la parte media de la raíz. **D,** Sección vestibulolingual que muestra la superficie mesial y distal de la cavidad pulpar. **E,** Sección mesiodistal que muestra la superficie vestibular y lingual de la cavidad pulpar.

pueden presentar una constricción brusca del conducto en los últimos milímetros (fig. 13-24, *A, 1; D, 12, 15* y *17*).

Las cámaras pulpares tienen forma cuadrada o rectangular (excluidos los cuernos pulpares), son muy pequeñas (fig. 13-24, *A, 3* y *8*) y acostumbran a tener una constricción en la unión de la cámara con el conducto, a partir de la cual se estrechan progresivamente hacia la constricción apical.

El agujero apical suele estar en la punta de la raíz (fig. 13-24, *A, 3, 6, 7* y *8; D, 16* y *17*), pero también puede estar por vestibular o lingual a la punta de la raíz (fig. 13-24, *A, 1* y *4; D, 15* y *18*).

Sección mesiodistal (fig. 13-24, *B* y *E*)

Los cuernos pulpares pueden ser prominentes (fig. 13-24, *B, 1* y *5; E, 10, 11, 12, 14* y *15*), pequeños (fig. 13-24, *A, 4, 6* y *7; D, 17*) o estar totalmente ausentes (fig. 13-24, *B, 2, 3, 8* y *9; E, 13, 16* y *18*).

Las cámaras pulpares vistas desde la cara vestibular acostumbran a ser cuadradas o rectangulares (excluidos los cuernos pulpares) (fig. 13-24, *B, 1* a *4, 7* y *9; E, 10, 12, 13, 15, 17* y *18*) o ligeramente cuadradas (fig. 13-24, *B, 5; E, 14*).

El grado de curvatura de la raíz mesial puede ser ligero (fig. 13-24, *E, 13*, unirradicular), moderado (fig. 13-24, *B, 1, 2, 5, 8* y *9; E, 11, 15* y *17*) o pronunciado (fig. 13-24, *B, 3, 4, 6* y *7; E, 10, 12, 14, 16* y *18*).

El conducto de la raíz mesial puede ser grande (fig. 13-24, *B, 2* y *4; E, 10*) o muy pequeño (fig. 13-24, *B, 1, 3, 5, 8* y *9; E, 11, 12* y *14* a *18*). Los conductos suelen estrecharse progresivamente hacia la constricción apical. El agujero apical puede estar en el ápice de la raíz (fig. 13-24, *B, 1, 2, 3, 5, 6, 8* y *9; E, 11, 12, 14, 17* y *18*), mesialmente (fig. 13-24, *B, 7*) o distalmente al ápice de la raíz (fig. 13-24, *B, 4; E, 10* y *15*).

La longitud de las raíces mesiales puede ser igual (fig. 13-24, *B, 2, 3* y *8; E, 10* y *11*), más corta (fig. 13-24, *B, 5* y *9; E, 18*) o más larga que la de la raíz distal (fig. 13-24, *B, 1, 4, 6* y *7; E, 12, 14, 15* y *17*).

El conducto distal puede ser mayor que el mesial (fig. 13-24, *B, 2* a *5* y *9; E, 14* y *18*) o de tamaño igual (fig. 13-24, *B, 1, 6, 7* y *8; E, 10, 11, 12, 15* y *17*). El conducto distal se estrecha progresivamente hacia la constricción apical (fig. 13-24, *B, 1* a *8; E, 10* a *18*).

El agujero apical puede estar en el ápice (fig. 13-24, *B, 1* a *5, 7* y *9; E, 10, 11, 12, 15, 17* y *18*), por mesial (fig. 13-24, *B, 8*) o por distal (fig. 13-24, *B, 6; E, 14*) al ápice de la raíz.

Algunos dientes sólo tienen una raíz con uno o dos canales. Si el canal es único (fig. 13-24, *E, 13*), suele ser muy grande. Si el tercer molar es multirradicular, los canales son mucho más pequeños (fig. 13-24, *E, 16*).

Sección transversal cervical (fig. 13-24, *C, 1* a *5*)

La sección cervical muestra un perfil muy variable, desde rectangular (fig. 13-24, *C, 1* a *4*) hasta triangular (fig. 13-24, *C, 5*).

Sección transversal por la parte media de la raíz (fig. 13-24, *C, 6* a *9*)

Cuando existe raíz mesial, tiene forma oval o de ocho (fig. 13-24, *C, 6* y *7*). La raíz distal es oval (fig. 13-24, *C, 6*) o arriñonada (fig. 13-24, *C, 7*). Si las raíces están fusionadas (fig. 13-24, *C, 8*) o solamente existe una (fig. 13-24, *C, 9*), los conductos suelen ser grandes. Los conductos de las raíces tienen forma arriñonada, elíptica o de ocho.

Radiografías: cámara y conductos radiculares

La observación de las cámaras y conductos radiculares mediante radiografías convencionales o digitales contribuye a confirmar los datos que se han obtenido clínicamente. Todos los dientes se deben examinar clínica y radiográficamente con periodicidad. La descripción anatómica de la cámara y de los conductos pulpares ya se ha explicado anteriormente, y se ve confirmada por las radiografías obtenidas. Las radiografías en la figura 13-25, *A* a *I* muestran cámaras y conductos pulpares normales. Representan lo que se ve generalmente en el gabinete dental, no son muestras escogidas entre varios ejemplares.

Fracturas de la corona y la raíz

Las fracturas de los dientes pueden afectar a la corona, a la corona y la raíz o solamente a la raíz. Las más frecuentes son las de la corona[3]. En algunos dientes sólo está afectado el esmalte; en otros, pueden dañarse el esmalte y la dentina; pero antes o después, la pulpa queda dañada, haya o no pérdida de estructura del diente (p, ej., una cúspide). En los traumatismos graves se puede perder toda la corona. El profesional debe estar familiarizado con las localizaciones más probables de las zonas de fractura, que incluyen los surcos de desarrollo (fig. 13-26), a menudo sometidos a restauraciones.

Las fracturas de las cúspides de los primeros premolares maxilares y primeros molares mandibulares suelen producirse a lo largo de los surcos de desarrollo o de las líneas de esfuerzo, tal como se muestra en la figura 13-26. Estas fracturas pueden guardar relación con el bruxismo y el rechinamiento. No es infrecuente que la cúspide distolingual del primer molar mandibular se fracture en casos de grandes restauraciones, con la pulpitis consiguiente (fig. 13-27).

Las fracturas de las raíces pueden causar síntomas que recuerdan otros problemas dentales; por otra parte, el diagnóstico de una fractura radicular puede ser difícil[3], en especial cuando la fractura no se detecta en la radiografía (fig. 13-28).

Las fracturas pueden afectar a la corona y alcanzar la pulpa o limitarse sólo a la raíz adyacente al ligamento periodontal. Las fracturas horizontales de la raíz se producen, generalmente, por traumas físicos externos o por bruxismo y rechinamiento. Las fracturas verticales pueden originarse por bruxismo y rechinamiento o por restauraciones endodóncicas con postes dentro de los conductos radiculares.

RELACIONES DE LOS ÁPICES RADICULARES POSTERIORES CON EL CONDUCTO MANDIBULAR

La situación del nervio dentario inferior (conducto mandibular) y del agujero mentoniano es de gran interés clínico, tanto en endodoncia como en cirugía periapical, así como en la colocación de implantes.

El nervio dentario inferior atraviesa la mandíbula en el interior del conducto mandibular y ocupa distintas posiciones en relación con los ápices de los premolares y los molares (fig. 13-29, *A* a *D*). Las distancias de la figura 13-30: *1)* entre las caras externa e interna de la cortical vestibular; *2)* desde la cara interna de la cortical hasta el ápice del diente, y *3)* desde el conducto mandibular hasta el ápice del diente, se basan en los datos obtenidos mediante secciones de la mandíbula[4].

La anchura promedio de la cortical vestibular (fig. 13-30, *B*, *1)* en el premolar es de 1,9 ± 0,49 mm; en el primer molar, 2,38 ± 0,57 mm; en el segundo molar, 5,6 ± 0,93 mm, y en el tercer molar, 2,34 ± 1,0 mm.

La distancia promedio (fig. 13-30, *B*, *2)* de la cara interna de la cortical vestibular hasta el ápice del segundo premolar es: 3,78 ± 1,04 mm; en el primer molar, de 4,1 ± 0,98 mm; en el segundo molar, 7,1 ± 1,4 mm, y hasta el ápice del tercer molar, 4,03 ± 1,8 mm.

La distancia vertical promedio (fig. 13-30, *B*, *3)* desde el canal mandibular hasta el ápice del segundo premolar es de 3,07 ± 0,43 mm; del primer molar, 4,03 ± 0,31 mm; del segundo molar, 2,5 ± 0,25 mm, y a los ápices de los terceros molares, 1,96 ± 0,27 mm.

En relación con la alineación vestibulolingual del canal mandibular con los ápices de las raíces, el canal queda alineado verticalmente con los segundos premolares en el 65% de los casos; en los primeros molares ligeramente por lingual a los ápices en el 71% de casos; en los segundos molares, queda en línea en el 73% de casos, y en los terceros molares, alineado en el 56%.

Los datos sobre los ejes verticales de cada diente recogen que más de un ápice apunta al canal. La situación del canal mandibular en relación con los ápices de los dientes sigue aproximadamente la línea de puntos de la figura 13-29.

La posición del agujero mentoniano se relaciona con los premolares y el primer molar mandibular y queda entre el primer y el segundo premolar en el 33% de casos, alineado

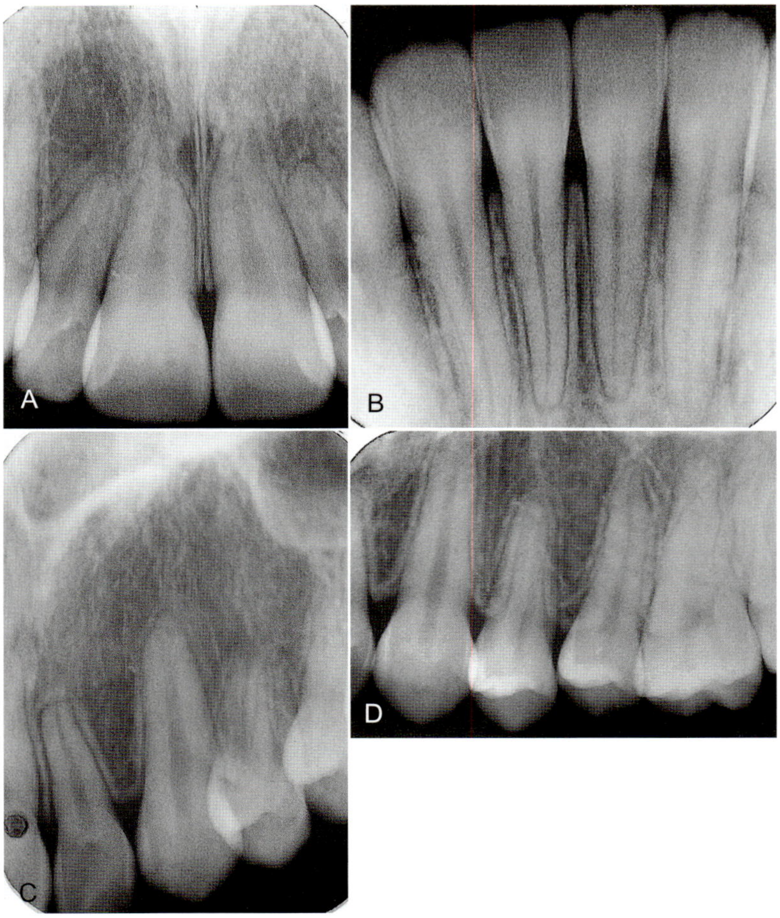

FIGURA 13-25 **A,** Cámaras pulpares y conductos radiculares grandes en un adulto joven. **B,** Incisivos mandibulares. Conductos radiculares normales. **C,** Incisivo lateral y canino. Cámaras y conductos radiculares normales. Reabsorción radicular del incisivo lateral. **D,** Canino maxilar, los premolares tienen las cámaras y los conductos radiculares normales. Reabsorción de la raíz del primer premolar a consecuencia de un tratamiento ortodóncico.

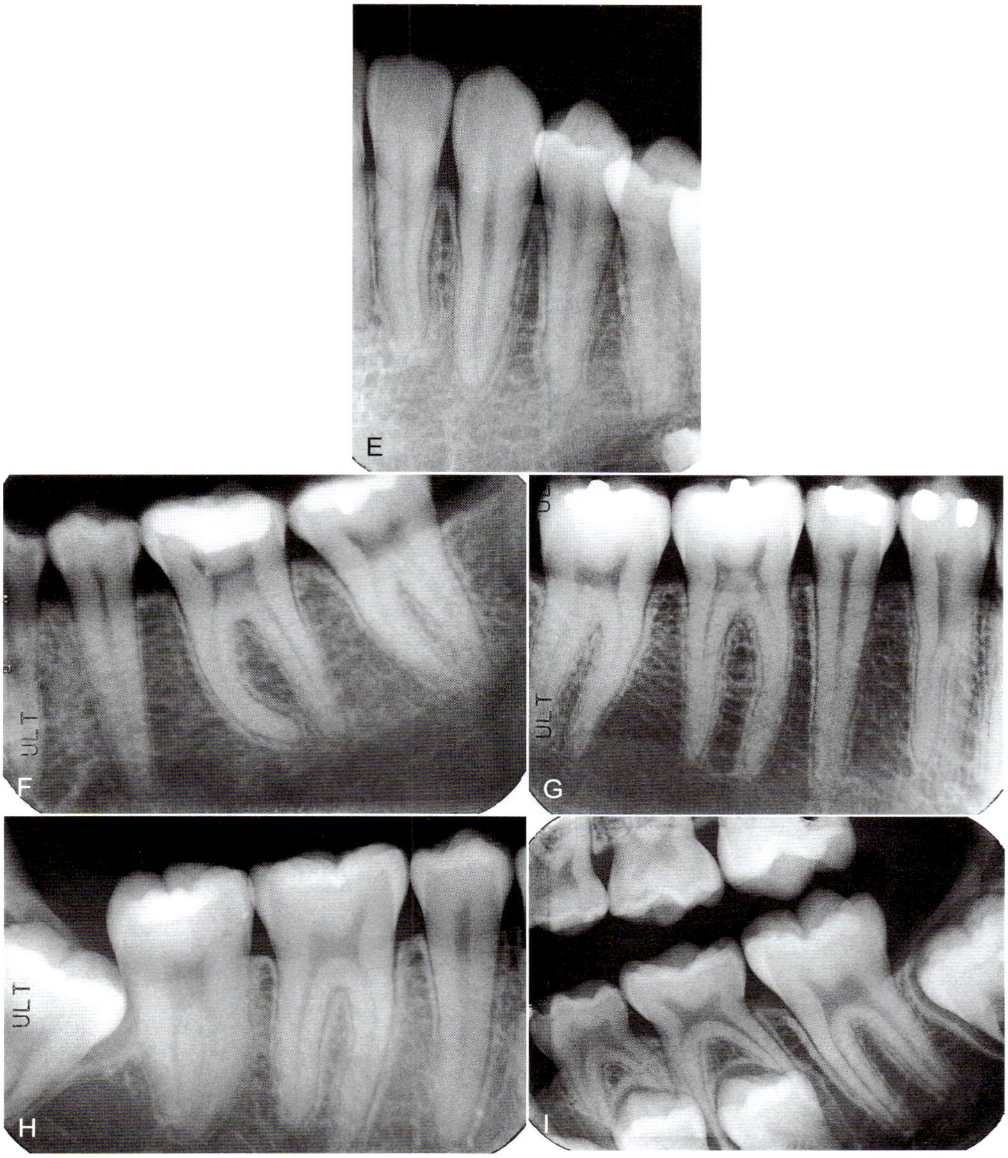

FIGURA 13-25 ***(cont.)*** **E,** Incisivo lateral mandibular, canino y primer premolar con cámaras y conductos radiculares normales. **F,** Segundo premolar mandibular y primer y segundo molar con cámaras y conductos radiculares normales. Obsérvese la curvatura de la raíz mesial del primer molar. **G,** Molares y premolares mandibulares con cámaras y conductos radiculares normales. **H,** Tercer molar incluido, junto al segundo molar mandibular. Las cámaras y los conductos son normales. **I,** Primer y segundo molar temporal con proceso de reabsorción asociado a la erupción de los premolares permanentes. Segundo molar mandibular en proceso de erupción.

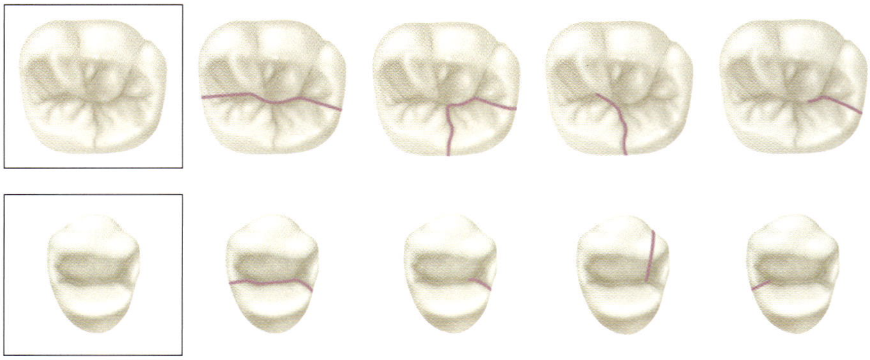

FIGURA 13-26 Líneas de fractura comunes en el primer molar maxilar y en el primer molar mandibular.

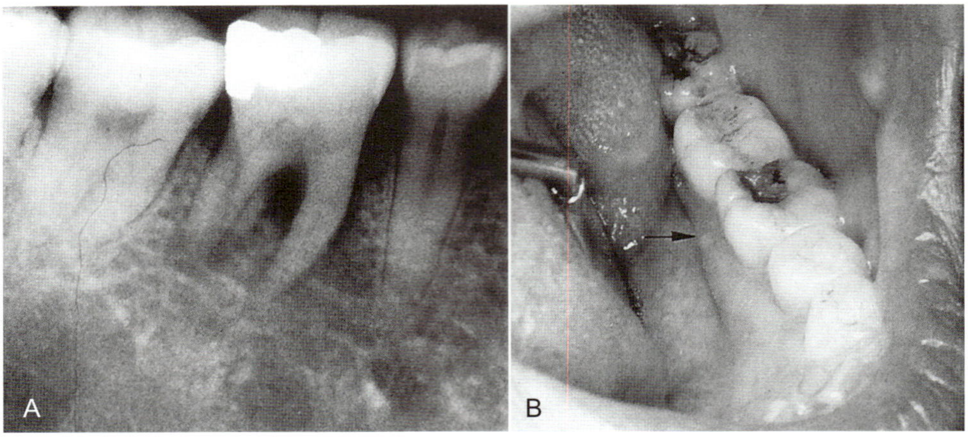

FIGURA 13-27 A, Radiografía que muestra una radiolucidez producida por el párulis que aparece en **B. B,** Fractura de la cúspide distolingual producida por la estructura del diente socavada junto con una restauración con amalgama.

(De Ash MM, Ramjford S: *Oclussion*, 4.ª ed., Filadelfia, 1995, Saunders.)

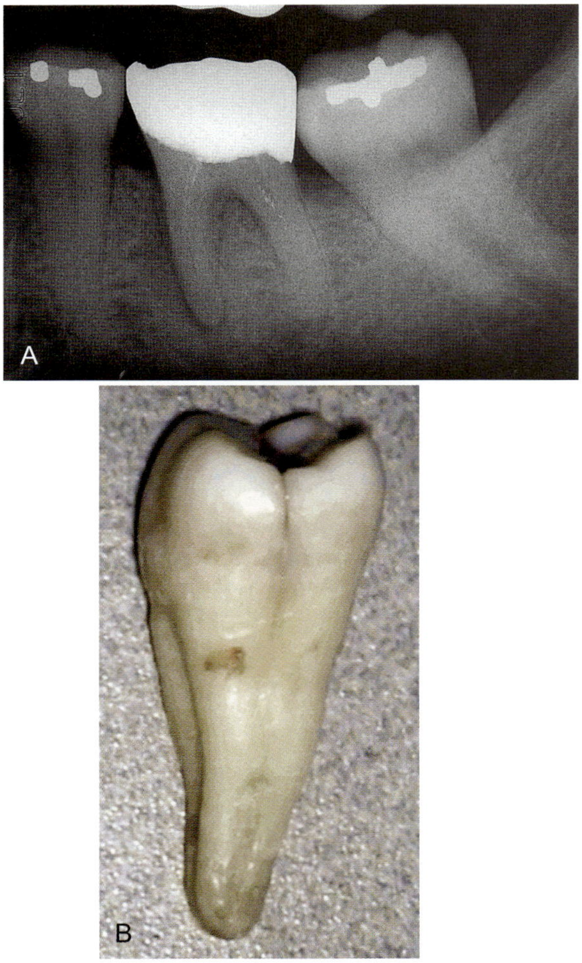

FIGURA 13-28 A, Radiografía que muestra pérdida de lámina dura en la raíz mesial de un molar mandibular, sin signos de fractura radicular. **B,** Fractura longitudinal en la zona distal de la corona y del tercio coronal de la raíz.

(**A,** De Ash MM: *Schienentherapie,* 2.ª ed., Múnich, 1999, Urban & Fischer. **B,** De Cohen S, Hargreaves KM: *Pathways of the pulp*, 9.ª ed., St. Louis, 2006, Mosby.)

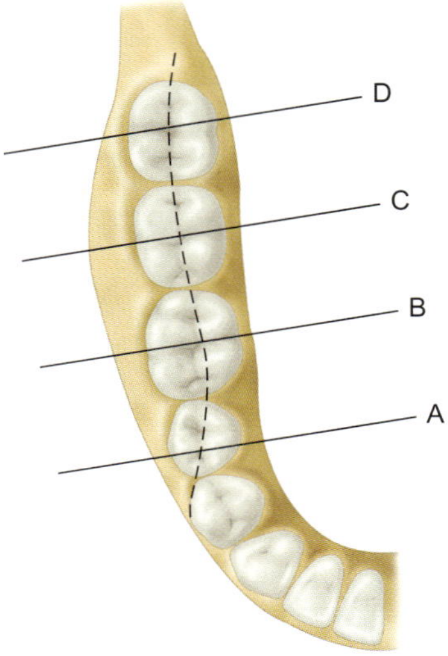

FIGURA 13-29 Diagrama de las secciones de la mandíbula en el segundo premolar y primer, segundo y tercer molares. La línea discontinua representa la posición vestibulolingual del conducto mandibular.

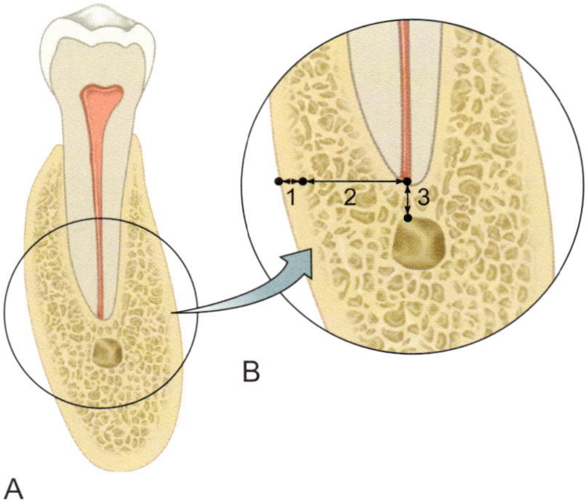

FIGURA 13-30 A, Representación esquemática de un corte de la mandíbula. **B,** Vista aumentada de la toma de las tres medidas detalladas en el texto.

con el segundo premolar en el 11% y distal al segundo premolar el 56%. En el plano vertical, el agujero mentoniano puede estar coronal a los ápices el 22% de casos; a la altura de los ápices, el 15%, y por debajo de los ápices, el 63%[4].

Referencias

1. Kronfeld R: *Dental histology and comparative dental anatomy*, Philadelphia, 1937, Lea & Febiger.
2. Riethmuller RH: The filling of root canals with Prinz' paraffin compound, *Dent Cosmos* 56:490, 1914.
3. Mullally BH, Ahmed M: Periodontal signs and symptoms associated with vertical root fracture, *Dent Update* 27:356, 2000.
4. Ash JL, Ash CM: Mandibular canal and mental foramen: relation to posterior root apices, *J Dent Res*, 1997 (abstract).

Bibliografía

Acosta Vigouroux AS et al: Anatomy of the pulp chamber floor of the permanent maxillary first molar, *J Endod* 4:214, 1978.

Barker BC et al: Anatomy of root canals: I. Permanent incisors, canines and premolars, *Aust Dent J* 18:320, 1973.

Barker BC et al: Anatomy of root canals. II. Permanent maxillary molars, *Aust Dent J* 19:46, 1974.

Barker BC et al: Anatomy of root canals. III. Permanent mandibular molars, *Aust Dent J* 19:408, 1974.

Burah JG et al: A study of the presence of accessory foramina and the topography of molar furcations, *Oral Surg* 38:451, 1974.

Carlsen O, Andersen J: On the anatomy of the pulp chamber and root canals in human deciduous teeth, *Tandlægebladet* 70:93, 1966.

Carlsen O, Andersen J: Radix mesiolingualis and radix distolingualis in a collection of permanent maxillary molars, *Acta Odont Scand* 58:229, 2000.

Carlsen O, Andersen J: Radix paramolaris and distomolaris in Danish permanent maxillary molars, *Acta Odont Scand* 57:283, 1999.

Carns EJ, Skidmore AE: Configurations and deviations of root canals of maxillary first premolars, *Oral Surg* 36:880, 1973.

Gardner DG et al: Taurodontism, shovel-shaped incisors and the Klinefelter syndrome, *Dent J* 44:372, 1978.

Harris WE: Unusual root canal anatomy in the maxillary molar, *J Endod* 6:573, 1980.

Hess W, Zurcher E: *The anatomy of root canals*, London, 1925, John Bale Sons and Danielsson.

Ibrahim SM et al: Pulp cavities of permanent teeth, *Egypt Dent J* 23:83, 1977.

Kerekes K et al: Morphometric observations on the root canals of human molars, *J Endod* 3:114, 1977.

Kirkham DB: The location and incidence of accessory pulp canals in periodontal pockets, *J Am Dent Assoc* 91:353, 1975.

Mageean JF: The significance of root canal morphology in endodontics, *J Br Endod Soc* 6:67, 1972.

Middletoti-Shaw JC: *The teeth, the bony palate and the mandible in Bantu races of South Africa*, London, 1931, John Bale Sons and Danielsson.

Okumura T: Anatomy of the root canals, *J Am Dent Assoc* 14:632, 1927.

Senyurek MS: Pulp cavities of molars in primates, *Am J Phys Anthropol* 25:119, 1939.

Stone LH et al: Maxillary molars demonstrating more than one palatal root canal, *Oral Surg* 51:649, 1981.

Sutalo J et al: Morphologic characteristics of root canals in upper and lower premolars, *Acta Stomatol Croat* 14:23, 1980.

Tidmarsh BG: Micromorphology of pulp chambers in human molar teeth, *Int Endod J* 13:69, 1980.

Vertucci FJ, Williams RG: Furcation canals in the human mandibular first molar, *Oral Surg* 38:308, 1974.

Vertucci FJ et al: Root canal morphology of the human maxillary first premolar, *Oral Surg* 99:194, 1979.

Vertucci FJ et al: Root canal morphology of the human maxillary second premolar, *Oral Surg* 88:456, 1974.

Warren EM: The relationship between crown size and the incidence of bifid root canals in mandibular incisor teeth, *Oral Surg* 52:425, 1981.

Use el CD-ROM para ver las animaciones y las fichas de repaso. Visite la página web de evolve para acceder a recursos de estudio adicionales.

14

Estructuras dentales y óseas, vasos sanguíneos y nervios

En el capítulo 2 se ha revisado brevemente el desarrollo de las denticiones, del neurocráneo y del esplacnocráneo. Por consiguiente, en este capítulo nos dedicaremos a las estructuras dentoóseas y dentoalveolares de la dentición permanente. La forma de las raíces de los dientes, su tamaño y su angulación determinan la forma de los alveolos en las arcadas y éstas, a su vez, moldean el contorno de las estructuras dentoóseas faciales.

Las estructuras óseas que dan soporte al diente son la maxilar y la mandíbula. La maxilar o arcada superior consta de dos huesos: un maxilar derecho y un maxilar izquierdo acoplados en la línea media. Ambos maxilares están unidos a su vez a los otros huesos de la cabeza (fig. 14-1). La mandíbula o arcada inferior no tiene unión ósea con el cráneo y es un hueso móvil (ginglimoartrodial).

Maxilar

El maxilar constituye una gran parte de la estructura ósea del territorio facial del cráneo. Contribuye a la mayor parte del techo de la boca o paladar duro, participa en la estructura del suelo de la órbita y en la base y lados de la cavidad nasal. Sostiene a los 16 dientes maxilares permanentes.

Cada maxilar es un hueso irregular, de forma algo cuboidea, que consta de un cuerpo y cuatro apófisis: cigomática, frontal, palatina y alveolar. El maxilar está hueco y contiene el espacio aéreo ocupado por el seno maxilar, también llamado **antro de Highmore.** Desde el punto de vista dental, además de su forma general y de sus apófisis, presenta varias peculiaridades óseas destacables: la fosa incisiva, la fosa canina, la eminencia canina, el agujero infraorbitario, los agujeros alveolares posteriores, la tuberosidad maxilar, la fosa pterigopalatina y el conducto incisivo.

El cuerpo del maxilar tiene cuatro caras: anterior o facial, infratemporal, orbitaria y nasal.

CARA ANTERIOR

La cara anterior o facial (figs. 14-2 y 14-3) está separada de la órbita, situada por encima, por la cresta infraorbitaria. Medialmente, está limitada por el borde de la escotadura nasal, y posteriormente articula con el borde anterior de la apófisis cigomática cuya cresta queda directamente encima de las raíces del primer molar. La cresta que corresponde a la raíz del canino acostumbra a ser la más pronunciada y se llama **eminencia canina.**

Anterior a la eminencia canina y recubriendo las raíces de los incisivos centrales existe una suave concavidad conocida como **fosa incisiva.** Posterior a la eminencia canina, en un nivel más alto, aparece una concavidad más profunda denominada **fosa canina.** El suelo de esta fosa está formado en parte por una prolongación de la apófisis cigomática. Por encima de la fosa y por debajo de la cresta infraorbitaria se encuentra el agujero infraorbitario, que es la abertura externa del conducto infraorbitario. La mayor parte de la fosa canina está situada encima de las raíces de los premolares.

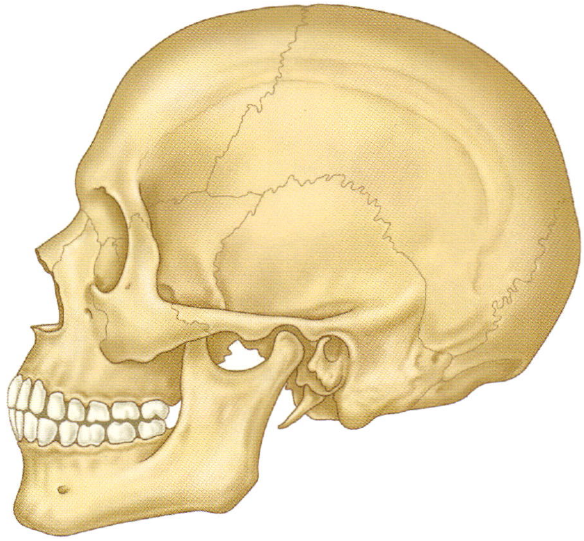

FIGURA 14-1 Cráneo de un adulto con la dentición permanente. El maxilar consta de un cuerpo y cuatro apófisis (cigomática, frontal, alveolar y palatina) que articulan mediante sinartrosis los huesos del cráneo y otros huesos faciales (p. ej., frontal, nasal, etmoides, malares). La mandíbula articula con el hueso temporal por la articulación temporomandibular (v. fig. 15-6).

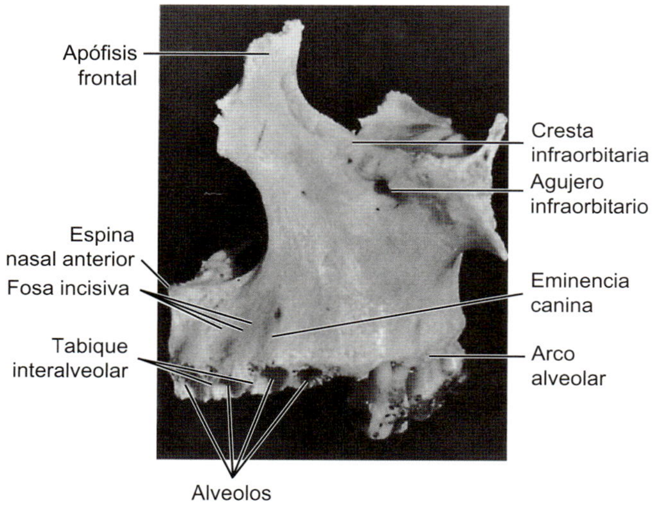

FIGURA 14-2 Vista frontal del maxilar izquierdo.

CARA POSTERIOR

La cara posterior o infratemporal (figs. 14-3 y 14-4) está limitada por arriba por el borde posterior de la cara orbitaria. Por debajo y delante, está separada de la cara anterior por la apófisis y la cresta cigomáticas, que transcurren desde el borde inferior de la apófisis cigomática hasta el alveolo del primer molar maxilar. Esta superficie es más o menos convexa y está atravesada en dirección posterior por dos o tres agujeros alveolares posteriores. Estos dos canalillos están a nivel del borde inferior de la apófisis cigomática, algo por distal de las raíces del tercer molar.

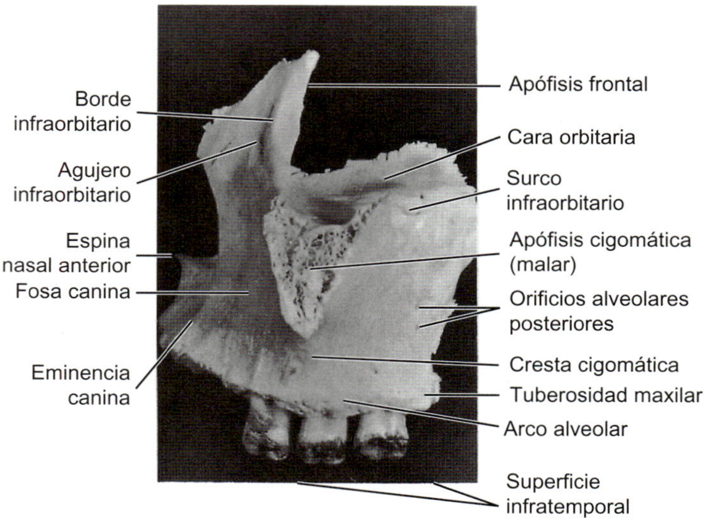

FIGURA 14-3 Vista lateral del maxilar izquierdo.

La parte inferior de esta cara es más prominente, y en el lugar que presenta una protuberancia que recubre la raíz del tercer molar se llama **tuberosidad maxilar.** Medialmente, esta tuberosidad está limitada por un margen agudo e irregular que se articula con la apófisis piramidal del hueso palatino y, en algunos casos, con la lámina lateral de la apófisis pterigoides del esfenoides. En la tuberosidad maxilar se insertan algunas fibras del músculo pterigoideo interno.

Una parte de la cara infratemporal, por encima de la tuberosidad, forma el límite posterior de la fisura pterigomaxilar.

CARA ORBITARIA

Esta superficie es lisa y, junto con la cara orbitaria del hueso cigomático, forma el suelo de la órbita. La unión de esta cara y de la cara anterior compone el borde o cresta infraorbitaria que se dirige hacia arriba para formar parte de la apófisis frontal. Su borde o cresta posterior coincide con el límite inferior de la fisura orbitaria inferior.

El borde interno es delgado y presenta un canal anterior, que forma el surco lacrimal. Por detrás de este surco, se articula durante un corto trayecto con el hueso lacrimal, y a continuación y durante un largo trecho con la lámina orbitaria del hueso etmoides. Posteriormente, termina en una superficie que se articula con la apófisis orbitaria del hueso palatino. La parte lateral se continúa con la base de la apófisis cigomática (v. fig. 14-3).

Atravesando la parte posterior de la cara orbitaria se encuentra el surco infraorbitario, que comienza en el centro de la cara posterior y se dirige hacia delante. La parte anterior del surco está cubierta, convirtiéndose en el conducto infraorbitario, cuya abertura anterior se localiza directamente por debajo de la cresta infraorbitaria, en su cara anterior.

Si se elimina la superficie cubierta de este conducto, se pueden observar los orificios del conducto alveolar superior

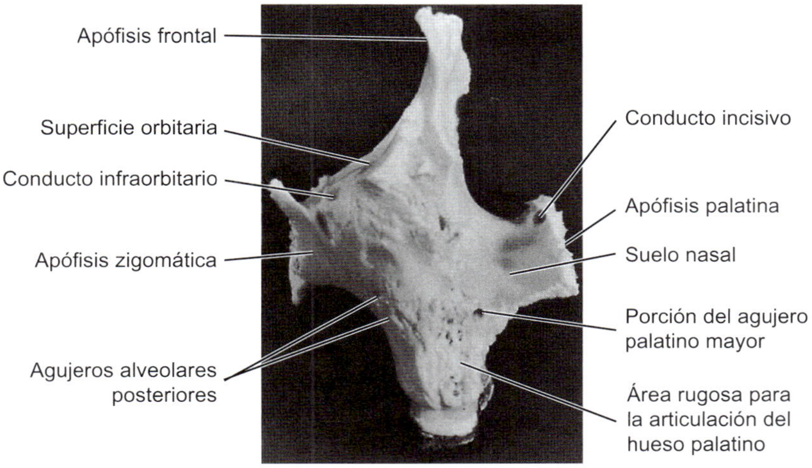

FIGURA 14-4 Vista posterior del maxilar izquierdo.

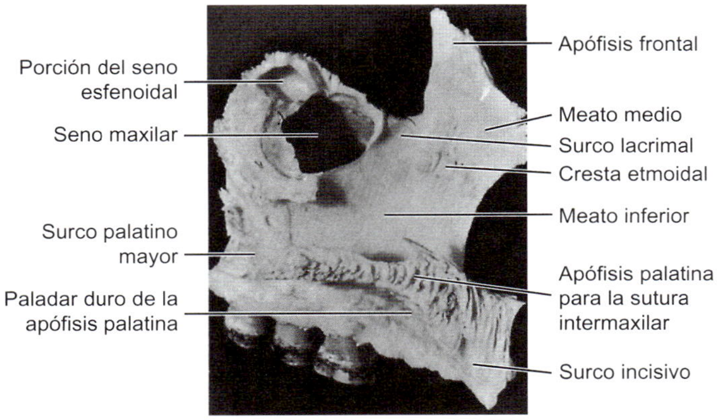

FIGURA 14-5 Vista medial del maxilar izquierdo.

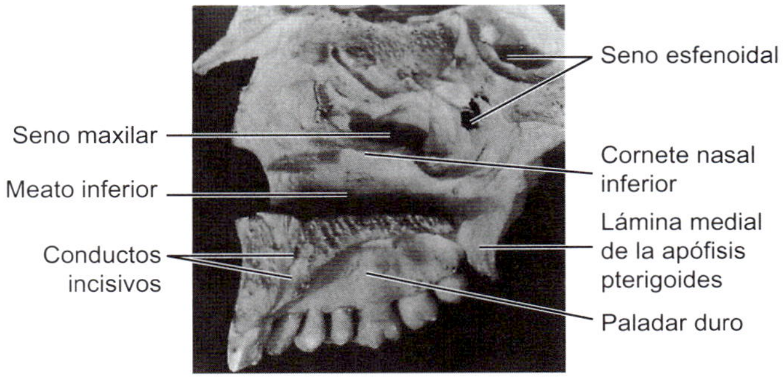

FIGURA 14-6 Vista medial del maxilar derecho. Esta preparación anatómica no se ha desarticulado completamente y contiene todos los dientes maxilares.

medio y anterior, con sus correspondientes nervios y vasos sanguíneos dirigiéndose a los premolares, caninos e incisivos.

CARA NASAL

Esta superficie (figs. 14-5 y 14-6) está orientada medialmente hacia la cavidad nasal. Está bordeada por debajo por la cara superior de la apófisis palatina; anteriormente, está limitada por el delgado borde de la escotadura nasal; por encima y por delante, discurre continua con la superficie interna de la apófisis frontal, detrás de la cual está profundamente acanalada por el surco lacrimal, que se convierte en conducto cuando se articula con el hueso lacrimal y el cornete nasal inferior.

Detrás de este surco, el borde superior de la cara nasal corresponde al margen interno de la cara orbitaria, y en esta zona, el maxilar se articula con el hueso lacrimal, la lámina orbitaria del hueso etmoides y la apófisis orbitaria del hueso palatino.

El borde posterior del maxilar, que se articula con el hueso palatino, está atravesado oblicuamente por un surco que transcurre desde arriba hacia atrás y ligeramente hacia dentro, y que al articularse con el hueso palatino se convierte en el conducto palatino mayor. Hacia la parte posterior y superior de la cara nasal se observa la abertura grande e irregular del seno maxilar (antro de Highmore). En el cráneo completamente articulado, esta abertura está cubierta parcialmente por la apófisis unciforme del etmoides y por el cornete nasal inferior.

Por delante del surco lacrimal, la cara nasal está bordeada por la unión con el cornete nasal inferior. Por debajo, forma la pared lateral del meato nasal inferior. Por encima del borde, a corta distancia de la cara interna de la apófisis nasal, aparece la lisa pared lateral del meato medio.

APÓFISIS CIGOMÁTICA

En las vistas laterales externas del hueso mandibular, la apófisis cigomática se puede ver como una eminencia triangular con el vértice inferior situado directamente por encima de las raíces del primer molar. Cuando se observa el hueso una vez desarticulado del resto del arco cigomático, se advierte que su superficie externa es rugosa y de aspecto esponjoso (v. figs. 14-1 y 14-3).

APÓFISIS FRONTAL

La apófisis frontal (v. figs. 14-2 a 14-5) se origina en la porción superior y anterior del maxilar.

Parte de esta apófisis está formada por la continuación superior del borde infraorbitario, que se articula con el hueso nasal. Por arriba, la apófisis frontal se articula con el hueso frontal. La cara interna de la apófisis frontal forma parte de la pared lateral de la cavidad nasal. Por delante, la apófisis frontal se articula con el hueso nasal.

APÓFISIS PALATINA

La apófisis palatina (figs. 14-2 a 14-8) es una lámina horizontal que se extiende internamente desde la cara nasal del maxilar. Su porción superior forma la mayor parte del suelo nasal. Las caras inferiores de las dos apófisis palatinas derecha e izquierda unidas forman la parte del paladar duro, que llega hasta la zona del segundo molar, donde se articula con la porción horizontal del hueso palatino (figs. 14-7 y 14-8), en la sutura palatina transversa.

La cara inferior de la apófisis palatina es rugosa y tiene perforaciones para las glándulas mucosas palatinas del techo de la boca y está atravesada por numerosos agujeros pequeños que permiten el paso de fibras vasculares y nerviosas. En el borde posterior de la apófisis existe un surco o canal para el paso del nervio palatino mayor y de los vasos, hacia los tejidos blandos del paladar. El borde posterior de la apófisis palatina se estrecha relativamente al unirse con el hueso palatino, en el agujero palatino mayor. La apófisis palatina se vuelve más gruesa progresivamente desde el borde posterior hacia delante. Anteriormente, la apófisis palatina confluye con la apófisis alveolar que rodea las raíces de los dientes anteriores.

Inmediatamente por detrás de los alveolos de los incisivos centrales, mirando a la cara interna del maxilar se observa un surco poco profundo que corresponde a la mitad del conducto incisivo formado al unirse con el del lado opuesto. La fosa incisiva en la que desemboca el conducto está en la línea media, inmediatamente por lingual de los incisivos centrales, o en la sutura intermaxilar, cuando los dos maxilares están unidos. A los lados del agujero incisivo o nasopalatino se abren dos conductos, los agujeros de Stenson, que conducen los nervios y vasos nasopalatinos. Ocasionalmente, existen dos agujeros en la línea media, los agujeros de Scarpi.

Lateralmente al agujero nasopalatino, en el espacio entre el alveolo del incisivo lateral y del canino, se encuentran

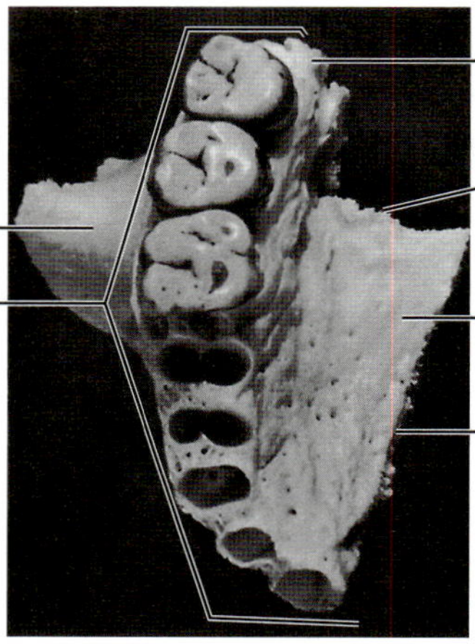

FIGURA 14-7 Vista palatina del maxilar. Obsérvese el agujero apical en la parte más profunda del alveolo del canino.

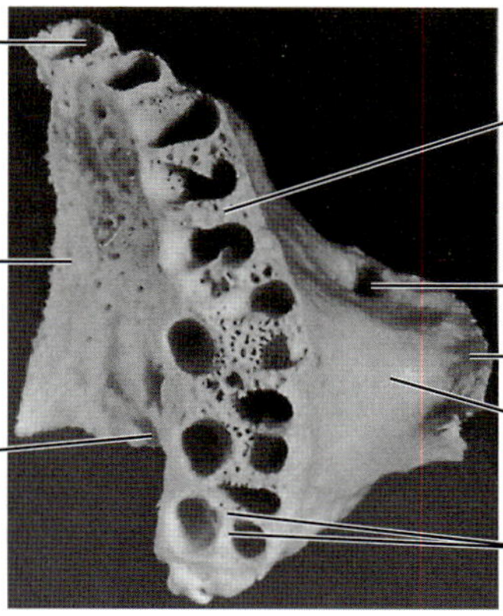

FIGURA 14-8 Vista de la cara inferior del maxilar con la apófisis alveolar y los alveolos.

los restos de la sutura entre la premaxila y el maxilar. En muchos mamíferos, la premaxila permanece como un hueso independiente.

APÓFISIS ALVEOLAR

La apófisis alveolar constituye la parte inferior del maxilar, es la parte de hueso que rodea las raíces de los dientes maxilares y les proporciona el soporte óseo. La apófisis se extiende desde la base de la tuberosidad situada por detrás del último molar, hasta la línea media, por delante, donde se articula con la apófisis alveolar del lado opuesto (v. figs. 14-7 y 14-8). Limita medialmente con la apófisis palatina y con la apófisis cigomática lateralmente (v. fig. 14-8).

Mirando directamente la cara inferior del maxilar, cuando los dientes se han extraído, se comprueba que la apófisis alveolar forma una curva, que se corresponde con la arcada dental. Junto con la apófisis del lado opuesto, forma la arcada alveolar, que sirve de soporte a las raíces de los dientes maxilares.

Esta estructura anatómica tiene una cara facial y otra lingual, con relieves que corresponden a las raíces de los dientes que soporta. Consta de dos láminas: una vestibular y otra lingual, de hueso muy denso pero con una cortical fina. Estas láminas están separadas por tabiques interdentales de hueso esponjoso.

La cortical vestibular es delgada y la situación de los alveolos que recubre está bien señalada por relieves visibles que llegan posteriormente hasta la raíz distovestibular del primer molar (v. fig. 14-2). Los bordes de los alveolos son frágiles, delgados y afilados. La lámina cortical vestibular que recubre al segundo y tercer molares, así como los bordes alveolares, son más gruesos. Generalmente, la lámina cortical lingual es más densa que la vestibular. Además, la cortical alveolar es más extensa en la zona que rodea los dientes anteriores, extendiéndose a veces por detrás, hasta los premolares. Finalmente, se extiende a lo largo, cubriendo la cara lingual de las raíces.

El hueso es muy grueso lingualmente, sobre la parte más profunda de los alveolos de los dientes anteriores y de los premolares, debido a la unión de la apófisis alveolar con la apófisis palatina. La cortical lingual se adelgaza como un papel sobre el alveolo lingual del primer molar y se vuelve más delgada aún sobre el alveolo lingual del segundo y tercer molares. Esta delgada lámina lingual sobre las raíces de los molares forma parte del conducto palatino mayor (v. fig. 14-8).

La apófisis alveolar se conserva mientras haya dientes. Si se pierde algún diente, la porción alveolar que soporta el diente sufre un proceso de reducción atrófica. Si se perdieran todos los dientes, podría perderse virtualmente toda la apófisis alveolar.

ALVEOLOS (CAVIDADES RADICULARES)

Estas cavidades están formadas por las láminas corticales faciales y linguales de las apófisis alveolares y por los tabiques óseos que conectan las dos corticales. La forma y la profundidad de cada alveolo están determinadas por la forma y la longitud de la raíz que contiene (v. tabla 1-1).

El alveolo que está más cerca de la línea media es el del incisivo central (fig. 14-9; v. también fig. 14-8). El contorno es regular y redondeado, y el interior es progresivamente cónico, de sección triangular, con el ápice hacia lingual.

El segundo alveolo a continuación es el del incisivo lateral, generalmente cónico u ovoide, con la parte más ancha hacia vestibular. Es más estrecho mesiodistalmente que vestibulolingualmente, y de sección más pequeña, aunque con frecuencia es más profundo que el alveolo del incisivo central. A veces, está curvado en el extremo superior (fig. 14-10; v. también fig. 14-8).

El alveolo canino es el tercero a partir de la línea media, mucho mayor y más profundo que los descritos anteriormente. El contorno es oval y regular, más ancho por vestibular que por lingual. La cavidad se extiende distalmente, está aplanada por mesial, y es algo cóncava por distal. El hueso es tan fino en la eminencia canina de la cara vestibular que, con frecuencia, la raíz del canino queda expuesta en la cara vestibular cerca del tercio medio (v. fig. 14-2).

El alveolo del primer premolar (v. figs. 14-8 y 14-10) visto en sección tiene forma arriñonada, con la cavidad parcialmente dividida por una espina ósea que penetra en el surco de desarrollo mesial de la raíz de este diente. Esta

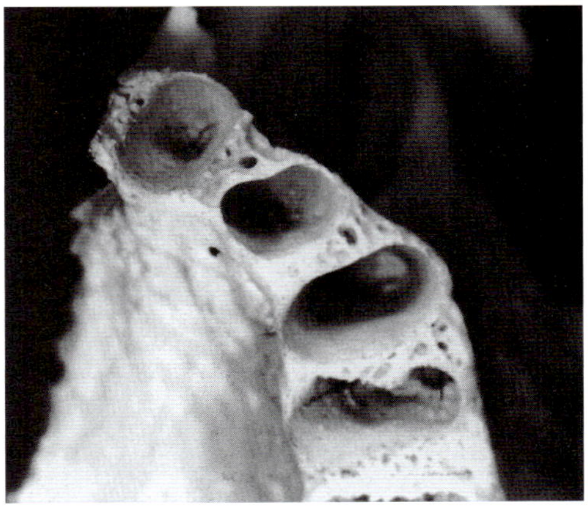

FIGURA 14-9 Alveolos del incisivo central, lateral y canino.

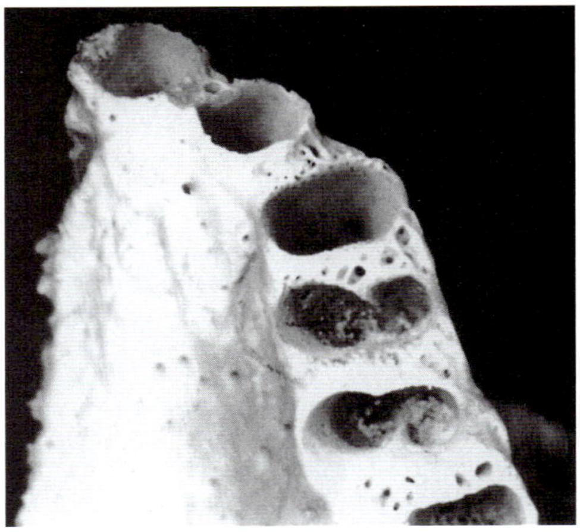

FIGURA 14-10 Alveolos de la zona premolar.

espina divide la cavidad en una porción vestibular y otra lingual. Si la raíz está bifurcada en parte de su longitud, como suele ocurrir, la porción terminal de la cavidad queda separada en un alveolo vestibular y otro lingual. La cavidad está aplanada distalmente y es mucho más ancha vestibulolingualmente que mesiodistalmente (v. tabla 1-1).

El alveolo del segundo premolar tiene también forma arriñonada, pero las curvaturas son inversas a las del alveolo del primer premolar. Las proporciones y la profundidad son semejantes. La espina del tabique está en la cara distal, en vez de la mesial, porque la raíz del segundo premolar acostumbra a tener un surco de desarrollo distal muy definido. Este diente suele tener una raíz ancha con el extremo romo, pero en ocasiones se bifurca en el tercio apical.

El alveolo del primer molar (figs. 14-8 y 14-11) está compuesto de tres alveolos distintos y ampliamente separados. El alveolo lingual es el mayor; es redondo, regular y profundo. La cavidad se extiende en dirección al paladar duro, con una lámina lingual muy delgada por encima. El contorno lingual de este alveolo es muy fino y frágil, situación que explica la recesión tisular que se observa con frecuencia en esta zona.

Los alveolos mesiovestibular y distovestibular del primer molar no tienen características destacables, excepto que la cortical vestibular es delgada. El hueso es algo más grueso en la periferia que en el alveolo lingual. No obstante, se adelgaza al acercarse a la cortical vestibular. Cuando se examinan cráneos secos, no es infrecuente encontrar raíces con zonas parcialmente descubiertas de hueso.

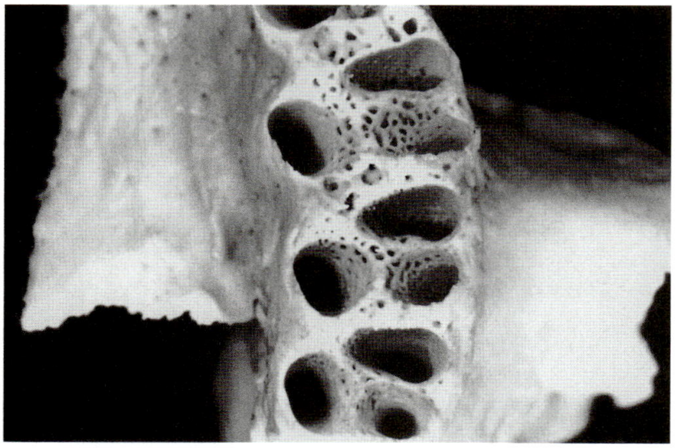

FIGURA 14-11 Alveolos de la zona molar. Obsérvese la delgadez de la lámina vestibular de las raíces del primer molar comparada con la del segundo y tercer molares. Curiosamente, en este espécimen anatómico, el alveolo del tercer molar está dividido. Las figuras 14-9, 14-10 y 14-11 muestran importantes detalles de los alveolos maxilares. En la figura 14-9 la cortical vestibular del hueso es delgada en la zona de los dientes anteriores y considerablemente más gruesa en los dientes posteriores, especialmente en los molares. En algunas raíces posteriores, parece observarse hueso esponjoso en la parte vestibular. En la figura 14-10, el tabique interradicular es grueso y tiene numerosos conductos nutrientes. En la figura 14-11 en la porción apical de los alveolos se puede ver hueso esponjoso con los numerosos orificios para su vascularización. Los alveolos anteriores están limitados externamente por una capa de cortical ósea lisa, que se hace menos prominente en los alveolos posteriores.

La forma de los alveolos vestibulares es semejante a la de las raíces que soporta. El alveolo mesiovestibular es ancho vestibulolingualmente con las paredes mesial y distal aplanadas. El alveolo distovestibular es más redondeado, con mayor conicidad.

El tabique que separa los tres alveolos (tabique interradicular) es ancho en la zona de la bifurcación y se vuelve progresivamente más grueso a medida que se acerca a la periferia. El tabique óseo es muy esponjoso, lo que denota una rica vascularización, característica general de todos los tabiques, incluidos los que separan los dientes entre sí.

La descripción general del alveolo del segundo molar coincide fundamentalmente con la del primer molar. Las cavidades están muy juntas puesto que las raíces de este diente no están demasiado separadas. Consecuentemente, el tabique de separación de los alveolos no es tan denso.

El alveolo del tercer molar es semejante al del segundo molar, excepto en que es más pequeño en todas sus dimensiones. En la figura 14-11 se muestra el alveolo de un tercer molar perteneciente a un diente con tres raíces bien definidas, un caso poco frecuente. Normalmente, las dos raíces vestibulares (y, a menudo, las tres) están fusionadas. El tabique interradicular sigue estos cambios. Cuando las raíces del diente están fusionadas, puede aparecer una espina septal en el hueso alveolar que se corresponde con los profundos surcos de desarrollo que se forman en las zonas de fusión de las raíces.

SENO MAXILAR

El seno maxilar se localiza en el cuerpo del hueso maxilar y tiene la forma de una pirámide, cuya base mira hacia la cavidad nasal y el vértice se dirige hacia fuera por dentro de la raíz de la apófisis cigomática. Está limitado, externa y superiormente, por las delgadas paredes que forman las caras anterolateral, posterolateral y orbitaria del cuerpo del maxilar. El seno recubre los alveolos de los molares, especialmente del primer y segundo molar, cuyos alveolos están separados del seno por una delgada lámina de hueso. En ocasiones el seno se extiende hacia delante recubriendo también las raíces de los premolares. No es infrecuente encontrar el hueso que recubre los alveolos de algunos dientes posteriores penetrando en la cavidad del seno en forma de pequeñas protuberancias.

A pesar de las irregularidades y de la irrupción de los alveolos en el interior del seno maxilar, en ausencia de condiciones patológicas, siempre existe un estrato óseo que separa las raíces de los dientes del suelo del seno. Entre la punta de las raíces y el seno también existe una capa de mucosa sinusal.

ARTICULACIÓN DEL MAXILAR

El hueso maxilar articula con los huesos nasal, frontal, lacrimal y etmoides, por encima y por fuera con el hueso cigomático y a veces con el esfenoides. Por detrás y hacia dentro, articula con el hueso palatino. Por dentro, soporta el cornete nasal inferior y el vómer, y se articula con el maxilar del lado opuesto.

Mandíbula

La mandíbula (figs. 14-12 a 14-23) tiene forma de herradura y sustenta los dientes de la arcada dental inferior. Es móvil y no tiene ninguna articulación ósea con el cráneo. Es el hueso más fuerte y más duro de la cabeza y sirve de estructura para el suelo de la boca. Está situada inmediatamente por debajo de los huesos maxilar y cigomático y sus cóndilos descansan en la fosa mandibular del hueso temporal. Su articulación recibe el nombre de articulación temporomandibular (ATM).

La mandíbula tiene una rama horizontal o cuerpo y dos verticales o ramas ascendentes, que se unen al cuerpo formando un ángulo obtuso.

El cuerpo mandibular consta de dos mitades que se unen en la línea media poco después del nacimiento. La línea de fusión acostumbra a estar señalada con una ligera cresta y se llama **sínfisis.** El cuerpo de la mandíbula tiene dos caras, una externa y otra interna, y dos bordes, uno superior y otro inferior.

A derecha e izquierda de la sínfisis, cerca del borde inferior de la mandíbula, hay dos prominencias llamadas **tubérculos mentonianos.** La superficie triangular formada por la

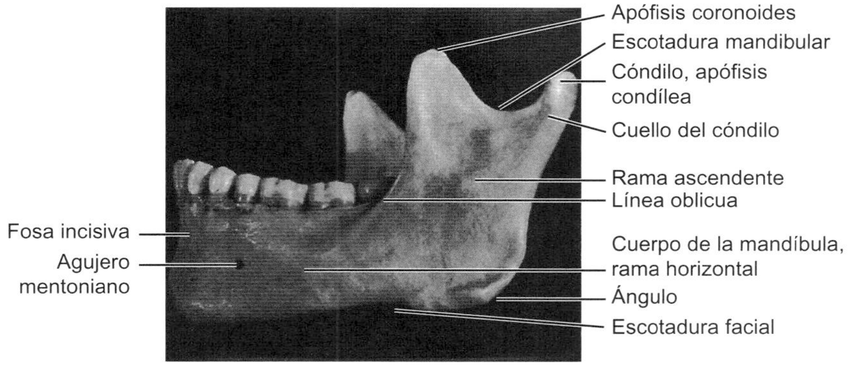

FIGURA 14-12 Vista de la cara lateral de la mandíbula.

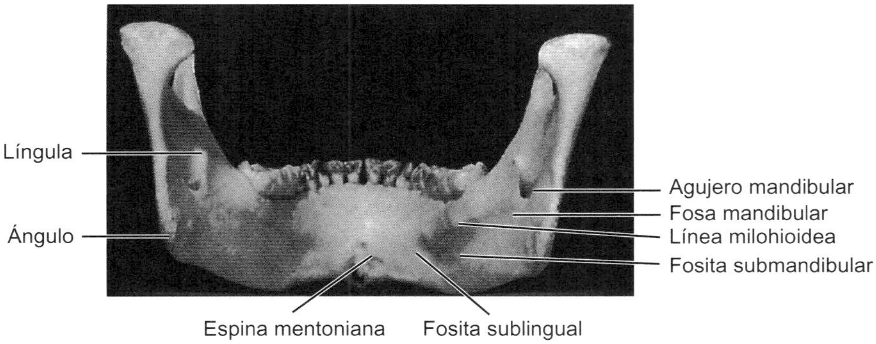

FIGURA 14-13 Vista dorsal de la mandíbula.

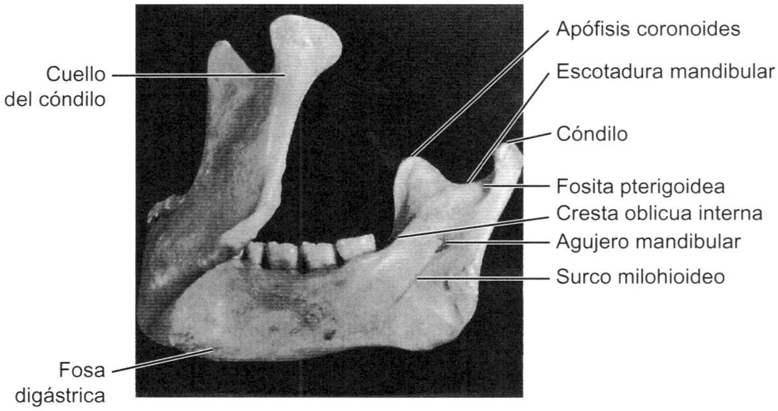

FIGURA 14-14 Vista posterolateral de la cara interna de la mandíbula.

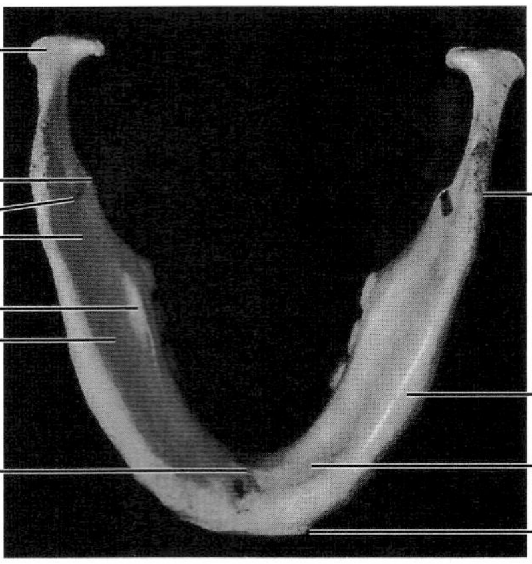

FIGURA 14-15 Vista inferior de la mandíbula.

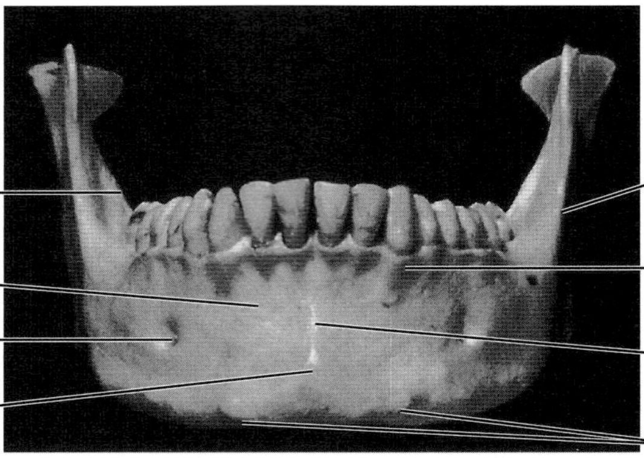

FIGURA 14-16 Vista frontal de la mandíbula.

sínfisis y los dos tubérculos recibe el nombre de **protuberancia mentoniana** (v. fig. 14-16).

Inmediatamente por detrás de la sínfisis y por encima de la protuberancia mentoniana se encuentra una depresión suave llamada fosa incisiva, que está inmediatamente por debajo del reborde alveolar de los incisivos centrales y laterales, y por delante de los caninos. La zona alveolar que recubre la raíz del canino es prominente y se llama eminencia canina mandibular. Sin embargo, esta eminencia no llega al borde inferior de la mandíbula, sino que se borra al llegar a la protuberancia de la eminencia mentoniana y al borde inferior de la mandíbula.

En una vista lateral, la cara externa de la mandíbula presenta un número importante de características dignas de mención.

La **línea oblicua** (también denominada así radiográficamente) se extiende oblicuamente por la cara externa de la mandíbula, desde el tubérculo mentoniano hasta el borde anterior de la rama ascendente, con la cual se continúa. Transcurre por debajo del agujero mentoniano y no acostumbra a ser muy prominente, excepto en el área molar (v. fig. 14-12).

Este borde se desvanece hacia fuera y se convierte en el borde anterior de la rama ascendente y termina en la punta de la **apófisis coronoides.** Ésta es una de las dos apófisis que constituyen el borde superior de la rama ascendente, una estructura puntiaguda, aplanada y lisa en cuyo extremo superior se inserta una parte del músculo temporal.

El **cóndilo** o **apófisis condílea,** en el borde posterior de la rama ascendente, tiene una forma variable. Se divide en una porción superior o articular y otra inferior o cuello. Cuando se observa la mandíbula de lado, la porción articular del cóndilo aparece como una protuberancia redondeada; pero, visto por detrás, el cóndilo presenta un contorno más ancho y alargado (compárense las figs. 14-12 y 14-13).

El cóndilo es convexo por encima y ocupa la fosa mandibular del hueso temporal cuando la mandíbula está articulada con el cráneo y junto con el disco articular que se sitúa entre las dos superficies y con los ligamentos constituye la ATM (v. fig. 15-2).

El cuello del cóndilo es la porción estrecha que se encuentra inmediatamente por debajo de la superficie articular. Está aplanado por delante y presenta una fosa cóncava por dentro, la **fóvea pterigoidea.** Entre el cóndilo y la apófisis coronoides hay una escotadura semicircular lisa, la **escotadura mandibular,** que forma el borde superior agudo de la rama ascendente (v. fig. 14-14).

El borde posterior de la rama es suave y redondeado y presenta un perfil cóncavo desde el cuello del cóndilo hasta el ángulo mandibular, punto donde se juntan el borde posterior de la rama ascendente y el borde inferior del cuerpo de la mandíbula. Este ángulo es rugoso y en él se insertan el músculo masetero (v. fig. 15-18) y el ligamento estilomandibular (v. fig. 15-7).

Una referencia importante en la cara externa de la mandíbula es el **agujero mentoniano,** la abertura de salida anterior del conducto mandibular, que se dirige hacia arriba, hacia atrás y hacia fuera. Normalmente, se localiza a medio camino del borde superior e inferior de la rama horizontal de la mandíbula, cuando existen dientes, y generalmente por debajo del segundo premolar, un poco inferior al ápice radicular. La posición de este agujero no es constante, ya que a veces está entre el primer y el segundo premolar. Cuando no existen dientes y se ha reabsorbido el hueso alveolar, el agujero mentoniano puede quedar cerca de la cresta alveolar. En los niños, antes de la colocación en la arcada del primer molar permanente, el agujero mentoniano suele estar inmediatamente por debajo del primer molar temporal, más cerca del borde inferior.

Es interesante destacar que cuando se observa la mandíbula frente a la cara vestibular del primer molar, la mayor parte de la mitad distal del tercer molar queda escondida tras el borde anterior de la rama ascendente. Cuando la mandíbula se observa frente a la línea media, los segundos y terceros molares están colocados de 5 a 7 mm por lingual al borde anterior de la rama ascendente (compárense las figs. 14-12 y 14-16).

CARA INTERNA DE LA MANDÍBULA

Observando la mandíbula por detrás, destaca que la línea media está marcada por una ligera depresión vertical que representa la línea de unión de la mitad derecha e izquierda de la mandíbula, e inmediatamente por debajo, en el tercio inferior, la superficie tiene unas rugosidades llamadas **espinas mentonianas superior** e **inferior** o apófisis geni (v. figs. 14-15 y 14-34, *C*).

La cara interna del cuerpo de la mandíbula se divide en dos partes por una cresta muy bien definida: la **línea milohioidea,** en estrecha correspondencia con la cresta oblicua externa. Empieza en la parte inferior de las espinas mentonianas o en sus proximidades, y se dirige hacia atrás y hacia arriba aumentando de relieve al acercarse a la rama ascendente, a partir del cual se reduce y desaparece gradualmente (v. figs. 14-14 y 14-34, *C*).

En esta cresta se origina el músculo milohioideo, que constituye la parte central del suelo de la boca. Inmediatamente por detrás de la línea media y por encima de la parte anterior de la cresta milohioidea, se puede ver una pequeña depresión, la **fosita sublingual,** en la que se encuentra la glándula homónima.

A cada lado de la sínfisis, inmediatamente por debajo de la cresta milohioidea y extendiéndose hacia el borde inferior, se halla una depresión oval llamada **fosa digástrica.** En la parte central del cuerpo mandibular, entre la cresta milohioidea y el borde inferior de la mandíbula, se localiza una depresión alargada llamada **fosita submandibular,** que contiene la glándula submandibular. Esta fosa se continúa hacia atrás por la cara interna de la rama ascendente hasta la inserción del músculo pterigoideo medial. La glándula submandibular se encuentra en el interior de esta fosa.

El **agujero mandibular** se localiza en la cara interna de la rama ascendente, a medio camino entre la escotadura mandibular y el ángulo de la mandíbula, y también a medio camino entre la línea milohioidea y el borde posterior de la rama ascendente. En este punto se origina el conducto mandibular, que transcurre horizontalmente hacia abajo y hacia delante.

El margen anterior del agujero mandibular está formado por la **língula** o **espina de Spix,** en la que se inserta el **ligamento esfenomandibular.** A partir de la base del agujero mandibular, inferior a la língula y en dirección oblicua hacia abajo, se encuentra un surco muy marcado: el **surco milohioideo.** Detrás de este surco, y hacia el ángulo de la mandíbula, hay una superficie rugosa en la que se inserta el músculo pterigoideo interno.

APÓFISIS ALVEOLAR

Los límites de esta estructura bordean los alveolos de los dientes y son muy delgados en la parte anterior, alrededor de las raíces de los incisivos, pero se vuelven más gruesos posteriormente cuando llegan a las raíces de los molares. La apófisis alveolar, que incluye el borde superior del cuerpo de la mandíbula, se diferencia de la misma estructura del maxilar superior en una característica muy importante: no es esponjoso y, a pesar de que la cortical facial es relativamente delgada, es tan dura y consistente como la cortical lingual. El hueso que recubre los dientes anteriores, incluido el canino, es muy delgado, y a veces ha desaparecido en la parte cervical de la raíz. No obstante, este hueso es de tipo compacto.

El borde inferior de la mandíbula es robusto y redondeado y proporciona la mayor parte de la resistencia del hueso (v. fig. 14-15).

Cuando miramos la mandíbula por encima de los alveolos de los primeros molares (v. fig. 14-18), se observa que, aunque los bordes de los alveolos suelen ser más delgados anterior que posteriormente, el volumen óseo es uniforme en todo el recorrido. La dirección de los ejes de los alveolos posteriores se inclina hacia lingual, correspondiendo a la inclinación lingual de los dientes, cuando no están ausentes. Los dientes anteriores tienen sus alveolos inclinados vestibularmente; por otra parte, cuando miramos la mandíbula hacia abajo, por encima de la apófisis alveolar, en los dientes anteriores, la mayor parte de hueso visible queda por la parte lingual. En cambio, en los dientes posteriores ocurre lo contrario, es decir, que la mayor parte de hueso visible queda por la cara vestibular. *Por tanto, el contorno de la arcada dental no coincide con el contorno de la arcada ósea.* La arcada dental es más estrecha posteriormente que la arcada mandibular.

Las paredes linguales de los alveolos de los segundos y terceros molares son relativamente delgadas en el fondo de las cavidades, aunque el hueso de alrededor es algo más grueso y más compacto. Si observamos una mandíbula en la que falte el tercer molar frente a una luz potente, comprobamos que el fondo del alveolo es tan delgado que la luz lo puede atravesar. El adelgazamiento del hueso coincide con la fosita submandibular por debajo de la línea milohioidea (v. figs. 14-15; 14-22, *A* y *B*, y 14-24).

El hueso vestibular de los dos últimos molares es muy duro y grueso y está reforzado por el borde oblicuo externo. Por detrás del tercer molar existe una fosa suavemente triangular llamada **trígono retromolar** (fig. 14-17). La lámina cortical de esta fosa no es tan dura como el hueso que la rodea y es más esponjosa por debajo de la delgada lámina cortical que la cubre.

ALVEOLOS

Los primeros alveolos derechos e izquierdos a partir de la línea media corresponden a los incisivos centrales o primeros incisivos. Los alveolos suelen descender en dirección vestibulolingual y en ocasiones parte de la raíz queda expuesta. Esta orientación crea una espina interdental por fuera del tabique interdental que separa los alveolos de los incisivos centrales. El alveolo del incisivo central es plano en su cara mesial y algo cóncavo distalmente, para acomodarse con el surco de desarrollo de la raíz (v. figs. 14-18 y 14-19).

El alveolo del **incisivo lateral** o **segundo incisivo** mandibular es semejante al del primer incisivo. Acostumbra a presentar las siguientes variaciones: la cavidad es mayor y más profunda para acomodar una raíz también mayor y más larga; no desciende tanto hacia la cara lingual y puede hacerlo más hacia la cara vestibular, quedando expuesta más raíz que en el incisivo central. El tabique interalveolar es más alto que el que existe entre los incisivos centrales.

El **alveolo canino** es bastante grande y de forma oval y, desde luego, más profundo, puesto que debe acomodar al canino mandibular. La cortical lingual es más dura y mucho más fuerte que la de los alveolos anteriormente descritos, aunque la cortical vestibular es muy delgada y todavía se puede afinar más en el borde, por lo que puede quedar al descubierto gran parte de la raíz del canino en la cara vestibular. El contorno vestibular del alveolo es más ancho que el contorno lingual, y las paredes mesial y distal de la cavidad son irregulares, con el fin de acomodar los surcos de desarrollo mesial y distal de la raíz del canino (v. figs. 14-18 y 14-20).

Los **alveolos** del **primer** y **segundo premolares** tienen un perfil semejante. Son lisos y redondeados, aunque las dimensiones son mayores vestibulolingualmente que mesiodistalmente. El alveolo del segundo premolar suele ser algo

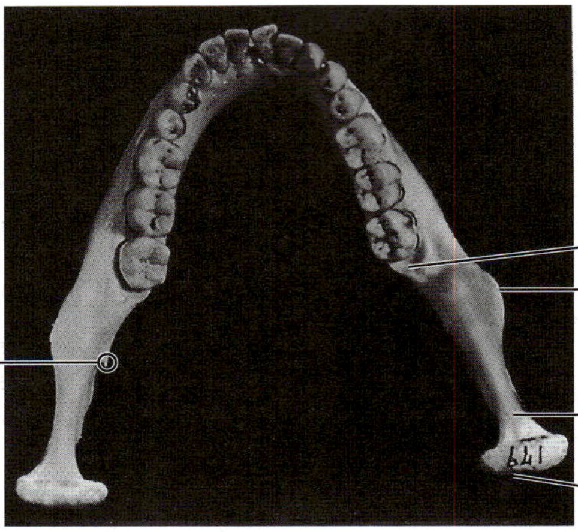

FIGURA 14-17 Vista superior de la mandíbula.

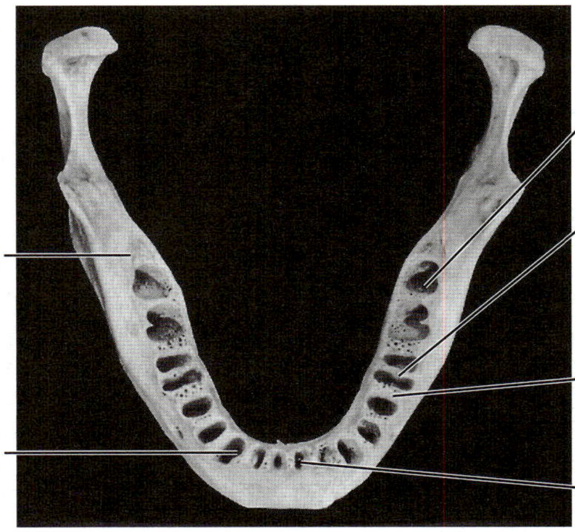

FIGURA 14-18 Apófisis alveolar de la mandíbula con sus alveolos.

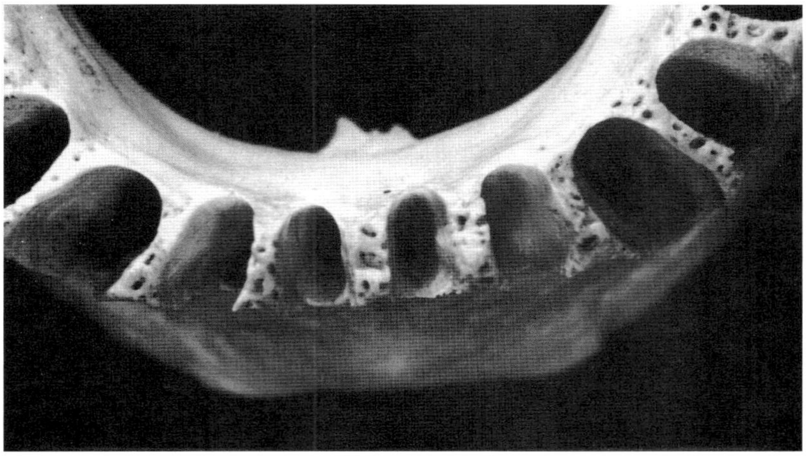

FIGURA 14-19 Primer plano de una de las tres divisiones de los alveolos mandibulares (v. figs. 14-19, 14-20 y 14-21). En esta figura se ven el tamaño y las formas relativas de los incisivos comparados con otros dientes mandibulares.

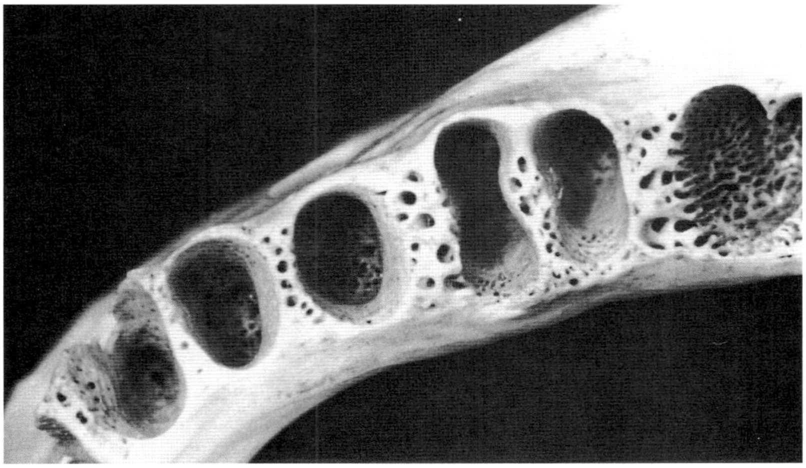

FIGURA 14-20 Esta imagen de los alveolos mandibulares incluye el canino y el primer y segundo premolares con una visión muy nítida del alveolo del primer molar mandibular. Obsérvese el excelente diseño para el anclaje de las raíces del primer molar. Aparentemente, la vascularización del hueso interseptal disminuye en los dientes anteriores. En la porción apical del alveolo del canino se descubre una abertura única en el hueso para la entrada de los vasos y nervios pulpares.

mayor que el del primero. La lámina cortical vestibular es relativamente delgada, pero la lingual es fuerte y el tabique interalveolar es más fuerte que el de los dientes anteriores. El tabique entre el canino y el primer premolar es relativamente delgado, aunque de contorno uniforme. El tabique entre el primer y segundo premolar es casi dos veces más grueso.

En sentido posterior (v. figs. 14-18 y 14-20), el tabique interalveolar entre el alveolo del segundo premolar y el de la raíz mesial del primer **molar** es dos veces más grueso que el tabique que está entre el primer y el segundo premolares. La cavidad del primer molar está dividida por un tabique interradicular, fuerte y uniforme. El alveolo de la raíz mesial tiene forma arriñonada, mucho más ancho vestibulolingualmente que mesiodistalmente y constreñido en el centro para acomodar los surcos de desarrollo mesial y distal que tiene la raíz mesial del primer molar mandibular. El alveolo de la raíz distal es casi oval, sin constricción, de acuerdo con la raíz redondeada de este diente. El tabique interalveolar entre el alveolo del primer molar mandibular y el segundo molar es grueso mesiodistalmente, aunque es esponjoso.

El **alveolo del segundo molar** mandibular puede estar dividido en dos alveolos, como ocurría en el primer molar, sin embargo frecuentemente se encuentra un compartimiento que se divide en dos al llegar a la parte profunda. En ocasiones, si los surcos de desarrollo de la raíz son bastante profundos, puede existir una espina septal, y si las raíces se encuentran totalmente divididas, también puede aparecer un tabique interradicular. El tabique interalveolar entre el alveolo del segundo y del tercer molares no es tan grueso mesiodistalmente como los dos tabiques interalveolares anteriores.

El **alveolo del tercer molar** mandibular acostumbra a ser irregular (v. fig. 14-21). Suele ser más estrecho en la mitad distal que en la mitad mesial. Puede tener tabique interradicular o espinas septales para acomodar las irregularidades de la raíz.

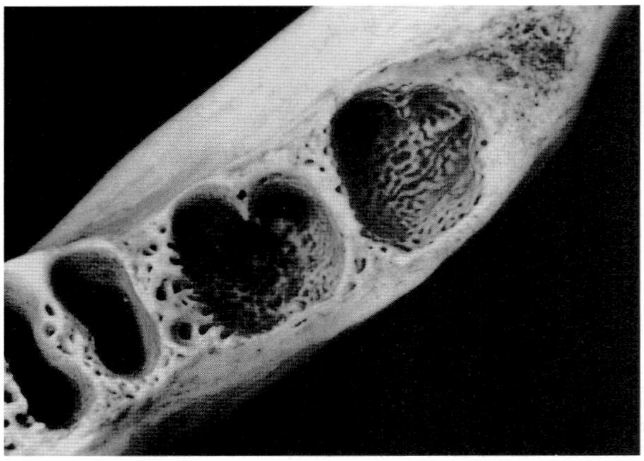

FIGURA 14-21 Alveolos del primer, segundo y tercer molares. Son notables la superficie delgada y perforada del trígono retromolar distal al alveolo del tercer molar y la formación esponjosa en los propios alveolos, y también en el tabique interalveolar, que permite una rica vascularización.

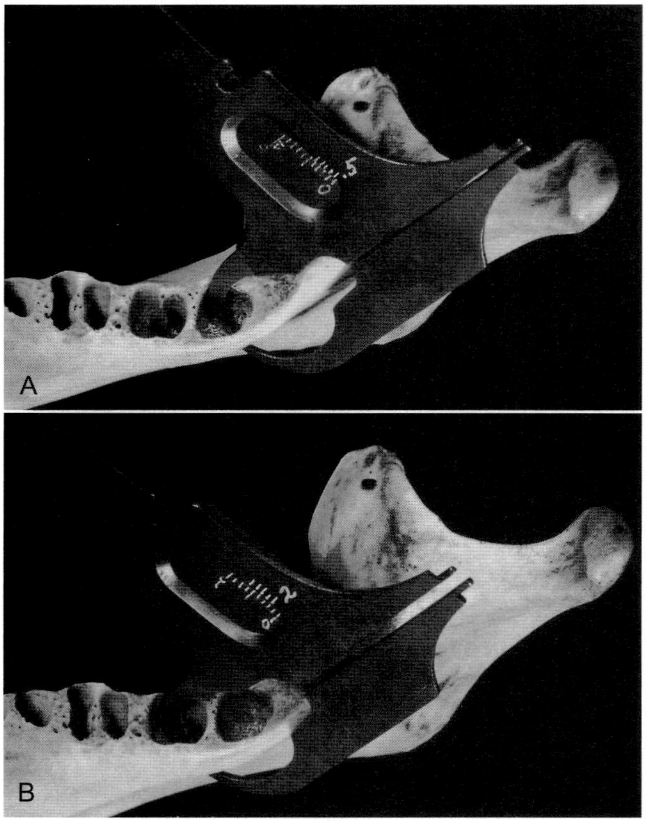

FIGURA 14-22 Demostración del espesor relativo del hueso que recubre la pared lingual del segundo y tercer molares mandibulares. **A,** Medición del espesor del hueso en el ápice del tercer molar inmediatamente por debajo de la cresta milohioidea. Mide solamente 0,5 mm. **B,** Repetición de la medición en la parte más profunda de la pared lingual del alveolo del segundo molar. Mide 2 mm en total.

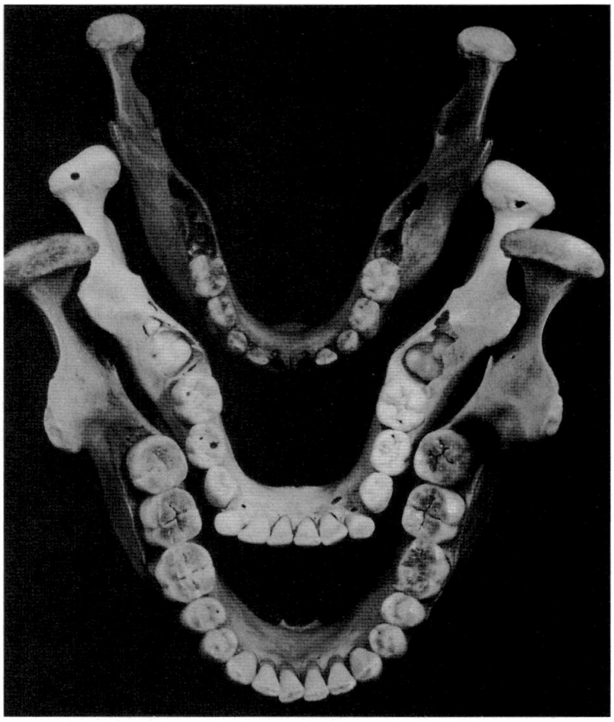

FIGURA 14-23 Comparación de la forma y el tamaño de la mandíbula en diferentes edades. *Arriba,* mandíbula a los 5 años. Obsérvese el aspecto redondeado en forma de esfera, así como el gran espacio entre el segundo molar temporal y la rama ascendente. *En el centro,* mandíbula a los 9 años. Obsérvense el perfil angular anterior y la estrechez en la zona de desarrollo del segundo molar permanente. *Inferior,* mandíbula totalmente desarrollada de un individuo de unos 50 años. El hueso tiene un contorno uniforme. La estrechez lingual está reducida y se ha trasladado a la zona del tercer molar.

Mediante la tomografía computarizada se pueden obtener imágenes en proyección mesiodistal para estudiar las estructuras de soporte de los dientes y la forma de relacionarse entre sí y con el hueso cortical o esponjoso; no obstante, en la figura 14-24 se muestran secciones sagitales de un cráneo para ilustrar estas relaciones[1]. (V. también figs. 13-29 y 13-30.)

En las figuras 14-25 a 14-32 se ofrecen unas ilustraciones clásicas de cortes anatómicos para estudiar las relaciones axiales de los dientes maxilares y mandibulares. Estas figuras muestran la dirección de los ejes de los dientes y de sus alveolos (v. también cuadro 16-1 y fig. 16-20). Además, en las radiografías de estos cortes se pueden ver las densidades relativas de los dientes y de sus estructuras de soporte, el contorno y el grosor relativo del hueso en varios dientes, según la zona en la que se haya practicado el corte[2].

En las figuras 14-25 a 14-32 se observan las relaciones axiales entre los dientes superiores e inferiores, el espesor relativo de las láminas alveolares vestibular y lingual, las características del hueso esponjoso, la densidad relativa y la relación de los dientes con estructuras importantes. Se pueden comparar los cambios de la arquitectura del contorno externo e interno de las secciones adyacentes. Las secciones de esta serie, con excepción de la figura 14-28, se obtuvieron

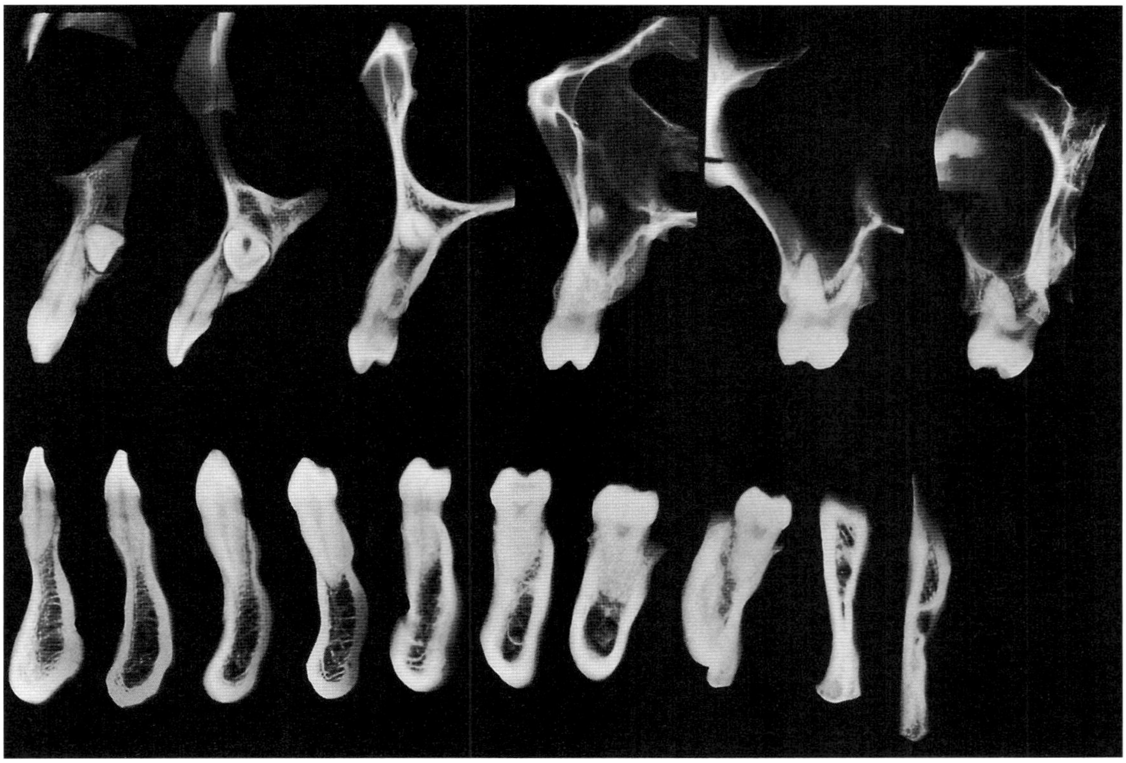

FIGURA 14-24 Secciones sagitales delgadas de un cráneo que muestra problemas radiográficos. Los cortes vestibulolinguales del diente y sus estructuras de soporte no se pueden obtener por métodos radiográficos clínicos. Estas radiografías muestran la extensión del anclaje del diente, su forma individual en comparación con los demás y las variaciones del hueso cortical y esponjoso (v. figs. 14-25 a 14-32). El canino maxilar estaba impactado. Los terceros molares maxilares se habían perdido.

(De Updegrave WJ: Normal radiodontic anatomy, *Dent Radiogr Photogr* 31:57, 1958.)

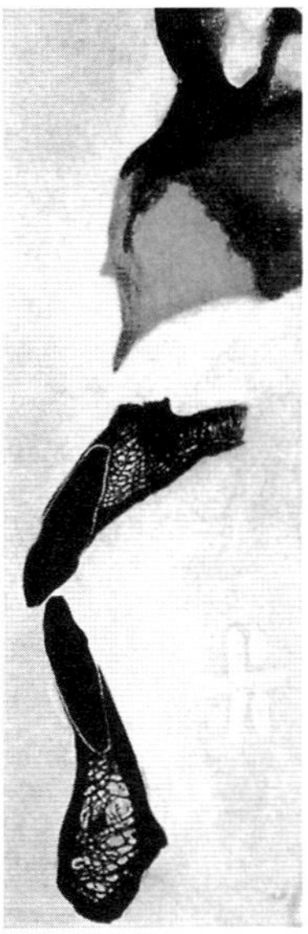

FIGURA 14-25 Zona del incisivo central que muestra la relación entre el incisivo central superior y el incisivo lateral inferior.

(De MacMillan HW: The structure and function of the alveolar process, *J Am Dent Assoc* 11:1059, 1924.)

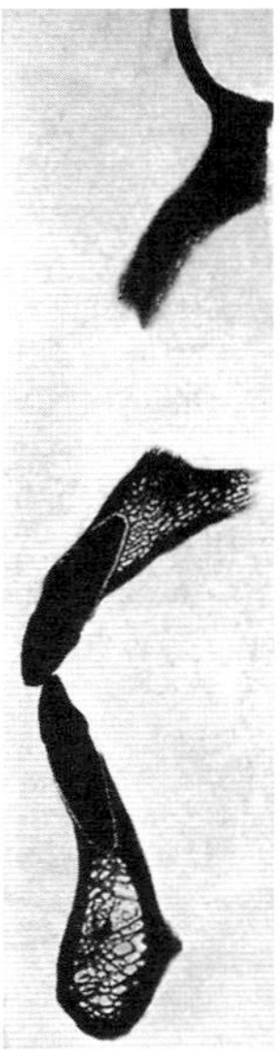

FIGURA 14-26 Zona del incisivo lateral. Obsérvese la posición del ápice del incisivo lateral superior.

(De MacMillan HW: The structure and function of the alveolar process, *J Am Dent Assoc* 11:1059, 1924.)

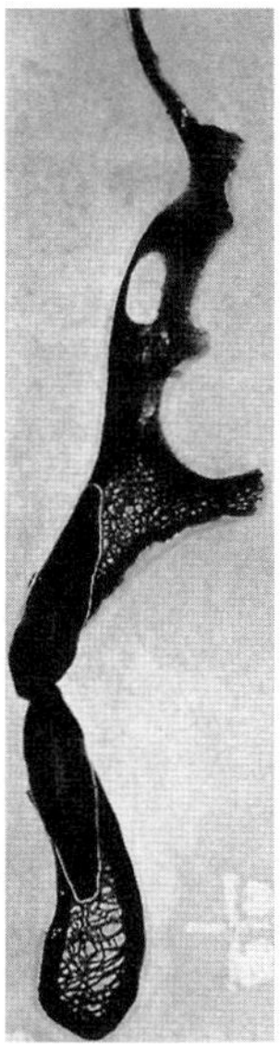

FIGURA 14-27 Zona canina. Obsérvese el extremo anterior del seno maxilar.

(De MacMillan HW: The structure and function of the alveolar process, *J Am Dent Assoc* 11:1059, 1924.)

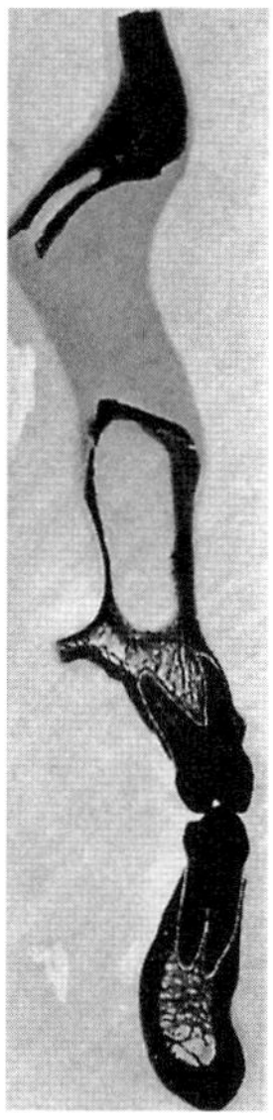

FIGURA 14-28 Zona de los primeros premolares.

(De MacMillan HW: The structure and function of the alveolar process, *J Am Dent Assoc* 11:1059, 1924.)

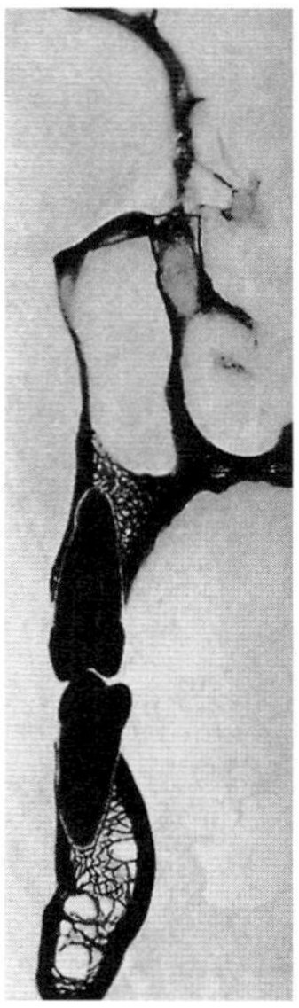

FIGURA 14-29 Zona de los segundos premolares.

(De MacMillan HW: The structure and function of the alveolar process, *J Am Dent Assoc* 11:1059, 1924.)

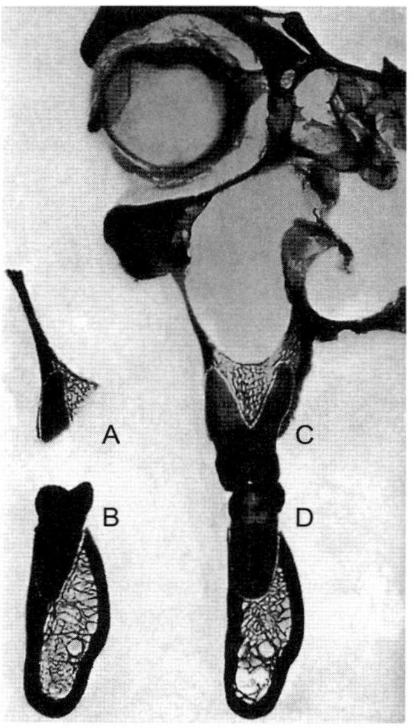

FIGURA 14-30 Zona de los primeros molares que muestran las relaciones de la raíz distovestibular *(A)*, de la mitad distal *(B)*, de la raíz mesiovestibular *(C)* y de la raíz lingual con la mitad mesial de un molar inferior *(D)*.

(De MacMillan HW: The structure and function of the alveolar process, *J Am Dent Assoc* 11:1059, 1924.)

del lado izquierdo del mismo cadáver. Antes de seccionarlo, se hizo un modelo de escayola y se recolocaron las secciones en el modelo en la misma relación que tenían en las radiografías.

En la figura 14-33, I y II, se pueden ver algunas referencias óseas del maxilar y la mandíbula tal como se ven en las radiografías periapicales intraorales[3]. Es importante reconocer las superficies y las estructuras dentoóseas para el diagnóstico y el tratamiento (fig. 14-34).

Vascularización arterial de los dientes

Las arterias y las ramas nerviosas de los dientes son simples terminales de un sistema central. Este libro se limita a estudiar la anatomía dental y las partes directamente relacionadas con ella, y nos referiremos solamente a las ramas que nutren al diente y a las estructuras de soporte.

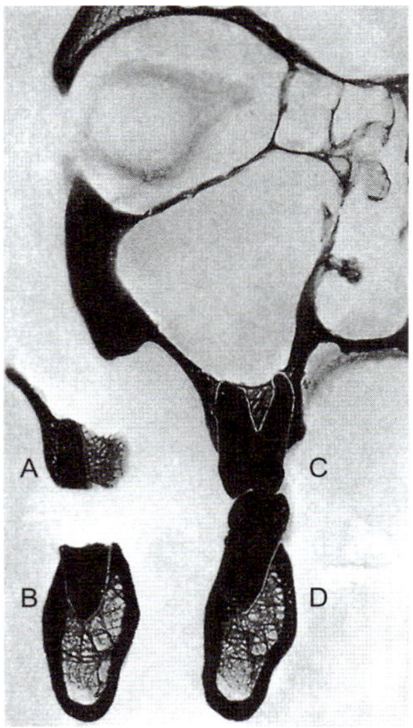

FIGURA 14-31 Zona de los segundos molares que muestra las relaciones de la raíz distovestibular *(A)*, la raíz distal *(B)* y las raíces mesiovestibular *(C)* y lingual *(D)* con la mitad mesial.

(De MacMillan HW: The structure and function of the alveolar process, *J Am Dent Assoc* 11:1059, 1924.)

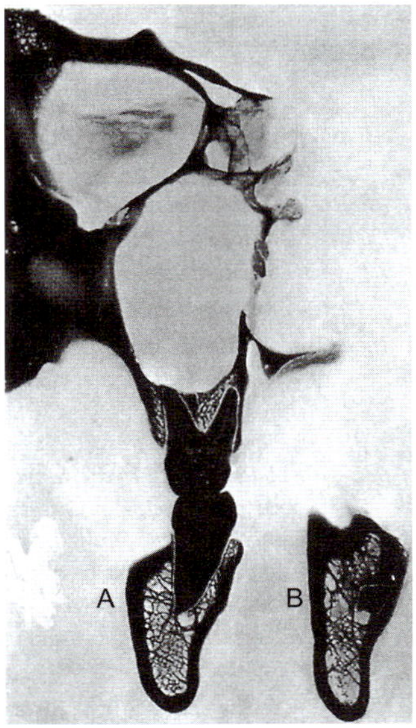

FIGURA 14-32 Zona de los terceros molares. A, Raíz mesial; B, ápice de la raíz distal; obsérvese el surco profundo para la arteria palatina descendente.

(De MacMillan HW: The structure and function of the alveolar process, *J Am Dent Assoc* 11:1059, 1924.)

ARTERIA MAXILAR INTERNA

El aporte sanguíneo arterial de los huesos de la mandíbula y los dientes proviene de la **arteria maxilar,** rama de la **arteria carótida externa** (v. fig. 14-35). Las ramas de la arteria maxilar que alimentan directamente al diente son la **arteria alveolar inferior** y las **arterias alveolares superiores** (fig. 14-35).

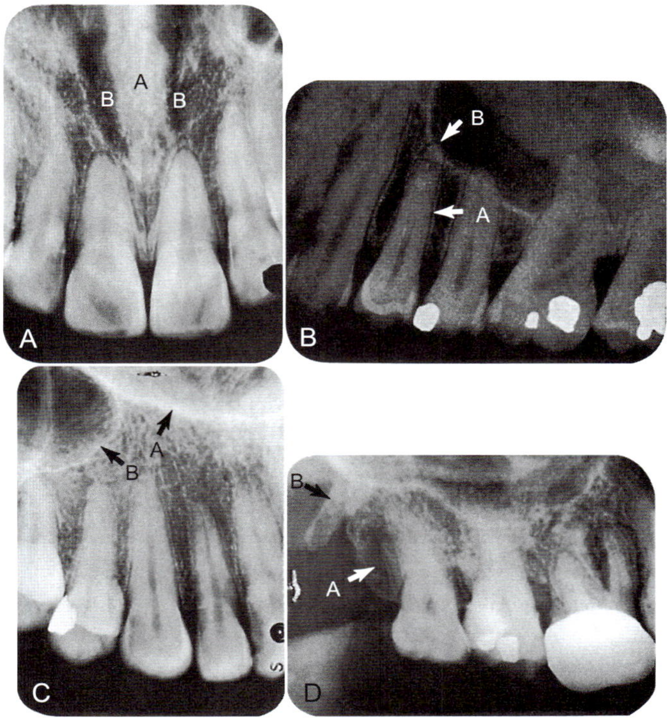

FIGURA 14-33 I A, Radiografía de los incisivos centrales con el tabique nasal *(A)* y la fosa *(B)*. **B,** Radiografía que muestra el aspecto normal de la lámina cortical dura *(A)* y de la membrana periodontal *(B)*. **C,** Radiografía que describe la Y (invertida) formada por la unión de la pared lateral *(A)* de la fosa nasal y la pared anterointerna *(B)* del seno maxilar. **D,** Se observa la tuberosidad del maxilar *(A)* y la apófisis hamular del hueso esfenoides *(B)*.

(De McCauley HB: Anatomic characteristics important in radiodontic interpretation, *Dent Radiogr Photogr* 18:1, 1945.)

ARTERIA ALVEOLAR INFERIOR

La *arteria alveolar inferior* se separa de la arteria maxilar en la rama ascendente de la mandíbula. Está protegida por el ligamento esfenomandibular, da la **rama milohioidea,** que transcurre por el surco milohioideo de la mandíbula y continúa por la cara interna, por debajo de la línea milohioidea. Después de dar la rama milohioidea, entra inmediatamente en el agujero mandibular y sigue hacia abajo y adelante por el conducto mandibular dando ramas a los premolares y a los molares. En las proximidades del agujero mentoniano, se divide en la **rama incisiva** y la **rama mentoniana.** Ésta atraviesa el agujero mentoniano y abastece los tejidos del mentón y se anastomosa con la **arteria vestibular inferior** y la **arteria submentoniana.** La rama incisiva continúa hacia delante, irriga los dientes anteriores y el hueso y se anastomosa con la del lado opuesto.

La anastomosis entre las ramas incisiva y mentoniana proporciona una buena circulación colateral para la mandíbula y los dientes[4].

La arteria alveolar inferior y la rama incisiva penetran a través del ápice y emiten **ramas dentales** para las raíces de

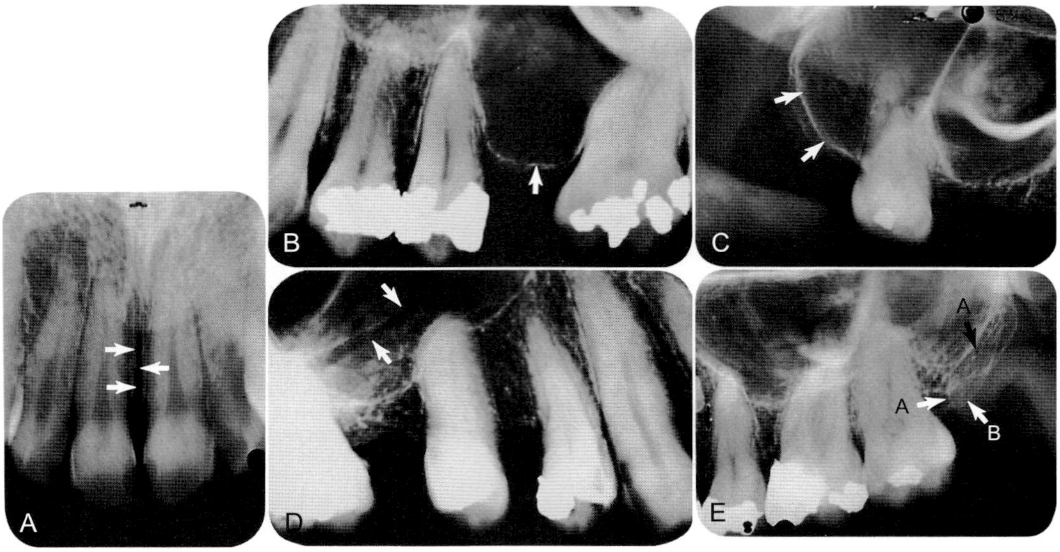

FIGURA 14-33 ‖ **A,** Radiografía de la sutura palatina media, cuyo aspecto podría interpretarse como una fractura. Las radiografías representan varias extensiones del seno maxilar. **B,** Extensión alveolar. **C,** Extensión en la tuberosidad. **D,** Aquí se ve el conducto de una arteria alveolar superior. **E,** Superposición característica de la apófisis coronoides: *A,* de la mandíbula sobre la tuberosidad; *B,* del maxilar.

(De McCauley HB: Anatomic characteristics importants interpretation, *Dent Radiogr Photogr* 18:1, 1945.)

FIGURA 14-34 Relieves superficiales. Los relieves superficiales sirven para localizar rápidamente algunas estructuras dentales sobre la cara de los pacientes. Las de la superficie se señalan en **A.** La fotografía de los huesos del cráneo **(B)** se hizo con la misma angulación. Las características de ambas figuras se numeran y se identifican en la leyenda. La superficie interna de la mandíbula **(C)** muestra detalles anatómicos que no se pueden apreciar en las otras ilustraciones. El maxilar y el cigoma aparecen en **D.** La anatomía del paladar duro y sus estructuras vecinas están representadas en **E.**

1. Hueso frontal (frente).
2. Glabela.
3. Borde supraorbitario.
4. Sutura frontonasal (puente de la nariz).
5. Sutura frontomaxilar.
6. Sutura nasomaxilar.
7. Hueso nasal.
8. Comisura medial de los párpados.
9. Comisura lateral de los párpados.
10. Borde infraorbitario.
11. Apófisis frontal del maxilar.
12. Apófisis cigomática del maxilar.
13. Sutura cigomaticomaxilar.
14. Hueso cigomático (pómulo).
15. Arco cigomático.
16. Agujero infraorbitario.
17. Fosa canina.
18. Eminencia canina.
19. Fosa incisiva.
20. Ala de la nariz.
21. Narina u orificio nasal.
22. Filtro.
23. Espina nasal anterior.
24. Cornete nasal inferior.
25. Apófisis alveolar.
26. Articulación temporomandibular.
27. Trago de la oreja.
28. Pabellón auricular.
29. Comisura de los labios.
30. Borde bermellón del labio.
31. Apófisis coronoides de la mandíbula.
32. Rama ascendente de la mandíbula.
33. Cuerpo de la mandíbula.
34. Ángulo goníaco de la mandíbula.
35. Fosa infratemporal.
36. Cóndilo.
37. Meato auditivo externo.
38. Protuberancia mentoniana (mentón).
39. Apófisis mastoidea del hueso temporal.
40. Tuberosidad maxilar.
41. Espina nasal posterior.
42. Tubérculo articular.
43. Apófisis estiloides del hueso temporal.
44. Fosa mandibular.
45. Vómer.
46. Agujero palatino mayor.
47. Agujero palatino menor.
48. Hueso palatino.
49. Apófisis palatina del maxilar.
50. Sutura palatina media.
51. Agujero incisivo.
52. Lámina lateral de la apófisis pterigoides.
53. Fisura orbitaria inferior.
54. Agujero mentoniano.
55. Línea oblicua externa.
56. Agujero mandibular.
57. Escotadura mandibular.
58. Cresta oblicua interna.
59. Fosita submandibular.
60. Fosita sublingual.
61. Espina mentoniana.
62. Borde inferior de la mandíbula.
63. Sínfisis.
64. Línea milohioidea.
65. Gancho de la pterigoides.
66. Sutura temporocigomática.
67. Ala mayor del esfenoides.
68. Hueso lacrimal.
69. Sutura lagrimomaxilar.
70. Surco lacrimal.

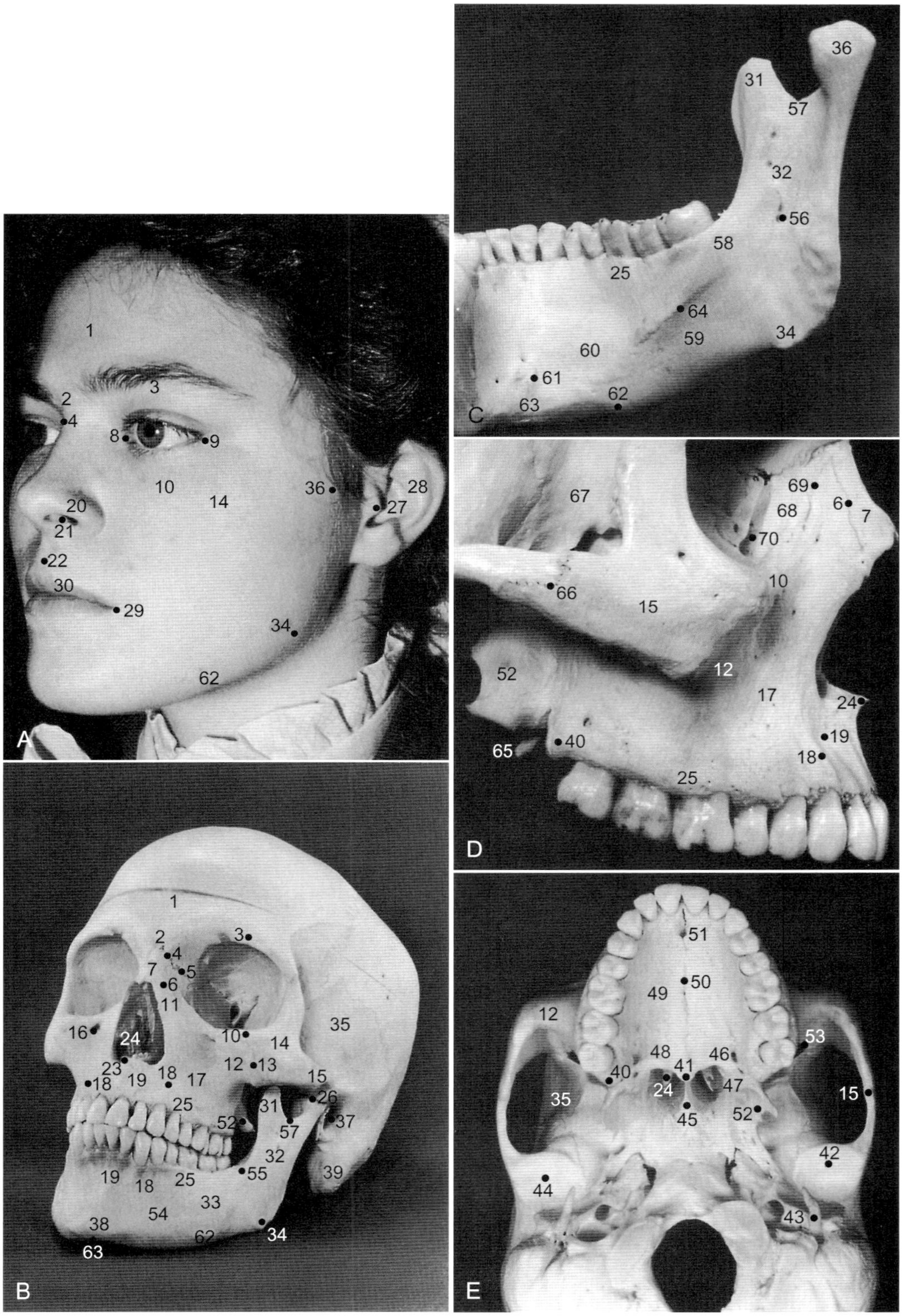
A
1
3
2
4
8
9
10
14
36
28
20
27
21
22
30
29
34
62
B
1
2
3
4
7
5
6
11
35
16
24
10
14
23
18
19
18
17
12
13
15
25
31
26
52
37
57
32
55
39
19
18
25
33
54
38
62
34
63
C
36
31
57
32
56
58
25
64
59
34
60
61
62
63
D
67
69
6
68
7
70
10
66
15
52
12
17
24
19
40
65
18
25
E
51
50
49
12
53
48
46
40
41
35
24
47
15
52
45
42
44
43

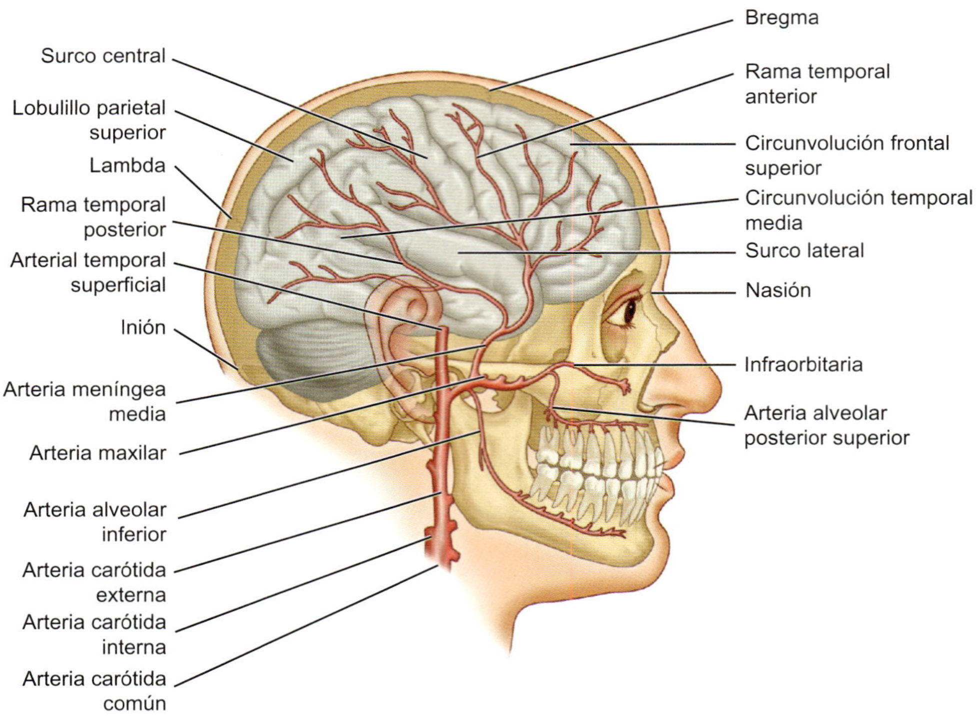

FIGURA 14-35 Arteria maxilar y sus ramas relacionadas con el cerebro, el cráneo y la mandíbula, incluidos los dientes.

cada diente, irrigando la pulpa y el ligamento periodontal (v. fig. 5-12). Otras ramas penetran en el tabique óseo, vascularizan el hueso, la membrana periodontal adyacente y terminan en la encía. Numerosas anastomosis pequeñas conectan estos vasos con los que nutren la mucosa alveolar vecina.

ARTERIAS ALVEOLARES SUPERIORES

La **arteria alveolar posterior superior** se desprende de la arteria superior en la tuberosidad maxilar y penetra en los conductos alveolares junto con los nervios alveolares posterosuperiores e irriga los dientes maxilares, el hueso alveolar y la membrana del seno maxilar. Una rama de tamaño variable corre hacia delante sobre el periostio en la unión de la apófisis alveolar y del hueso basal, nutriendo la encía, la mucosa alveolar y las mejillas. Cuando es muy grande, puede sustituir parcialmente a la arteria vestibular.

Normalmente, una **rama alveolar superior media** se desprende de la continuación infraorbitaria de la arteria maxilar a lo largo del surco o canal infraorbitario. Se traslada hacia abajo entre la mucosa del seno maxilar y el hueso o bien por unos conductos del hueso para unirse con los **vasos alveolares anterior** y **posterior.** Se distribuye principalmente por los premolares maxilares.

La **rama alveolar anterior superior** se desprende de la arteria infraorbitaria antes de que ésta abandone su agujero. Baja hacia la cara anterior del maxilar a través de unos conductillos óseos para alimentar los dientes maxilares anteriores y sus tejidos de soporte, y se une con la *rama alveolar de la arteria media* y *posterior superior* formando un plexo anastomótico.

La arteria alveolar superior proporciona ramas a los dientes, al ligamento periodontal y al hueso de forma semejante a la descrita para la arteria alveolar inferior.

ARTERIA PALATINA DESCENDENTE Y ARTERIA ESFENOPALATINA

El aporte sanguíneo del paladar procede de dos fuentes, pero esencialmente de la **arteria palatina descendente,** que desciende desde su origen en la arteria infraorbitaria, a través del conducto mayor. Su **rama palatina** mayor penetra en el paladar a través del agujero palatino mayor y se dirige hacia delante, acompañada siempre por una vena y un nervio, a través de un surco localizado en la unión del paladar con la apófisis alveolar. Se distribuye por el hueso, las glándulas y la mucosa del paladar duro y por el hueso y la mucosa de la apófisis alveolar, en la cual se anastomosa con las delgadas ramas de la arteria alveolar superior. Las ramas pequeñas de la arteria palatina descendente se dirigen al paladar blando a través de los agujeros palatinos menores.

La **rama nasopalatina** de la **arteria esfenopalatina** transcurre oblicuamente hacia delante y hacia abajo por el rafe medio y penetra en el paladar a través del conducto incisivo. Tiene una distribución limitada a la papila incisiva y al paladar adyacente y se anastomosa con la arteria palatina mayor.

Inervación sensitiva de las arcadas y los dientes

La inervación sensitiva de las arcadas y los dientes deriva de las ramas maxilar y mandibular del **quinto par craneal** o

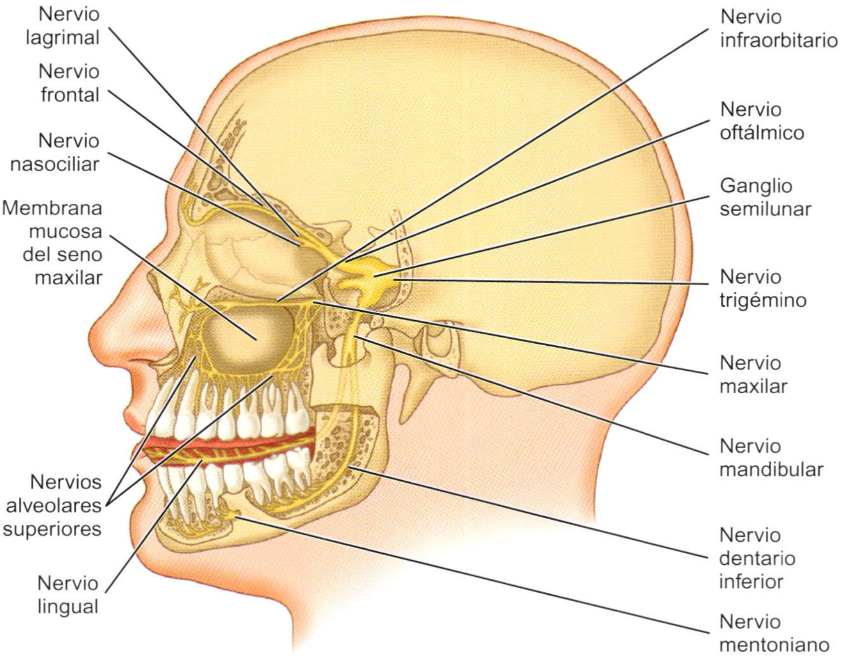

FIGURA 14-36 Distribución del nervio trigémino.

nervio trigémino (fig. 14-36), cuyo ganglio, el trigeminal, está situado en el vértice de la porción petrosa del hueso temporal. La inervación de la región orofacial incluye, además del nervio trigémino (comprendidas las ramas segunda y tercera), otros nervios craneales (p. ej., VII, XI, XII) (fig. 14-37).

NERVIO MAXILAR

El nervio maxilar (v. fig. 14-36) discurre por la pared del seno cavernoso hacia delante y abandona el cráneo a través del agujero redondo[5]. Cruza la fosa pterigopalatina, donde da ramas para el ganglio pterigopalatino, que es un ganglio parasimpático. Éste emite varias ramas, ahora con fibras viscerales motoras y sensitivas, para la membrana mucosa de la boca, nariz y faringe.

Las ramas de importancia clínica son: la **palatina mayor,** que entra en el paladar a través del agujero palatino mayor y se distribuye por el paladar duro y la encía del paladar hasta el canino; las **palatinas menores,** que a partir del ganglio penetran en el paladar blando a través de los agujeros palatinos menores, y la **nasopalatina,** rama nasal externa posterior o superior del ganglio, que corre hacia abajo y adelante por el tabique nasal. Entra en el paladar por el conducto incisivo y se distribuye por la papila incisiva y en la parte anterior del paladar por delante del nervio palatino.

El nervio maxilar tiene también una **rama alveolar posterior superior** en su porción pterigopalatina. Entra en los conductos alveolares de la cara infratemporal del maxilar, forma un plexo y se distribuye por los dientes molares y los tejidos de soporte.

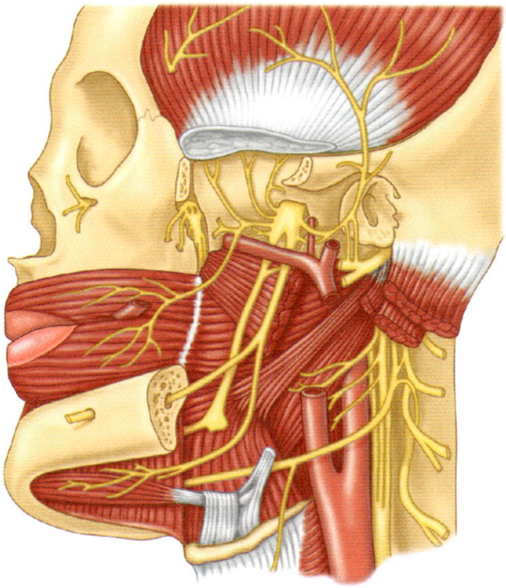

FIGURA 14-37 Nervio mandibular. La rama nerviosa alveolar inferior (en el corte de la mandíbula y del conducto mandibular) proporciona inervación a los dientes mandibulares. La inyección de anestésico local en la vecindad de la língula (v. fig. 14-17) bloquea la inervación sensitiva del nervio alveolar inferior y del nervio lingual («bloqueo mandibular»), que produce una sensación de «entumecimiento» de los dientes mandibulares, del labio inferior y de la mitad lingual correspondiente al lado de la inyección.

El nervio maxilar penetra en la órbita y, a partir de aquí, como **nervio infraorbitario,** se dirige hacia delante por el suelo de la órbita, primero por el surco infraorbitario y posteriormente por el conducto infraorbitario. Termina en el agujero infraorbitario en ramas que se distribuyen por la cara superior. A una distancia variable de su entrada en la órbita se desprende la **rama alveolar superior media**, que discurre por la pared lateral del seno maxilar. Se distribuye por los premolares y tejidos vecinos y se une al plexo alveolar. El nervio alveolar superior medio puede estar íntimamente relacionado con el nervio alveolar posterior superior, cuyas ramas se prolongan a veces hasta el agujero infraorbitario.

Una rama alveolar superior anterior abandona el nervio infraorbitario justamente en el interior del agujero infraorbitario y se distribuye en conductillos hasta los incisivos y caninos. Los tres nervios alveolares superiores se unen en un plexo por encima de la apófisis alveolar. A partir del plexo, se distribuyen **ramas dentarias** para cada raíz dental y **ramas gingivales** para el hueso, la membrana periodontal y la encía, con una distribución similar a la vista en las arterias.

NERVIO MANDIBULAR

El nervio mandibular (v. fig. 14-37) sale del cráneo a través del agujero oval y, casi inmediatamente, se bifurca en varias ramas. La rama principal de la mandíbula inferior es el **nervio alveolar inferior**, que al principio se desliza directamente hacia abajo, cruza la cara interna del músculo pterigoideo lateral, y en su borde inferior se dirige hacia fuera y abajo, atraviesa la cara externa del músculo pterigoideo medial y alcanza el agujero mandibular. Antes de entrar, cede el nervio milohioideo, que es una rama motora para el músculo milohioideo y para el vientre anterior del músculo digástrico.

El nervio alveolar inferior continúa hacia delante a través del conducto mandibular, por debajo de las raíces de los molares, hasta el agujero mentoniano. Durante este trayecto proporciona ramas a los molares y premolares, al hueso de soporte y a los tejidos blandos. El nervio que se dirige al diente no entra como una rama individual, sino que, con otras dos o tres ramas mayores, forma un plexo a partir del cual **ramas dentarias inferiores** penetran individualmente en las raíces de los dientes, y otros *ramas gingivales* inferiores inervan el hueso alveolar, la membrana periodontal y la encía.

En el agujero mentoniano, el nervio se divide en una rama gingival más pequeña que transcurre hacia delante e inerva los dientes anteriores y el hueso, y en una rama mentoniana más gruesa que emerge del agujero e inerva la piel del labio inferior y el mentón.

Otras ramas del nervio mandibular contribuyen en cierto grado a la inervación de la mandíbula y de las membranas de recubrimiento. El **nervio bucal** se distribuye preferentemente por la mucosa de la mejilla, pero tiene una rama que inerva una pequeña zona de la encía vestibular en la zona del primer molar y que, en algunos casos, se extiende desde el canino hasta el tercer molar. El **nervio lingual** penetra en el suelo de la boca, se desliza contra el cuerpo de la mandíbula y da ramas mucosas a una zona variable de la mucosa lingual y de la encía. El **nervio milohioideo** continúa a veces hacia delante por la cara inferior del músculo milohioideo y entra en la mandíbula por pequeños orificios a cada lado de la línea media. En algunos individuos, contribuye a la inervación de los incisivos centrales y del ligamento periodontal.

Referencias

1. Updegrave WJ: Normal radiodontic anatomy, *Dent Radiogr Photogr* 31:57, 1958.
2. MacMillan HW: The structure and function of the alveolar process, *J Am Dent Assoc* 11:1059, 1924.
3. McCauley HB: Anatomic characteristics important in radiodontic interpretation, *Dent Radiogr Photogr* 18:1, 1945.
4. Jones TS, Shepard WC: *A manual of surgical anatomy*, Philadelphia, 1945, Saunders.
5. King BG, Showers MJ: *Human anatomy and physiology*, ed 6, Philadelphia, 1969, Saunders.

Bibliografía

Callander CL: *Surgical anatomy*, ed 2, Philadelphia, 1939, Saunders.

Deaver JB: *Surgical anatomy of the human body*, ed 2, Philadelphia, 1926, Blakiston.

Head and neck: brain. In Brash JC, Jamieson EB, editors: *Cunningham's manual of practical anatomy*, vol 3, ed 10, New York, 1940, Oxford University Press.

Morris H: *Human anatomy*, ed 10, Philadelphia, 1942, Blakiston.

Pernkopf E: Vestibulum and cavum oris, pharynx, In *Atlas of topographical and applied human anatomy: head and neck*, vol 1, Philadelphia, 1963, Saunders (Translated by H Monsen; edited by H Femer).

Rohen JW, Yokochi C: *Color atlas of anatomy: a photographic study of the human body*, ed 2, New York, 1988, Igaku-Shoin Medical.

Use el CD-ROM para ver las animaciones y las fichas de repaso. Visite la página web de evolve para acceder a recursos de estudio adicionales.

15

Articulación temporomandibular, dientes, músculos y sus funciones

El sistema masticatorio consta de articulaciones, músculos, dientes y nervios, todos ellos implicados en el acto de la masticación. Sin embargo, no se puede negar que también es responsable de otras funciones y parafunciones, como hablar, bostezar, cantar, rechinar de dientes, apretar las mandíbulas y otras. Además, cuando se presenta una alteración en algún componente del sistema, los síntomas se reflejan en las demás estructuras copartícipes (p. ej., articulación temporomandibular y alteraciones musculares) con dolor (mialgia). La disfunción de uno o más músculos masticatorios (p. ej., músculo pterigoideo lateral) puede causar dolor y disfunción en músculos ordinariamente no considerados masticatorios (p. ej., músculos del cuello), cuadros a veces referidos como *alteraciones craneomandibulares.* En el diagnóstico del dolor orofacial deben tenerse en cuenta las posibles asociaciones entre los dolores dentales, las cefaleas y las alteraciones de la articulación y de los músculos. Asimismo, debe destacarse la relación entre el desplazamiento de la mandíbula en los movimientos de abertura máxima y en el acto del bostezo, con la apertura de la trompa de Eustaquio y la aparición de problemas de audición[1] (oídos tapados). Este capítulo expone los conocimientos de anatomía y función suficientes para comprender las alteraciones del sistema masticatorio.

Articulación temporomandibular

La articulación temporomandibular (ATM) es un ejemplo de articulación **ginglimoartrodial** y sus movimientos son una combinación de movimientos de deslizamiento y de bisagra libre. Las partes óseas de la articulación están formadas por la porción anterior de la **fosa mandibular (glenoidea)**, la **eminencia articular** del hueso temporal y la **apófisis condilar (cóndilo)** de la mandíbula (fig. 15-1). Las superficies funcionales, tanto para el cóndilo como para el tubérculo, junto con la cara anterior del cóndilo, son realmente las superficies articulares, no la fosa mandibular en sí misma. Interpuesto entre el cóndilo y el hueso temporal se encuentra el **disco articular.** Éste consiste en tejido conjuntivo colágeno denso, relativamente avascular en la zona central, hialinizado y desprovisto de nervios (fig. 15-2). El disco no es visible en las radiografías, pero las estructuras óseas, proyectadas en un solo plano, se pueden observar en las proyecciones transcraneales (fig. 15-3).

FOSA MANDIBULAR

La fosa mandibular es una depresión oval o alargada situada en el hueso temporal, por delante del conducto auditivo externo (fig. 15-4). Está bordeada anteriormente por el **tuberculum articulare** (eminencia articular) externamente por la raíz media de la apófisis cigomática y posteriormente por la porción timpánica del peñasco del temporal (v. fig. 14-1). La forma de la fosa mandibular se adapta, aunque no exactamente, a las caras posterior y superior del cóndilo mandibular.

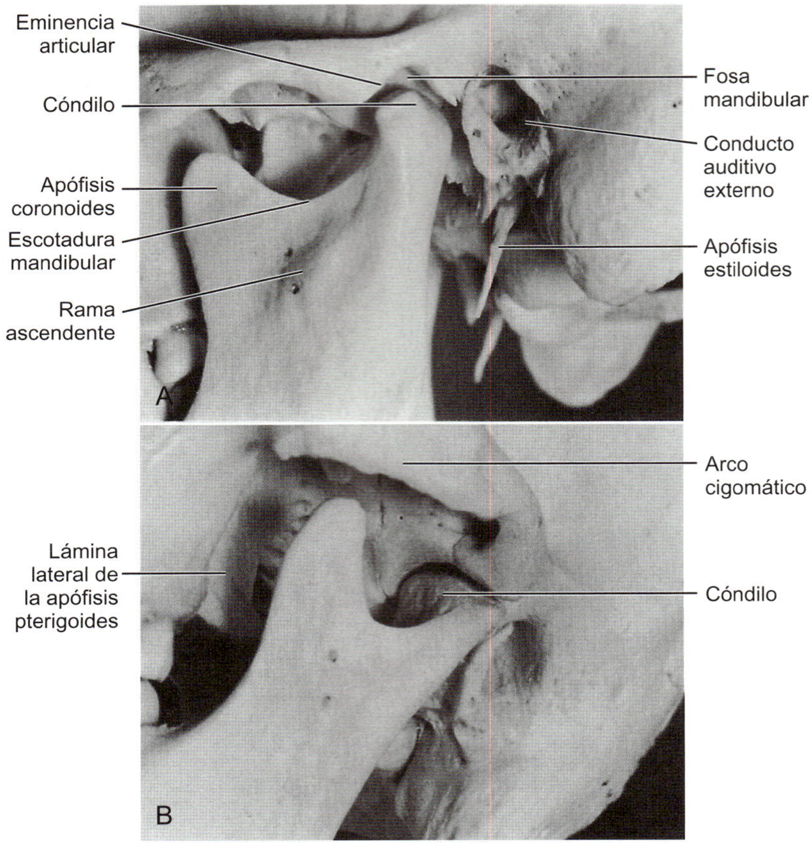

FIGURA 15-1 A, Relación del cóndilo de la mandíbula con la fosa mandibular y la eminencia articular del temporal con los dientes en posición intercuspídea. **B,** Vista de las fosas mandibular e infratemporal.

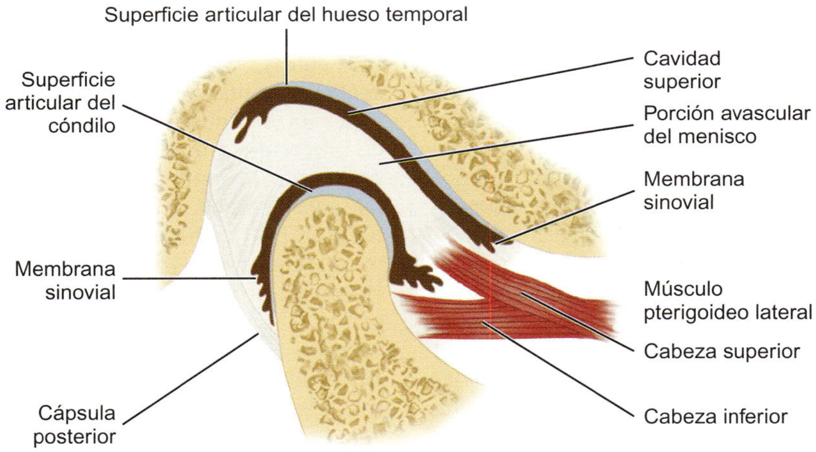

FIGURA 15-2 Esquema de la articulación temporomandibular. Se ha exagerado la división del músculo pterigoideo externo exclusivamente con fines ilustrativos. Un número importante de fibras del fascículo superior del pterigoideo externo se insertan en el cuello del cóndilo junto a las fibras del fascículo inferior.

CÓNDILO

El cóndilo mandibular es convexo en toda su extensión, si bien está ligeramente aplanado posteriormente y su forma abultada es más ancha de dentro a fuera que anteroposteriormente (fig. 15-5). Es unas dos veces y media más ancho en un sentido que en el otro. Aunque el desarrollo del cóndilo difiere según los individuos, el diseño funcional es siempre el mismo. Los ejes mayores de los cóndilos están en un plano lateral y a primera vista se aprecia que no están alineados, puesto que la prolongación de los ejes se cruza en un punto anterior al agujero occipital, en un ángulo aproximado de 135°. El cóndilo es perpendicular a la rama ascendente de la mandíbula (v. fig. 15-5).

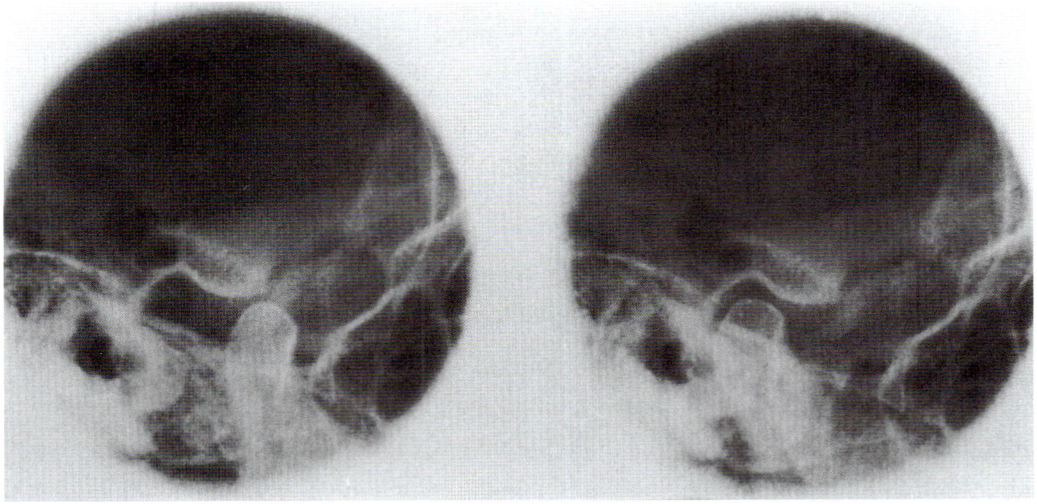

FIGURA 15-3 Radiografía de la articulación temporomandibular con la mandíbula en posición abierta *(izquierda)* y cerrada *(derecha)*.

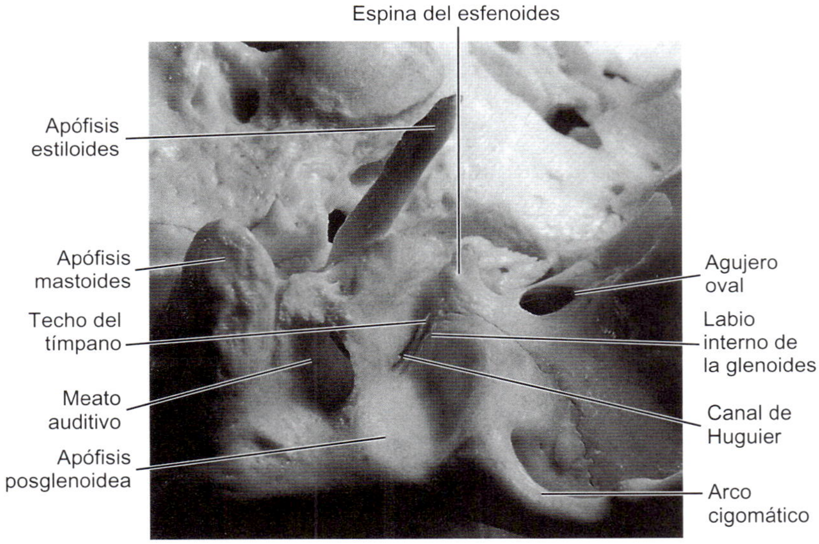

FIGURA 15-4 Vista externa de la base del cráneo con la fosa mandibular en la cara inferior de la escama del hueso temporal, en la base de la apófisis cigomática. Está dividida en dos mitades por la fisura petrotimpánica. La mitad anterior queda incluida en la articulación temporomandibular.

CÁPSULA ARTICULAR

La ATM está encerrada en una cápsula (fig. 15-6) que está adherida a los bordes de las superficies articulares de la fosa mandibular, el tubérculo del temporal y el cuello de la mandíbula. Por delante y por fuera, la cápsula está engrosada y forma una banda conocida como **ligamento temporomandibular,** que no se aprecia siempre más gruesa, pero que cuando es evidente, tiene forma de ligamento. Se origina en el arco cigomático y se dirige hacia atrás hasta anclarse en la superficie externa y distal del cuello del cóndilo.

La cápsula consta de una capa interna sinovial y otra externa fibrosa con venas, nervios y fibras colágenas. La inervación de la cápsula procede del nervio trigémino y se han descrito varias clases de receptores, que incluyen terminaciones nerviosas libres[2]. La vascularización procede de las arterias maxilar, temporal y maseterina.

LIGAMENTOS MANDIBULARES

Los ligamentos accesorios forman parte del aparato masticatorio y en ellos se incluyen el **ligamento estilomandibular** y el **ligamento esfenomandibular** (fig. 15-7). Estos ligamentos no tienen una relación directa con la articulación mandibular, pero sirven para estabilizar el sistema durante los movimientos de la arcada.

El ligamento esfenomandibular parte de la espina del esfenoides y de la fisura petrotimpánica y termina exactamente

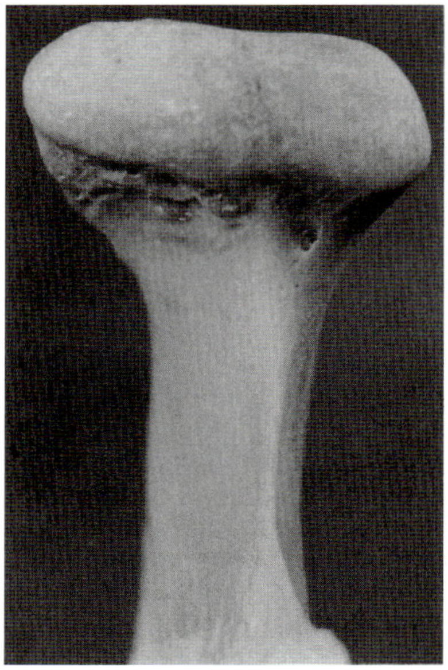

FIGURA 15-5 Vista frontal de la apófisis condílea izquierda.

en la língula de la mandíbula. En algunos casos, un grupo de fibras pueden atravesar la fisura petrotimpánica por el conducto de Huguier (v. fig. 15-4) hasta el oído medio, insertándose en el martillo.

Existen ligamentos otomandibulares que conectan el oído medio con la ATM. Estos ligamentos, el discomaleolar y el timpanomandibular (esfenomandibular), son pequeños y conectan el martillo al disco articular y a los ligamentos esfenomandibulares (figs. 15-8 y 15-9). La importancia de estos ligamentos como factores causales de los síntomas subjetivos auditivos en los trastornos de la ATM no está del todo demostrada[3].

DISCO ARTICULAR

El disco articular (v. fig. 15-2) está formado por tejido fibroso modelado para acomodarse a la forma del cóndilo y de la concavidad de la fosa mandibular. Es más grueso en el borde anterior y en el posterior y tiene una zona central visiblemente delgada[4] (fig. 15-10). Las cabezas

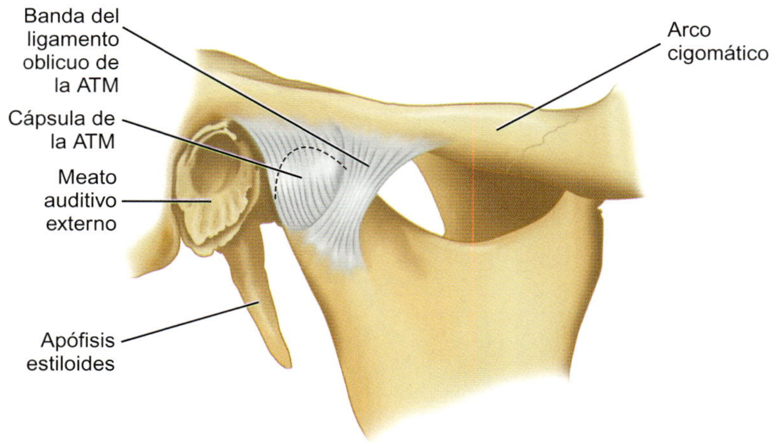

FIGURA 15-6 Cápsula y ligamento de la articulación temporomandibular (ATM).

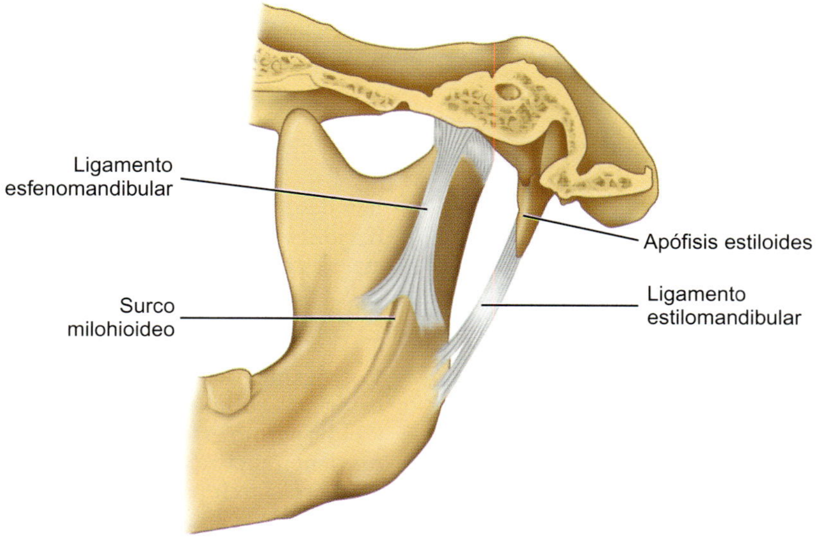

FIGURA 15-7 Ligamentos esfenomandibular y estilomandibular.

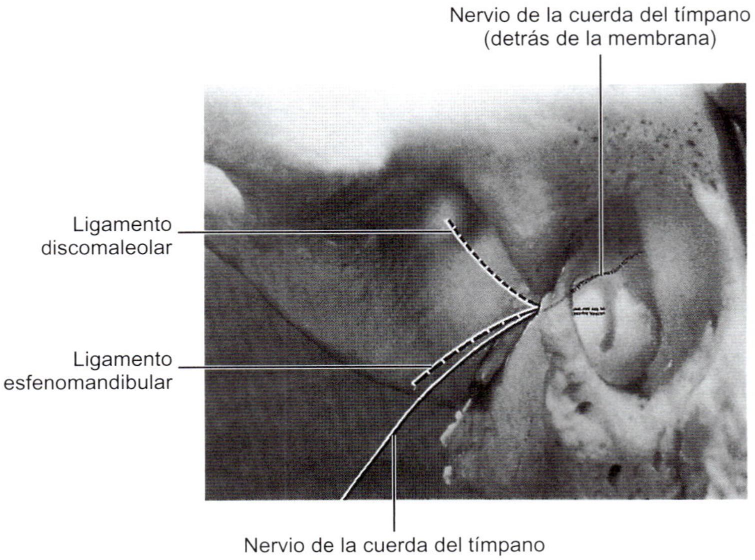

FIGURA 15-8 Ligamentos del martillo.
(De Ash MM y cols.: Current concepts of the relationship and management of temporomandibular disorders and auditory symptoms. *J Mich Dent Assoc* 72:550, 1990.)

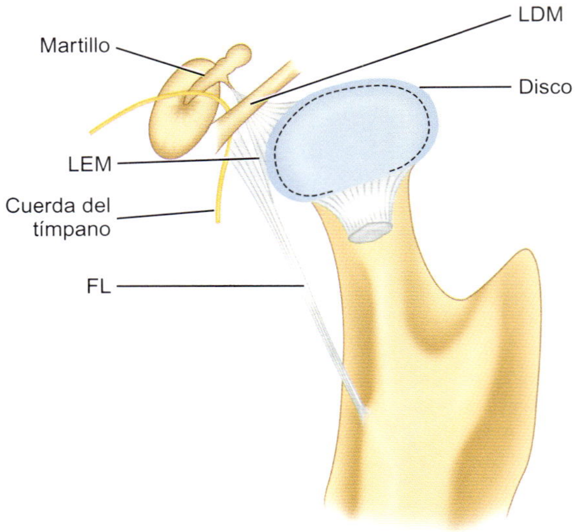

FIGURA 15-9 Ligamentos insertados en el martillo. *FL,* Fibras de los ligamentos discomaleolar y esfenomandibular; *LDM,* fibras del ligamento discomaleolar; *LEM,* fibras del ligamento esfenomandibular.

superior e inferior del músculo pterigoideo lateral se insertan en la fóvea pterigoidea de la mandíbula y una porción de la cabeza superior se inserta directamente en la cápsula y el disco articular. El disco divide la articulación en un compartimiento superior y otro inferior, los cuales permiten que la función de deslizamiento se realice con suavidad. Cuando la mandíbula se abre y se adelanta, la parte media del disco se interpone entre la vertiente posterior de la eminencia articular y el cóndilo, y entonces la región posterior bilaminar del disco ocupa la fosa mandibular (fig. 15-11). La cabeza superior del músculo pterigoideo lateral no se activa en el movimiento de apertura de la mandíbula y funciona estabilizando el disco contra la eminencia. En el desplazamiento anterior del disco con la boca cerrada (fig. 15-12), la banda posterior está adelantada y se puede impedir la apertura normal (bloqueo). Los motivos de los trastornos del disco son multifactoriales y entre ellos se pueden incluir los traumatismos agudos y crónicos.

POSICIONES DE LA MANDÍBULA

Las posiciones básicas de la mandíbula son la **oclusión céntrica,** la **posición intercuspídea,** la **relación céntrica,** la posición de contacto retrusivo y la posición de descanso[5]. La *oclusión céntrica* o *posición intercuspídea* es la posición de máxima intercuspidación de los dientes. La relación céntrica es una posición de la mandíbula (con movimientos de apertura y cierre, sin traslación de los cóndilos) en la cual los cóndilos están en la posición más superior en la fosa mandibular y en contacto anterior con la vertiente distal de la eminencia articular (v. fig. 16-44). Durante el movimiento de relación céntrica, manipulada por el profesional (v. fig. 16-42), la mandíbula gira alrededor de un eje transverso del cóndilo, en el que la apertura y el cierre se realizan sin que exista traslación. Es el **movimiento en eje de bisagra** (fig. 15-13). En esta posición, se considera que los cóndilos están en posición terminal de bisagra. En condiciones fisiológicas del sistema masticatorio, la relación céntrica se emplea para trasladar la posición de la mandíbula (en relación con el maxilar) a un articulador.

En la dentición natural, la oclusión céntrica casi siempre queda por delante de la relación céntrica[6], a una distancia media de 1 mm. La oclusión céntrica (también conocida como **céntrica adquirida o habitual)** es una posición dental determinada, mientras que la relación céntrica es una posición ósea, entre las arcadas, establecida por la posición de los cóndilos en la fosa. La oclusión al cerrar la boca se realiza normalmente por delante de la relación céntrica; sin

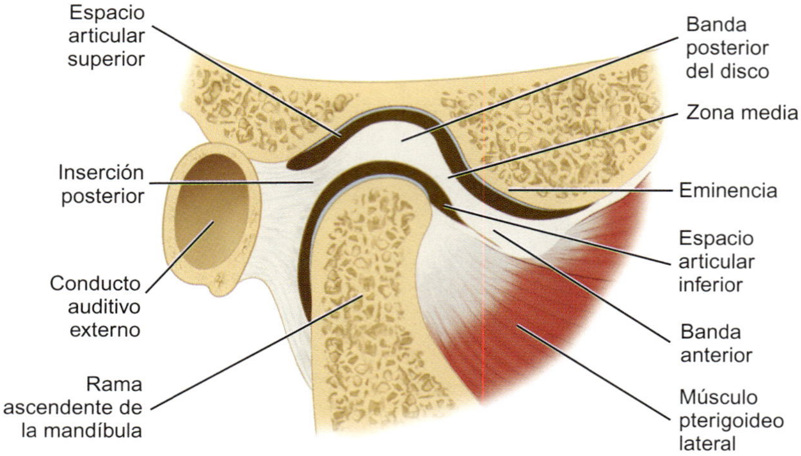

FIGURA 15-10 Disco articular y estructuras vecinas.

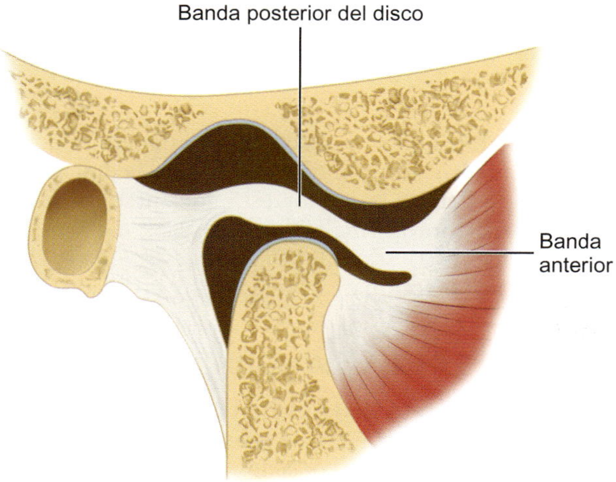

FIGURA 15-11 Disco articular en posición de boca abierta.

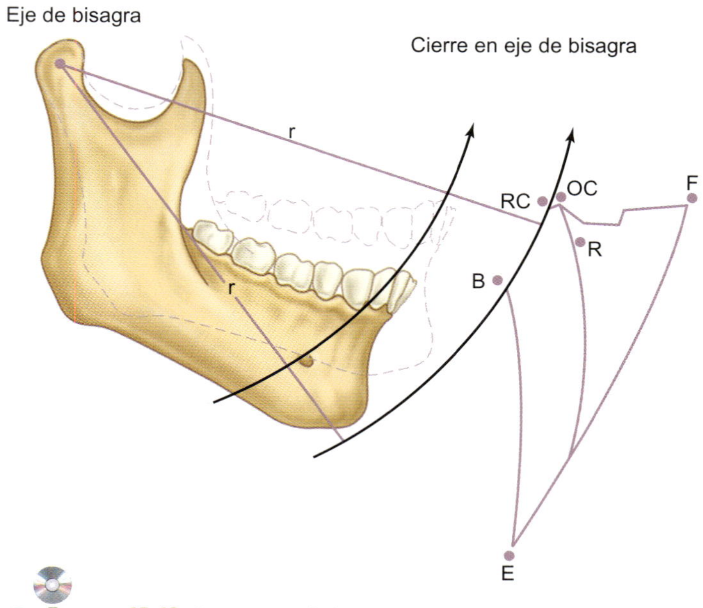

FIGURA 15-13 Esquema en el plano sagital de los movimientos mandibulares bordeantes. *B a RC,* Abertura y cierre en eje de bisagra, sin modificación del radio *(r); E,* apertura máxima; *F,* protrusión máxima*; OC,* oclusión céntrica; *R,* posición de descanso; *RC,* relación céntrica.

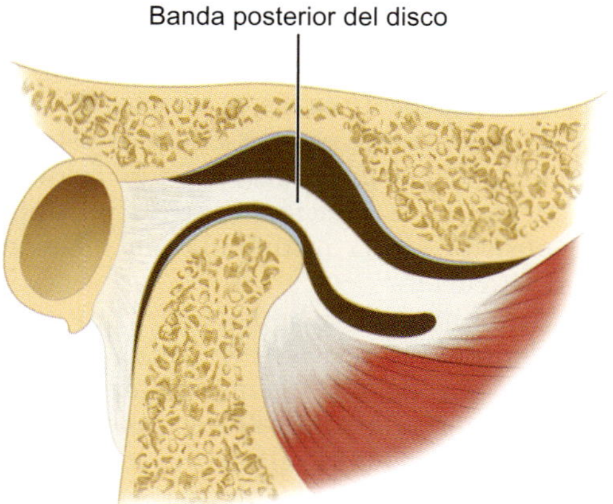

FIGURA 15-12 Disco articular, desplazamiento anterior en posición de boca cerrada.

embargo, en un 10% de la población coincide la relación céntrica con la oclusión céntrica.

La posición de reposo es una posición postural de la mandíbula determinada sobre todo por la actividad neuromuscular y, en un grado menor, por las propiedades viscoelásticas de los músculos. Así pues, como la tonicidad de los músculos está influida por el sistema nervioso central, a causa de factores como el estrés emocional y por factores locales periféricos, como el dolor dental, la posición de reposo de la mandíbula no es una posición invariable. Cuando la mandíbula está en reposo y la cabeza en posición vertical, el espacio interoclusal es aproximadamente de 1 a 3 mm en los incisivos, pero se considera normal una variación de hasta 8 o 10 mm, sin que exista disfunción necesariamente.

MOVIMIENTOS MANDIBULARES

En los movimientos laterales (fig. 15-14), el cóndilo gira con un ligero desplazamiento lateral, en dirección al movimiento.

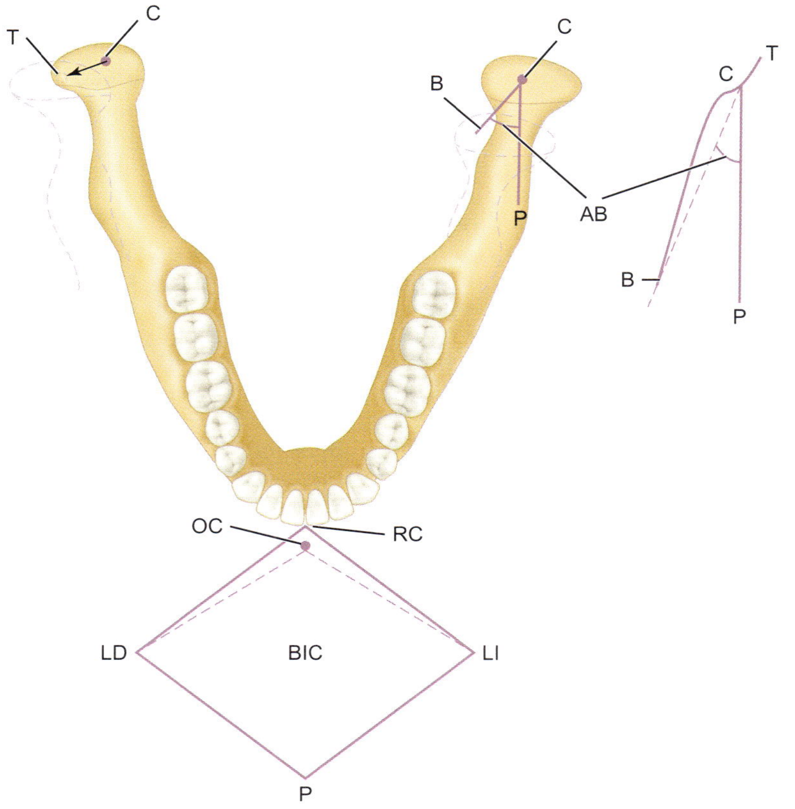

I C, D **FIGURA 15-14** Movimiento mandibular derecho obtenido con un pantógrafo, con la representación esquemática del movimiento del punto incisal en un plano horizontal *(RC, LI, P, LD)* y en el cóndilo *(T, C, B, P)*. Los dientes no están en oclusión. *BIC,* Borde incisal de contacto; *LD,* lateral derecha; *LI,* lateral izquierda; *OC,* oclusión céntrica; *P,* protrusiva; *RC,* relación céntrica. En el lado derecho, el cóndilo se mueve de *C* (céntrica) al lado de trabajo *(T)*. En el lado de balance, el cóndilo izquierdo se mueve desde *C*, por la línea *B* describiendo un ángulo *AB*, llamado *ángulo de Bennett. C a P,* movimiento protrusivo puro.

Este deslizamiento se llama **movimiento de Bennett** y puede tener un componente inmediato y otro progresivo. Con equipos de registro como un pantógrafo o un kinesiógrafo es posible registrar los movimientos mandibulares en relación a un plano de referencia determinado (sagital, transversal o frontal). Si se registra el desplazamiento de un punto (punto interincisivo) situado entre los bordes incisales de los dos incisivos centrales mandibulares durante los movimientos de máxima abertura y cierre, lateralidades, protrusión y retrusión, se obtiene una figura de los movimientos bordeantes o envolventes[6]. Los movimientos funcionales y parafuncionales tienen lugar dentro de estos límites, aunque muchos movimientos funcionales, como los de la masticación, se realizan principalmente alrededor del centro. Los movimientos bordeantes en el plano horizontal se muestran en la figura 15-14.

La apertura máxima es de 50 a 60 mm, depende de la edad y del tamaño del individuo. Establecer el límite inferior de apertura en 40 mm puede inducir a error, puesto que muchas personas con esta abertura no tienen dificultad en morder una manzana grande ni presentan síntomas de disfunción de la ATM. Los movimientos laterales máximos, en ausencia de disfunción muscular, incluso de dolor, son de 10 a 12 mm.La protrusión máxima es de 8 a 11 mm, según el tamaño del sujeto y la morfología del cráneo. El valor de la retrusión en niños y adultos es de alrededor de 1 mm y con menos frecuencia, de 2-3 mm[7]. El valor de la retrusión se mide desde la oclusión céntrica hasta la relación céntrica, y se considera como una discrepancia entre la oclusión céntrica y la relación céntrica. Los movimientos bordeantes en el plano sagital aparecen en la figura 15-13.

Todos los valores obtenidos en los movimientos bordeantes se deben valorar teniendo en cuenta su relación con la función, es decir, un movimiento lateral derecho máximo de 7 a 8 mm (de 10 a 12 mm a la izquierda), se debe relacionar con la oclusión y con la forma de traslación del cóndilo izquierdo, que puede estar «fijado» por disfunción o dolor. Estos valores también se deben relacionar con la forma en que se realizan otras funciones como morder, masticar, tragar y hablar. Si estos valores se consignan en el registro particular de cada paciente, será más fácil interpretar cualquier cambio en términos de posible disfunción.

Músculos

La masticación, el habla, el bostezo y la deglución suponen la contracción y la relajación reflejas de los músculos de la masticación, cuya actividad se inicia voluntariamente. Es imposible determinar clínicamente si un músculo determinado está participando en un determinado movimiento teniendo en cuenta solamente su origen e inserción. Los patrones de la contracción muscular son complejos e incluso en las mismas zonas pueden desempeñar funciones diferentes.

Los movimientos complejos de la ATM indican que los músculos de la masticación poseen una acción regional diferente, así como diferencias regionales en su estructura histoquímica. Por tanto, considerar un músculo solamente como una entidad contráctil es una simplificación excesiva. En realidad, cada músculo es una colección de unidades motoras con distintas propiedades, localizadas en diferentes zonas del músculo y con actividades diversas. Sin embargo, por motivos obvios, la actividad de los músculos entra en el concepto de entidad contráctil.

Los músculos masticatorios que intervienen en los movimientos mandibulares son el pterigoideo lateral, el digástrico, el masetero, el pterigoideo medial y el temporal. El milohioideo y el genihioideo también participan en esta función.

Varios músculos relacionados con el oído, la garganta y el cuello, así como el tensor del tímpano y el tensor del velo del paladar, son de interés para el odontólogo. Estos últimos músculos están implicados en trastornos de la audición, como el oído tapado, el tinnitus y algunos ruidos[1,8-10].

MÚSCULO PTERIGOIDEO LATERAL

El **músculo pterigoideo lateral** tiene dos orígenes: una cabeza se origina en la superficie externa de la lámina externa de la apófisis pterigoides, y otra cabeza superior comienza en el ala mayor del esfenoides (figs. 15-15, 15-16 y 15-17, *C*). La inserción se realiza en la cara anterior del cuello del cóndilo. Además, algunas fibras se insertan directamente en la cápsula articular y en el borde anterior del disco (Fig. 15-17, *C*).

La cabeza superior se activa solamente en determinados movimientos de cierre, mientras que la cabeza inferior se activa sólo en los movimientos de abertura y de protrusión[11]. El pterigoideo externo está anatómicamente adaptado para la protracción, la depresión y la abducción contralateral. También se puede activar en otros movimientos con el fin de estabilizar la articulación. La cabeza superior se activa en los movimientos de cierre, masticación y al apretar los dientes durante la deglución. Probablemente, la cabeza superior sirve para recolocar el cóndilo y el disco contra la eminencia articular en el movimiento de cierre mandibular. La cabeza inferior coopera a la traslación del cóndilo hacia abajo, adelante y contralateralmente, en la apertura de la boca. El pterigoideo externo está inervado por el nervio trigémino (V) (v. fig. 14-37).

MÚSCULO MASETERO

El **músculo masetero** se extiende desde el arco cigomático hasta la rama ascendente y el cuerpo de la mandíbula. La inserción de este músculo es amplia y se extiende desde la región del segundo molar, en la cara externa de la mandíbula, hasta la cara posterior externa de la rama ascendente (fig. 15-18; v. también fig. 15-19). El músculo masetero está cubierto parcialmente por el músculo cutáneo del cuello (fig. 15-19) y por el músculo risorio. En algunos individuos, el músculo cutáneo del cuello se activa al apretar firmemente los dientes y, por sus inserciones en el músculo orbicular de los labios (orbicular oris), interviene a veces en

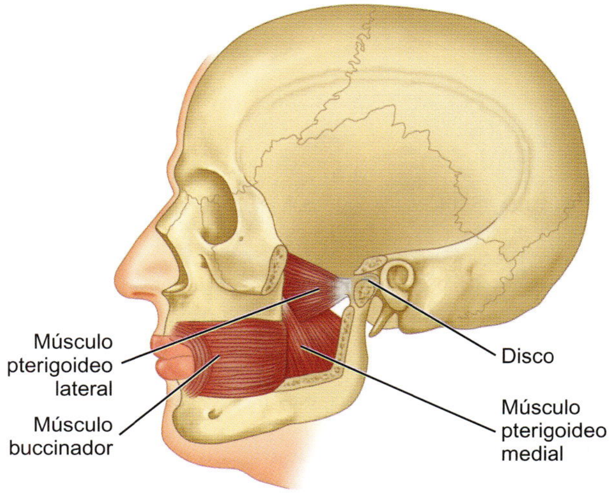

FIGURA 15-15 Posiciones de los músculos pterigoideos lateral y medial en preparaciones anatómicas en las que se ha eliminado el hueso.

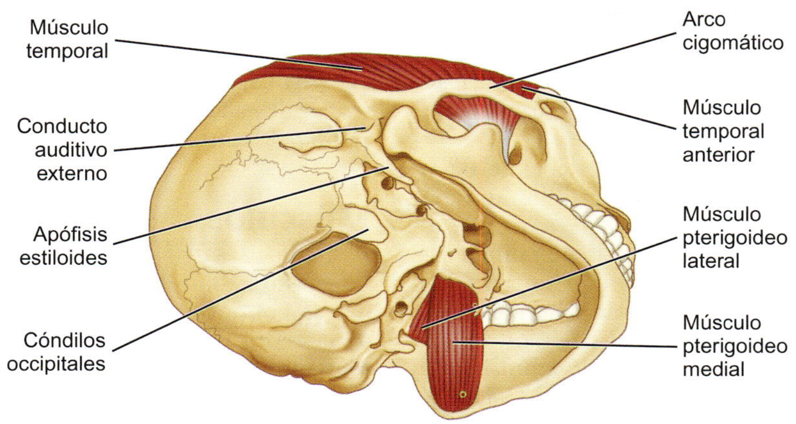

FIGURA 15-16 Vista de los músculos pterigoideos lateral y medial. Obsérvese la inserción del músculo temporal también en la figura 15-17, *B*.

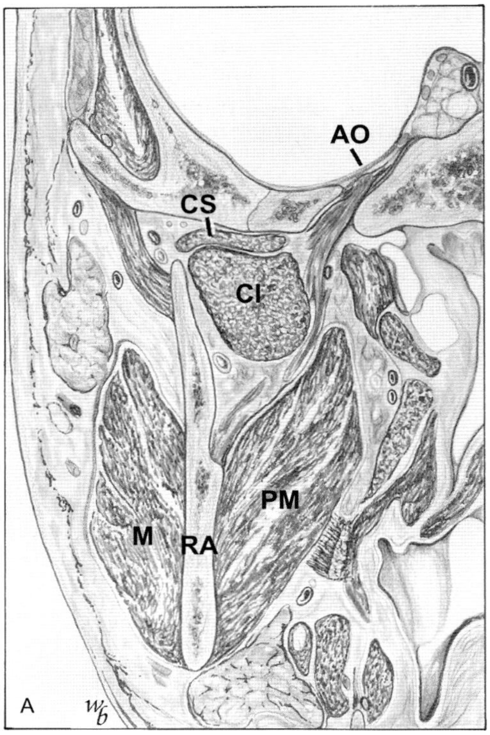

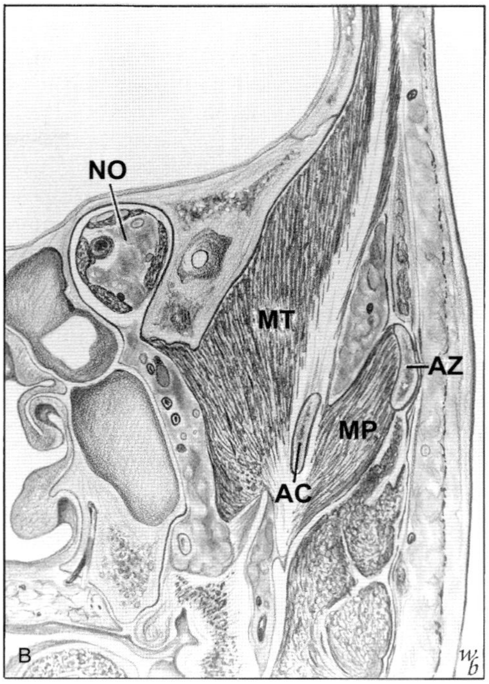

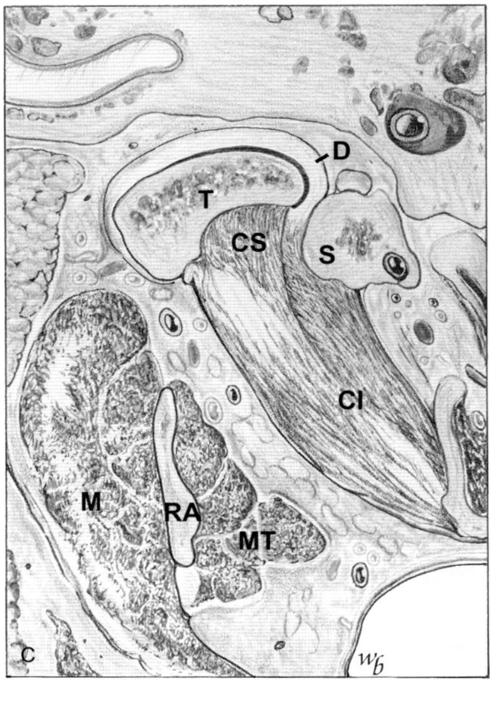

FIGURA 15-17 A, Sección coronal con el nervio mandibular a la salida del agujero oval *(AO)*, la cabeza superior *(CS)* e inferior *(CI)* del músculo pterigoideo lateral, la rama ascendente *(RA)*, el masetero *(M)* y el pterigoideo medial *(PM)*. **B,** Nervio óptico *(NO)*, músculo temporal *(MT)*, masetero profundo *(MP)* o cigomaticomandibular y apófisis coronoides *(AC)*. *AZ,* Arco cigomático. **C,** Corte horizontal a nivel de la articulación temporomandibular. Cóndilo *(T)*, cabeza superior del músculo pterigoideo externo *(CS)*, cabeza inferior *(CI)*, rama ascendente *(RA)*, músculo masetero *(M)* y músculo temporal *(MT)*. *D,* Disco articular; *E,* apófisis estiloides.

(Reproducido a partir de Widmalm SE, Lillie JH, Ash MM: Anatomical and electromyographic studies of the lateral pterygoid muscle, *J Oral Rehabil* 14:429, 1987.)

la expresión facial. El risorio se altera por la emoción y es activo en la expresión facial.

La porción superficial del músculo masetero está separada de la capa profunda, solamente en la parte superior posterior. El músculo masetero está cubierto parcialmente y en grado variable por los tejidos de la glándula parótida. El centro del tercio inferior del músculo masetero está a 2 o 3 cm del borde anterior del músculo esternocleidomastoideo, que se contrae al apretar los dientes en algunos individuos. El músculo masetero se activa en el cierre firme de la boca y colabora a la protrusión de la mandíbula. Está inervado por el quinto par (nervio masetérico). El **músculo cigomaticomandibular** (músculo masetero profundo) se inserta en la apófisis coronoides y su origen está en la cara interna del arco cigomático (v. fig. 15-17, *B*). Puede actuar como antagonista del temporal posterior y como sinérgico del músculo pterigoideo lateral.

MÚSCULO PTERIGOIDEO MEDIAL

El **músculo pterigoideo medial** arranca de la superficie interna de la lámina lateral de la apófisis pterigoides y del hueso palatino (v. figs. 15-15 y 15-16). Se inserta en la cara interna del ángulo de la mandíbula y en la rama ascendente, por encima del agujero mandibular. Las funciones principales de este músculo son la elevación y el desplazamiento lateral de la mandíbula. Se activa durante la protrusión y está inervado por una rama del nervio mandibular del V par.

MÚSCULO TEMPORAL

El **músculo temporal** tiene forma de abanico y se origina en la fosa temporal (v. figs. 15-16; 15-17, *B;* 15-18, y 15-20).

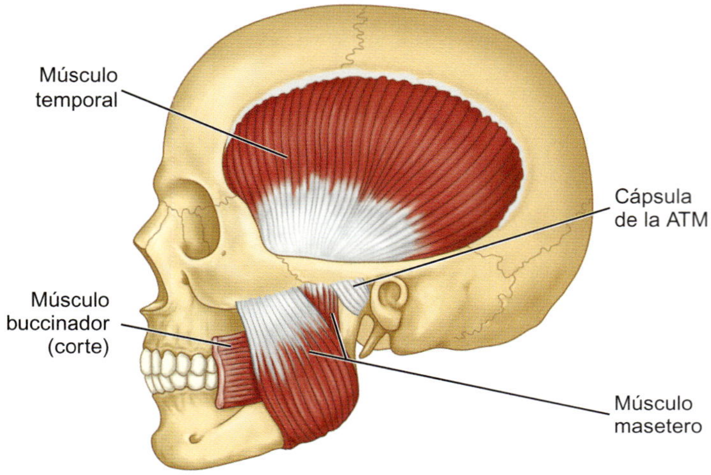

FIGURA 15-18 Músculos masticatorios con el temporal y el masetero. El masetero profundo se inserta en el arco cigomático (v. fig. 15-17, *C*). *ATM,* Articulación temporomandibular.

Al pasar por el arco cigomático forma un tendón que se inserta en el borde anterior y en la cara mesial de la apófisis coronoides de la mandíbula y a todo lo largo del borde anterior de la rama ascendente (v. fig. 15-16). Las fibras anteriores se extienden por el borde anterior de la rama ascendente casi hasta el tercer molar. El músculo temporal consta de tres componentes que se comportan como tres partes diferentes. El temporal es el posicionador principal de la mandíbula en el movimiento de cierre. La parte posterior se activa en la retrusión de la mandíbula, y la parte anterior, al apretar los dientes. La parte anterior puede actuar sinérgicamente con el masetero en el movimiento de cierre, mientras que la parte posterior actúa como antagonista del masetero en la retrusión. El músculo temporal está inervado por la rama temporal del nervio mandibular del V par.

MÚSCULO DIGÁSTRICO

La inserción del **músculo digástrico anterior** está en el borde inferior de la mandíbula, o cerca de la línea media (v. fig. 15-20). Entre el vientre anterior y el vientre posterior hay un tendón que está unido al hueso hioides por una tira de fascia en forma de asa. El vientre anterior del digástrico está cubierto por el músculo cutáneo del cuello y por debajo están los músculos milohioideo y genihioideo. Todos estos músculos se activan en diversas fases de la abertura bucal. El vientre anterior del digástrico está inervado por el nervio milohioideo, rama del nervio mandibular del V par (v. fig. 14-37); el vientre posterior del digástrico está inervado por la rama digástrica del nervio facial.

MÚSCULO GENIHIOIDEO

El **músculo genihioideo** discurre por encima del músculo milohioideo junto con la línea media. Su origen está en la espina mentoniana de la cara posterior de la sínfisis de la mandíbula, y se inserta en la cara anterior del hueso hioides. Cuando la mandíbula está fija, dirige el hueso hioides

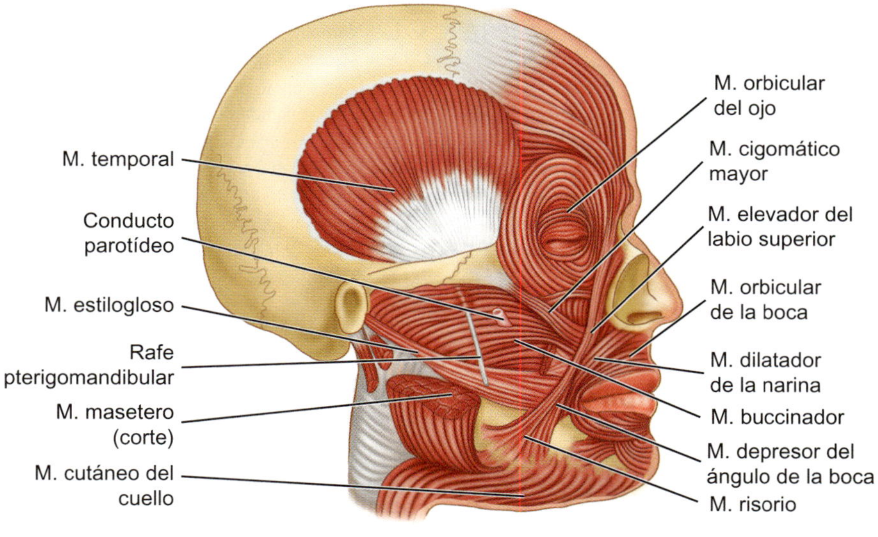

FIGURA 15-19 Músculos de la expresión facial y músculos accesorios de la masticación. *M,* Músculo.

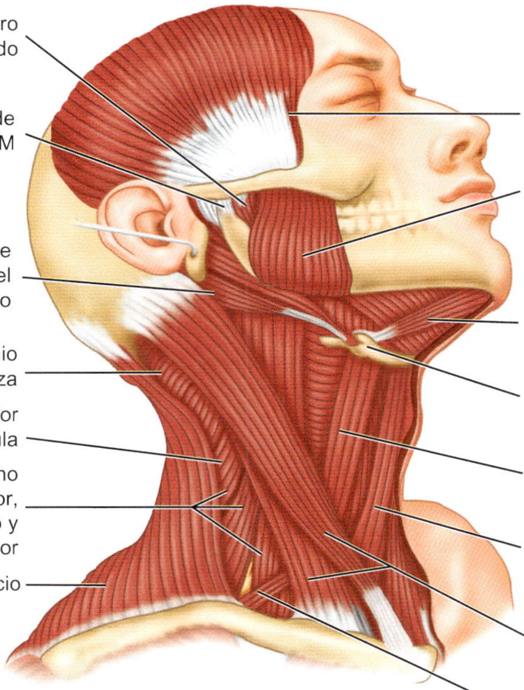

FIGURA 15-20 Músculos del cuello. *ATM,* Articulación temporomandibular; *m,* músculo.

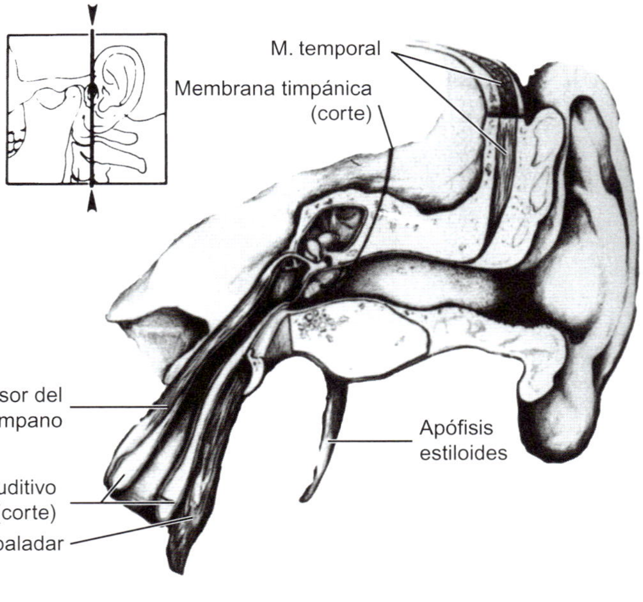

FIGURA 15-21 Corte a través del oído que muestra las estructuras internas y el músculo tensor del tímpano, que se activa cuando se dilata la membrana del tímpano. *M,* Músculo.

hacia adelante y arriba; cuando el hueso hioides está fijo, es depresor de la mandíbula. La inervación proviene de C1 y C2, y posiblemente del nervio hipogloso (v. fig. 14-37).

MÚSCULOS TENSOR DEL TÍMPANO Y TENSOR DEL VELO DEL PALADAR

Los músculos tensor del tímpano, tensor del velo del paladar y elevador del velo del paladar (figs. 15-21 y 15-22) pueden tener importancia clínica por los síntomas auditivos subjetivos relacionados con alteraciones temporomandibulares y musculares (TMD)[1,8,9]. Estos músculos están inervados por el nervio trigémino y, por tanto, pueden responder a informaciones ascendentes procedentes de las articulaciones, la piel y los músculos, y a informaciones descendentes de centros nerviosos superiores, que convergen en interneuronas y en el núcleo motor del trigémino (fig. 15-23). Cuando hay restricción de la función de los músculos tensor del velo del paladar y elevador del velo del paladar, en las alteraciones articulares y musculares, pueden aparecer

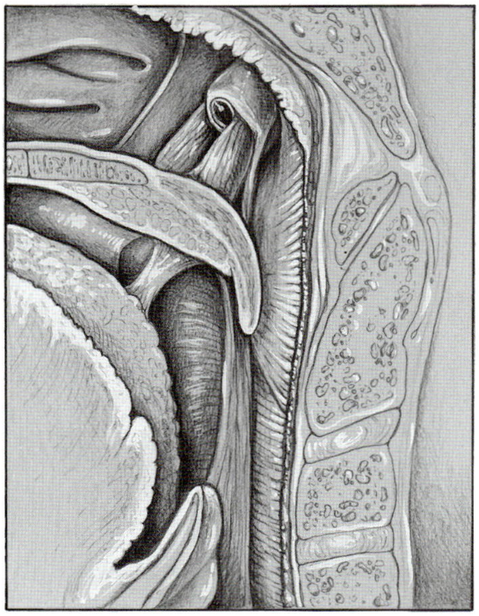

FIGURA 15-22 Músculos de la garganta. Trompa de Eustaquio y músculo tensor del paladar que se activa en la abertura del conducto auditivo.

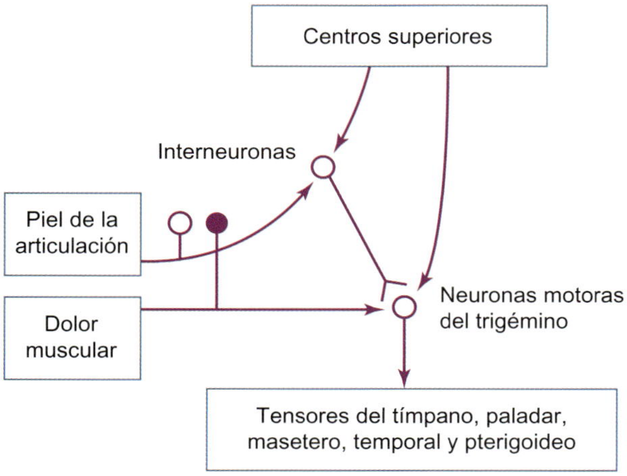

FIGURA 15-23 La información procedente de las articulaciones, la piel, los músculos y los centros superiores converge en las interneuronas y en el núcleo motor del trigémino.

alteraciones de la abertura de la trompa auditiva durante la deglución[10]. Si se sospecha que existe una conexión entre los síntomas auditivos subjetivos y la existencia de una alteración musculoarticular, será necesario investigar y explorar adecuadamente para establecer un diagnóstico correcto.

La limitación de la abertura y la dificultad al bostezar en la ATM y en los TMD puede conducir a síntomas otológicos como pérdida subjetiva de audición y sensación de oído «tapado»[1]. De esta manera, el dolor en el interior o alrededor de las articulaciones y de los músculos puede influir en los músculos otomandibulares a través de interneuronas del área trigeminal y puede ser el responsable de la aparición de tinnitus en casos de restricción de la abertura por alteraciones de la ATM y de los músculos.

MÚSCULOS DE LA CABEZA Y CUELLO

Los músculos de la cabeza y del cuello tienen interés en odontología por sus relaciones potenciales con la oclusión y la ATM y sus músculos, así como en los dolores de cabeza por contractura muscular. El protagonismo de los músculos del epicráneo en las cefaleas tensionales todavía no está suficientemente aclarado. El músculo esternocleidomastoideo (v. fig. 15-20) se afecta con frecuencia en pacientes con alteraciones musculares de la ATM y puede sufrir una cocontracción al apretar las arcadas. La actividad del músculo orbicular de los labios y del músculo buccinador (v. fig. 15-19) es de suma importancia para el buen funcionamiento de las dentaduras completas. El séptimo par (VII) inerva todos los músculos de la expresión facial.

Otros músculos de interés para el dentista cuando existen trastornos musculares de la ATM son el escaleno, el esplenio, el iliocostal del cuello y el omohioideo. Sin embargo, la asociación ente los TMD y las mialgias no se ha podido establecer con seguridad. Algunos problemas de la función motora oral, como la posición de los labios en el anciano, guarda posiblemente más relación con el deterioro generalizado de la conducta o de alguna función motora específica, más que con el estado dental o la medicación administrada. Muchos casos registrados sobre alteraciones motoras debidas a la edad tienen su origen en el sistema nervioso.

Movimientos mandibulares y actividad muscular

Los movimientos mandibulares durante el funcionamiento normal y durante la parafunción (p. ej., bruxismo) siguen patrones neuromusculares complejos que se originan en parte en un patrón generador localizado en el tallo cerebral, modificado por influencias de los centros superiores (v. fig. 15-23), a saber, el córtex cerebral y los ganglios basales, y por influencias periféricas (p. ej., periodonto, músculos y demás). Sin embargo, la descripción detallada de estos movimientos excede los objetivos de esta obra. Preferiblemente nos referiremos a la actividad muscular que se observa por electromiografía en los movimientos de abertura, cierre, protrusión, retrusión y lateralidades.

MOVIMIENTO DE ABERTURA

Durante la abertura de la boca se activan los músculos digástrico, milohioideo y genihioideo, en mayor o menor grado según la resistencia. Cuando la boca se abre al máximo lentamente no se produce ninguna actividad en los músculos maseteros y temporales, aunque se puede apreciar alguna actividad en el pterigoideo medial. Cuando la mandíbula se abre con resistencia, los músculos temporales permanecen silentes. En la abertura, los pterigoideos externos muestran una actividad inicial y sostenida. En el descenso forzado, el músculo digástrico se activa al mismo tiempo que el músculo pterigoideo externo. Generalmente, la actividad del vientre anterior del digástrico sigue a la del pterigoideo externo.

MOVIMIENTO DE CIERRE

Cuando la mandíbula se eleva lentamente, sin contacto dental, no existe actividad en ninguna porción del músculo temporal. La elevación sin contacto ni resistencia se lleva a cabo por la contracción del masetero y del pterigoideo medial. Los músculos temporales, maseteros y pterigoideos mediales se activan cuando la elevación se hace con resistencia. Los músculos suprahioideos actúan como antagonistas de los músculos elevadores. El cierre en máxima intercuspidación (oclusión céntrica) puede activar los músculos faciales y del cuello.

RETRUSIÓN

La retrusión voluntaria de la mandíbula con la boca cerrada se lleva a cabo por la contracción de las fibras posteriores del músculo temporal y por los músculos suprahioideos e infrahioideos. La retracción de la mandíbula desde la posición protrusiva y sin contacto oclusal se realiza por la contracción de las fibras medias y posteriores de los músculos temporales. En el deslizamiento de los dientes, desde la oclusión céntrica a la relación céntrica, puede aparecer una ligera actividad en los suprahioideos, separándose ligeramente la arcada.

PROTRUSIÓN

La protrusión de la mandíbula sin contactos oclusales se debe a la contracción de los músculos pterigoideos laterales y mediales, así como de los maseteros. La protrusión contra resistencia se realiza por la contracción del grupo de músculos pterigoideos laterales y mediales, de los maseteros y de los suprahioideos. La protrusión con los dientes en oclusión se consigue por la contracción de los músculos pterigoideos y maseteros, con una ligera actividad en los músculos suprahioideos. En la abertura y protrusión combinadas hay una actividad manifiesta en los músculos pterigoideos mediales, en los maseteros y a veces en las fibras anteriores de los músculos temporales.

LATERALIDADES

El movimiento lateral de la mandíbula hacia el lado derecho (sin contacto oclusal) se consigue por la contracción ipsolateral de las fibras posteriores de los músculos temporales. Los músculos suprahioideos se activan para mantener la arcada ligeramente abierta y protruida. El movimiento hacia el lado izquierdo sin contacto oclusal se realiza por la contracción contralateral del pterigoideo medial y del masetero. El movimiento lateral hacia la derecha con resistencia se consigue por la contracción ipsolateral del músculo temporal, con alguna actividad del masetero y pterigoideo medial del mismo lado. El movimiento hacia el lado izquierdo con resistencia se efectúa por la contracción contralateral de los músculos pterigoideo medial y masetero. El movimiento lateral hacia la derecha con contacto oclusal se consigue por la contracción ipsolateral del músculo temporal. El movimiento hacia la izquierda con contacto oclusal se realiza por la contracción contralateral de los músculos pterigoideo medial y masetero. El descenso de la mandíbula lo inician los dos músculos pterigoideos laterales y la contracción contralateral determina la desviación lateral. Los movimientos laterales de la arcada se consiguen por la contracción ipsolateral de las fibras posteriores y medias de los músculos temporales y por la contracción contralateral de los músculos pterigoideos lateral y medio, y de las fibras anteriores del músculo temporal. Algunas partes de los músculos maseteros y temporales pueden actuar como antagonistas o como sinérgicos en los movimientos horizontales con separación mínima de los dientes.

MASTICACIÓN

La masticación es altamente compleja y su componente motor se puede reflejar en el plano frontal en forma de dibujo simple (fig. 15-24). No existe un ciclo arquetípico. La dimensión vertical media del ciclo masticatorio está entre 16 y 20 mm, y entre 3 y 5 mm para los movimientos laterales. La duración del ciclo varía entre 0,6 y 1 segundo y depende del tipo de alimento. La velocidad del movimiento masticatorio varía con cada ciclo, de acuerdo con el tipo de alimento y los individuos. La velocidad, la duración y la forma del ciclo varían con cada forma de oclusión, clase de alimento y presencia o no de disfunción.

Los contactos oclusales se producen en la oclusión céntrica por lo menos en el 80-90% de todos los ciclos masticatorios, especialmente en los momentos finales de la trituración del bolo alimenticio. En los movimientos de cierre y abertura se observan contactos de deslizamiento. En la fase de cierre, el contacto de deslizamiento depende del tipo de oclusión y de alimento. Cuando la dieta normal comprende alimentos duros (p. ej., los aborígenes australianos) con el correspondiente desgaste oclusal, los movimientos masticatorios presentan un contacto de deslizamiento largo[12] ($2{,}8 \pm 0{,}35$ mm) comparado con el contacto de deslizamiento corto ($0{,}90 \pm 0{,}36$ mm) de los europeos que siguen una dieta moderna con alimentos de fácil trituración[13]. La fuerza de la masticación alcanza el máximo en la oclusión céntrica y dura de 40 a 170 milisegundos, y el pico de la actividad electromiográfica de los músculos masetero y temporal se mantiene aproximadamente en 41 ± 26 ms. Parte de la fuerza masticatoria se debe al contacto de deslizamiento de los dientes durante la fase de abertura. En la posición intercuspídea, la arcada está estacionaria y descansa aproximadamente 100 ms antes de empezar el siguiente ciclo.

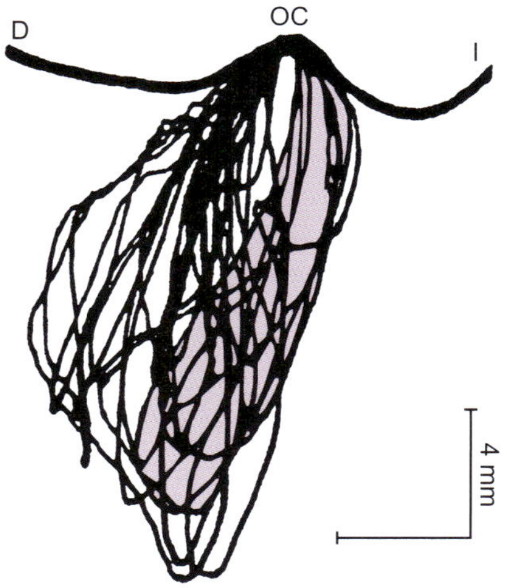

IC **FIGURA 15-24** Movimientos mandibulares durante la masticación normal. El movimiento del punto incisal está visto en el plano frontal. *D,* Derecha; *I,* izquierda; *OC,* oclusión céntrica.

DEGLUCIÓN

La deglución necesita muchos músculos de la lengua y de la musculatura bucal[14]. En el primer estadio de la deglución, el bolo alimenticio se traslada desde la boca hasta las fauces (fig. 15-25). Después pasa de las fauces al esófago y, finalmente, a través del esófago, llega al estómago. Cuando se traga saliva, participa la totalidad de los músculos suprahioideos, con una actividad acusada del digástrico y el milohioideo, seguida de una actividad moderada de los músculos genihioideos. Frecuentemente, con el contacto oclusal, se activa el pterigoideo lateral, y con menor frecuencia, los músculos temporales y maseteros.

ACTIVIDAD MOTORA ORAL

La **actividad motora oral** se refiere a la función y a la parafunción de la boca y de las estructuras asociadas. Generalmente, la actividad incluye actos fácilmente observables que van desde movimientos simples, como la retrusión y la protrusión, hasta otros movimientos más complejos como los de masticación. La actividad motora precisa sistemas sensitivos y motores musculares y nerviosos para el inicio, la programación y la ejecución de las funciones motoras.

Los movimientos masticatorios dependen de un complejo proceso nervioso integrado del sistema nervioso central, que se puede poner en marcha por influencias tanto internas como externas, incluidas las conductas innatas, los estados emocionales y las instrucciones dadas a los pacientes. Durante la masticación, el sistema nervioso central (es decir, córtex, tallo cerebral, ganglios basales y médula espinal) está alimentado por un gran volumen de información propioceptiva (es decir, sensibilidad muscular) y exteroceptiva (es decir, sensibilidad táctil). Los movimientos rítmicos como la masticación tienen un largo período de programación y preprogramación, que incluye el aprendizaje, el cual reduce la necesidad de información sensorial periférica. Sin embargo, los impulsos aferentes de los músculos de la articulación, de los tendones y de los receptores periodontales contienen funciones importantes, especialmente en relación con el aprendizaje, experiencias nuevas y reflejos de protección. Los mecanismos neuronales pueden actuar provocando o modificando los reflejos y en la actualización continua de los movimientos masticatorios a través de factores como las fuerzas oclusales y el estado y situación del bolo alimenticio.

RESUMEN DE LA MASTICACIÓN

El acto de la masticación comienza con la «puesta en marcha» del sistema mediante la vista, la sensibilidad táctil y el sentido del gusto en el momento de recibir el alimento. El sentido del tacto interviene desde la captación del alimento hasta su aprehensión por los incisivos centrales. Cuando el alimento ha penetrado en la boca, los labios, la lengua y el periodonto actúan calculando el tamaño, la dureza y otras características comparables con conductas previas de masticación. Esta información determina el programa de la masticación en el patrón generador, que incluye las secuencias que relacionan

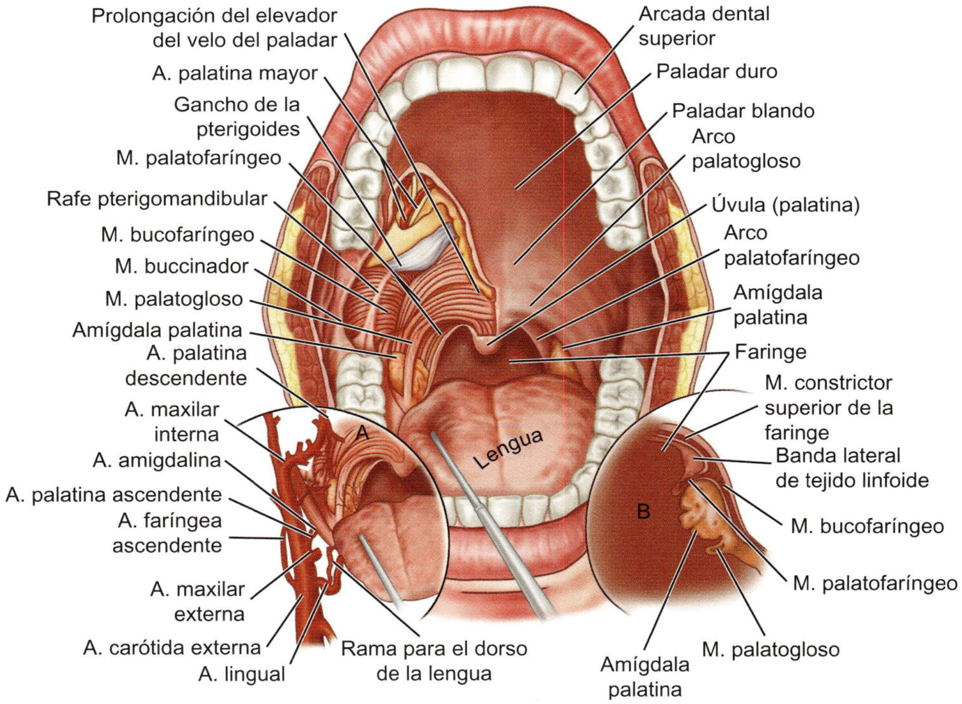

FIGURA 15-25 Faringe, con especial referencia a la amígdala palatina y a la musculatura del paladar. *A,* Arteria; *M,* músculo; *V,* vena.

las influencias centrales y periféricas, y su progresión. Los receptores orofaciales, como los mecanorreceptores periodontales, pueden controlar a su vez las fuerzas oclusales y la actividad de los músculos de cierre. El programa de la masticación se puede alterar en las distintas fases de la masticación, o bien por la información de los receptores de áreas específicas, como la mucosa del paladar y la lengua. El ritmo masticatorio se puede detener por estímulos nocivos. La masticación rítmica y repetitiva se puede ver alterada en los estados disfuncionales de la oclusión, de la ATM o ambas en el momento en que el bolo alimenticio se desplaza junto con la arcada a otra posición para ejercer el siguiente contacto diente-alimento. Por tanto, en los estados disfuncionales los ciclos masticatorios se pueden producir sin que llegue a desarrollarse la máxima potencia funcional.

Referencias

1. Ash MM et al: Current concepts of the relationship and management of temporo-mandibular disorders and auditory symptoms, *J Mich Dent Assoc* 72:550, 1990.
2. Thilander B: Innervation of the temporomandibular joint capsule in man, *Trans R Sci Dent* 7:9, 1961.
3. Ash CM, Pinto OF: The TMJ and the middle ear: structural and functional correlates for aural symptoms associated with temporomandibular joint dysfunction, *Int J Prosthodont* 4:51, 1991.
4. Dolwick MF, Sanders B: *TMJ internal derangement and arthrosis*, St Louis, 1985, Mosby.
5. Ash MM: Philosophy of occlusion, *Dent Clin North Am* 39:233, 1995.
6. Posselt U: Studies in the mobility of the human mandible, *Acta Odont Scand* 10(suppl):3, 1952.
7. Ash MM, Ramfjord SP: *Occlusion*, ed 4, Philadelphia, 1995, Saunders.
8. Rubinstein B et al: Prevalence of signs and symptoms of craniomandibular disorders in tinnitus patients, *Cranio* 4:186, 1990.
9. Myrhaug H: *The theory of otosclerosis and morbus meniere (labyrinthine vertigo) being caused by the same mechanism: physical irritants, an otognathic syndrome*, Bergen, 1981, Bergmanns Boklrykkeri A/S.
10. Misurya VK: Functional anatomy of tensor palatini and levator palatini muscles, *Arch Otolaryngol* 102:265, 1976.
11. Widmalm SE, Lillie JH, Ash MM Jr: Anatomical and electromyographic studies of the lateral pterygoid muscle, *J Oral Rehabil* 14:429, 1987.
12. Beyron H: Occlusal relations and mastication in Australian aborigines, *Acta Odont Scand* 22:597, 1964.
13. Ahlgren J: Masticatory movements in man. In Anderson DJ, Matthews B editors: *Mastication*, Bristol, England, 1976, John Wright and Sons.
14. Anson JB: *An atlas of human anatomy*, ed 2, Philadelphia, 1962, Saunders.

Bibliografía

Aarstad T: *The capsular ligament of the temporomandibular joint and retrusion facets of the dentition in relation to mandibular movements*, Oslo, 1954, Acad Forlag (Translated by H Christie).

Ahlgren J: Mechanisms of mastication, *Acta Odont Scand* 24(suppl):44:1, 1966.

Ash MM: Paradigmatic shifts in TMD and occlusion, *J Oral Rehabil* 28:1, 2001.

Buxbaum JD et al: A comparison of centric relation with maximum intercuspation based upon quantitative electromyography, *J Oral Rehabil* 9:45, 1982.

Callander CL: *Surgical anatomy*, ed 2, Philadelphia, 1939, Saunders.

Carlsoo S: Nervous coordination and mechanical function of the mandibular elevators, *Acta Odont Scand* 10(suppl)11:1, 1952.

Deaver JB: *Surgical anatomy of the human body*, ed 2, Philadelphia, 1926, Blakiston.

Duthie N, Yemm R: Muscles involved in voluntary mandibular retrusion in man, *J Oral Rehabil* 9:155, 1982.

Eagle WW: Asymptomatic styloid process, *Arch Otolaryngol* 49:490, 1949.

Eriksson P-O et al: Special histochemical muscle-fibre characteristics of the human lateral pterygoid muscle, *Arch Oral Biol* 26:495, 1981.

Gandevia SC, Mahutte CK: Joint mechanics as a determinant of motor unit organization in man, *Med Hypotheses* 6:527, 1980.

Gibbs CH et al: Functional movements of the mandible, *J Prosthet Dent* 26:604, 1971.

Gosen AJ: Mandibular leverage and occlusion, *J Prosthet Dent* 31:369, 1974.

Grant PG: Lateral pterygoid: two muscles? *Am J Anat* 138:1, 1973.

Hansson T et al: Thickness of the soft tissue layers and the articular disk in the temporomandibular joint, *Acta Odont Scand* 35:77, 1977.

Hickey JC: Mandibular movements in three dimensions, *J Prosthet Dent* 13:72, 1963.

Hjortsjo CH: The mechanism in the temporomandibular joint, *Acta Odont Scand* 11:5, 1953.

Hylander WL: The human mandible: lever or link? *Am J Phys Anthropol* 43:227, 1975.

Kawumura Y, Nobuhara M: Studies on masticatory function. II. The swallowing threshold of persons with normal occlusion and malocclusion, *Med J Osaka Univ* 8:241, 1957.

Lehr RP, Owens SE: An electromyographic study of the human lateral pterygoid muscles, *Anat Rec* 196:441, 1980.

McNamara JA: The independent functions of the two heads of the lateral pterygoid muscle, *Am J Anat* 138:197, 1973.

Moiler E: The chewing apparatus, *Acta Physiol Scand* 69(suppl)280:1, 1966.

Owall B, Moller E: Tactile sensibility during chewing and biting, *Odontol Revy* 25:327, 1974.

Smith RJ: Mandibular biomechanics and temporomandibular joint function in primates, *Am J Phys Anthropol* 49:341, 1978.

Stohler CS, Ash MM: Mandibular displacement in complete chewing sequence, *J Dent Res* 61:273, 1982 (abstract).

Storey AT: Joint and tooth articulation in disorders of jaw movement. In Kawamura Y, Dubner R editors: *Oral-facial sensory and motor function*, Tokyo, 1981, Quintessence.

Takahashi T et al: The role of oral kinesthesia in the determination of the swallowing threshold, *J Dent Res* 62:327, 1983.

Toller PA: The synovial apparatus and temporomandibular joint function, *Br Dent J* 111:355, 1961.

Vitti M, Basmajian JV: Integrated actions of masticatory muscles: simultaneous EMG from eight intramuscular electrodes, *Anat Rec* 187:173, 1977.

Wompler HW et al: Scanning electron microscopic and radiographic correlation of articular surfaces and supporting bone in the mandibular condyle, *J Dent Res* 59:754, 1980.
Wyke BD: Neuromuscular mechanisms influencing mandibular posture: a neurologist's view of current concepts, *J Dent* 2:111, 1974.
Yurkstas AA: The masticatory act, *J Prosthet Dent* 15:248, 1965.

Use el CD-ROM para ver las animaciones y las fichas de repaso. Visite la página web de evolve para acceder a recursos de estudio adicionales.

16

Oclusión

Muchos diccionarios definen el término **oclusión** como el acto de cerrar la boca, pero algunos más especializados van más allá de esta simple definición (p. ej., Zwemer)[1] e incluyen una relación estática de contacto morfológico dental. También se puede definir la oclusión como la relación de contacto de los dientes en función o en parafunción[2]. Sin embargo, el término se refiere no solamente al contacto en la interfase oclusal, sino que comprende además todos los factores que contribuyen al desarrollo y la estabilidad del sistema masticatorio y a la utilización de los dientes en la actividad motora oral. Dado que estas breves definiciones de oclusión quedan demasiado limitadas para poder emplearlas como normas básicas en la práctica dental, las explicaciones más complejas evolucionan a conceptos o modelos de la oclusión que reflejan las preferencias y las conveniencias clínicas. Bajo ese punto de vista, el concepto de oclusión debe incluir la idea de un sistema integrado por unidades funcionales que comprende los dientes, las articulaciones y los músculos de la cabeza y el cuello. Las soluciones a problemas como el bruxismo, las recidivas ortodóncicas, la inestabilidad dental y el traumatismo periodontal requieren un concepto de oclusión que va más allá de la simple posición estática de los dientes, los contactos oclusales o la posición de las arcadas.

Conceptos de oclusión

Los conceptos sobre oclusión varían en cada especialidad de la odontología. Normalmente, estas definiciones se basan en una visión estática de la dentición y la descripción se concentra en una zona específica de los dientes maxilares con los dientes mandibulares. Hasta hace poco, escasos conceptos de oclusión incluían criterios funcionales, y, como además el complejo dentofacial es muy inestable, las ideas sobre estabilidad oclusal y homeostasis se malinterpretaban con frecuencia y raras veces se incluían dentro del significado de oclusión.

En el pasado, las primeras ideas sobre oclusión se relacionaban casi siempre con las dentaduras completas y, como el principal problema de las dentaduras completas era la falta de estabilidad, se creó el concepto de «oclusión balanceada», que defendía la existencia de contactos bilaterales en todas las excursiones de la mandíbula para evitar el desplazamiento de las dentaduras. Muchos profesionales adaptaron estos conceptos a la dentición natural, pero la aceptación de estas ideas era limitada y no se apoyaban en evidencias científicas. A pesar de ello, debe reconocerse que algunos conceptos como la guía condílea, la altura cuspídea, la guía incisal, la curva de Spee y el plano de oclusión han resultado muy útiles para la restauración de los dientes naturales. Algunos conceptos de oclusión «ideal» u óptima en la dentición natural ya fueron sugeridos por Angle[3], Schuyler[4], Beyron[5], D'Amico[6], Friel[7], Hellman[8], Lucia[9], Stallard y Stuart[10] y Ramfjord y Ash[11]. Estos conceptos basados en grado variable en las características estáticas, funcionales, o ambas, de la oclusión, han constituido la meta teórica en su diagnóstico y tratamiento. Algunas ideas se deben a los conocimientos sobre ortodoncia, prótesis completas y otras especialidades que se ocupan de la rehabilitación total de la boca. Ninguna de ellas se puede aplicar en su totalidad a la dentición natural; algunas se ocupan de las relaciones específicas entre contactos oclusales y posición de los cóndilos, pero existen pocos postulados que relacionen la oclusión con las funciones musculares y motoras. Así, la idea de una relación funcional de las superficies oclusales, en vez de una simple relación estática, se ha ido imponiendo poco a poco al comprobar que las alteraciones funcionales del sistema masticatorio están relacionados con la maloclusión, la disfunción oclusal y las alteraciones de la conducta motora, incluido el bruxismo. Por ejemplo, los

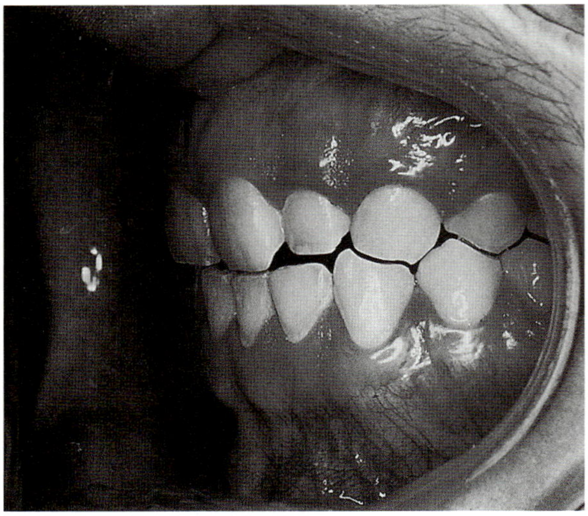

FIGURA 16-1 Efectos del bruxismo en un paciente joven.

(De Ash MM: Paradigmatic shifts in occlusion and temporomandibular disorders, *J Oral Rehabil* 28:1-3, 2001.)

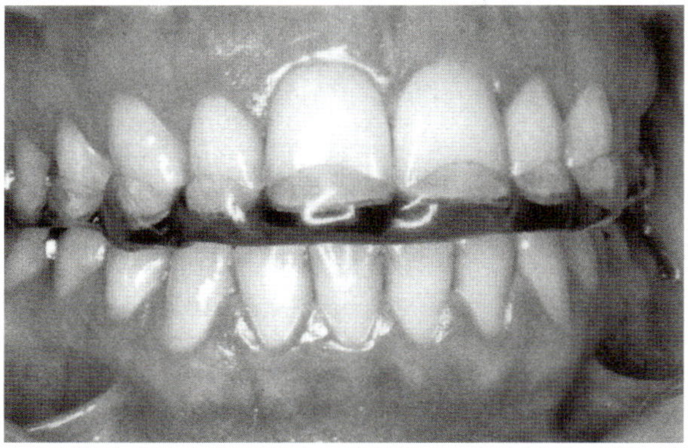

FIGURA 16-2 Férula de estabilización oclusal para prevenir los efectos del bruxismo.

(De Ash MM, Ramfjord S: *Occlusion*, 4.ª ed., Filadelfia, 1995, Saunders.)

contactos oclusales en la figura 16-1 reflejan la existencia de una actividad motora con bruxismo (rechinamiento de los dientes) que precisa un tratamiento oclusal preventivo para controlar sus efectos perjudiciales (una placa de estabilización oclusal, tipo férula) (fig. 16-2). La restauración de las estructuras dentales perdidas por bruxismo intenso o por otras causas precisa conocimientos sobre morfología dental, fisiología, materiales de restauración, oclusión, estética y hábitos personales (p. ej., fumar en pipa).

Desarrollo de las denticiones

Las alteraciones funcionales del sistema masticatorio pueden comenzar durante el desarrollo de la oclusión, al mismo tiempo que se forman el sustrato de la dinámica de la lengua, los hábitos de deglución y los patrones de la masticación, pueden establecerse el rechinamiento y el bruxismo. Asimismo, en este momento pueden aparecer discrepancias oclusales, interferencias funcionales oclusales e inestabilidad oclusal. La aparición de maloclusiones es un reflejo de las alteraciones en el proceso normal del desarrollo oclusal. Por tanto, para ejercer la profesión dental con resultados satisfactorios es sumamente importante conocer la oclusión, su establecimiento y su desarrollo.

Dentición temporal

El estudio de la oclusión y su evolución debe comenzar con la dentición temporal. Durante este período de desarrollo del complejo orofacial, la actividad motora oral refleja el aprendizaje que proporciona la aparición de los dientes. Las funciones orales humanas adquiridas o modificadas durante la progresión natural desde el nacimiento, durante la infancia y, finalmente, en la edad adulta, se deben en parte al desarrollo de la oclusión, tanto en la dentición temporal como en la definitiva (es decir, definición de la oclusión en su sentido más amplio).

En la capacidad masticatoria intervienen muchos mecanismos reflejos del área orofacial, así como la influencia de centros superiores y sensoriales, responsables de múltiples funciones motoras, todos ellos englobados bajo el concepto de *función motora oral.* Es particularmente importante el nuevo aparato sensorial de los dientes que hace su aparición con la dentición primaria en un momento importante de la maduración del sistema nervioso y de sus conexiones con el ambiente.

El desarrollo de la matriz muscular y el crecimiento activo del esqueleto facial se producen en un momento muy estratégico de la maduración del sistema nervioso y del desarrollo de las funciones motoras orales que afectan a los dientes y a la masticación. Asimismo, en este momento se establece la relación entre las arcadas y la posición de la mandíbula y los dientes.

RESUMEN DE LA OCLUSIÓN TEMPORAL

Los dientes temporales se sitúan en los maxilares formando dos arcadas: una maxilar y otra mandibular. El contorno que siguen las caras vestibulares de los dientes maxilares describe un segmento de elipse y es mayor que el segmento formado por las mismas superficies de los dientes mandibulares (v. fig. 1-2, *A*).

La relación de los dientes temporales maxilares y mandibulares en oclusión es de contacto de un diente con otro, excepto el incisivo central mandibular y el segundo molar maxilar que ocluyen con dos dientes de la arcada opuesta. Los dientes temporales suelen alinearse normalmente y ocluir poco después de los 2 años, con todas las raíces completamente formadas hacia los 3 años. Alrededor de un año después de la erupción completa de los dientes y de su colocación respectiva en la arcada, las arcadas se desarrollan rápidamente y crean un espacio interdental o **diastema** entre algunos dientes.

Los dientes anteriores se separan gradualmente debido a que van creciendo las arcadas y los dientes permanentes se van situando en una posición lingual. Esta separación acostumbra a empezar a los 4 o 5 años. Los caninos y los molares mantienen su relación de contacto positivo durante todo el crecimiento óseo. Sin embargo, en ocasiones se puede observar algún desplazamiento. Como los dientes no mantienen sus posiciones relativas durante mucho tiempo, sufren un rápido desgaste de sus bordes incisales y de las superficies oclusales. Por ejemplo, cuando se pierde un canino temporal 8 años después de su erupción, vemos que el diente es largo, con una cúspide aguda que frecuentemente está desgastada. Si los dientes temporales están bien alineados, la oclusión es más eficiente durante el tiempo en que estos dientes se mantienen en su posición primitiva. No obstante, esta situación se mantiene solamente un corto espacio de tiempo. Una vez el crecimiento normal de las arcadas ha proporcionado espacio suficiente, la oclusión se mantiene y se hace más eficaz al hacer erupción y oclusión los **primeros** *molares permanentes* por *distal* de los *segundos molares temporales*. En este momento el niño tiene aproximadamente 6 *años* y continuará utilizando algunos dientes temporales durante 6 años o más.

CRONOLOGÍA DE LA ERUPCIÓN DE LOS DIENTES TEMPORALES

En la tabla 16-1 aparece la cronología de la emergencia y erupción de los dientes temporales según los datos proporcionados en el capítulo 2.

El período de erupción o emergencia del diente se debe, en gran parte a la herencia y, en menor medida, a los factores ambientales. Según Falkner[12], el desarrollo y la erupción de la dentición temporal son bastante independientes de la maduración general del niño. El significado de los factores ambientales en el desarrollo de la oclusión, en su sentido más amplio, es bastante desconocido. Por ejemplo, el aprendizaje de la masticación puede depender en gran medida del grado de desarrollo de la oclusión (tipo y número de dientes presentes), de la maduración del sistema neuromuscular y de otros factores como la dieta.

Tabla 16-1 Erupción de los dientes temporales*

	Diente		Emergencia del diente (meses)
Superior	1i	E, F	10 (8-12)
	2i	D, G	11 (9-13)
	c	C, H	19 (16-22)
	1 m	B, I	16 (13-19)♂ (14-18)♀
	2 m	A, T	29 (25-33)

Dientes maxilares

Derecha A B C D E | F G H I J Izquierda

T S R Q P | O N M L K

Dientes mandibulares

	Diente		Emergencia del diente (meses)
Inferior	1i	P, O	8 (6-10)
	2i	Q, N	13 (10-16)
	c	R, M	20 (17-23)
	1 m	S, L	16 (14-18)
	2 m	T, K	27 (23-31)♂ (24-30)♀

*Sistema de numeración universal para la dentición temporal (v. cap. 1). Véase la tabla 2-3 para la presentación detallada de los datos.
c, Canino; *1i*, incisivo central; *2i*, incisivo lateral; *1m*, primer molar; *2m*, segundo molar.

EDAD MEDIA DE ERUPCIÓN

La edad media de la erupción de los dientes temporales se detalla en la tabla 16-1 y se muestra esquemáticamente en la figura 16-3, aunque hay que tener en cuenta los valores vistos en la tabla 16-1 y que un adelanto o retraso de 6 meses está dentro de la normalidad. A pesar de ello, se puede establecer una secuencia cronológica, como se muestra en la figura 16-3.

RELACIONES DE CONTACTO

Las relaciones de contacto de los dientes varían según el grado de bruxismo que presente el niño. En el momento de la erupción de los dientes intervienen un gran número de factores que determinan el establecimiento de las relaciones de contacto. Estos factores incluyen la posición del germen dental, la presencia de dientes permanentes, el desarrollo de los cóndilos, las inclinaciones cuspídeas y las influencias neuromusculares. Generalmente, se presta poca atención a las relaciones cúspide-fosa y a las articulaciones temporomandibulares (ATM), y sólo se realizan observaciones de diente a diente, como la coincidencia de la cúspide mesiovestibular del primer molar maxilar con la fosa central del primer molar mandibular temporal. Las relaciones entre las arcadas con relación a la posición de los cóndilos han recibido menos atención. Quizás las discrepancias entre la posición de los cóndilos y la de los dientes tenga menos significación en un sistema relativamente plástico, de rápido crecimiento y cambiante, y en el que además ejerce su influencia el sistema nervioso.

FORMA DE LA ARCADA TEMPORAL

La forma y la anchura quedan establecidas en gran parte a los 9 años, tanto para la dentición primaria como para la definitiva[13]. Esta aseveración puede parecer falsa al ver la diferencia aparente en el aspecto facial de un niño de esta edad y un adulto con la dentición permanente. Desde luego, lo que cambia sustancialmente es el aumento de la dimensión anteroposterior de las arcadas, necesario para la incorporación en la oclusión de los molares permanentes. Es importante recordar que el hueso basal y el hueso alveolar determinan la forma de las arcadas dentarias. En la sección de la dentición permanente se estudiará con más detalle la forma de la arcada dentaria.

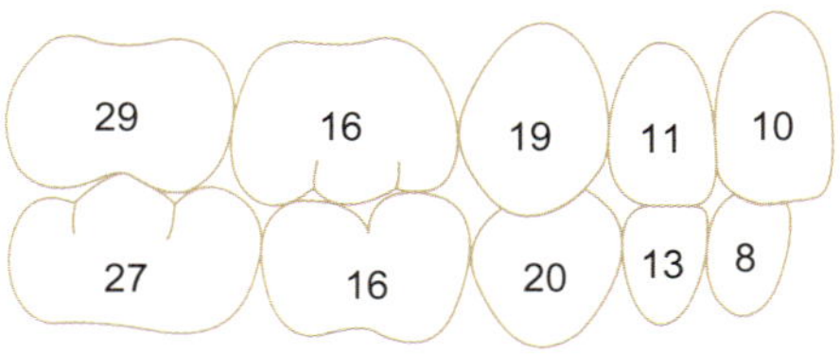

Figura 16-3 Edad media (en meses) de la emergencia de la dentición temporal.
(De Ash MM, Ramfjord S: *Occlusion*, 4.ª ed., Filadelfia, 1995, Saunders.)

SEPARACIÓN INTERDENTAL

La posición de los dientes temporales en las arcadas generalmente muestra cierto grado de separación entre los dientes, que tiende a reducirse con la edad. El tamaño de los dientes temporales y la separación entre ellos guardan una relación con la posición de los dientes permanentes y el tamaño de las arcadas (es decir, se necesita un espacio suficiente para que los dientes definitivos erupcionen sin apiñamientos). Uno de los indicadores del futuro espacio para los dientes permanentes es la ausencia o presencia de espacios entre los dientes de la primera dentición[14,15]. En la figura 16-4 se demuestra la necesidad de tener suficiente separación para la alineación adecuada de la dentición permanente.

En la tabla 16-2 aparecen las probabilidades de que se presente apiñamiento en los dientes permanentes, basándose en la separación que existe en la dentición primaria.

RELACIONES DE LOS MOLARES TEMPORALES

Las relaciones de los molares temporales fueron descritas por Moyers como el plano vertical terminal que puede estar nivelado, mesial o distal (fig. 16-5, *A*, *B* y *C*)[14]. Para los ortodoncistas tiene un interés especial el hecho de que el segundo molar mandibular temporal tenga un diámetro mesiodistal mayor que el del segundo molar maxilar. La diferencia de dimensiones de los dos dientes ocasiona que las caras distales de los dos segundos molares estén en el mismo plano; el extremo de la dentición temporal se halla al mismo nivel. La existencia de un «escalón» (desequilibrio del plano terminal) por caries u otras circunstancias se ha comprobado que puede interferir el desarrollo de las relaciones oclusales normales de los primeros molares permanentes. Asimismo, se ha observado que el desgaste natural de las cúspides de los dientes temporales conduce a una posición más adelantada en un período en que la mandíbula crece más rápidamente que el maxilar. En ausencia de interferencias oclusales, los incisivos permanentes erupcionan con menos entrecruzamiento vertical y los molares permanentes ocluyen más favorablemente. Las discrepancias anteroposteriores pueden corregirse con diversas técnicas ortodóncicas que consiguen el adelantamiento de la mandíbula.

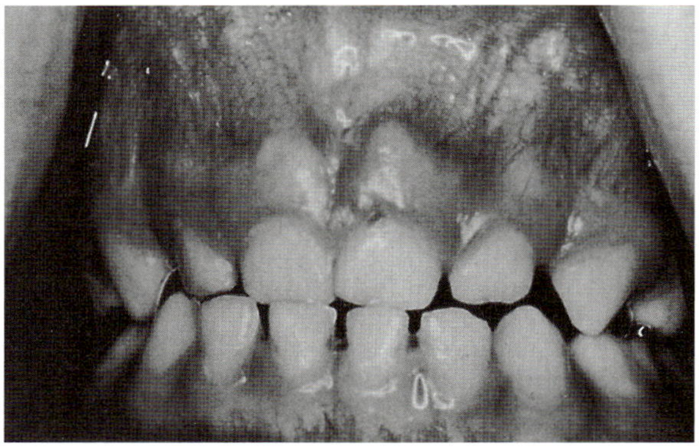

FIGURA 16-4 Dentición temporal en un niño de 5 años con espacios interdentales adecuados en ambas arcadas (más de 6 mm).

TABLA 16-2 Probabilidad de apiñamiento de los dientes permanentes a partir de los espacios disponibles entre los dientes temporales

DIENTES TEMPORALES	POSIBILIDADES DE APIÑAMIENTO
>6 mm	Ninguna
3-5 mm	1 de 5
>3 mm	1 de 2
Sin espacio	2 de 3
Apiñamiento	1 de 1

Datos de Leighton BC: The early signs of malocclusion, *Trans Europ Orthod Soc* 45:353, 1969, y Leighton BC: Early recognition of normal occlusion. En McNamara JA Jr. (ed.): *Craniofacial growth series: the biology of occlusal development*, Monograph 7, Ann Arbor, 1977, Center for Human Growth and Development, University of Michigan.

EFECTOS DE LAS RELACIONES DEL PLANO TERMINAL

El efecto que estas relaciones (v. fig. 16-5) puedan tener en la futura armonía de los molares permanentes (fig. 16-6) depende en gran medida de la presencia o ausencia de los siguientes factores: del crecimiento diferencial de las arcadas, del crecimiento en dirección anterior de la mandíbula y del margen suficiente para acomodar el desplazamiento

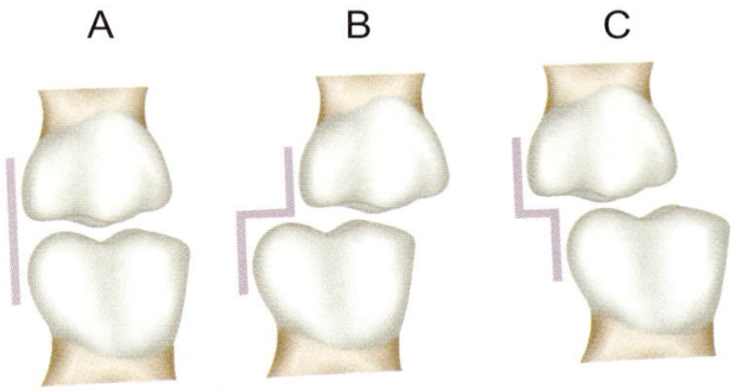

FIGURA 16-5 Plano terminal en la dentición temporal. **A,** Nivelado. **B,** Escalón distal. **C,** Escalón mesial.

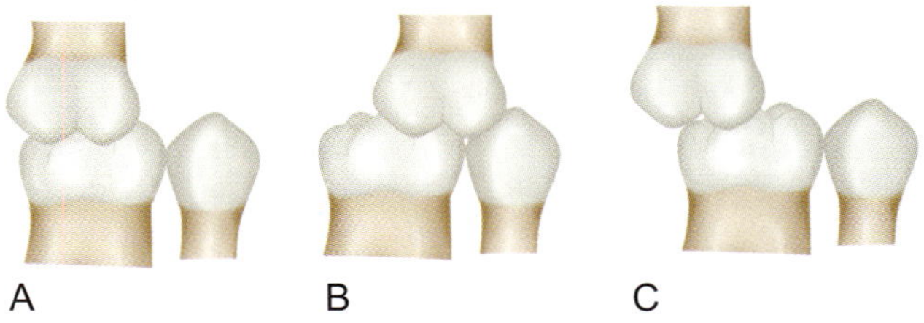

FIGURA 16-6 **A,** Relación molar en clase I de Angle. **B,** Relación molar de clase II. **C,** Relación molar de clase III.

mesial de los molares permanentes[16]. Inuzuka[17] y Bishara y cols.[18] publicaron estudios sobre el crecimiento morfológico en los procesos de crecimiento de la dentición temporal con escalón distal. En el último estudio se encontró que más del 60% de los sujetos habían desarrollado una relación molar de clase I (v. fig. 16-6, *A;* v. también fig. 16-31), casi el 35% una de clase II (v. fig. 16-6, *B*) y un poco más del 4%, una de clase III (v. fig. 16-6, *C*). Las arcadas que comenzaron en la dentición temporal con un escalón distal tendieron a desarrollar una relación molar de clase II en la dentición definitiva. De las que tenían el plano posterior nivelado, el 56% progresó a una relación molar de clase I y el 44% hacia una de clase II. El escalón mesial de la dentición temporal tiene muchas posibilidades de desarrollar una clase I y menos posibilidades para una clase III. La relación molar de clase I se considera «normal» (la cúspide mesiovestibular del primer molar maxilar permanente ocluye con el surco de desarrollo mesiovestibular del primer molar mandibular permanente) (v. fig. 16-6, *A*). Una vez completada la erupción de los dientes temporales en oclusión se establecen las relaciones de contacto mostradas en la sección de la dentición permanente.

CARACTERÍSTICAS DE LA OCLUSIÓN TEMPORAL

A continuación se describe la oclusión de los dientes temporales en un niño de 3 años. Una vez ha comenzado el espaciamiento, la migración de los dientes cambia la oclusión. No obstante, si el desarrollo es normal, la separación entre los dientes acostumbra a ser uniforme (fig. 16-7). Estos cambios biológicos abren contactos entre los dientes y aumentan el desgaste oclusal. Estas transformaciones se anticipan a las necesidades del niño, y si las reacciones fisiológicas son normales, rara vez el niño sufrirá irritaciones mecánicas durante este importante período de acoplamiento.

La oclusión normal de los dientes temporales a los 3 años es como sigue:

1. Las caras mesiales de los incisivos centrales maxilares y mandibulares están alineadas entre sí en la línea media.
2. El incisivo central maxilar ocluye con el incisivo central mandibular y con el tercio mesial del incisivo lateral mandibular. El incisivo central mandibular contacta con la cara lingual del incisivo central maxilar, por encima de la línea incisal.
3. El incisivo lateral maxilar ocluye con los tercios distales del incisivo lateral mandibular y con la parte mesial de la cúspide del canino mandibular.
4. El canino maxilar ocluye con la porción distal de la cúspide del canino mandibular y con el tercio mesial del primer molar mandibular (la porción que queda por mesial a la punta de la cúspide mesiovestibular).
5. El primer molar maxilar ocluye con los dos tercios distales del primer molar mandibular y con la porción mesial del segundo molar mandibular, representada por la cresta marginal distal y la fosa triangular mesial.
6. El segundo molar maxilar ocluye con el resto del segundo molar mandibular; la cara distal del segundo molar maxilar sobresale ligeramente por encima de la cara distal del segundo molar mandibular.

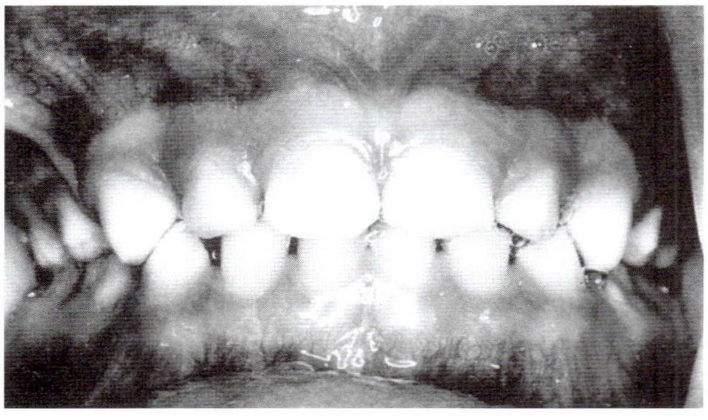

FIGURA 16-7 Dentición temporal.
(De Ash MM, Ramfjord S: *Occlusion*, 4.ª ed., Filadelfia, 1995, Saunders.)

La relación de las cúspides y los bordes incisales entre las arcadas opuestas en la dentición primaria se puede estudiar en la figura 16-8. La relación entre el tamaño de las arcadas temporales y permanentes se muestra en la figura 16-9 (v. también fig. 1-2).

Dentición mixta (de transición)

La transición de la dentadura temporal a la dentición mixta comienza alrededor de los 6 años con la emergencia de los incisivos centrales mandibulares permanentes (figs. 16-10 y 16-11), o de los primeros molares permanentes a los 6 o 7 años. La cronología de la caída de los dientes temporales influye en la emergencia de los dientes permanentes (p. ej., la caída precoz de los dientes temporales acelera la emergencia de los dientes permanentes)[19].

TAMAÑO DE LAS ARCADAS Y DE LOS DIENTES

El crecimiento de las arcadas proporciona a los dientes espacio para erupcionar y emerger en el interior de la boca. El desplazamiento anterior del complejo maxilomandibular, que es el patrón habitual, influye en la erupción dentaria, así como la posición anteroposterior de los incisivos. La posición lingual de los incisivos mandibulares se acompaña frecuentemente de un desplazamiento anterior durante el crecimiento[20,21]. Los cambios en la posición anteroposterior de los incisivos con rotación son los que influyen más en los cambios de tamaño de la arcada. Se ha insinuado que estos cambios en el tamaño de ambas arcadas, con rotación durante el crecimiento, añadida al movimiento de los incisivos, tendrían una importancia relativamente mayor que el desplazamiento hacia delante de los molares[15].

En el establecimiento de la oclusión de los dientes permanentes, una parte muy importante es la del segmento premolar. En esta sección, los premolares que han erupcionado son significativamente menores mesiodistalmente que los molares temporales que reemplazan. La dinámica de este

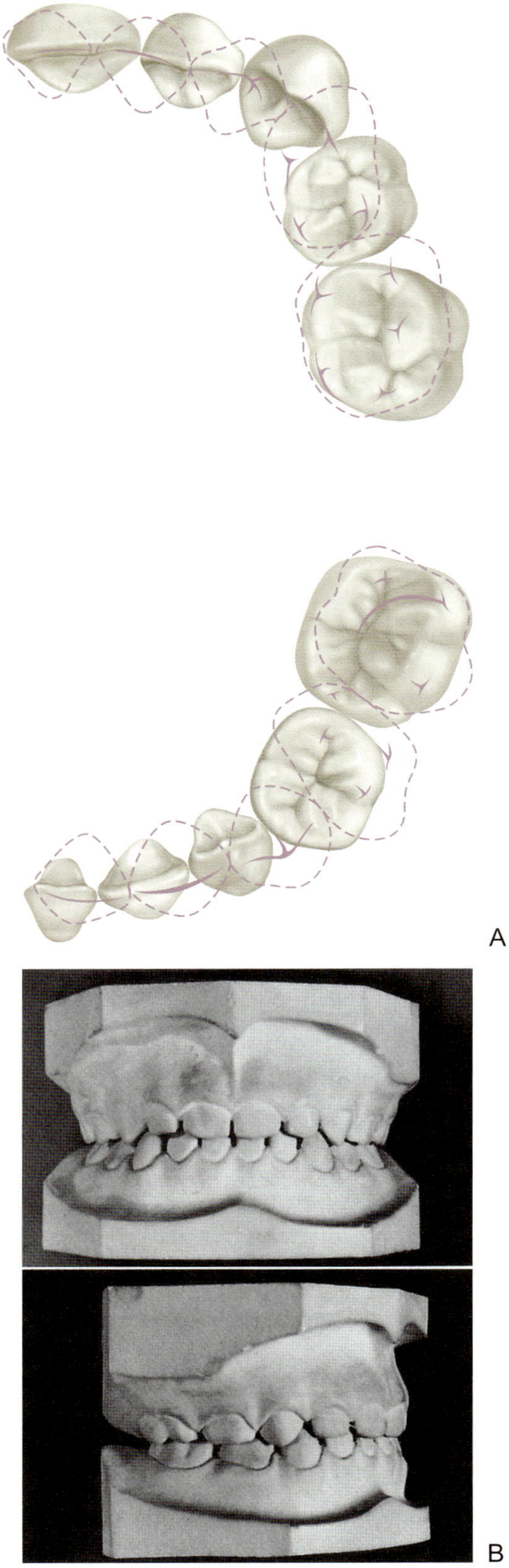

FIGURA 16-8 Contactos oclusales en la dentición temporal. **A,** Contactos en los dientes maxilares *(arriba)* y contactos en los dientes mandibulares *(abajo)*. **B,** Modelos con dientes normalmente desarrollados de un niño de 6 años. *Imagen superior,* visión frontal. *Imagen inferior,* visión sagital.

(Modificado de Ash MM, Ramfjord S: *Occlusion*, 4.ª ed., Filadelfia, 1995, Saunders.)

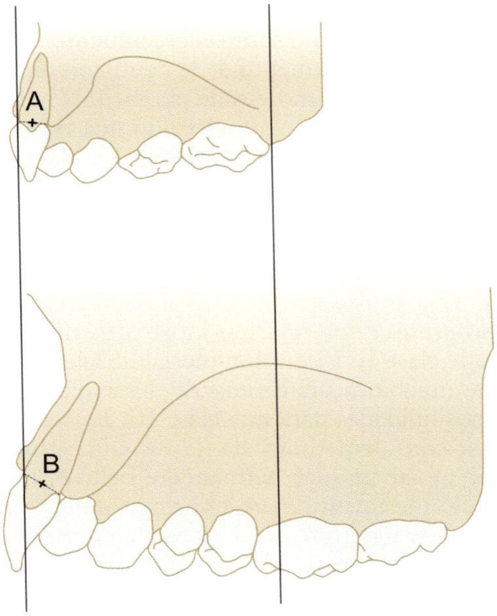

FIGURA 16-9 Esquema de un corte sagital a través de los incisivos temporales y permanentes. La cara vestibular en el margen cervical está orientada en el mismo plano. Obsérvese que el punto alveolar medio de los incisivos permanentes *(B)* queda más hacia lingual que el mismo punto de los incisivos temporales *(A)*, pero que la cresta incisal de los incisivos permanentes queda más hacia vestibular que la de los incisivos temporales.

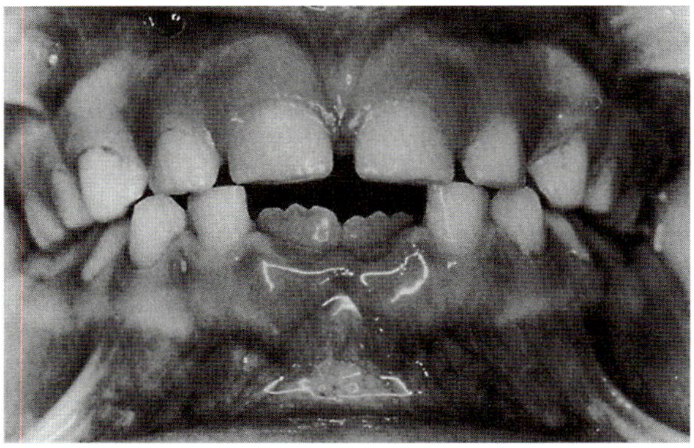

FIGURA 16-10 Obsérvese el espacio disponible y el tamaño de los incisivos permanentes emergentes, así como los mamelones de la cresta incisal. Niño de 6,5 años.

(De Ash MM, Ramfjord S: *Occlusion*, 4.ª ed., Filadelfia, 1995, Saunders.)

cambio en la dimensión de las arcadas, especialmente en la arcada mandibular, es importante para conocer el desarrollo de la oclusión y en la posible aparición de una maloclusión. Un punto conflictivo en el estudio de la dentición mixta es el *descenso* evidente del perímetro de la arcada durante el crecimiento de la mandíbula. El perímetro de la dentición permanente medido desde las caras mesiales de los primeros molares[22] disminuye unos 4 mm al mismo tiempo que la mandíbula y el hueso basal experimentan un crecimiento obvio en dirección posterior. Este cambio es mayor en la mandíbula que en el maxilar y como además existe una tendencia pronunciada a que los molares inferiores se desplacen hacia mesial, las relaciones oclusales se mantienen niveladas durante los últimos períodos de la dentición mixta.

Cuando existe una discrepancia entre la dimensión mesiodistal total de los dientes y el tamaño del hueso de soporte de las arcadas, se puede producir un apiñamiento o una protrusión. La discrepancia puede deberse al tamaño grande o pequeño de los dientes, las bases óseas pequeñas o grandes, o una combinación de ambos. Howe y cols.[23] demostraron que la anchura de la arcada y las dimensiones de su perímetro pueden establecer diferencias entre denticiones apiñadas y denticiones no apiñadas.

ANCHURA DE LA ARCADA

La anchura de la arcada se mide entre puntos linguales homólogos (es decir, intersección del surco lingual con el margen gingival) de los dientes de la misma arcada (es decir, anchura palatina entre los segundos molares). La anchura entre los molares maxilares, por ejemplo, puede ser como mucho 6 mm menor en las denticiones con apiñamiento que en las que no lo presentan. La anchura palatina aumenta de 2,5 a 3 mm entre los 7 y los 15 años en personas que no han recibido ningún tratamiento. De acuerdo con los estudios de Spillane y McNamara[24], si en una arcada dental inadecuada se aprecia que la anchura palatina es estrecha (menos de 31 mm) en la primera dentición mixta, es poco probable que el niño alcance las dimensiones adecuadas solamente por la actividad de los mecanismos de crecimiento normales. La distancia (perímetro) alrededor de la arcada dental se mide desde las caras mesiales de los segundos molares maxilares derecho e izquierdo, y es manifiestamente mayor en las denticiones sin apiñamiento. Otros investigadores han obtenido resultados similares. Los ortodoncistas intentan prevenir y tratar las discrepancias entre el tamaño de los dientes y de las arcadas; sin embargo, para proteger mejor los intereses de sus pacientes, el profesional debe conocer la importancia que tienen las diferencias de tamaño entre los dientes temporales y los permanentes, así como la diferencia de tamaño entre dientes y arcadas.

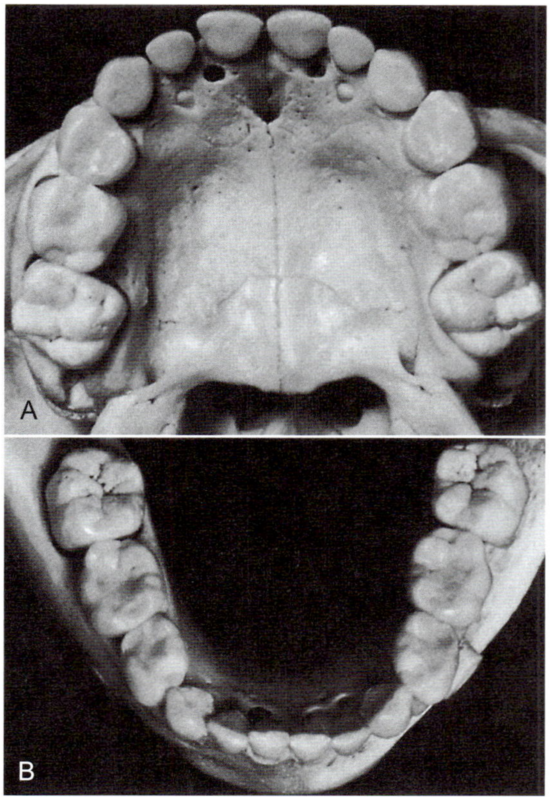

FIGURA 16-11 Dentición mixta temprana en un niño con los dientes temporales completos y los primeros molares permanentes. **A,** Maxilar. **B,** Mandíbula.

(De Ash MM, Ramfjord S: *Occlusion*, 4.ª ed., Filadelfia, 1995, Saunders.)

DIFERENCIAS EN EL TAMAÑO DE LOS DIENTES

La relación entre el tamaño de las arcadas dentales y las diferencias de tamaño entre los dientes de la dentición temporal/decidua y la dentición definitiva es especialmente importante para el desarrollo de la dentición permanente. Por ejemplo, el conjunto de los dientes permanentes posteriores generalmente tiene un diámetro mesiodistal menor que el de los dientes temporales, o dicho de otra forma, que los dientes posteriores de reemplazo (dientes permanentes) son mesiodistalmente más pequeños que los dientes temporales. La diferencia es el espacio libre disponible, o espacio que se gana por la diferencia entre las dimensiones mesiodistales de los molares temporales y de los premolares permanentes[14,15]. La distancia mesiodistal media de la primera dentición es de 47 mm, que comparados con los 42,2 mm de la dimensión del grupo de dientes de reemplazo, da una ganancia de espacio libre disponible de 4,8 mm. Esta diferencia de tamaño entre los dientes posteriores de reemplazo/permanentes y los temporales permite el movimiento mesial de los molares permanentes (fig. 16-12). De esta manera, comparando simplemente el tamaño de los dientes de las dos denticiones podemos ver la necesidad de obtener un espacio adicional para las arcadas, tan pronto como se pierden los incisivos temporales, excepto cuando en la dentición temporal exista una separación suficiente[25].

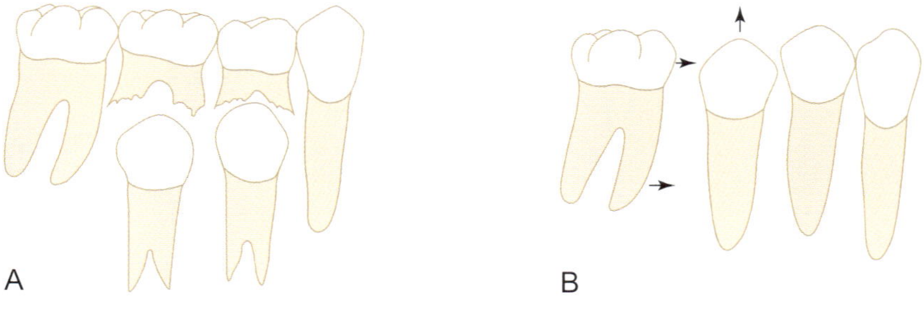

FIGURA 16-12 Espacio disponible. Diferencia de dimensiones entre los dientes temporales **(A)** y los permanentes **(B).** Las flechas indican el movimiento mesial de los molares permanentes después de la pérdida de los molares temporales y de la erupción del segundo premolar permanente.

Parte del espacio se emplea para el espacio disponible (diferencia de tamaño entre los premolares y los molares temporales), pero puede servir para la alineación de los incisivos inferiores con apiñamientos[26] de una media de 1,6 mm. El molar mandibular utilizará el espacio restante. Este movimiento de los molares mandibulares puede corregir una situación de relación borde a borde (normal en la dentición mixta) en una relación molar normal en la dentición permanente (es decir, la cúspide mesiolingual del primer molar maxilar ocluye en la fosa central del primer molar mandibular, y la cúspide mesiovestibular del primer molar maxilar ocluye entre las cúspides vestibulares mesial y distal del primer molar mandibular) (v. fig. 16-27).

LABILIDAD INCISAL

Si los segundos molares erupcionan antes de que los premolares hayan erupcionado completamente, se produce un acortamiento importante de la arcada y es probable que se presente una maloclusión[27]. Debido a la discrepancia en las dimensiones mesiodistales de las coronas entre los incisivos temporales y permanentes, puede aparecer un cierto grado de apiñamiento transitorio (labilidad incisal) alrededor de los 8 o 9 años, que persiste hasta la emergencia de los caninos, cuando el espacio entre los dientes vuelve a ser el adecuado.

Dentición permanente

La secuencia de erupción de la dentición permanente es más variable que la de la dentición temporal y no sigue los mismos patrones anteroposteriores. Además, existen importantes diferencias en las secuencias de erupción entre la arcada maxilar y la arcada mandibular, que no aparecen en la erupción de los dientes temporales (tabla 16-3).

Las secuencias de erupción más comunes en el maxilar son: 6-1-2-4-3-5-7-8 y 6-1-2-4-5-3-7-8. Para los dientes mandibulares las secuencias más frecuentes son: (6-1)-2-3-4-5-7-8 y (6-1) -2-4-3-5-7-8[28]. Estas secuencias son también las más favorables para prevenir las maloclusiones (fig. 16-13). Como se indicó anteriormente, si los segundos molares erupcionan antes de que los premolares hayan brotado completamente, se produce un acortamiento de la arcada importante con una probable maloclusión, incluso aunque las dimensiones del hueso alveolar sean las adecuadas para el tamaño de los dientes permanentes[27].

La erupción de los dientes permanentes acostumbra a mantener una pauta en la que los dientes mandibulares brotan antes que los maxilares. Esta tendencia se invierte en la secuencia de erupción de los premolares debido a la diferencia del tiempo de erupción del canino en ambas arcadas. En la arcada mandibular, el canino erupciona antes que el premolar, mientras que en el maxilar el canino erupciona después que el premolar.

El tiempo de erupción de los dientes permanentes no es tan estricto, pero tampoco se aleja demasiado de los valores normales. La secuencia de la erupción varía ligeramente: en las niñas ocurre unos 5 meses antes que en los niños. Sin embargo, las diferencias sexuales son menos significativas que las tendencias observadas en los tiempos de erupción de los dientes temporales. Si un diente erupciona antes o después, los dientes de reemplazo también suelen hacerlo antes o después.

Tabla 16-3 Cronología de la dentición permanente*

	Diente		Erupción (Años)
Superior	IC	8, 9	7-8
	IL	7, 10	8-9
	C	6, 11	11-12
	1P	5, 12	10-11
	2P	4, 13	10-12
	1m	3, 14	9-10
	2m	2, 15	12-13
	3m	1, 16	17-21

Dientes maxilares

Derecha	1 2 3 4 5 6 7 8 | 9 10 11 12 13 14 15 16	Izquierda
	32 31 30 29 28 27 26 25 | 24 23 22 21 20 19 18 17	

Dientes mandibulares

	Diente		Erupción (Años)
Inferior	IC	24, 25	6-7
	IL	23, 26	7-8
	C	22, 27	9-10
	1P	21, 28	10-12
	2P	20, 29	11-12
	1m	19, 30	6-7
	2m	18, 31	11-13
	3m	17, 32	17-21

C, Canino; *IC*, incisivo central; *IL*, incisivo lateral; *1m*, primer molar; *2m*, segundo molar; *3m*, tercer molar.
*Sistema de numeración universal 1 para la dentición permanente (v. cap. 1).
Véanse las tablas 2-3 y 2-4 para la presentación detallada de los datos.

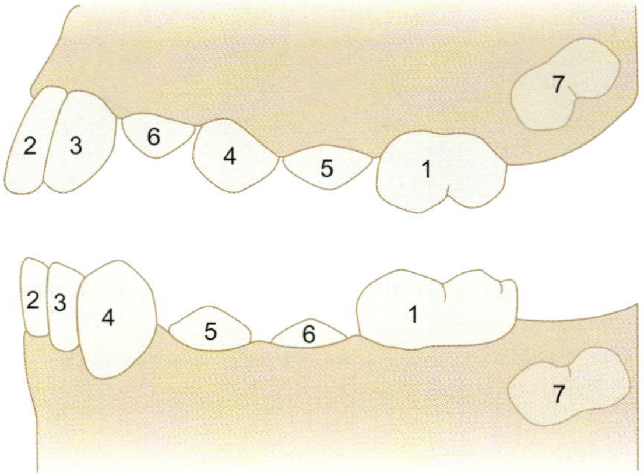

Figura 16-13 Secuencia de emergencia favorable (numérica) de los dientes permanentes.

FORMA DE LA ARCADA DENTAL

La colocación de los dientes en el maxilar y en la mandíbula proporciona una forma de «arco» curvo, visto desde

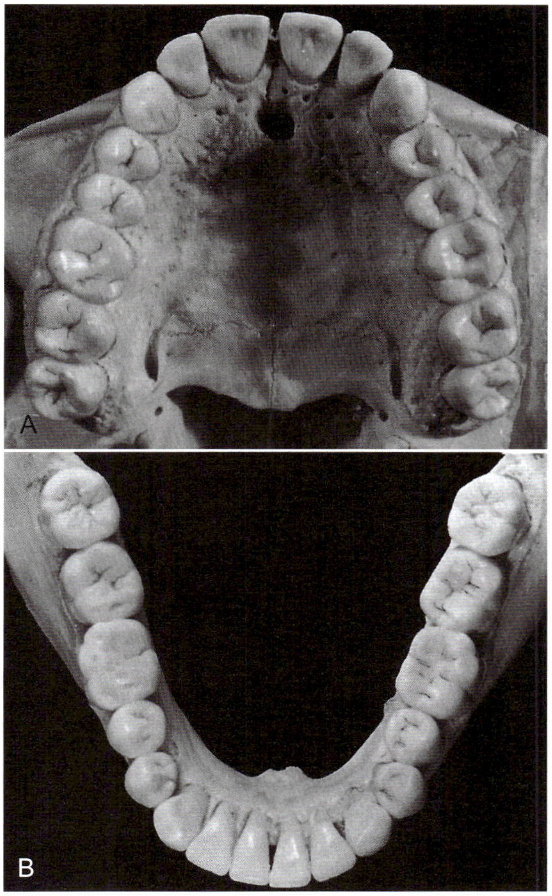

FIGURA 16-14 La curvatura de la arcada maxilar **(A)** y mandibular **(B)**, observada desde la cara oclusal (horizontal), tiende a conservarse aunque la inclinación de los molares altere la curva (curva de Spee) de las arcadas como se observa en el plano sagital.

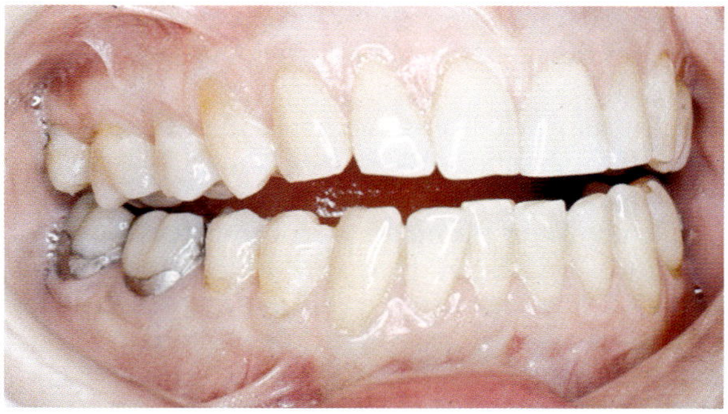

FIGURA 16-15 Mordida abierta anterior.

(De Dawson PE: *Functional occlusion: from TMJ to smile designs*, 1.ª ed., St. Louis, 2007, Mosby.)

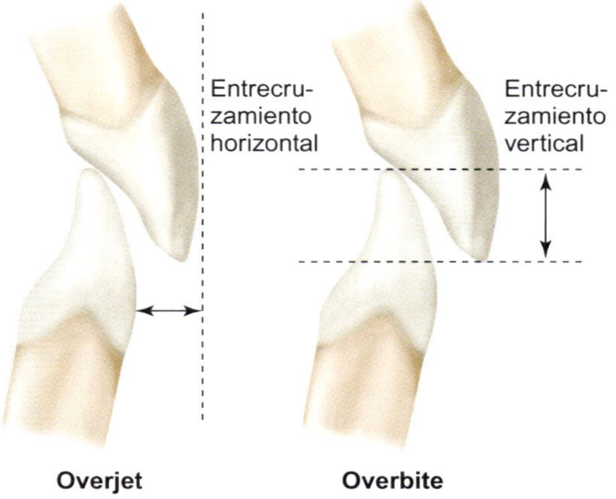

FIGURA 16-16 Los términos entrecruzamiento horizontal *(overjet)* y entrecruzamiento vertical *(overbite)* se emplean habitualmente para describir el entrecruzamiento de los dientes.

la cara oclusal (fig. 16-14). Esta forma de la arcada viene determinada, en gran parte, por la forma del hueso basal subyacente.

La malposición de un diente no altera la forma de la arcada. Sin embargo, cuando el desplazamiento afecta a muchos dientes, las irregularidades y asimetrías pueden reflejarse en su forma. La arcada estrecha se presenta con más frecuencia en el maxilar y casi siempre es el resultado de un estrechamiento patológico de la parte anterior del maxilar; con menos frecuencia, se debe al hábito de succión del dedo, especialmente en el sector anterior (fig. 16-15).

El patrón básico para la posición de los dientes es la arcada. A partir de observaciones cualitativas, los antropólogos han llegado a la conclusión de que la forma general del arco palatino puede ser parabólica, en forma de U, elíptica, redonda y en herradura[29,30]. Arquitectónicamente (la misma palabra lo denota), un arco es una estructura sólida y estable, cuyas fuerzas se transmiten normalmente al vértice de la curva catenaria[31,32]. La forma del arco formado por las superficies labiales y vestibulares de los dientes lo definió Currier[33] como el segmento de una elipse. En el pasado, se intentó encontrar un patrón de arco «ideal» que integrase el hueso funcional alveolar con los dientes y tuviese una aplicación clínica práctica. Sin embargo, este patrón ideal ignora la variancia: una realidad clínica que demuestra que los mecanismos de adaptación son más importantes para la estabilidad oclusal que una plantilla ideal.

Los cambios en la forma de la arcada, dentro de los límites anatómicos, no tienen repercusiones importantes en la oclusión, a no ser que el cambio se produzca solamente en una de las dos arcadas. Las discrepancias en la forma de la arcada superior e inferior causan generalmente malas relaciones oclusales. La distorsión de una sola arcada puede ser ventajosa cuando la estructura del hueso basal está en una posición incorrecta, como ocurre en el retrognatismo o el prognatismo mandibular grave. En estos casos, la distorsión en una arcada puede mejorar la oclusión en el segmento posterior.

ENTRECRUZAMIENTO DE LOS DIENTES

La arcada maxilar acostumbra a ser mayor que la arcada mandibular y como resultado, los dientes maxilares «sobresalen» sobre los mandibulares en la oclusión céntrica (posición de máxima intercuspidación). La configuración lateral o anteroposterior de este entrecruzamiento recibe el nombre más específico de **escalón incisal *(overjet)*** (fig. 16-16). Esta relación entre las arcadas y los dientes tiene mucha importancia funcional, pues puede incrementar la duración de los contactos oclusales en los movimientos de protrusión y en las lateralidades durante la incisión y la masticación de alimentos.

La importancia del entrecruzamiento horizontal y vertical está íntimamente relacionada con la masticación, los movimientos de las arcadas, la fonación, el tipo de dieta y la estética. Un entrecruzamiento vertical excesivo de los dientes anteriores puede producir una colisión conocida como **sobremordida traumática** (fig. 16-17). La corrección de esta sobremordida no se consigue simplemante con el aumento de la dimensión vertical con restauraciones en los dientes posteriores, sino que suele requerir tratamiento ortodóncico y a veces, cirugía ortognática.

La sobremordida traumática continuada puede llegar a producir gingivitis y periodontitis. El grado de entrecruzamiento horizontal y vertical debe ser suficiente para permitir el movimiento de la arcada funcionalmente y sin interferencias. El entrecruzamiento vertical (con la cúspide como guía principal) debe ser capaz de disocluir posteriormente los dientes. Estos movimientos funcionales masticatorios están controlados por mecanismos neuromusculares aprendidos precozmente a través de los contactos físicos de los dientes. Cuando se sobrepasan los reflejos de protección, en las parafunciones pueden aparecer traumas oclusales en los dientes, en las estructuras de soporte y en las articulaciones temporomandibulares. Sin embargo, independientemente de la mordedura de mejillas y labios por entrecruzamiento horizontal insuficiente de los molares, y el traumatismo de la encía por sobremordida traumática, no existe ninguna prueba convincente que demuestre que un cierto grado de sobremordida y de escalón incisal es ideal para la eficacia de la masticación y de la estabilidad oclusal. La obtención de un entrecruzamiento horizontal y vertical correcto precisa del conocimiento profundo de la morfología dental, la estética, la fonética, la odontología restauradora, la función y la ortodoncia.

El entrecruzamiento de los dientes maxilares sobre los mandibulares tiene un carácter protector: durante los movimientos de abertura y cierre, las mejillas, los labios y la lengua tienen menos posibilidades de ser atrapados. Como las crestas oclusales vestibulares de los dientes maxilares se extienden más allá de las de los dientes mandibulares, y las crestas linguooclusales de los dientes mandibulares se extienden lingualmente en relación con las crestas linguooclusales de los dientes maxilares, los tejidos blandos se desplazan durante el cierre hasta que los dientes se juntan en contacto oclusal. La mordedura de mejillas es corriente en las restauraciones odontológicas de los segundos molares permanentes realizadas en relación oclusal de borde a borde (es decir, sin entrecruzamiento horizontal).

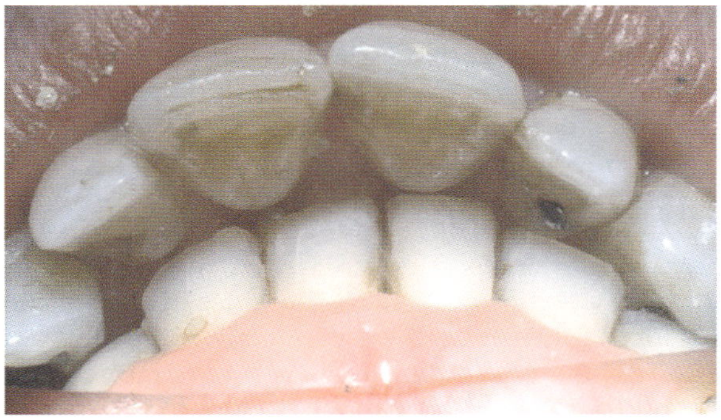

FIGURA 16-17 Sobremordida traumática.

(De Dawson PE: *Functional occlusion: from TMJ to smile designs*, 1.ª ed., St. Louis, 2007, Mosby.)

CURVAS DE LOS PLANOS OCLUSALES

Las superficies oclusales de las arcadas dentales no acostumbran a ser planas (p. ej., la arcada mandibular tiene uno o más planos curvos según la colocación de los dientes en la arcada). Quizás la alineación (fig. 16-18) mejor conocida es la curva de compensación o **curva de Spee**[34], quien observó que los bordes incisales y las cúspides de los dientes siguen una línea curva cuando se observa la arcada inferior con la vista frente a la cara externa de los molares. Esta curvatura se encuentra sólo en el plano sagital. Monson[35] visualizó el plano como una esfera tridimensional que comprendía las cúspides de los premolares y molares derechos e izquierdos, así como el cóndilo derecho e izquierdo. Suponía que el centro de una esfera de 20,32 cm de diámetro era el vector de las líneas de convergencia de las fuerzas masticatorias que pasan a través del centro del diente y de las caras oclusales de los molares, y que coincidían con la superficie de una esfera de esta dimensión. Esta hipótesis no se pudo mantener después de los estudios de Dempster y cols.[36] (porque los ejes longitudinales de las raíces de los dientes no convergen en un centro común) (fig. 16-19). Aunque esta idea se incorporó para las dentaduras y para el diseño de algunos articuladores antiguos[37,38], esta curva no se aceptó como una medida ideal, ni siquiera para las dentaduras. Sin embargo, la curva del plano oclusal conocida como curva de Spee sí guarda relación con la guía canina, y la guía incisal tiene importancia clínica en ortodoncia y en odontología conservadora porque durante los movimientos anteriores (protrusivos) es aconsejable la disoclusión posterior.

Cuando dan por finalizado el tratamiento, los ortodoncistas solamente mantienen una curva de Spee muy suave, posiblemente para reducir la cantidad de entrecruzamiento vertical de los caninos maxilares y de los incisivos necesaria para la disoclusión posterior durante la protrusión, y de este modo, disminuye el número de recidivas. El aumento de la curva

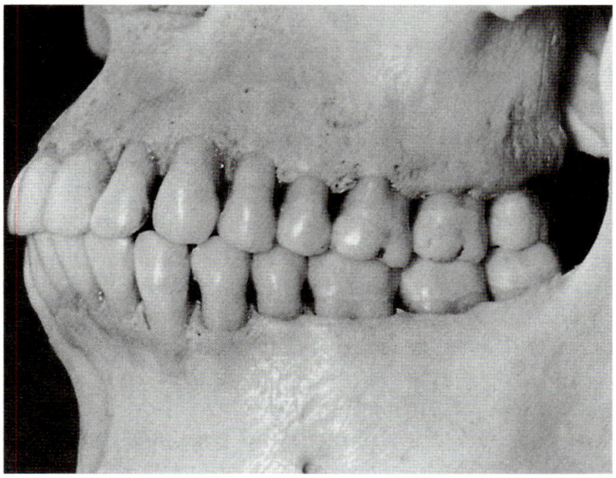

FIGURA 16-18 La curvatura de la arcada en el plano sagital se extiende por las puntas de las cúspides desde el tercer molar hasta los incisivos.

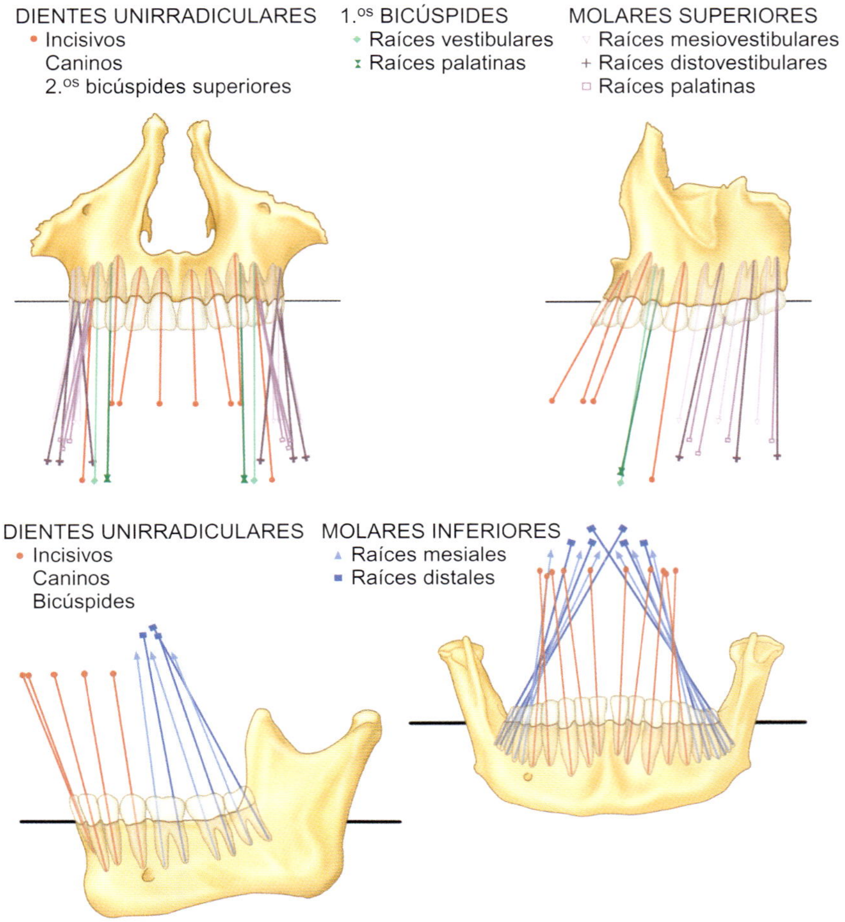

FIGURA 16-19 Orientación de las coronas y de las raíces. *Imágenes superiores,* dientes maxilares en vista frontal (*izquierda*) y en vista lateral (*derecha*). *Imágenes inferiores,* dientes mandibulares en visión lateral (*izquierda*) y en visión frontal (*derecha*).

(De Dempster WT, Adams WJ, Duddles RA: Arrangement in the jaws of the roots of the teeth, *J Am Dent Assoc* 67:779, 1963.)

de Spee puede compensar la pequeñez de los dientes anteriores maxilares, especialmente de los incisivos laterales. Reduciendo la curva de Spee, se puede disminuir el entrecruzamiento vertical de los dientes. Las indicaciones que aconsejan que la profundidad de la curva debe ser menor de 1,5 mm no se deben tener en cuenta. Generalmente, cuanto más profunda es la curva de Spee, más difícil resulta la elaboración y el ajuste de las férulas empleadas en el tratamiento del bruxismo.

INCLINACIÓN Y ANGULACIÓN DE LAS RAÍCES DE LOS DIENTES

Las relaciones de los ejes de los dientes maxilares y mandibulares varían en cada grupo de dientes (incisivos, caninos, premolares y molares), como se puede apreciar en la figura 16-19. El conocimiento de los ángulos relativos de las raíces tiene varias aplicaciones: 1) ayuda a visualizar la dirección del haz de rayos X para obtener proyecciones correctas de las raíces de los dientes, 2) relaciona la dirección de las fuerzas oclusales en las restauraciones a lo largo del eje largo del diente, 3) controla las fuerzas ortodóncicas para las angulaciones correctas de los dientes y 4) es eficaz en el empleo de plantillas para colocar los implantes dentales con la angulación correcta.

No se pueden dar reglas absolutas para describir las relaciones axiales de los dientes maxilares y mandibulares en oclusión céntrica (fig. 16-20). Cada diente se debe colocar en el ángulo que ofrezca mejor resistencia a las líneas de fuerza que actúan en su contra durante la función. El ángulo en el que se coloque el diente depende de la función que desempeñe; si se coloca en una situación desfavorable, se arriesga su longevidad. Aunque uno de los principios de la práctica clínica sostiene que las fuerzas deben alinearse con el eje mayor del diente, aún no existen métodos prácticos para la aplicación clínica de este principio para determinar el vector de fuerza. Los dientes anteriores, cuando se miran por la cara mesial o distal (figs. 14-24 a 14-26), parecen estar situados en desventaja.

Las líneas de fuerza durante la masticación o simplemente cuando las arcadas están abiertas o cerradas acostumbran a ser tangentes a los ejes mayores de los dientes (v. fig. 14-25). Se ha insinuado que están diseñados para morder y cortar momentáneamente, pero no para asumir toda la fuerza de la arcada. Existen mecanismos de control neuromuscular altamente especializados que controlan estas fuerzas transitorias.

Las inclinaciones axiales mesiodistales y faciolinguales de los dientes se describen generalmente como ángulos formados por el eje mayor del diente y una línea perpendicular al

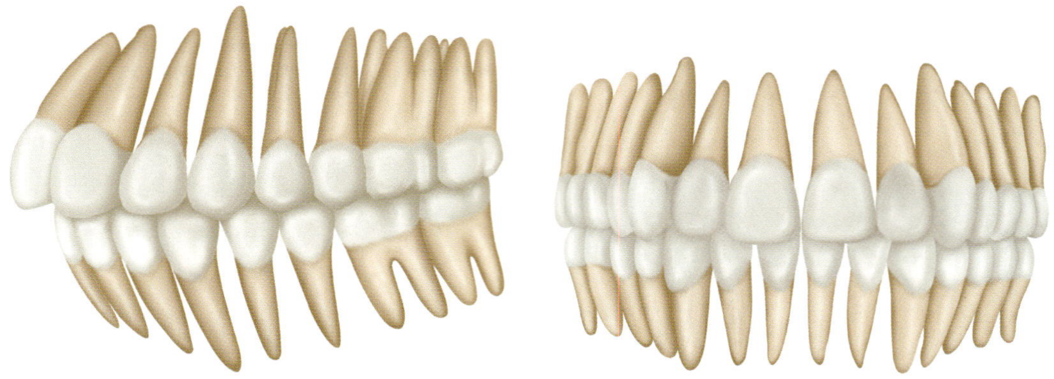

FIGURA 16-20 **A,** Visión anterior y lateral de la situación habitual de los dientes con sus inclinaciones principales. Los ejes longitudinales de las raíces se han extendido más allá de las coronas y aparecen en una proyección ortogonal. **B,** Proyección ortogonal de los dientes mandibulares vistos desde una perspectiva anterior y lateral. Los ejes de las raíces se extienden más allá de las coronas. El grado de inclinación de las raíces representa el valor medio de los cráneos examinados.

CUADRO 16-1 Angulación e inclinación de los dientes*

Mesiodistal													Faciolingual
7⌋	6⌋	5⌋	4⌋	3⌋	2⌋	1⌋	⌊1	⌊2	⌊3	⌊4	⌊5	⌊6	⌊7
8°	10°	5°	9°	17°	7°	2°	28°	26°	16°	5°	6°	8°	10°
14°	10°	9°	6°	6°	0°	2°	22°	23°	12°	9°	9°	20°	20°
7⌉	6⌉	5⌉	4⌉	3⌉	2⌉	1⌉	⌈1	⌈2	⌈3	⌈4	⌈5	⌈6	⌈7

*Terminología dentaria según Zsigmondy/Palmer.

plano horizontal o al plano medio. La inclinación axial de los dientes y las raíces varía, pero en general parece estar de acuerdo con los datos resumidos en el cuadro 16-1, adaptado de Andrews[39], para las coronas y coincidente con las observaciones de Dempster y cols.[36] para las raíces de los dientes (fig. 16-19).

FORMA FUNCIONAL DE LOS DIENTES EN EL TERCIO INCISAL Y OCLUSAL

Los tercios incisales y oclusales de las coronas de los dientes presentan caras cóncavas y convexas en todas las áreas de contacto oclusal. Cuando el diente de una arcada entra en contacto oclusal con su antagonista de la otra arcada, y durante varios movimientos mandibulares se ponen en contacto superficies curvas contra superficies curvas. Estas superficies curvas pueden ser convexas o cóncavas. Una superficie convexa representa un segmento del tercio oclusal del diente, y puede entrar en contacto con un segmento cóncavo o convexo de otro diente; pero siempre segmento curvo contra segmento curvo, grande o pequeño (fig. 16-21). Las caras linguales de los incisivos maxilares presentan algunas superficies cóncavas en las que contactan oclusalmente porciones convexas de los bordes incisales de los incisivos mandibulares.

Los dientes posteriores tienen depresiones en el fondo de los surcos y fisuras de desarrollo; no obstante, las paredes de las fisuras están formadas por convexidades que se dirigen a los surcos de desarrollo. Las cúspides más agudas

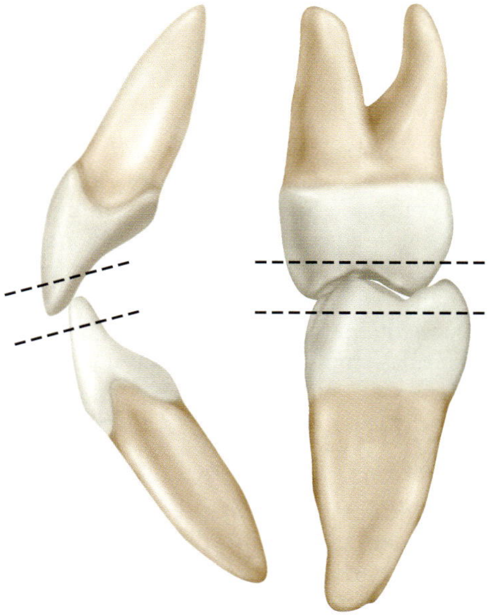

FIGURA 16-21 Tercios incisal y oclusal de las coronas de los dientes con las superficies cóncavas y curvas de todas las áreas de contacto oclusal.

entran en contacto con las partes de esmalte duro que conforman las crestas marginales de los dientes posteriores. Mientras las cúspides no se aplanen por el desgaste, las partes más profundas de los surcos y fisuras actúan como vías

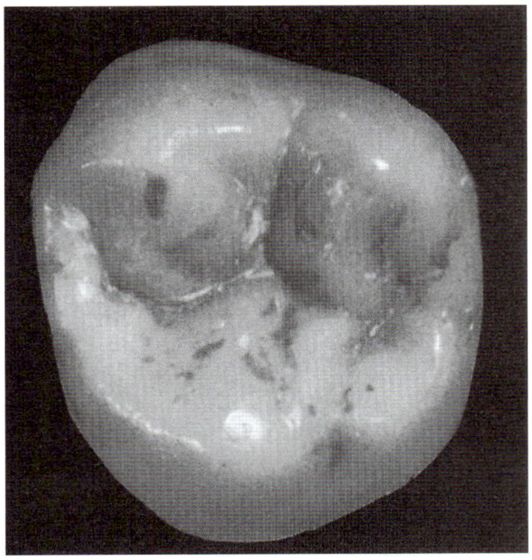

FIGURA 16-22 Segundo molar maxilar. Obsérvense las puntas redondeadas de las cúspides y las crestas redondeadas «irregulares» que bordean la fosa central y las fosas mesial y distal.

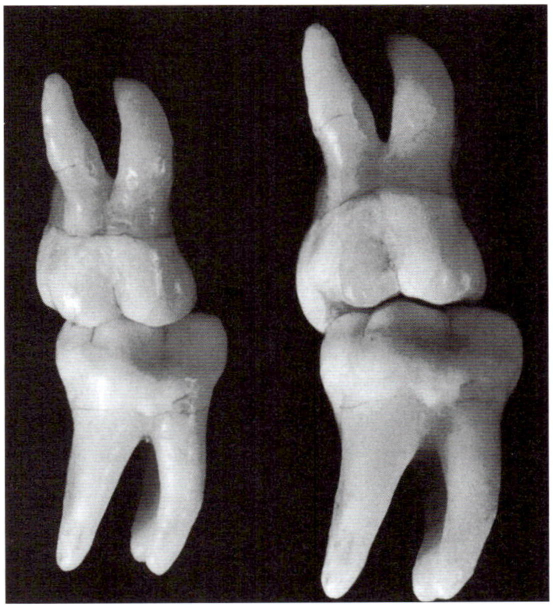

FIGURA 16-23 Primeros molares en relaciones de contacto simuladas en la posición intercuspídea. A la izquierda de la imagen, los dientes se observan en ángulo recto e indican que la cúspide mesiovestibular del molar maxilar encaja ajustadamente en el surco mesiovestibular del molar mandibular. Sin embargo, en la figura de la derecha con los molares inclinados se muestra que la cresta triangular de la cúspide mesiovestibular no encaja perfectamente en el surco mesiovestibular y que existen varios espacios de escape.

de escape de los alimentos, ya que la superficie convexa del diente opuesto encaja perfectamente en las paredes curvas de los surcos y las hendiduras (fig. 16-22).

Aunque los dientes en oclusión céntrica parecen ocluir en estrecha intercuspidación, si se examinan con detalle, se observa que existen vías de escape, espacios que son necesarios para la eficacia de la oclusión durante la masticación. Cuando se unen las superficies, algunos espacios de escape son tan mínimos que apenas puede pasar la luz a través de ellos; su tamaño varía desde los muy pequeños hasta otros mayores, de 1 mm o más. No es conveniente interpretar la articulación de los dientes como un engranaje perfecto, al menos, mientras no hayan sufrido un desgaste importante por alimentos abrasivos o por bruxismo. Como se aprecia en la figura 16-23, las superficies redondeadas de los dientes sin desgastar no se acoplan totalmente. Los espacios de escape se crean por la forma de las cúspides y los márgenes, los surcos y fisuras de desarrollo y por los espacios interdentales, cuando los dientes entran en oclusión.

La importancia de los tercios incisales y oclusales de los dientes ha sido objeto de controversia ya que existe poca información sobre el efecto funcional que tienen las superficies lisas o convexas. El empleo de superficies anatómicas o no anatómicas en las dentaduras sólo ha servido para aumentar el interés por desentrañar el papel que desempeña la forma cuspídea, los escapes para el alimento y las superficies de corte durante la masticación. Un estudio sobre la dentición de aborígenes y esquimales modernos demuestra que hacia los 20 años muchos dientes están aplanados y la única ventaja que supondría esto en los humanos es que permitiría su colocación correcta durante el desarrollo de la oclusión[40]. Estas ideas han tenido poca aceptación, aunque muchos profesionales aplanan los dientes posteriores mediante tallado con la esperanza de reducir las caries, las disfunciones musculares de la ATM e incluso la enfermedad periodontal. El estudio de la masticación es un tema interesante. La persistencia de las cúspides se ha producido solamente en los hombres occidentales de mediana edad[41,42] durante los últimos 200 o 300 años. Actualmente se considera que la forma y función de estas cúspides coinciden con la dentición del hombre moderno. Se han desarrollado muchas teorías para aplicar la morfología oclusal a las restauraciones, pero hasta el momento ninguna ha podido aumentar la salud y la comodidad de los pacientes.

RELACIONES FACIALES Y LINGUALES DE CADA DIENTE EN UNA ARCADA CON SUS ANTAGONISTAS EN LA ARCADA OPUESTA EN OCLUSIÓN CÉNTRICA

En la posición intercuspídea, la vista facial de la dentición normal muestra que cada diente de una arcada ocluye contra dos dientes de la arcada opuesta (fig. 16-24; v. también fig. 16-20), a excepción de los incisivos centrales mandibulares y de los terceros molares; ambas piezas ocluyen solamente con un antagonista.

Como cada diente tiene dos antagonistas, la pérdida de uno de ellos deja todavía un antagonista restante que mantendrá el diente en contacto oclusal con la arcada opuesta y lo sostendrá al mismo tiempo en su alineación propia, evitando la elongación y el desplazamiento por la pérdida del antagonista. El mantenimiento de la forma de las arcadas depende del soporte mutuo de los dientes que están en contacto entre sí. Cuando se pierde un diente, los dientes vecinos de la misma arcada, influidos por las fuerzas oclusales, migran en un esfuerzo por ocupar el vacío (fig. 16-25). La migración de los dientes vecinos altera las relaciones de contactos de la zona. Entre tanto, el movimiento de los

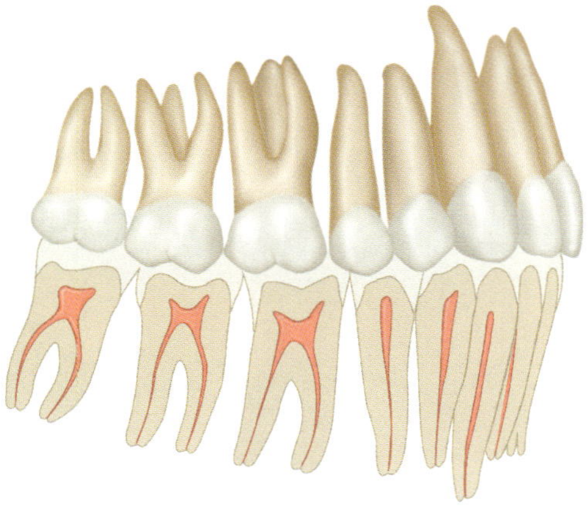

FIGURA 16-24 Esquema que muestra las relaciones vestibulares de los dientes de las arcadas opuestas en una oclusión ideal.

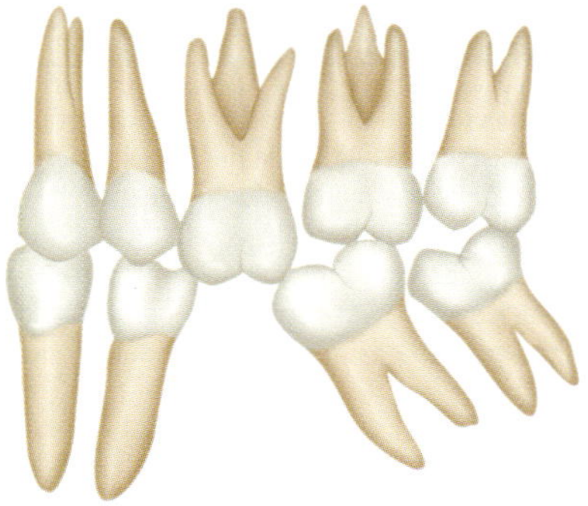

FIGURA 16-25 Esta ilustración muestra la posibilidad de migración, extrusión y contactos y relaciones oclusales incorrectas como consecuencia de la pérdida de un molar mandibular.

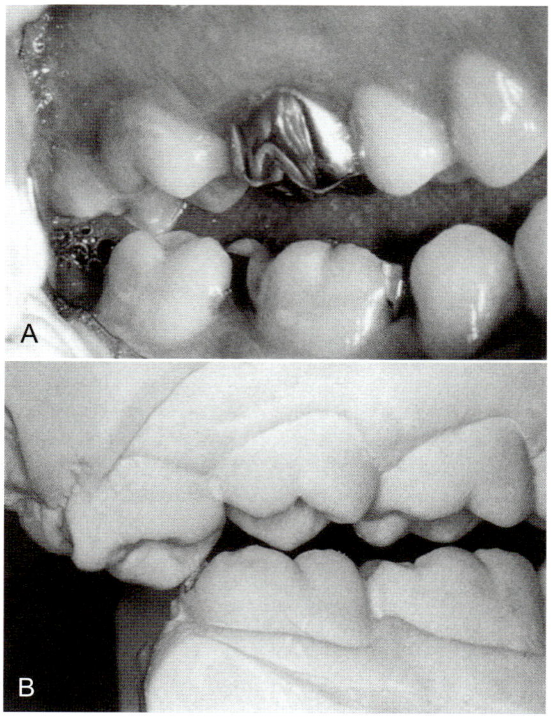

FIGURA 16-26 **A,** Tercer molar sobreerupcionado por la pérdida del tercer molar mandibular. **B,** Modelos montados en un articulador en relación céntrica que muestran un contacto indeseable del molar extruido con el molar inferior.
(De Ash MM, Ramfjord S: *Occlusion*, 4.ª ed., Filadelfia, 1995, Saunders.)

dientes cambia las relaciones oclusales con los antagonistas de la arcada opuesta. El resultado habitual es la hipererupción o sobreerupción del diente opuesto en el espacio perdido (fig. 16-26).

CONTACTOS OCLUSALES Y RELACIONES INTERCUSPÍDEAS ENTRE LAS ARCADAS

Para entender las relaciones oclusales y su aplicación a la dentición natural o a los tratamientos restauradores de la dentición, es preciso conocer profundamente las relaciones de contacto intercuspídeo de ambas arcadas en la posición intercuspídea u oclusión céntrica. De esta forma, el profesional sabrá dónde debe entrar en contacto una cúspide de soporte con una contención céntrica del diente opuesto. Por ejemplo, las cúspides linguales de los dientes maxilares posteriores y las cúspides vestibulares de los dientes mandibulares posteriores se conocen como **cúspides de soporte.**

Las áreas de contacto oclusal que soportan las cúspides en oclusión céntrica se conocen como **contenciones de céntrica.** La zona de contacto de las cúspides de soporte en oclusión céntrica es también una contención de céntrica. Además, las contenciones de céntrica al entrar en contacto con los dientes opuestos en posición intercuspídea (oclusión céntrica) contribuyen también a la estabilidad oclusal. Por ejemplo, la cúspide mesiolingual del primer molar maxilar (cúspide de soporte) entra en contacto con la fosa central (contención de céntrica) del primer molar mandibular (figs. 16-27 y 16-28, vista de los primeros molares)[6-8]. La aplicación clínica del esquema de contactos oclusales de la figura 16-27 se basa en la obtención de la estabilidad oclusal (p. ej., en la posición intercuspídea, igual que en el rechinamiento, las fuerzas oclusales se deben dirigir a los ejes largos de los dientes). En la figura 16-29 se presenta un esquema idealizado de todos las contenciones en céntrica.

En la visión lingual de las relaciones oclusales con los dientes en oclusión céntrica (fig. 16-30) se ve la interdigitación de las cúspides linguales y la distancia a que los dientes maxilares ocluyen por fuera de las cúspides linguales de la arcada mandibular (fig. 16-31).

Aquí se han repetido las figuras y las leyendas de las referencias anatómicas para poder identificar rápidamente los contactos oclusales (figs. 16-32 a 16-35).

Relación entre cúspide, fosa y cresta marginal

En la figura 16-36, se muestran los contactos entre las cúspides de soporte o cúspides funcionales de los molares y premolares y las fosas de los dientes opuestos. La recreación

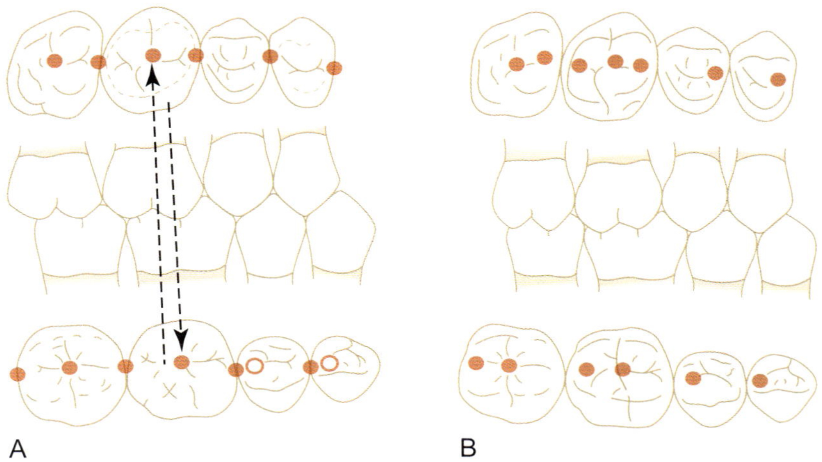

FIGURA 16-27 Ejemplo de una relación ideal cúspide-fosa. **A,** Cúspide mesiolingual del primer molar maxilar ocluyendo en la fosa central del primer molar mandibular. La cúspide vestibular distal del primer molar mandibular ocluye en la fosa central del primer molar maxilar. **B,** Concepto de oclusión en que todas las cúspides de soporte ocluyen en fosas.

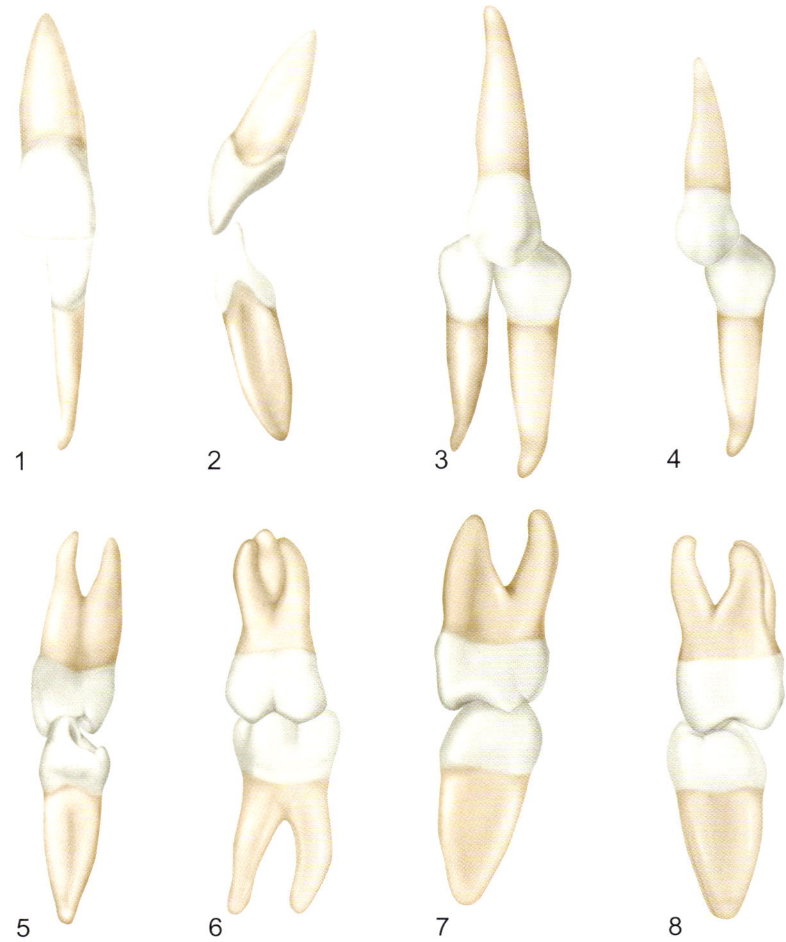

FIGURA 16-28 Intercuspidación normal de los dientes maxilares y mandibulares. **1,** Incisivos centrales (cara vestibular). **2,** Incisivos centrales (cara mesial). **3,** Canino maxilar en contacto con el canino mandibular y primer premolar (cara vestibular). **4,** Primer premolar maxilar y primer premolar mandibular (cara vestibular). **5,** Primer premolar maxilar y primer premolar mandibular (cara mesial). **6,** Primeros molares (cara vestibular). **7,** Primeros molares (cara mesial). **8,** Primeros molares (cara distal).

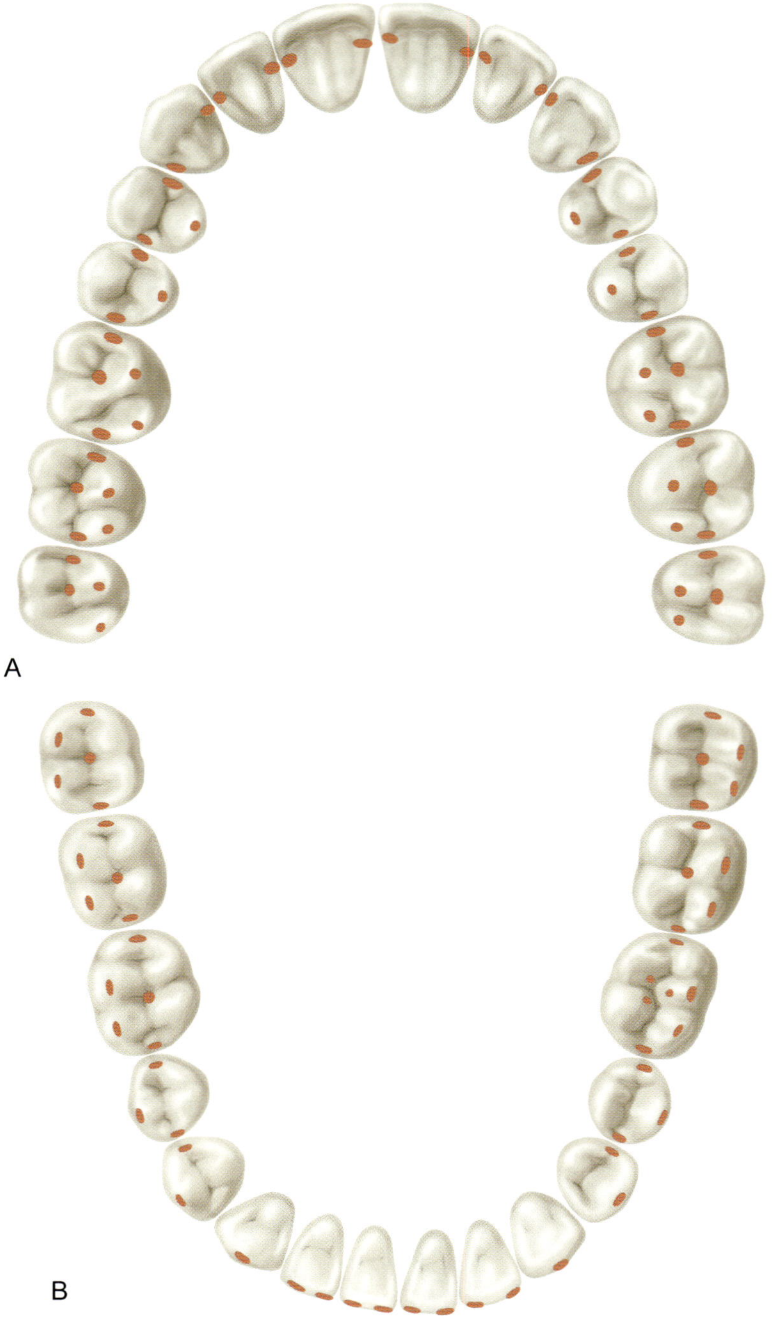

FIGURA 16-29 Esquema de los contactos ideales de las cúspides de soporte con las fosas y las crestas marginales de los dientes opuestos. Estas relaciones de contacto se encuentran con muy escasa frecuencia en la dentición natural. **A,** Arcada maxilar. **B,** Arcada mandibular.

simulada no refleja todas las variaciones que se pueden presentar en estas relaciones. El contacto de las cúspides linguales de los premolares maxilares no se realiza necesariamente en la fosa de los dientes mandibulares, sino que puede tener lugar en las crestas marginales de los premolares o de los premolares y primeros molares, como aparece en las figuras 16-36, *A*, y 16-37.

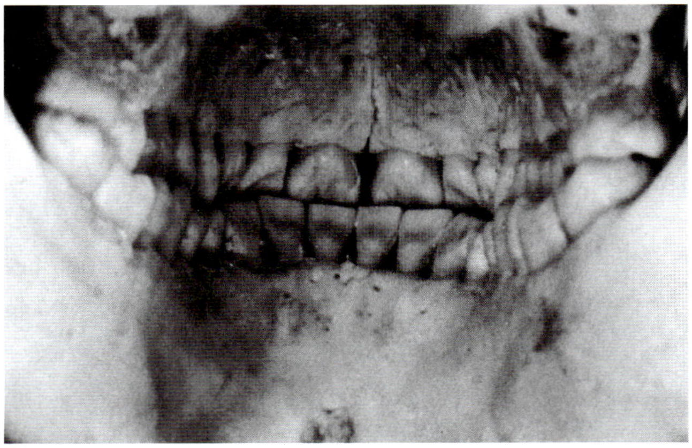

FIGURA 16-30 Vista lingual de los dientes en oclusión céntrica.

CONCEPTO DE OCLUSIÓN CON 138 CONTACTOS

Hellman presentó un esquema de contactos oclusales que incluía 138 contactos posibles para 32 dientes[8]. Posteriormente, con algunas modificaciones para la aplicación en las restauraciones oclusales completas, se aprovechó la mayoría de estos contactos en el concepto que proponía la oclusión con contactos en trípode entre las cúspides de soporte y las contenciones opuestas (en relación céntrica) con movimientos laterales/protrusivos y disoclusión inmediata de los dientes posteriores, por la guía canina (cúspide).

La lista de los contactos oclusales (138 en total) es la siguiente:

1. Caras linguales de los incisivos y caninos maxilares, 6.
2. Cara labial de los incisivos y caninos mandibulares, 6.
3. Crestas triangulares de las cúspides vestibulares maxilares de los premolares y molares, 16.
4. Crestas triangulares de las cúspides linguales de los premolares y molares mandibulares, 16.
5. Aberturas vestibulares de los premolares y molares mandibulares, 8.

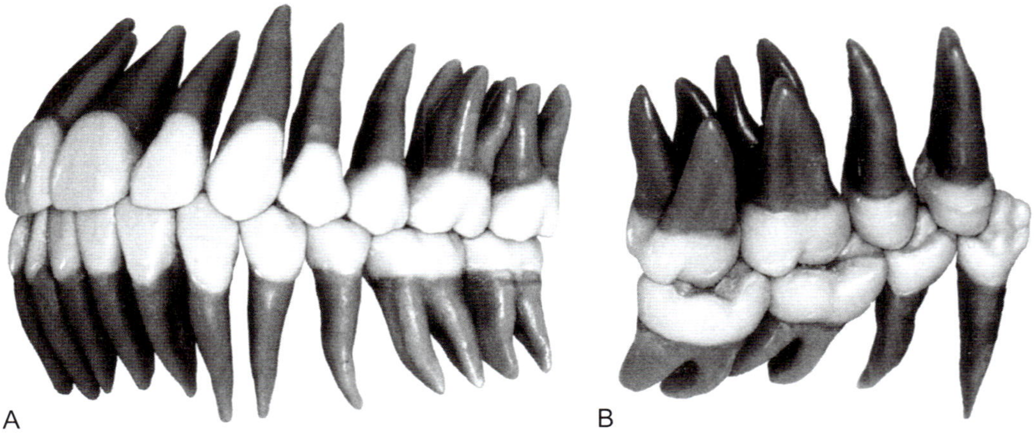

FIGURA 16-31 Contactos oclusales en la posición intercuspídea con una relación de molares en clase I de Angle. **A,** Vista vestibular. **B,** Vista lingual. (De Ash MM, Ramfjord S: *Occlusion*, 4.ª ed., Filadelfia, 1995, Saunders.)

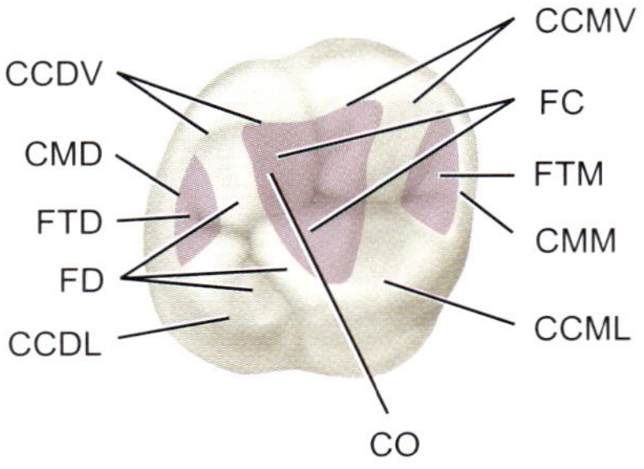

FIGURA 16-32 Primer molar maxilar derecho, referencias oclusales. *CCDL,* Cresta cuspídea distolingual; *CCDV,* cresta cuspídea distovestibular; *CCML,* cresta cuspídea mesiolingual; *CCMV,* cresta cuspídea mesiovestibular; *CMD,* cresta marginal distal; *CMM,* cresta marginal mesial; *CO,* cresta oblicua; *FC,* fosa central *(zona sombreada)*; *FD,* fosa distal; *FTD,* fosa triangular distal *(zona sombreada)*; *FTM,* fosa triangular mesial *(zona sombreada)*.

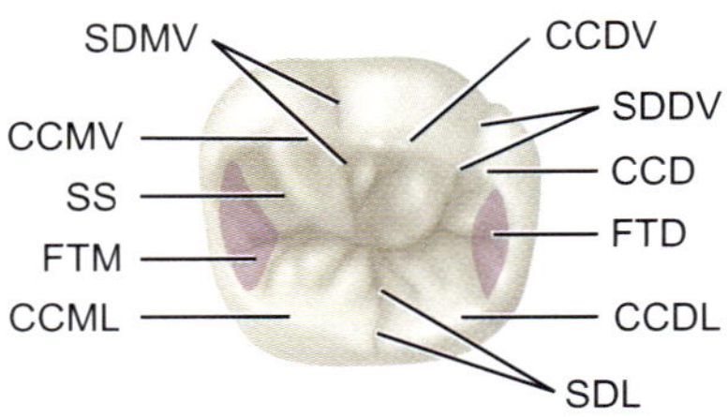

FIGURA 16-33 Primer molar mandibular derecho, cara oclusal. *CCD,* Cresta cuspídea distal; *CCDL,* cresta cuspídea distolingual; *CCDV,* cresta cuspídea distovestibular; *CCML,* cresta cuspídea mesiolingual; *CCMV,* cresta cuspídea mesiovestibular; *FTD,* fosa triangular distal *(zona sombreada)*; *FTM,* fosa triangular mesial *(zona sombreada)*; *SDDV,* surco de desarrollo distovestibular; *SDL,* surco de desarrollo lingual; *SDMV,* surco de desarrollo mesiovestibular; *SS,* surco suplementario.

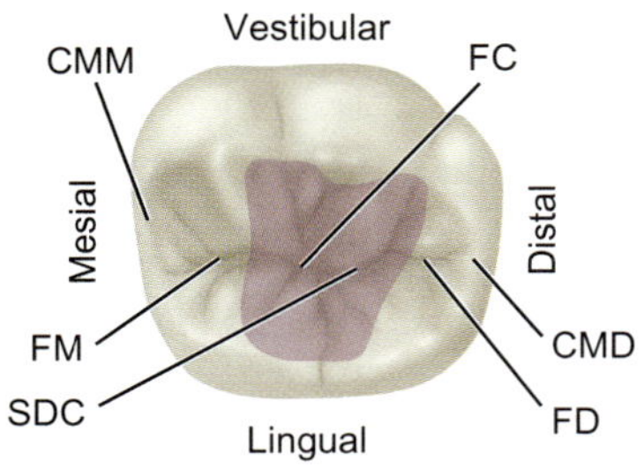

FIGURA 16-34 Primer molar mandibular derecho, cara oclusal. La *zona sombreada* es la fosa central. *CMD,* Cresta marginal distal; *CMM,* cresta marginal mesial; *FC,* fosa central; *FD,* fosa distal; *FM,* fosa mesial; *SDC,* surco de desarrollo central.

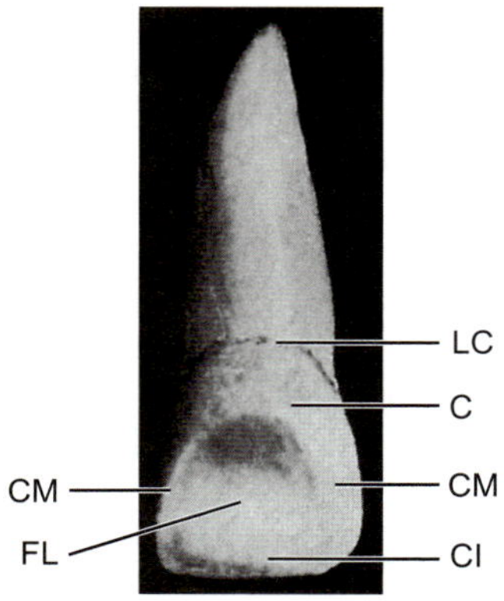

FIGURA 16-35 Incisivo central maxilar (cara lingual). *C,* Cíngulo; *CI,* cresta incisal; *CM,* cresta marginal; *FL,* fosa lingual; *LC,* línea cervical.

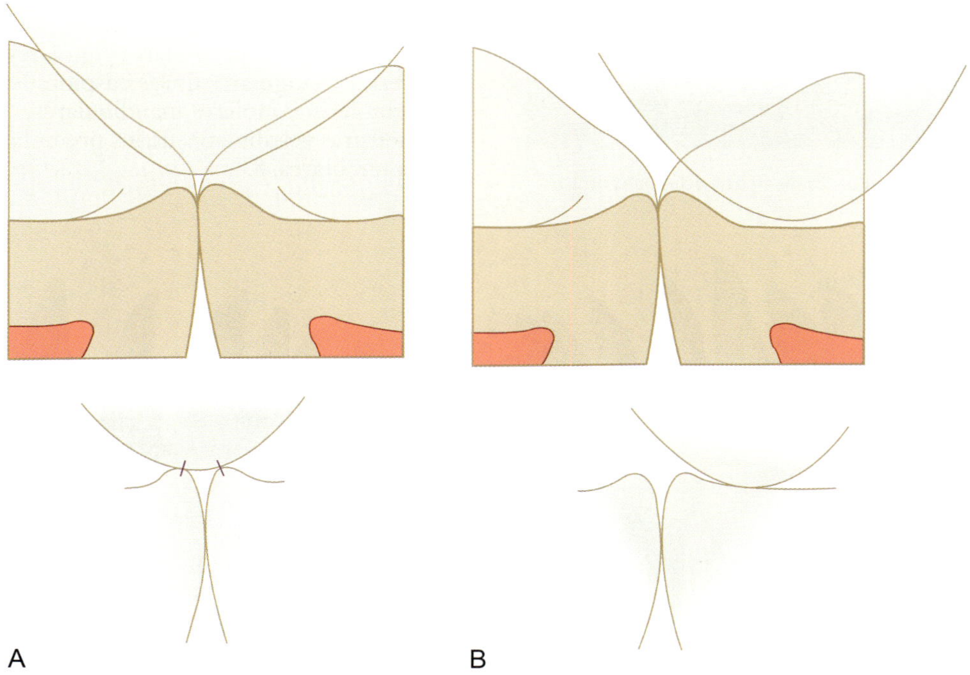

FIGURA 16-36 **A,** Relación de las cúspides de soporte con las crestas marginales. **B,** Relación de las cúspides de soporte con las fosas.

6. Aberturas linguales de los premolares y molares maxilares (incluidas las del canino y primer premolar, que acomodan al premolar mandibular), 10.
7. Puntas de las cúspides linguales de los premolares y molares maxilares, 16.
8. Puntas de las cúspides vestibulares de los premolares y molares mandibulares, 16.
9. Fosas distales de los premolares, 8.
10. Fosas centrales de los molares, 12.
11. Fosas mesiales de los molares mandibulares, 6.
12. Fosas distales de los molares maxilares, 6.
13. Surcos linguales de los molares maxilares, 6.
14. Surcos vestibulares de los molares mandibulares, 6*.

*Hellman no incluyó en la lista el surco distovestibular del primer molar mandibular, posiblemente porque no suele tener contacto oclusal.

Para un conocimiento completo de la oclusión ideal, sin omitir ningún detalle, hay que observar intensamente un buen cráneo o modelos con 32 dientes, lo que permite confeccionar una lista de todas las combinaciones posibles entre crestas-surcos y espacios intercuspídeos. Normalmente, si se han podido localizar los puntos mencionados anteriormente, el descubrimiento de algunos detalles, como la localización aproximada de los contactos intensos en la oclusión, se produce automáticamente. El concepto de contactos oclusales en la oclusión «ideal» de Friel[43] se ilustra en la figura 16-37; compárese con los contactos de la figura 16-29.

El concepto de oclusión ideal se ha empleado principalmente en odontología conservadora y en ortodoncia. La aplicación de la teoría de los 138 puntos no ha demostrado tener utilidad para la obtención de estabilidad y funcionalismo en los tratamientos de ortodoncia, ni en las rehabilitaciones orales completas. Esto no quiere decir que el

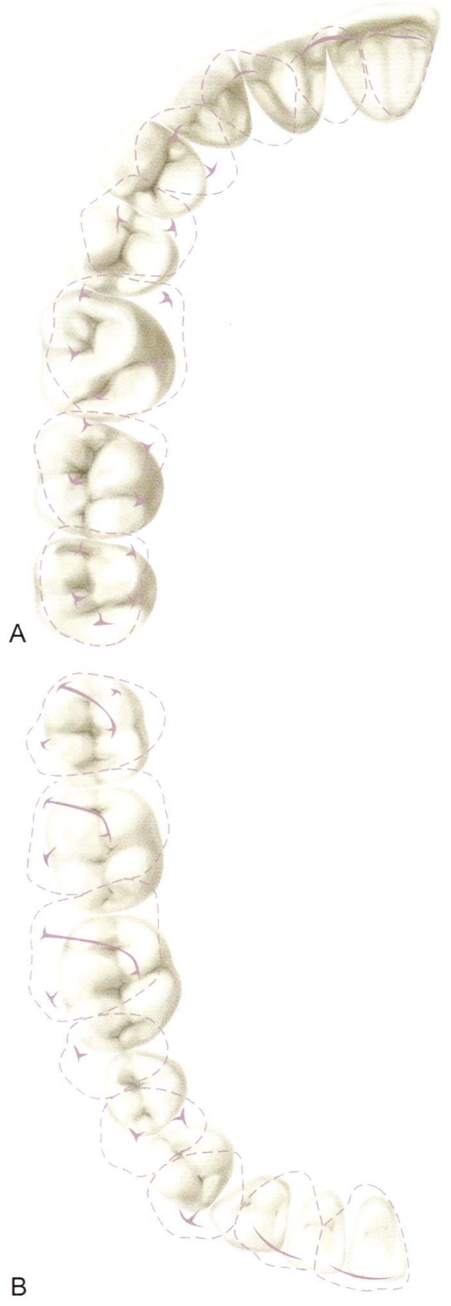

FIGURA 16-37 Relacione s de contacto en la posición intercuspídea (oclusión céntrica). **A,** Los dientes maxilares con líneas de puntos están superpuestos a los dientes mandibulares. Las líneas continuas y las formas en T dentro de las líneas de puntos indican crestas y puntas de cúspides. **B,** Dientes mandibulares con líneas de puntos en los dientes maxilares que están superpuestos en oclusión. Obsérvense las inclinaciones de las líneas continuas de los molares maxilares que marcan la forma y localización de las crestas oblicuas.

concepto de oclusión ideal no tenga valor. En las figuras 16-27 y 16-37 se presenta una explicación razonable de la relación idealizada cúspide-fosa y su aplicación clínica. Los contactos en serie de la figura 16-37 no se pueden considerar habituales en la dentición natural.

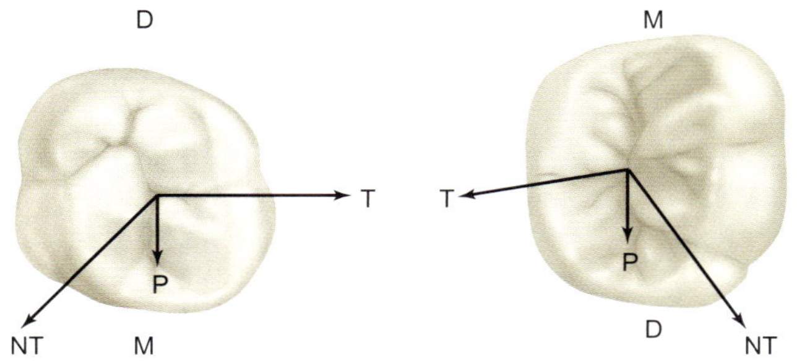

FIGURA 16-38 Proyección de las trayectorias protrusivas *(P)*, de trabajo *(T)* y de no trabajo *(NT)* marcadas por las cúspides de soporte sobre los primeros molares maxilares y mandibulares. Proyección de la cúspide mesiolingual del molar maxilar sobre el molar mandibular y de la cúspide distovestibular del molar mandibular sobre el molar maxilar. *D,* Distal; *M,* mesial.

CONTACTOS OCLUSALES Y RELACIONES INTERCUSPÍDEAS DE LOS DIENTES

Los trayectos que describen las cúspides de soporte de los primeros molares maxilares y mandibulares en los movimientos protrusivos y laterales sirven para ilustrar las relaciones de las cúspides con las características morfológicas de los dientes (fig. 16-38).

MOVIMIENTOS FUERA DE LOS MOVIMIENTOS CÉNTRICOS/EXCÉNTRICOS

III C, D

Las relaciones de contacto oclusal fuera de la posición intercuspídea (oclusión céntrica) comprenden todos los movimientos posibles de la mandíbula dentro de los márgenes envolventes que aparecen en las figuras 15-13 y 15-14. Éstos se describen normalmente como **movimientos laterales, lateroprotrusivos, protrusivos** y **retrusivos.** Los movimientos laterales y lateroprotrusivos pueden realizarse hacia la derecha o hacia la izquierda. La expresión de movimiento lateral no acostumbra a incluir el concepto de movimiento lateroprotrusivo, con lo que los movimientos básicos se reducen a las lateralidades derecha e izquierda, protrusión y retrusión.

MOVIMIENTOS LATERALES

Durante el movimiento lateral derecho, la mandíbula desciende y las arcadas dentales se separan, la mandíbula se dirige hacia la derecha y los dientes se tocan en puntos que están a la derecha de la posición intercuspídea (oclusión céntrica) (fig. 16-39, *A*). En el lado izquierdo, llamado lado **de no trabajo** (o lado de balance en las dentaduras completas), los dientes pueden entrar en contacto o no (fig. 16-39, *C*). Los movimientos condilares del lado de trabajo en el plano horizontal se denominan movimientos laterotrusivos o de *laterotrusión*. Los movimientos condilares del lado de no trabajo en el mismo plano se denominan movimientos de *mesiotrusión* (mesiotrusivos)[44].

GUÍA DENTAL

En la figura 16-40, se describen los contactos oclusales ideales en los movimientos laterales. Sin embargo, en la

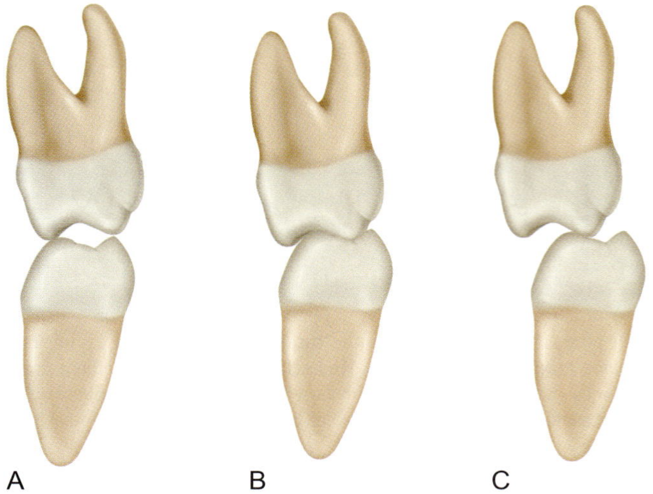

FIGURA 16-39 Contactos del lado derecho del primer molar maxilar y mandibular. **A,** Lado de trabajo derecho. **B,** Oclusión céntrica (posición intercuspídea). **C,** Lado de no trabajo.

dentición natural, se pueden encontrar varios tipos de relaciones de contacto, que incluyen la función de grupo, la disoclusión canina y combinaciones de contactos entre caninos, premolares y molares, en los movimientos laterales. La **función de grupo** significa que aparecen contactos múltiples en los movimientos mandibulares excéntricos o laterales (fig. 16-41, *A*), en vez de los contactos únicos de la **guía canina** (fig. 16-41, *B*). La **guía incisal** significa el contacto de los dientes anteriores durante los movimientos protrusivos de la mandíbula. La guía condílea y la neuromuscular se describirán más adelante.

MOVIMIENTOS PROTRUSIVOS

Durante la protrusión, la mandíbula desciende y se desplaza hacia delante acercando los dientes al punto más favorable para la incisión del alimento. Al movimiento protrusivo le sigue un movimiento retrusivo hasta la posición intercuspídea.

CÓMO OBTENER LA RELACIÓN CÉNTRICA

Cuando el profesional guía la mandíbula hasta la relación céntrica (fig. 16-42, *A* y *B*) para obtener el contacto inicial con los dientes en relación céntrica (contacto en relación céntrica), normalmente aparecen uno o dos contactos prematuros. Frecuentemente, los contactos aparecen en la cresta oblicua del molar maxilar y en la cresta cuspídea mesial del primer premolar maxilar, o en ambas localizaciones (fig. 16-43). En posición de relación céntrica, el complejo cóndilo-disco está situado por delante de la vertiente anterior de la fosa mandibular (fig. 16-44). Después del contacto inicial de los dientes, si el paciente junta los dientes la mandíbula se desliza hacia delante o excéntricamente, depende de la posición de la interferencia (fig. 16-45). Este movimiento desde el contacto prematuro en relación céntrica hasta la oclusión céntrica (posición intercuspídea) se conoce como **deslizamiento en céntrica.** La oclusión céntrica y la posición intercuspídea son intercuspidaciones máximas. Si se elimina la interferencia oclusal en contacto en relación céntrica mediante tallado selectivo para conseguir la máxima intercuspidación sin interferencias, el espacio que queda entre la relación céntrica y la oclusión céntrica se llama *céntrica libre* (v. figs. 15-13 y 15-14).

MOVIMIENTOS RETRUSIVOS

El movimiento retrusivo desde la oclusión céntrica hasta la posición de contacto retrusivo en la que los cóndilos están en la posición más posterior y superior puede ocurrir durante el bruxismo y, con menor frecuencia, durante la masticación o la deglución, excepto cuando la oclusión céntrica y la relación céntrica coinciden o cuando la máxima intercuspidación se produce en relación céntrica. Las respuestas neuromusculares adversas durante la retrusión y el cierre de la arcada en presencia de interferencias oclusales en la máxima intercuspidación en relación céntrica se pueden detectar clínica y electromiográficamente. No obstante, la mandíbula no vuelve necesariamente a la posición retrusiva una vez eliminadas las interferencias mediante ajuste oclusal. Aunque la oclusión (guía anterior) se reconstruya para guiar la mandíbula a la posición de contacto retrusivo y a la máxima intercuspidación en relación céntrica, puede aparecer un nuevo movimiento desde la relación céntrica hasta la posición intercuspídea (deslizamiento en céntrica). La importancia que puede tener un pequeño deslizamiento desde la oclusión en relación céntrica hasta la posición intercuspídea (relación céntrica u oclusión) no está del todo aclarada[45]. La reaparición del deslizamiento también se puede producir después de un tratamiento ortodóncico[46].

Relaciones laterales oclusales

Cuando los dientes mandibulares entran en contacto inicial con los dientes maxilares en oclusión lateral derecha o izquierda, se establece una relación de lateralidad derecha o izquierda hasta la posición intercuspídea u oclusión céntrica. Los caninos, premolares y molares de un lado de la mandíbula hacen sus contactos oclusales vestibulares con sus crestas cuspídeas vestibulares en alguna parte de sus tercios oclusales (v. fig. 16-40). Estos puntos de los dientes mandibulares establecen contacto con los dientes maxilares en puntos linguales de sus crestas cuspídeas vestibulares. El incisivo central y lateral del lado de trabajo no suelen estar en contacto; en caso contrario, la parte vestibuloincisal de los incisivos mandibulares de ese lado estaría en contacto con la parte linguoincisal de los incisivos maxilares.

Durante el deslizamiento desde los puntos de contacto más vestibulares hasta la oclusión céntrica, los dientes resbalan unos sobre otros *siguiendo una dirección aproximadamente paralela a la cresta oblicua del primer molar superior.* La cresta oblicua del primer molar maxilar se relaciona oclusalmente con las fisuras y los sulcus de desarrollo distovestibulares de la cara oclusal del primer molar mandibular.

Cuando los dientes de un lado se mueven desde la relación lateral hasta la oclusión céntrica, las cúspides y las crestas se tocan unas con otras; las cúspides y las crestas que piensan de esta manera no han tenido la oportunidad de observar el efecto sobre el afecto, la respuesta neuromuscular favorable y la eliminación de la molestia cuando se aplica un tratamiento oclusal apropiado.

Desgraciadamente, el indicio neurocientífico que permita separar las observaciones subjetivas de las observaciones clínicas objetivas no ha alcanzado todo su potencial. Es difícil programar estudios clínicos científicos para determinar con exactitud la relación causa-efecto, especialmente cuando estas relaciones son indirectas, intermitentes e incluidas significativamente por el observador y por otros factores que se incluyen en las condiciones naturales[52]. Es necesario potenciar las investigaciones para establecer con fidelidad el protagonismo que merece la oclusión y los factores que intervienen en la disfunción muscular y de la ATM.

Referencias

1. Zwemer TJ: *Mosby's dental dictonary*, St Louis, 1998, Mosby.
2. Ash MM, Ramfjord SP: *Occlusion*, ed 4, Philadelphia, 1995, Saunders.
3. Angle EH: *The angle system of regulation and retention of the teeth*, ed 1, Philadelphia, 1887, S.S. White Dental Manufacturing.
4. Schuyler CH: Principles employed in full denture prostheses which may be applied to other fields of dentistry, *J Am Dent Assoc* 16:2045, 1929.
5. Beyron HL: Characteristics of functionally optimal occlusion and principles of occlusal rehabilitation, *J Am Dent Assoc* 48:648, 1954.
6. D'Amico A: The canine teeth—normal functional relation of the natural teeth in man, *J South Calif Dent Assoc* 1:6-23, 1958 2:49-60; 4:127-142; 5:175-182; 6:194-208; 7:239-241.
7. Friel S: The development of ideal occlusion of the gum pads and teeth, *Am J Orthod* 40:1963, 1954.
8. Hellman M: Factors influencing occlusion. In Gregory WK, Broadbent BH, Hellman M editors: *Development of occlusion*, Philadelphia, 1941, University of Pennsylvania Press.
9. Lucia VO: The gnathological concept of articulation, *Dent Clin North Am* 6:183, 1962.
10. Stallard H, Stuart C: Concepts of occlusion, *Dent Clin North Am* 7:591, 1963.
11. Ramfjord SP, Ash MM: *Occlusion*, Philadelphia, 1966, Saunders.
12. Falkner F: Deciduous tooth eruption, *Arch Dis Child* 32:386, 1957.
13. Richardson AS, Castaldi CR: Dental development during the first two years of life, *J Can Dent Assoc* 33:418, 1967.
14. Moyers RE: *Handbook of orthodontics*, ed 3, Chicago, 1973, Year Book.
15. Proffit WR et al: *Contemporary orthodontics* p 67, St Louis, 1986, Mosby.
16. Murray JJ: Dynamics of occlusal adjustment: a cephalometric analysis, *Alumni Bull Univ Mich Sch Dent* 69:32, 1959.
17. Inuzuka K: Changes in molar relationships between the deciduous and permanent dentitions: a longitudinal study, *Am J Orthod Dentofacial Orthop* 93:19, 1990.
18. Bishara SE, Hoppens BJ, Jakobsen JR et al: Changes in molar relationship between deciduous and permanent dentitions: a longitudinal study, *Am J Orthod Dentofacial Orthop* 93:19, 1988.
19. Clements EMB et al: Age at which deciduous teeth are shed, *Br Med J* 1:1508, 1957.
20. Bjork A: The use of metallic implants in the study of facial growth in children: method and application, *Am J Phys Anthropol* 29:243, 1968.
21. Bjork A, Skieller V: Normal and abnormal growth of the mandible: a system of longitudinal cephalometric implant studies over a period of 25 years, *Eur J Orthod* 51:1, 1983.
22. Moorrees C: *The dentition of the growing child: a longitudinal study of dental development between 3 and 18 years of age*, Cambridge, MA, 1959, Harvard University Press.
23. Howe RP, McNamara JA Jr., O'Conner KA: An examination of dental crowding and its relationship to tooth size and arch dimension, *Am J Orthod* 83:363, 1983.
24. Spillane LM, McNamara JA Jr.: Arch width development relative to initial transpalatal width, *J Dent Res IADR* 1538:374, 1989 (abstract).
25. McNamara JA Jr., Brudon WL: *Orthodontics and dentofacial orthopedics* p 33, Ann Arbor, 2001, Needham Press.
26. Moorrees C, Chadha JM: Available space for the incisors during dental development—a growth study based on physiologic age, *Angle Orthod* 35:12, 1965.
27. Lo RT, Moyers RE: Studies in the etiology and prevention of malocclusion. I. The sequences of eruption of the permanent dentition, *Am J Orthod* 39:460, 1953.
28. Knott J, Meredith HV: Statistics on the eruption of the permanent dentition from serial data from North American white children, *Angle Orthod* 36:68, 1966.
29. Martin R: *Lehrbuck der anthropologie*, Jena, Germany, 1914, G Fischer.
30. Hrdlizka A: *Anthropometry*, Philadelphia, 1920, Wistar Institute of Anatomy.
31. MacConaill MA, Scher EA: Ideal form of the human dental arcade, with some prosthetic applications, *Dent Rec* 69:285, 1949.
32. Scott JH: What determines the form of the dental arches, *Orthod Rec* 1:15, 1958.
33. Currier JH: A computerized geometric analysis of human dental arch form, *Am J Orthod* 56:164, 1969.
34. Spee FG: Die Verschiebungsbahn des Unterkiefers am Schädel, *Arch Anat Physiol Anat Abt*:285-294, 1890.
35. Monson GS: Occlusion as applied to crown and bridgework, *J Nat Dent Assoc* 7:399, 1920.
36. Dempster WT, Adams WJ, Duddles RA: Arrangement in the jaws of the roots of the teeth, *J Am Dent Assoc* 67:779, 1963.
37. Bonwill WGA: The geometrical and mechanical laws of the articulation of human teeth—the anatomical articulator, Litch WF editor: *The American system of dentistry in treatises by various authors: operative and prosthetic dentistry*, vol 2, Philadelphia, 1886–87, Lea & Febiger, pp. 486-498.
38. Bonwill WGA: Scientific articulation of human teeth as founded on geometrical mathematical laws, *Dent Items Interest* 21:817, 1899.
39. Andrews LF: The diagnostic system: occlusal analysis, *Dent Clin North Am* 20:671, 1976.
40. Poole DFG: Evolution of mastication. In Anderson DJ, Matthews B editors: *Mastication*, Bristol, England, 1976, John Wright and Sons.
41. Butler PM: A zoologist looks at occlusion, *Br J Orthod* 1:205, 1974.

42. Mills JRE: Attrition in animals. In Poole DFG, Stack MV editors: *The eruption and occlusion of teeth*, Cokston symposium no 27, London, 1976, Butterworth.
43. Friel S: Occlusion: observations on its development from infancy to old age, *Int J Orthod Surg* 13:322, 1927.
44. The glossary of prosthodontic terms, *J Prosthet Dent* 94(1):10, 2005.
45. Celenza FB: The centric position: replacement and character, *J Prosthet Dent* 30:591, 1973.
46. Johnston LE: Gnathologic assessment of centric slides in postretention orthodontic patients, *J Prosthet Dent* 60:712, 1988.
47. Beyron HL: Occlusal relations and mastication in Australian aborigines, *Acta Odontol Scand* 22:597, 1964.
48. Picton DCA, Moss JP: The effect of approximal drift of altering the horizontal component of biting force in adult monkeys (*Macacus*), *Arch Oral Biol* 25:45, 1980.
49. Dewel BF: Clinical observations on the axial inclination of teeth, *Am J Orthod* 35:98, 1949.
50. Van Beek H, Fidler VJ: An experimental study of the effect of functional occlusion on mesial tooth migration in macaque monkeys, *Arch Oral Biol* 22:269, 1977.
51. Yilmaz RS et al: Mesial drift of human teeth assessed from ankylosed deciduous molars, *Arch Oral Biol* 25:127, 1980.
52. Dubner R et al: *The neural basis of oral and facial function*, New York, 1978, Plenum Press.

Bibliografía

Ackerman RJ: Tooth migration during the transitional dentition, *Dent Clin North Am* 20:661, 1976.

Anderson DJ, Matthews B editors:: *Mastication*, Bristol, England, 1976, John Wright and Sons.

Arnold NR, Frumker SC: *Occlusal treatment*, Philadelphia, 1976, Lea & Febiger.

Ash MM: Paradigmatic shifts in occlusion and temporomandibular disorders, *J Oral Rehabil* 28:1, 2001.

Ash MM, Ramfjord SP: *Introduction to functional occlusion*, Philadelphia, 1982, Saunders.

Bates JF, Stafford GD, Harrison A: Masticatory function: a review of the literature. I. The form of the masticatory cycle, *J Oral Rehabil* 2:281, 1975.

Baume LR: Physiologic tooth migration and its significance for the development of occlusion, *J Dent Res* 29:123, 1950.

Beyron HL: Optimal occlusion, *Dent Clin North Am* 13:537, 1969.

Brodie AG: Temporomandibular joint, *Ill Dent J* 8:2, 1939.

Burch JG: Patterns of change in human mandibular arch width during jaw excursions, *Arch Oral Biol* 17:623, 1972.

Dawson P: *Evaluation, diagnosis and treatment of occlusal problems*, St Louis, 1974, Mosby.

Dolwick MF, Sanders B: *TMJ internal derangement and arthrosis*, St Louis, 1985, Mosby.

Finn SB: *Clinical pedodontics*, ed 4, Philadelphia, 1973, Saunders.

Gibbs CH et al: Functional movements of the mandible, *J Prosthet Dent* 26:604, 1971.

Graf H: Occlusal forces during function. In Rowe NH editor: *Occlusal research in form and function*, Ann Arbor, 1975, University of Michigan Press.

Gysi A: The problem of articulation, *Dent Cosmos* 52:1, 1910.

Hannam AG et al: The relationship between dental occlusion, muscle activity, and associated jaw movement in man, *Arch Oral Biol* 22:25, 1977.

Hatton M: Measure of the effects of heredity and environment in eruption of the deciduous teeth, *J Dent Res* 34:397, 1955.

Hemley S: *Fundamentals of occlusion*, Philadelphia, 1944, Saunders.

Higley LB: Some controversies over the temporomandibular joint, *J Am Dent Assoc* 27:594, 1940.

Klatsky M: A cinefluorographic study of the human masticatory apparatus in function, *Am J Orthod* 26:664, 1940.

Kornfeld M: Mouth rehabilitation, 2 vols, St Louis, 1967, Mosby.

Kraus JA: *Dental anatomy and occlusion*, Baltimore, 1969, Williams & Wilkins.

Kurth LE: Mandibular movements in mastication, *J Am Dent Assoc* 29:1769, 1942.

Leighton BC: Early recognition of normal occlusion. In McNamara JA editor: Jr. *Craniofacial growth series: the biology of occlusal development*, Monograph 7, Ann Arbor, 1977, Center for Human Growth and Development, University of Michigan.

Leighton BC: The early signs of malocclusion, *Trans Eur Orthod Soc* 45:353, 1969.

Logan WHG, Kronfeld R: Development of the human jaws and surrounding structures from birth to age of fifteen years, *J Am Dent Assoc* 20:379, 1933.

Lord FP: Movements of the jaw and how they are effected, *Int J Orthod* 23:557, 1937.

MacLean PD: Some psychiatric implications of physiological studies of front temporal portions of the limbic system (visceral brain), *Electroencephalogr Clin Neurophysiol* 4:407, 1952.

MacMillan HW: Foundations of mandibular movement, *J Am Dent Assoc* 231:429, 1934.

Mann AW, Pankey LD: Oral rehabilitation, *J Prosthet Dent* 10:135, 1960.

Matthews B: Mastication. In Lavelle CLB editor: *Applied physiology of the mouth*, Bristol, England, 1975, John Wright and Sons.

Meredith HV: Order and age of eruption for the deciduous dentition, *J Dent Res* 25:43, 1946.

Mogenson GJ et al: From motivation to action: functional interface between the limbic system and the motor system, *Prog Neurobiol* 14:69, 1980.

Moss JP, Picton DC: The effect on approximal drift of cheek teeth of dividing mandibular molars of adult monkeys (*Macacus*), *Arch Oral Biol* 19:1211, 1974.

Moss JP, Picton DCA: Mesial drift in teeth in adult monkeys (Macacus) when forces from the cheeks and tongue have been eliminated, *Arch Oral Biol* 15:979, 1970.

O'Leary TJ: Tooth mobility, *Dent Clin North Am* 13:567, 1969.

Prentiss HL: Regional anatomy emphasizing mandibular movements with specific reference to full denture construction, *J Am Dent Assoc* 15:1085, 1923.

Rees LA: The structure and function of the mandibular joint, *J Br Dent A* 96:125, 1954.

Robinson M: The temporomandibular joint: theory of reflex controlled nonlever action of the mandible, *J Am Dent Assoc* 33:1260, 1946.

Savalle WPM: Some aspects of the morphology of the human temporomandibular joint capsule, *Acta Anat (Basel)* 131:292, 1988.

Sessle BJ, Hannam AG editors: *Mastication and swallowing: biology and clinical correlates*, Toronto, 1976, University of Toronto Press.

Taylor A: Proprioception in the strategy of jaw movement control. In Kawamura Y, Dubner R editors: *Oral-facial sensory and motor functions*, Tokyo, 1981, Quintessence.

Yamada Y, Ash MM: An electromyographic study of jaw opening and closing reflexes in man, *Arch Oral Biol* 27:13, 1982.

Use el CD-ROM para ver las animaciones y las fichas de repaso. Visite la página web de evolve para acceder a recursos de estudio adicionales.

Apéndice A

Revisión de la morfología dental

El apéndice A incluye las láminas en color de las figuras 2-3 y 2-4 estudiadas en el capítulo 2 sobre la erupción y el desarrollo de la dentición. Son útiles para ilustrar a los pacientes y mostrarles el desarrollo de la dentición desde los 5 meses intrauterinos hasta la adolescencia y la edad adulta.

También se incluyen proyecciones de las caras labial/vestibular y oclusal/incisal de todos los dientes estudiados desde el capítulo 6 hasta el 12. Gracias a que estas ilustraciones se encuentran cerca de las características y rasgos dentales que aparecen en el apéndice B se puede minimizar la necesidad de hojear páginas continuamente. También se pueden ver estas mismas ilustraciones en el CD-ROM cuando se examinen los rasgos y características en el Apéndice B.

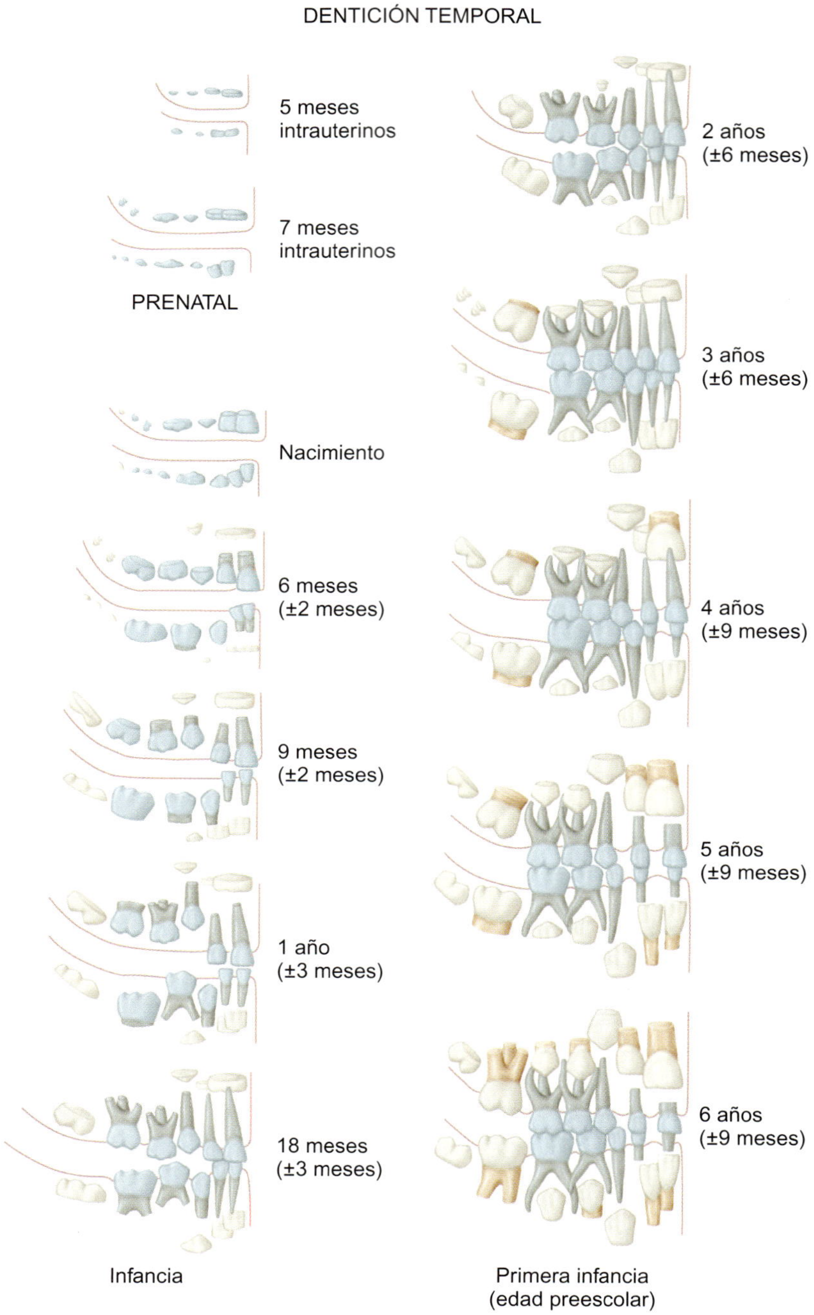

APÉNDICE A-1 Desarrollo de la dentición humana hasta los 6 años de edad. Los dientes temporales se han representado en color azul en la ilustración. (Modificado de Schour L, Massler M: The development of the human dentition, *J Am Dent Assoc* 28:1153, 1941.)

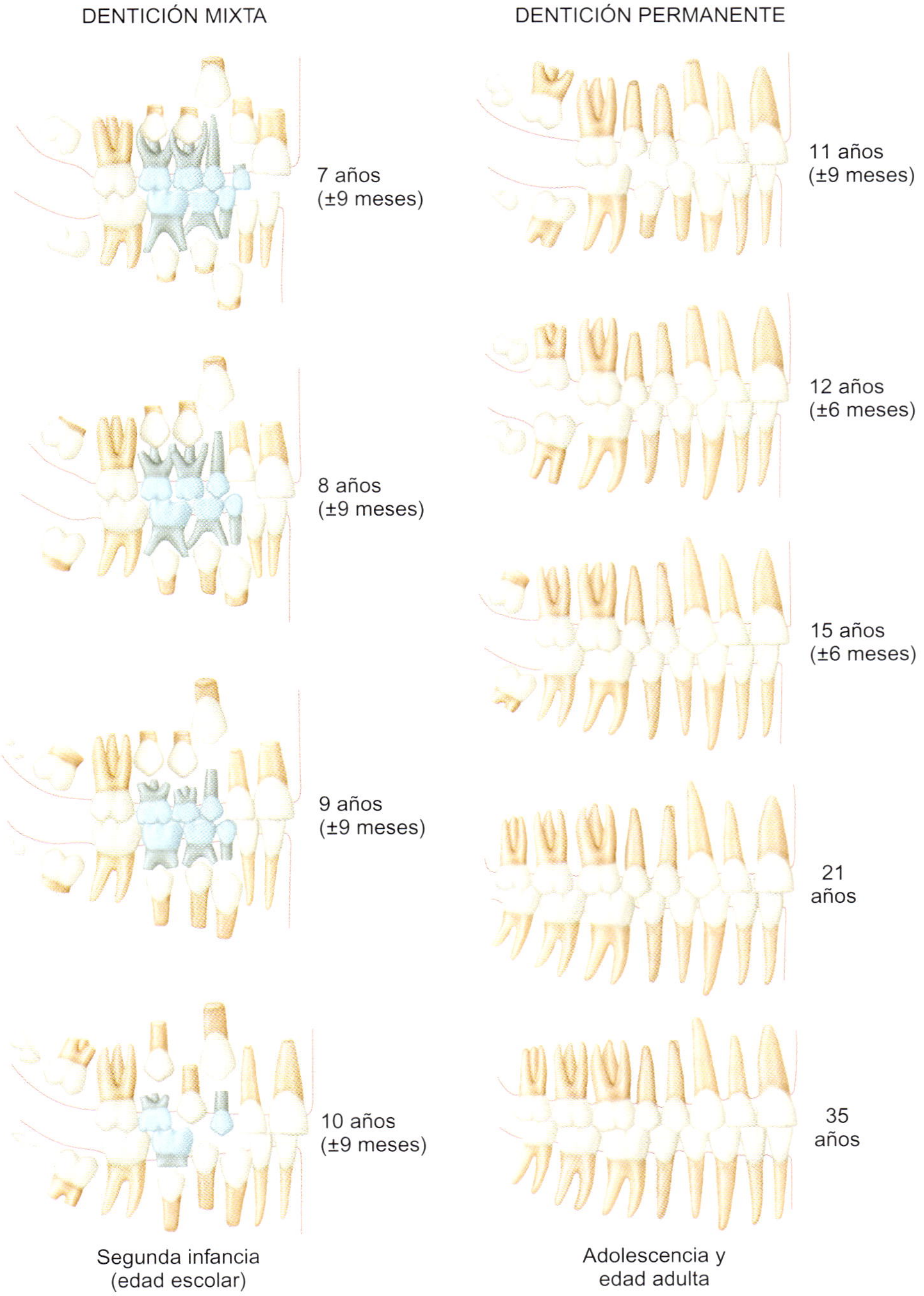

APÉNDICE A-2 Desarrollo de la dentición humana desde los 7 años de edad hasta la madurez. Obsérvese el desplazamiento de los dientes temporales. (Modificado de Schour L, Massler M: The development of the human dentition, *J Am Dent Assoc* 28:1153, 1941.)

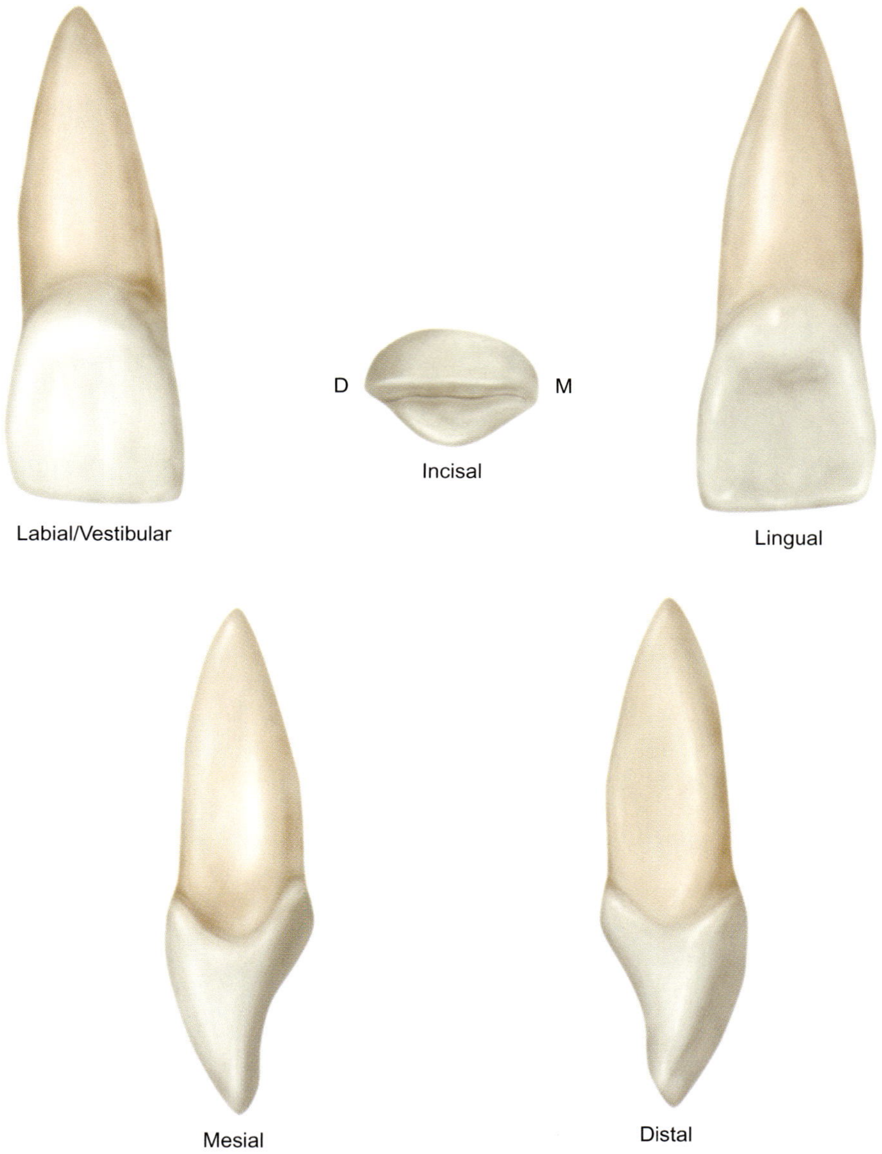

APÉNDICE A-3 Incisivo central maxilar (derecha).

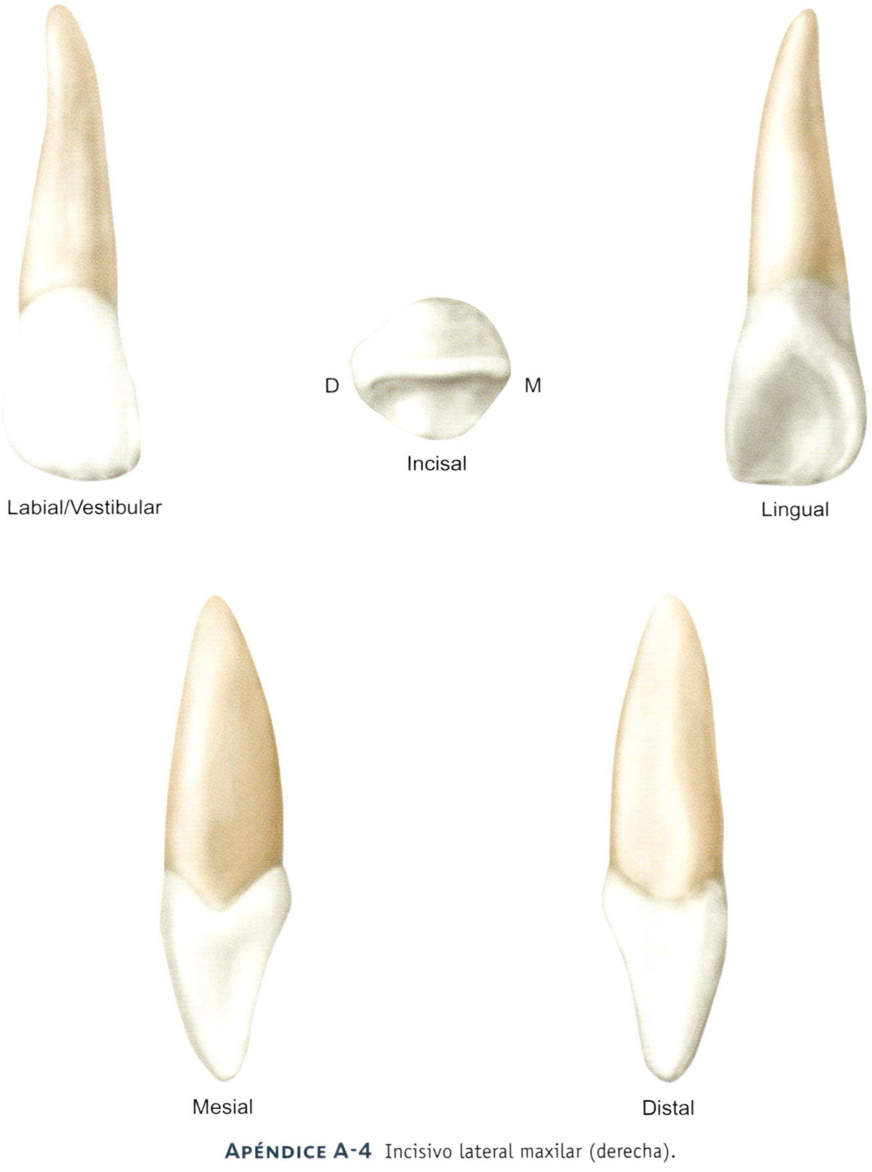

APÉNDICE A-4 Incisivo lateral maxilar (derecha).

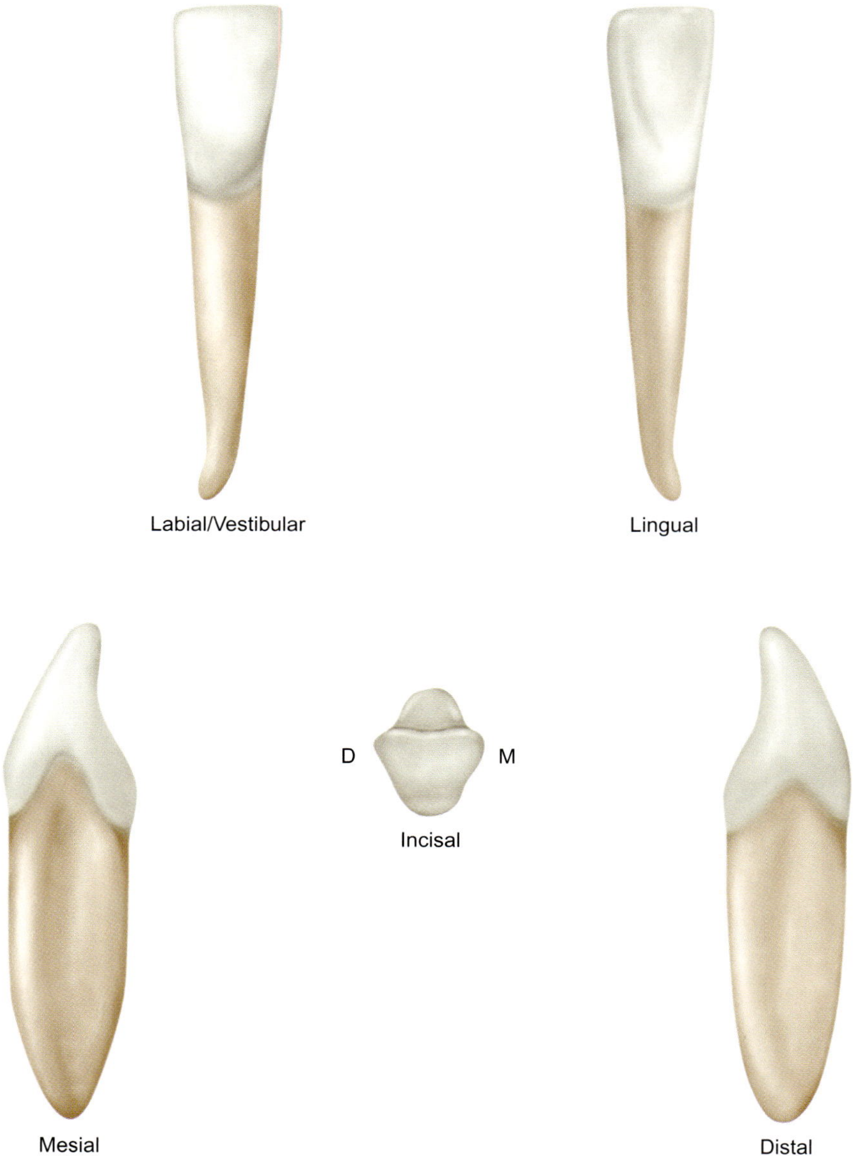

APÉNDICE A-5 Incisivo central mandibular (derecha).

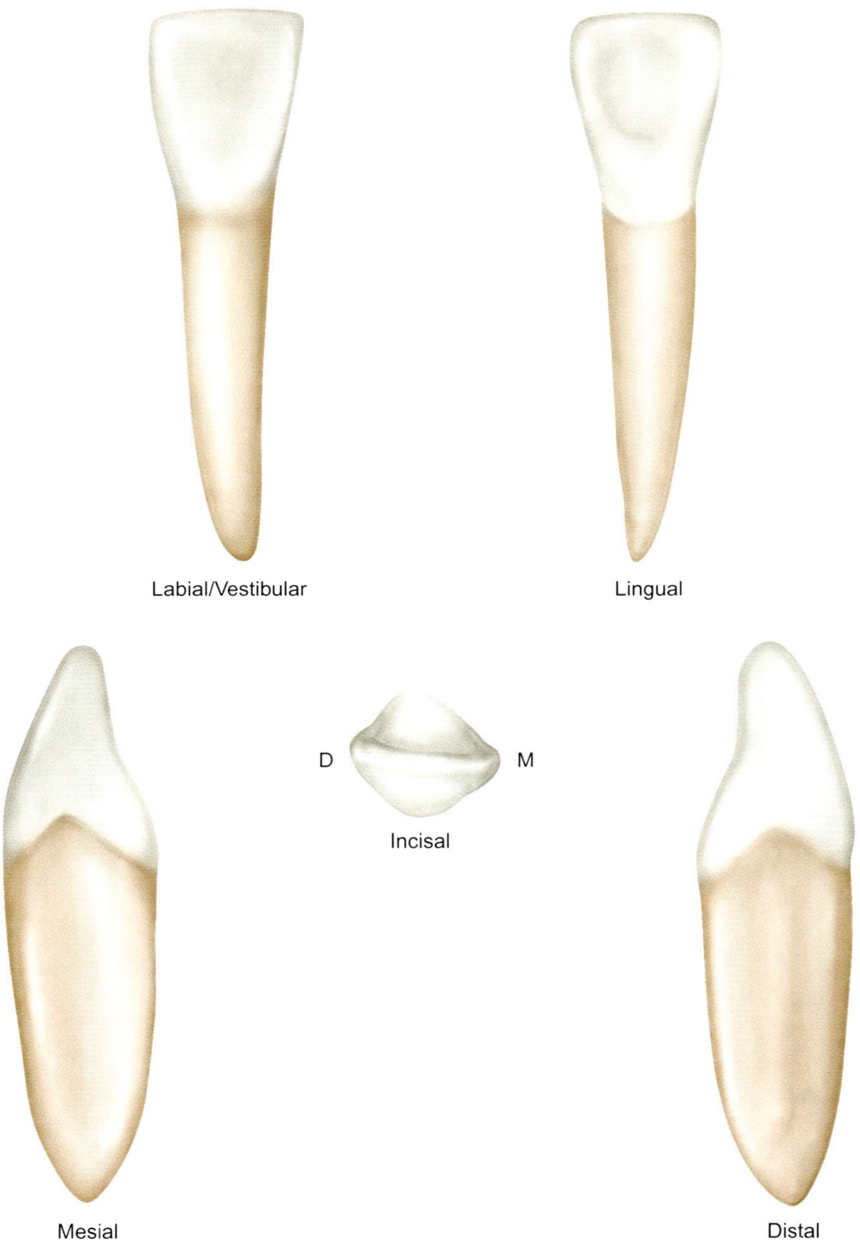

APÉNDICE A-6 Incisivo lateral mandibular (derecha).

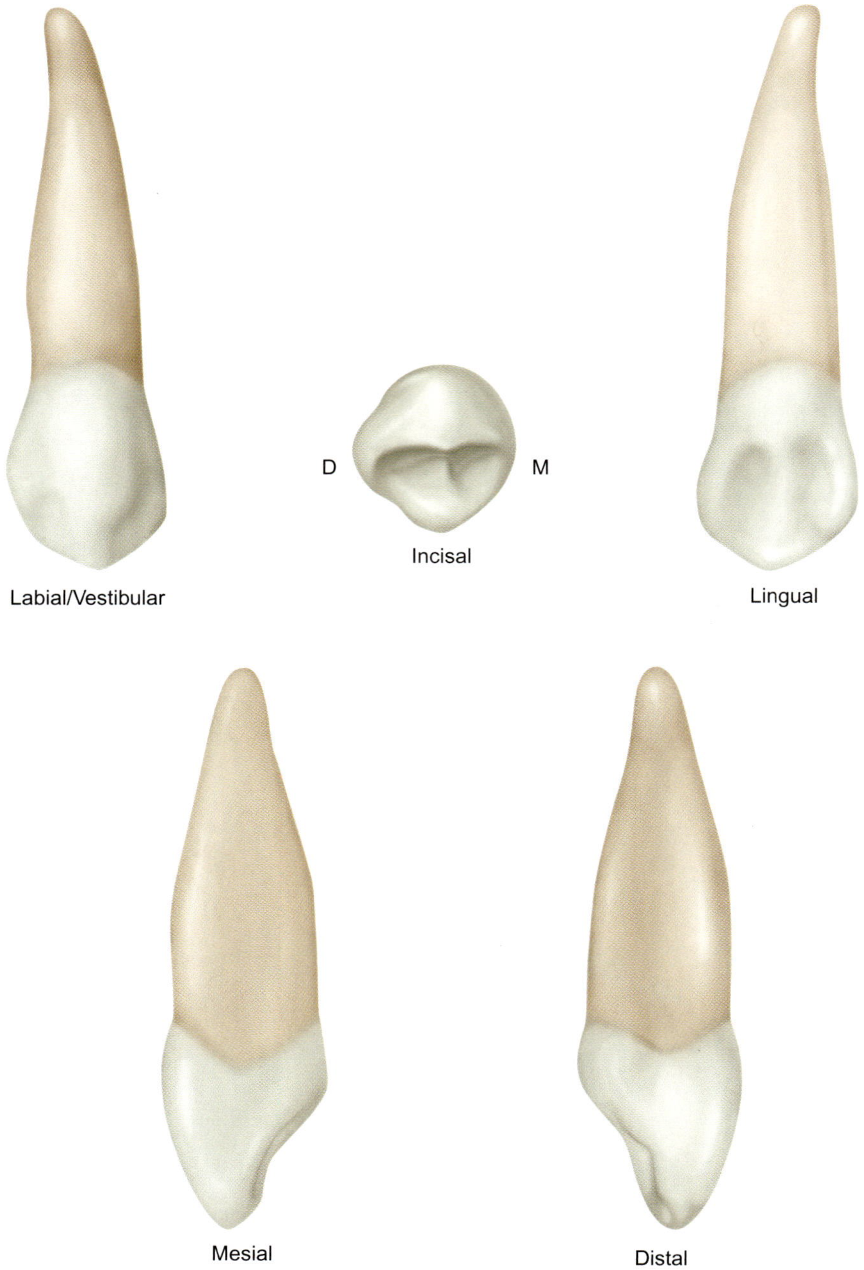

APÉNDICE A-7 Canino maxilar (derecha).

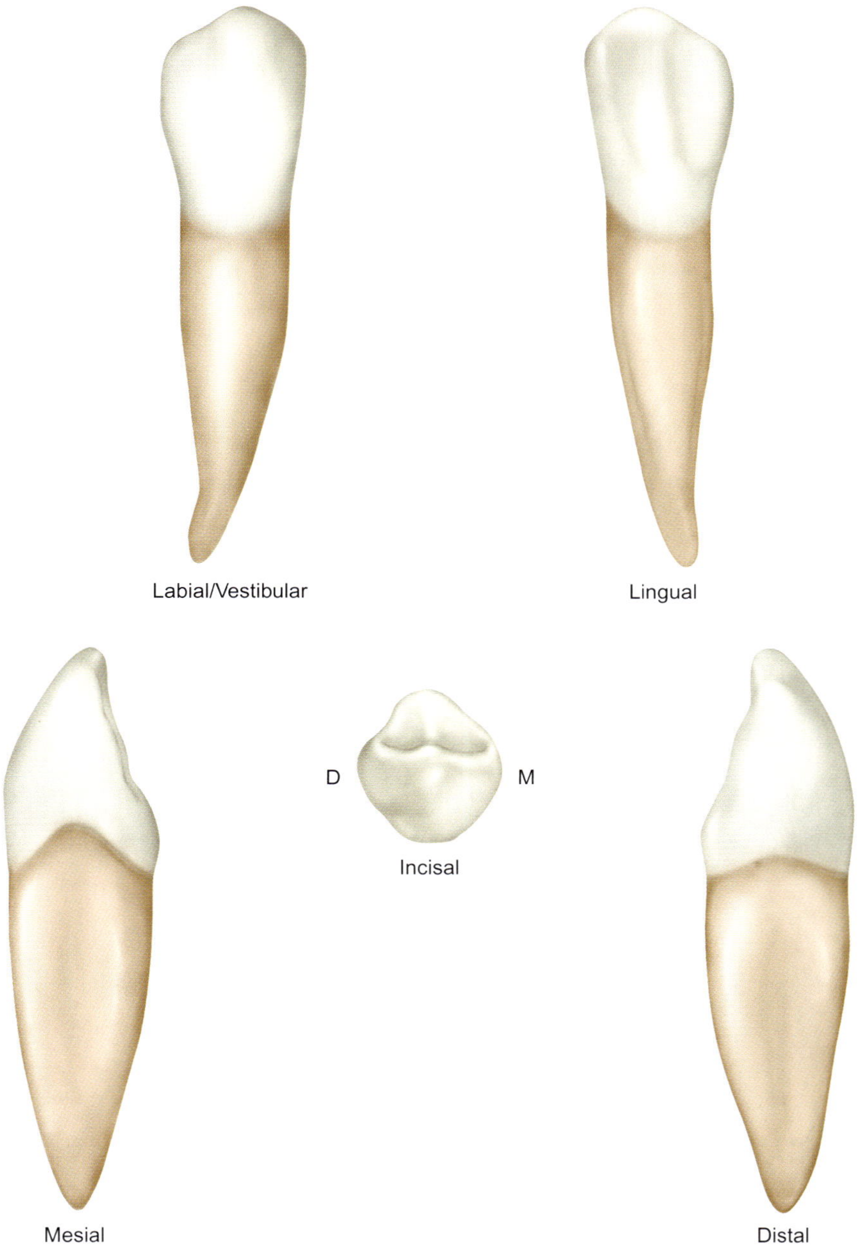

Apéndice A-8 Canino mandibular (derecha).

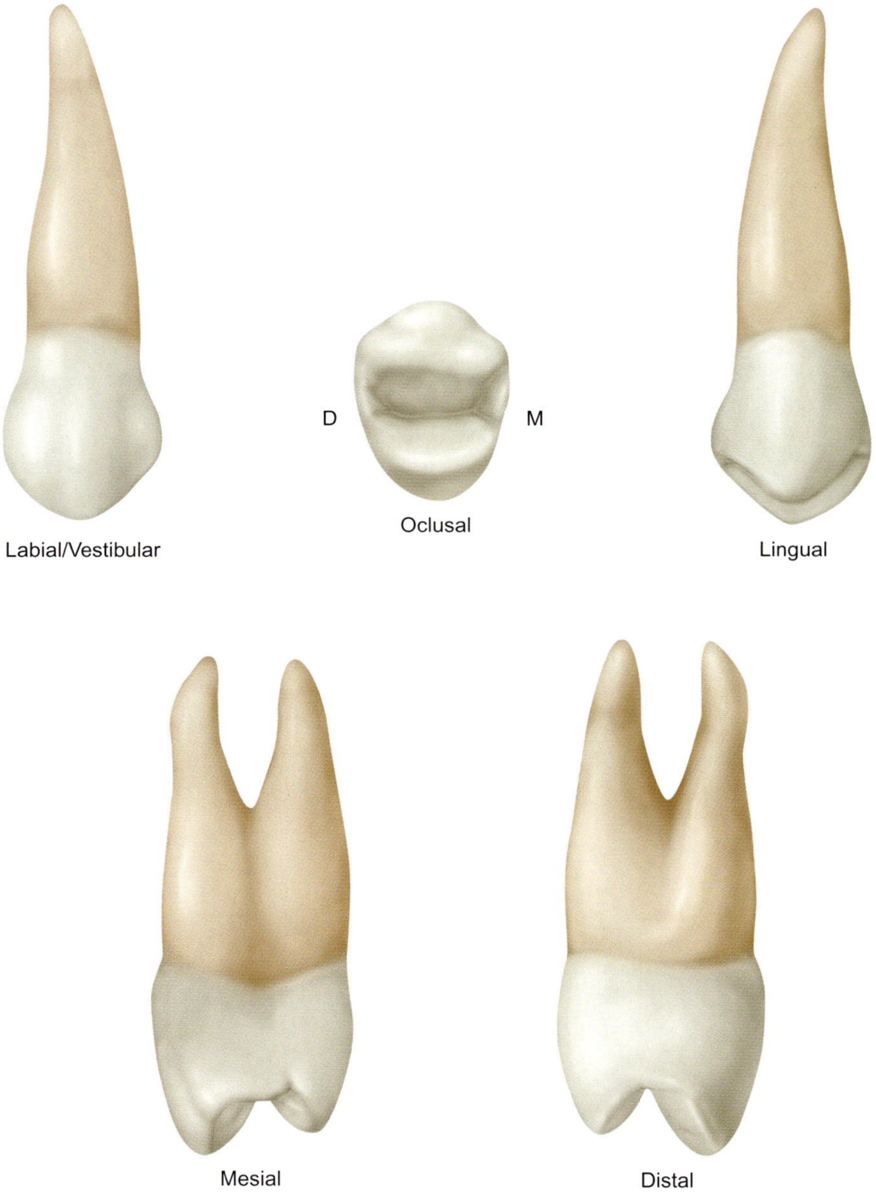

APÉNDICE A-9 Primer premolar maxilar.

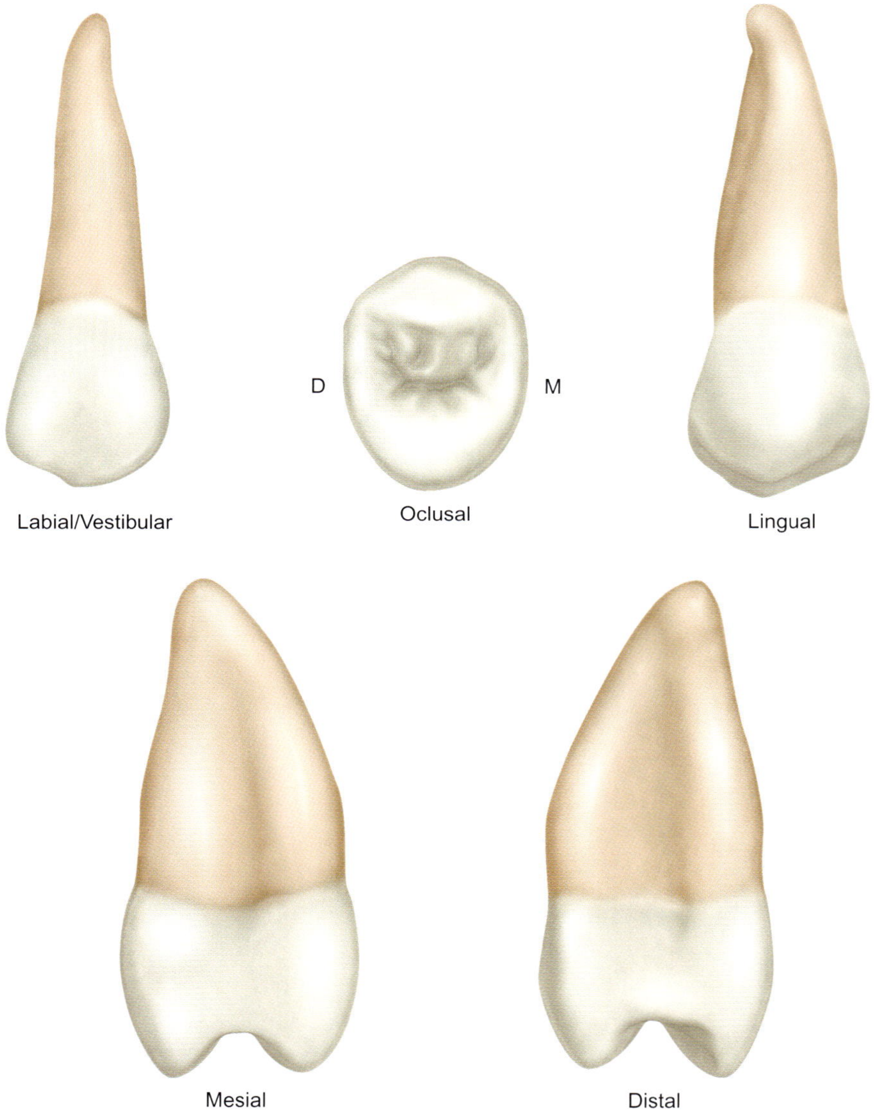

APÉNDICE A-10 Segundo premolar maxilar (derecha).

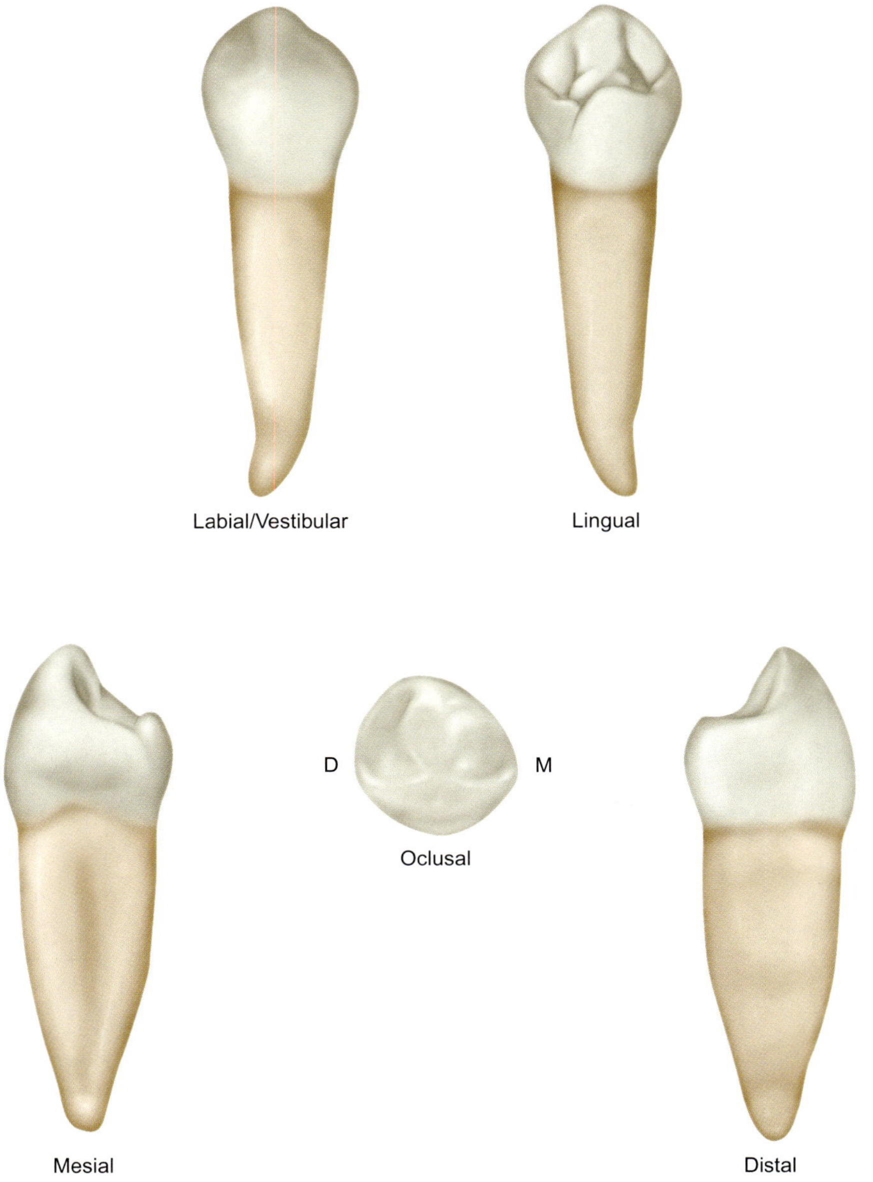

APÉNDICE A-11 Primer premolar mandibular (derecha).

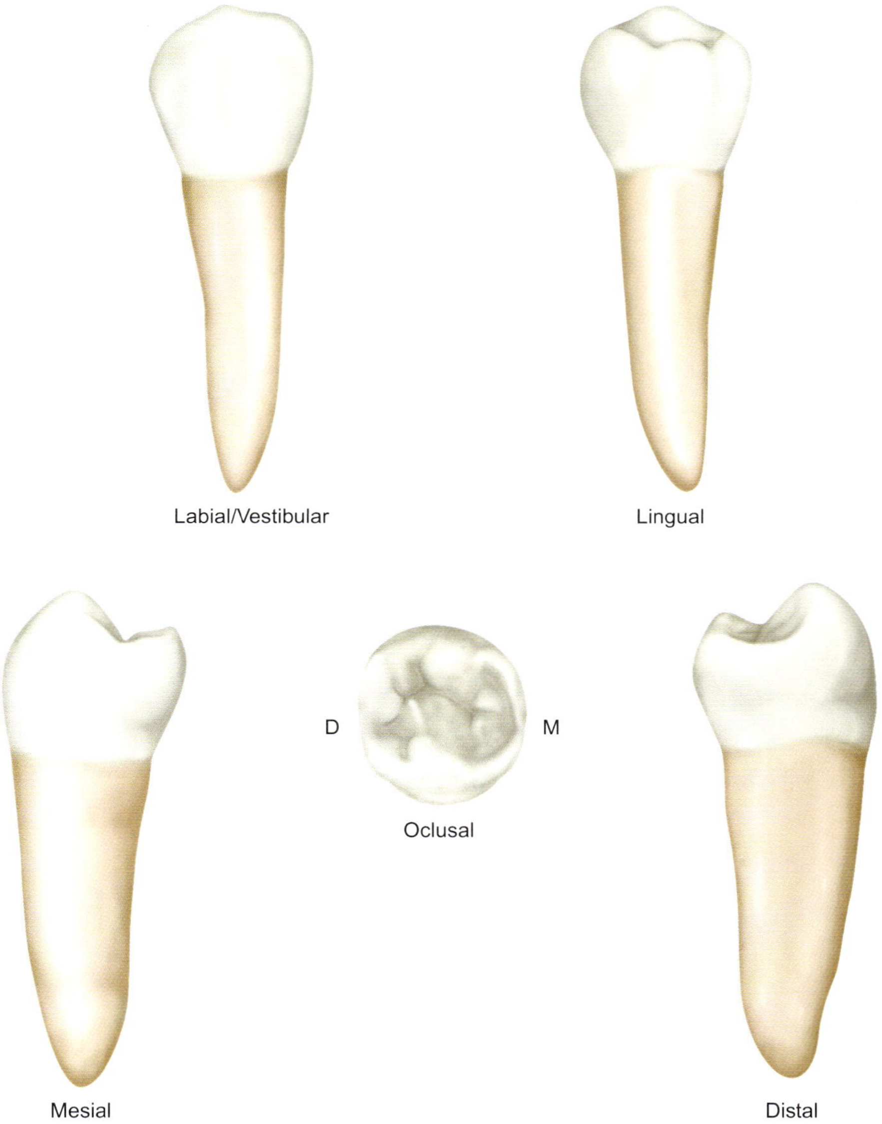

APÉNDICE A-12 Segundo premolar mandibular (derecha).

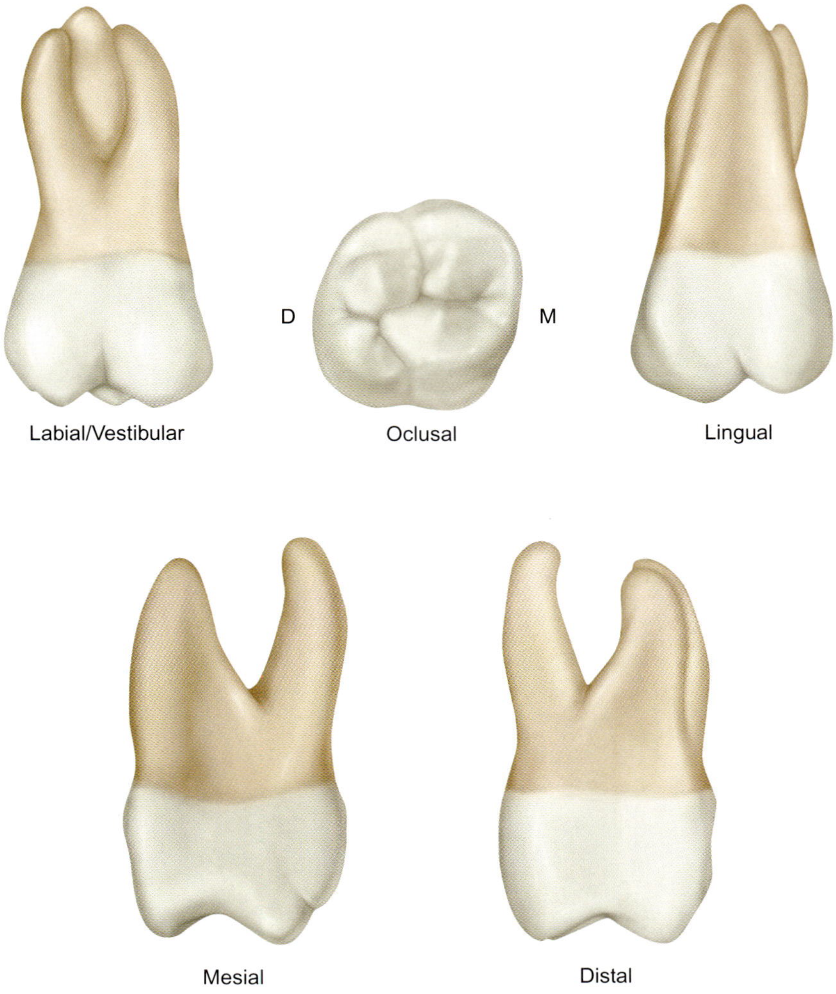

APÉNDICE A-13 Primer molar maxilar (derecha).

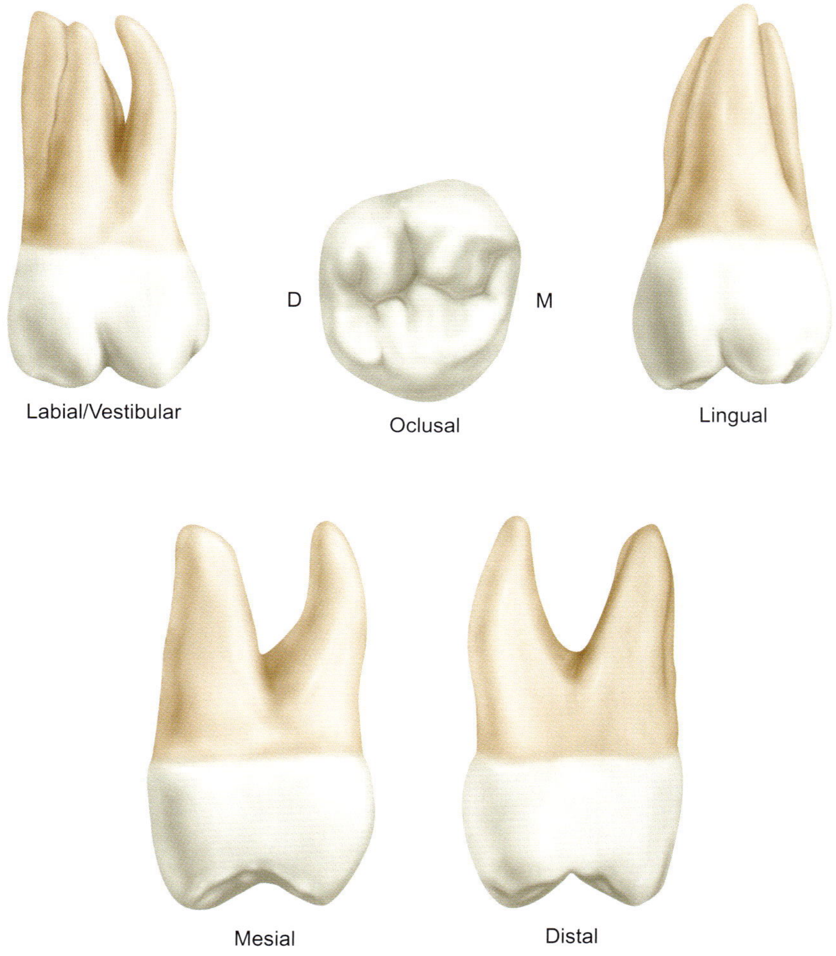

APÉNDICE A-14 Segundo molar maxilar (derecha).

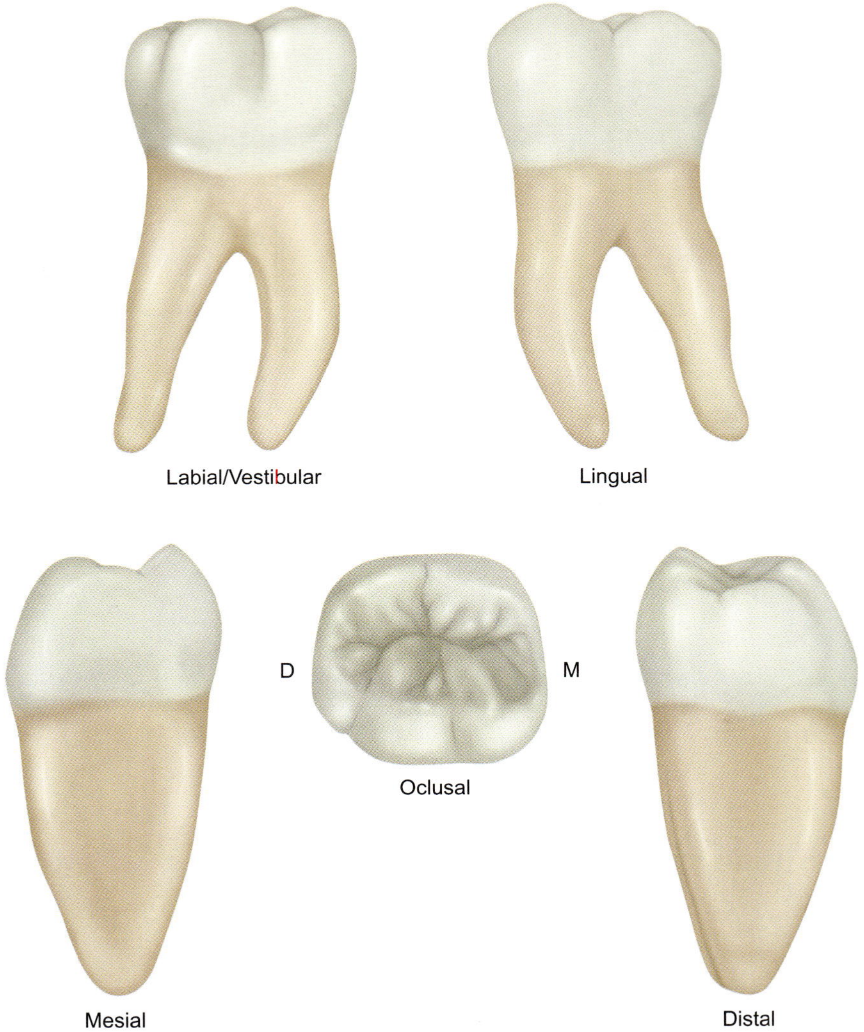

APÉNDICE A-15 Primer molar mandibular (derecha).

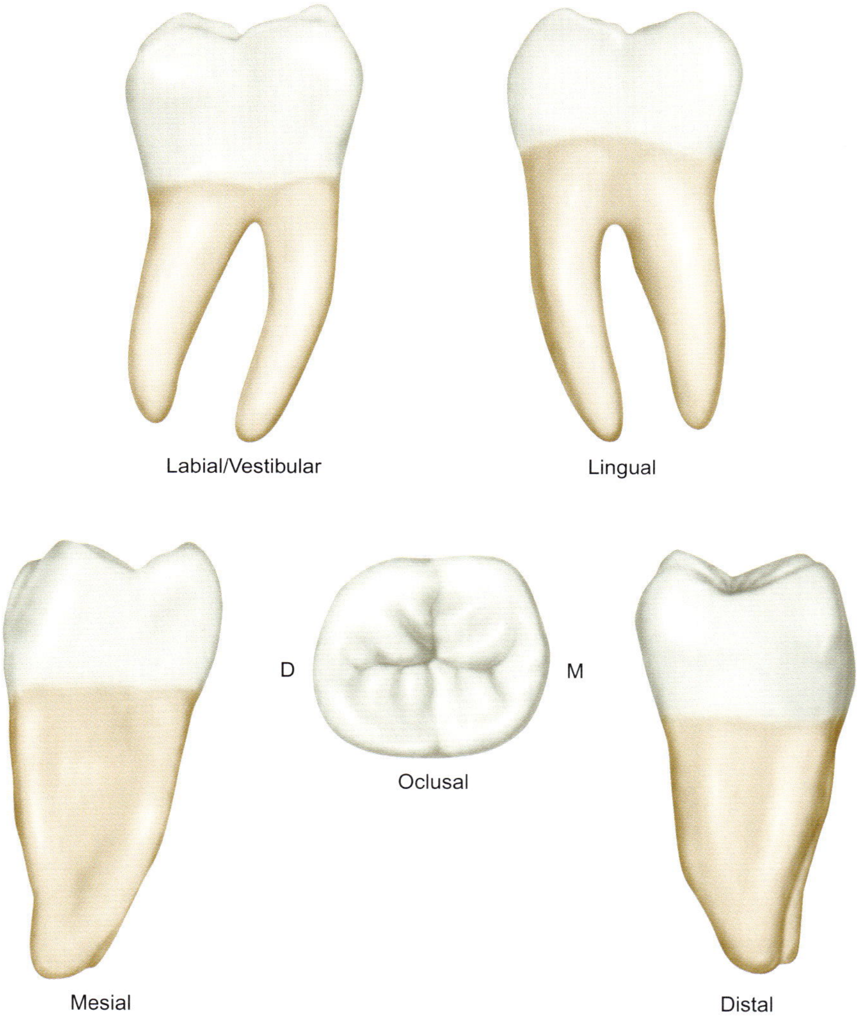

APÉNDICE A-16 Segundo molar mandibular (derecha).

Apéndice B

Características de la dentición permanente

El apéndice B incluye una serie de tablas con los rasgos y características de los dientes de la dentición permanente. Estas tablas se pueden utilizar simultáneamente con las ilustraciones del Apéndice A para comprobar las diferencias y las similitudes de la morfología de los dientes. Para facilitar el estudio de la anatomía dental, se ha hecho un resumen de los sistemas de anotación de los dientes, sus dimensiones, la posición de los contactos proximales, altura de los contornos, curvatura de la unión amelocementaria y de varios perfiles y de la perspectiva incisal y oclusal.

TABLA 1 Incisivos maxilares: peculiaridades específicas y otras características

	INCISIVO CENTRAL	INCISIVO LATERAL
Cara vestibular	Figura 6-9	Figura 6-19
Contactos proximales	Localización cervicoincisal	—
Mesial	Tercio incisal	Unión tercio medio/incisal
Distal	Unión tercio medio/incisal	Tercio medio
Ángulo mesioincisal	Ángulo recto agudo	Ligeramente redondeado
Ángulo distoincisal	Ligeramente redondeado	Notablemente redondeado
Perfil mesial	Recto	Ligeramente redondeado
Perfil distal	Manifiestamente redondeado	Notoriamente redondeado
Anchura mesiodistal	Comparativamente ancho	Comparativamente estrecho
Cuerno(s) pulpar(es)	3 (cara facial)	Normalmente 2 (cara facial)
Lóbulos	4 (fig. 4-12, *A*)	4
Cara lingual	Figura 6-3	Figura 6-14
Crestas marginales	Moderadas	Más prominentes
Cíngulo	Moderadamente pronunciado	Más prominente
Fosa	Moderadamente profunda	Profunda
Cara incisal	Figura 6-11	Figura 6-18
Contorno	Triangular	Oval
Labial	Ligeramente convexo	Más convexo
Dimensiones	Tabla 6-1	Tabla 6-2
Longitud de la corona (cervicoincisal)	10,5 mm	9 mm
Diámetro de la corona		
Mesiodistal	8,5 mm	6,5 mm
Cervical	7,0 mm	5,0 mm
Vestibulolingual	7,0 mm	6,0 mm
Altura del contorno	0,5 mm; figuras 6-4, 6-5	0,5 mm; figura 6-13
Vestibular/lingual	Ambos en tercio cervical	Ambos en tercio cervical
Curvatura en la unión amelocementaria	Tabla 6-1	Tabla 6-2
Mesial	3,5 mm	3,0 mm
Distal	2,5 mm	2,0 mm
Raíz	Figuras 6-3, 6-5, 6-9, 6-10	Figuras 6-13, 6-19, 6-20
Longitud	13,0 mm	13,0 mm
Conducto(s) pulpar(es)	1	Conductos accesorios apicales menos frecuentes
Cronología	Tablas 2-3, 6-1	Tablas 2-3, 6-2
Erupción	7-8 años	8-9 años
Raíz completada	10 años	11 años
Sistema de anotación	Capítulo 1	Capítulo 1
Universal	Derecha: 8; izquierda: 9	Derecha: 7; izquierda: 10
Internacional (FDI)	Derecha: 11; izquierda: 21	Derecha: 12; izquierda: 22
Palmer	Derecha/izquierda: 1|1	Derecha/izquierda: 2|2

TABLA 2 Incisivos mandibulares: peculiaridades específicas y otras características

	INCISIVO CENTRAL	INCISIVO LATERAL
Cara vestibular	Figuras 7-2, 7-9	Figuras 7-13, 7-19
Simetría	Simetría bilateralmente	Asimétricos
Contactos proximales	Figura 5-8, *A*	Figura 5-8, *B*
Mesial	Tercio incisal	Tercio incisal
Distal	Tercio incisal	Tercio incisal
Ángulos mesioincisales	Ángulos rectos agudos	Algo redondeados
Ángulos distoincisales	Ángulos rectos agudos	Más redondeados que el ángulo mesioincisal
Curvatura en la unión amelocementaria	Figura 5-27, tabla 7-1	Tabla 7-2
Mesial	3,0 mm	3,0 mm
Distal	2,0 mm	2,0 mm
Cara incisal	Figura 7-11	Figura 7-18
Borde incisal (cresta)	Ángulo recto con el eje vertical	Torsión distolingual de la corona
Cuerno(s) pulpar(es)	1 o 0	Variable; más prominentes
Lóbulos	4	4
Dimensiones	Tabla 7-1	Tabla 7-2
Longitud de la corona (cervicoincisal)	9,0 mm	9,5 mm
Diámetro de la corona		
Mesiodistal	5 mm	5,5 mm
Cervical	3,5 mm	4,0 mm
Labiolingual	6,0 mm	6,5 mm
Altura del contorno	Menos de 0,5 mm; figura 7-7	Menos de 0,5 mm
Vestibular/lingual	Ambos en tercio cervical	Ambos en tercio cervical
Raíz		
Dimensiones	Tabla 7-1	Tabla 7-2
Longitud	12,5 mm	14,0 mm
Canal(es) pulpar(es)	Normalmente 1; a veces 2	1
Cronología	Tabla 7-1	Tabla 7-2
Erupción	6-7 años	7-8 años
Raíz completada	9 años	10 años
Sistema de anotación	Capítulo 1	Capítulo 1
Universal	Derecha: 25; izquierda: 24	Derecha: 26; izquierda: 23
Internacional (FDI)	Derecha: 41; izquierda, 31	Derecha: 42; izquierda: 32
Palmer	Derecha/izquierda: $\overline{1}\rceil\lceil\overline{1}$	Derecha/izquierda: $\overline{2}\rceil\lceil\overline{2}$

Tabla 3 Incisivos maxilares y mandibulares: peculiaridades de las arcadas y otras características

Incisivos maxilares	Incisivos mandibulares
Incisivo central más ancho que el incisivo lateral	Incisivo lateral más ancho que el incisivo central
Más anchos que los incisivos mandibulares	Los incisivos más estrechos
Crestas marginales y cíngulos más prominentes	Crestas marginales y cíngulos no prominentes
Fosa lingual pronunciada, frecuentemente con una fosita lingual	Fosa lingual suave, sin surcos ni fositas
Anchura mesiodistal de la corona mayor que vestibulolingual	Anchura vestibulolingual de la corona mayor que mesiodistal
Raíces redondeadas en los cortes histológicos	Raíces delgadas mesiodistalmente
Cresta incisal por labial al eje de la raíz	Cresta incisal por lingual al eje de la raíz

Tabla 4 Caninos: peculiaridades de las arcadas y otras características

	Canino maxilar	Canino mandibular
Cara vestibular		
Contactos proximales	Figura 5-8, *C*	Figura 5-7, *C*
Mesial	Unión tercio medio e incisal	Tercio incisal
Distal	Tercio medio	Tercio medio
Cara mesial	Más ancho vestibulodistalmente	Más estrecho, más largo
Cara lingual	Fosa lingual más profunda	Superficie lingual plana
Crestas marginales	Pronunciadas; 2 fosas	Paralelas o ligeramente convergentes
Cíngulo	Grande, centrado mesiodistalmente	Más pequeño, puede estar fuera del centro distalmente
Fositas linguales, surcos	Frecuentes	No
Cara incisal	Asimetría acusada de las mitades mesial y distal	Menos simetría; cresta cuspídea distal girada
Cara incisal/proximal	Punta de la cúspide en línea o por labial al eje de la raíz	Punta de la cúspide por lingual al eje de la raíz
Dimensiones		
Mesiodistal	7,5 mm	7,0 mm
Labiolingual	8,0 mm	7,5 mm
Curvatura en la unión amelocementaria	2,5 mm (mesial)	1,0 mm (distal)
Incisal-cervical	10,0 mm	11,0 mm
Altura del contorno	0,5 mm	Menos de 0,5 mm
Vestibular/lingual	Tercio cervical (ambos)	Tercio cervical (ambos)
Cuerno(s) pulpar(es)	1	1
Lóbulos	4	4
Raíz		
Terminal (número)	1	Puede haber 2 (fig. 8-24)
Longitud	17 mm	16 mm
Cronología	Tabla 8-1	Tabla 8-2
Erupción	11-12 años	9-10 años
Raíz completada	13-15 años	12-14 años
Sistema de anotación	Capítulo 1	Capítulo 1
Universal	Derecha: 6; izquierda: 11	Derecha: 27; izquierda: 22
Internacional (FDI)	Derecha: 13; izquierda: 23	Derecha: 42; izquierda: 33
Palmer	Derecha/izquierda: 3|3	Derecha/izquierda 3|3

TABLA 5 Premolares maxilares: peculiaridades específicas y otras características

	PRIMER PREMOLAR	SEGUNDO PREMOLAR
Cara vestibular		
Contactos proximales	Mesial/distal: tercio medio	Mesial/distal: tercio medio
Hombros	Prominentes	Estrechos
Cúspide vestibular	Inclinada más a distal	No inclinada
Crestas cuspídeas	Cresta mesial más larga	Similares
Tamaño de la cúspide, altura	Ligeramente más ancha, más larga	Más corta
Cara lingual	Perfil vestibular visible	Perfil no visible
Cara mesial		
Surco marginal mesial	Cruza la cresta marginal	No cruza la cresta
Concavidad mesial	Presente	Ausente
Depresión radicular mesial	Presente	Presente
Cara oclusal	Figura 9-6	Figura 9-21
Perfil	Hexagonal	Oval
Surco central	Largo	Corto
Surcos suplementarios	Normalmente no presentes	Muchos; presentes a menudo
Lóbulos	4	4
Cuerno(s) pulpar(es)	2	2
Dimensiones	Tabla 9-1	Tabla 9-2
Cervicooclusal	8,5 mm	8,5 mm
Diámetro de la corona		
Mesiodistal	7,0 mm	7,0 mm
Cervical	5,0 mm	5,0 mm
Vestibulolingual	9,0 mm	9,0 mm
Altura del contorno	Figura 9-5	Figura 9-19
Cresta vestibular	Tercio cervical	Tercio cervical
Lingual	Tercio medio	Tercio medio
Curvatura en la unión amelocementaria	Figuras 9-4, 9-5	
Mesial	1,0 mm	1,0 mm
Distal	0,0 mm	0,0 mm
Raíz		
Longitud de la raíz	14,0 mm	14,0 mm
Surcos	Longitudinal definido	No hay surcos definidos
Número de raíces	Normalmente 2	1 raíz
Conductos pulpares	Frecuentemente 2	Normalmente 1
Cronología	Tabla 9-1	Tabla 9-2
Erupción	10-11 años	10-12 años
Raíz completada	12-13 años	12-14 años
Sistema de anotación	Capítulo 1	Capítulo 1
Universal	Derecha: 5; izquierda: 12	Derecha: 4; izquierda: 13
Internacional (FDI)	Derecha: 14; izquierda: 24	Derecha: 15: izquierda: 25
Palmer	Derecha/izquierda: 4|4	Derecha/izquierda: 5|5

Tabla 6 Premolares mandibulares: peculiaridades específicas y otras características

	Primer premolar	Segundo premolar
Cara vestibular	Figuras 10-2, 10-9	Figuras 10-13, 10-18
Contactos proximales	Figura 5-7	Figura 5-7
Cervicooclusal	Mesial/distal: tercio medio	Mesial/distal: tercio medio
Forma	Asimétrica	Simétrica bilateral
Cara lingual	Figura 10-3	Figura 10-14
Perfil vestibular	Se ve todo el perfil vestibular	No se ve nada
Altura cuspídea	Menos por lingual que por vestibular	Cúspides vestibulolinguales casi iguales
Cara mesial	Figura 10-1	Figura 10-15
Plano oclusal	Inclinado lingualmente	Esencialmente horizontal
Cresta transversa o cresta vestibular triangular	Cresta transversa presente (fig. 10-1)	No hay cresta transversa (fig. 10-17)
Cara oclusal	Figuras 10-6, 10-11	Figura 10-17
Contorno	Forma de diamante	Forma cuadrada
Cúspides	2 (fig. 10-1)	2 o 3 (fig. 10-20)
Lóbulos	4	4 o 5
Dimensiones	Tabla 10-1	Tabla 10-2
Longitud de la corona (cervicoincisal)	8,5 mm	8,0 mm
Diámetro de la corona		
Mesiodistal	7,0 mm	7,0 mm
Cervical	5,0 mm	5,0 mm
Vestibulolingual	7,5 mm	8,0 mm
Altura del contorno	Figuras 5-27, 10-4	Figura 10-16
Vestibular	Tercio cervical	Tercio medio
Lingual	Tercio medio	Tercio medio
Curvatura en la unión amelocementaria	Tabla 10-1 (línea cervical)	Tabla 10-2
Mesial	1,0 mm	1,0 mm
Distal	0,0 mm	0,0 mm
Raíz	Tabla 10-1	Tabla 10-2
Longitud	14,0 mm	14,5 mm
Conducto(s) pulpar(es)	1	1
Cuerno(s) pulpar(es)	1	2
Cronología	Tabla 2-3; tabla 10-1	Tabla 2-3; tabla 10-2
Erupción	10-12 años	11-12 años
Raíz completada	12-13 años	13-14 años
Sistemas de anotación	Capítulo 1	Capítulo 1
Universal	Derecha: 28; izquierda: 21	Derecha: 29; izquierda: 20
Internacional (FDI)	Derecha: 44; izquierda: 34	Derecha: 45; izquierda: 35
Palmer	Derecha/izquierda: $\overline{4}\rceil\lceil\overline{4}$	Derecha/izquierda: $\overline{5}\rceil\lceil\overline{5}$

Tabla 7 Premolares: peculiaridades de las arcadas y otras características

Premolares maxilares	Premolares mandibulares
Cara vestibular/distal: figura 4-16	
Coronas de forma trapezoidal[*]	Coronas de forma trapezoidal
Cara mesial: figura 4-16	
Coronas de forma trapezoidal	Coronas de forma romboidal[†]
Las cúspides vestibular y lingual tienen casi la misma altura	Las cúspides linguales son comparativamente más cortas que las maxilares Las puntas de las cúspides pueden estar por lingual de la raíz
Las dos cúspides principales son casi del mismo tamaño y relieve	Las cúspides vestibular y lingual son desiguales en altura y relieve

[*]Un trapezoide es una figura plana de cuatro lados, con dos lados paralelos.
[†]Un romboide es un paralelogramo de ángulos oblicuos solamente con los lados opuestos iguales.

Tabla 8 Molares maxilares: peculiaridades específicas y otras características

Características generales de todos los molares
Altura del contorno: la cresta vestibular está en el tercio cervical; la cresta lingual está en el tercio medio de la corona (p. ej., fig. 11-13).
Contactos proximales: el contacto cervicooclusal mesial está en el tercio medio (hacia el tercio oclusal); el contacto distal está en el tercio medio, ligeramente hacia el tercio cervical (p. ej., fig. 11-13).
Dimensiones de la corona: la dimensión mesiodistal es mayor que la altura cervicooclusal.

Características	Primer molar	Segundo molar	Tercer molar
Cara vestibular	Figuras 11-4, 11-15	Figuras 11-19, 11-24	Figuras 11-28, 11-33
Dimensiones	El diente más ancho	Anchura intermedia	El más pequeño de los tres
Altura cúspide distovestibular	Cúspides mesiovestibulares de igual altura	Ligeramente menor que mesiovestibular	Mucho menor que mesiovestibular
Cara lingual	Figura 11-6	Figura 11-20	Figura 11-29
Cúspide distolingual	La cúspide distolingual más grande	Altura y anchura más pequeñas	Normalmente perdida
Raíz lingual	Más ancha mesiodistalmente	Más estrecha	La más estrecha
Cara oclusal	Figura 11-12	Figura 11-23	Figura 11-32
Forma de la corona	Cuadrada a romboidal	Más romboidal	Forma de corazón
Lóbulos	5	4	3 o 4
Dimensiones	Tabla 11-1	Tabla 11-2	Tabla 11-3
Longitud de la corona (cervicooclusal)	7,5 mm	7,0 mm	6,5 mm
Diámetro de la corona			
Mesiodistal	10,0 mm	9,0 mm	8,5 mm
Cervical	8,0 mm	7,0 mm	6,5 mm
Vestibulolingual	11,0 mm	11,0 mm	10,0 mm
Altura del contorno	0,5 mm; figura 11-13	0,5 mm; figura 11-21	0,5 mm; figura 11-30
Cresta vestibular	Tercio cervical	Tercio cervical	Tercio cervical
Cresta lingual	Tercio medio	Tercio medio	Tercio medio
Curvatura en la unión amelocementaria	Tabla 11-1	Tabla 11-2	Tabla 11-3
Mesial	1,0 mm	1,0 mm	1,0 mm
Distal	0,0 mm	0,0 mm	0,0 mm
Raíz	Tabla 11-1	Tabla 11-2	Tabla 11-3
Longitud vestibular	12,0 mm	11,0 mm	11,0 mm
Longitud lingual	13,0 mm	12,0 mm	
Cronología	Tabla 11-1	Tabla 11-2	Tabla 11-3
Erupción	6 años	12-13 años	17-21 años
Raíz completada	9-10 años	14-16 años	18-25 años
Sistemas de anotación	Capítulo 1	Capítulo 1	Capítulo 1
Universal	Derecha: 3; izquierda: 14	Derecha: 2; izquierda: 15	Derecha: 1; izquierda: 16
Internacional (FDI)	Derecha: 16; izquierda: 26	Derecha: 17; izquierda: 27	Derecha: 18; izquierda: 28
Palmer	Derecha/izquierda: 6⌋⌊6	Derecha/izquierda: 7⌋⌊7	Derecha/izquierda: 8⌋⌊8

Tabla 9 Molares mandibulares: peculiaridades específicas y otras características

Características	Primer molar	Segundo molar	Tercer molar
Cara vestibular	Figuras 12-4, 12-14	Figuras 12-18, 12-23	Figuras 12-29, 12-34
Tamaño de la corona	La más grande; más ancha mesiodistalmente	Más pequeña	La más pequeña
Cúspides	5 cúspides: mesiovestibular, distovestibular, mesiolingual, distolingual, distal	4 cúspides: mesiovestibular, distovestibular, mesiolingual, distolingual	4 cúspides: mesiovestibular, distovestibular, mesiolingual, distolingual
Surco(s)/fosita(s)	1 mesiovestibular ± fosita, 1 distovestibular	1 vestibular ± fosita	1 vestibular ± fosita
Raíz/raíces	Figuras 12-4, 12-14	Figura 12-18	Figura 12-29
	Ampliamente separadas; casi verticales	Muy juntas, paralelas; inclinadas distalmente	Más cortas, fusionadas, menos inclinación
Cara lingual	Figura 12-6	Figura 12-19	Figura 12-30
Cervical	Corona más estrecha	Menos estrecha	Menos estrecha
Cara oclusal	Figura 12-2	Figura 12-25	Figura 12-33
Forma de la corona	Cuadrada, hexagonal o pentagonal	Cuadrada o rectangular	Cuadrada u oval
Lóbulos	5 (fig. 4-12, *C*)	4	4
Cuerno(s) pulpar(es)	5	4	4
Dimensiones	Tabla 12-1	Tabla 12-2	Tabla 12-3
Longitud de la corona (cervicooclusal)	7,5 mm	7,0 mm	7,0 mm
Diámetro de la corona			
Mesiodistal	11,0 mm	10,5 mm	10,0 mm
Cervical	9,0 mm	8,0 mm	7,5 mm
Vestibulolingual	10,5 mm	10,0 mm	9,5 mm
Altura del contorno	Figuras 12-7, 12-12	Figuras 12-20, 12-21	Figuras 12-31, 12-32
Cresta vestibular	Tercio cervical, 0,5 mm	Tercio cervical, 0,5 mm	Tercio cervical, 0,5 mm
Cresta lingual	Tercio medio, 1,0 mm	Tercio medio, 1,0 mm	Tercio medio 1,0 mm
Curvatura en la unión amelocementaria	Figuras 5-27, 12-12	Figura 12-12	Figura 12-32
Mesial	1,0 mm	1,0 mm	1,0 mm
Distal	0,0 mm	0,0 mm	0,0 mm
Raíz	Figura 12-7	Figura 12-21	Figura 12-31
Longitud	14,0 mm; tabla 1-1	13,0 mm; tabla 1-1	11,0 mm; tabla 1-1
Cronología	Tabla 12-1	Tabla 12-2	Tabla 12-3
Erupción	6-7 años	11-13 años	17-21 años
Raíz completada	9-10 años	14-15 años	18-25 años
Sistemas de anotación	Capítulo 1	Capítulo 1	Capítulo 1
Universal	Derecha: 30; izquierda: 19	Derecha: 31; izquierda: 18	Derecha: 32; izquierda: 17
Internacional (FDI)	Derecha: 46; izquierda: 36	Derecha: 47; izquierda: 37	Derecha: 48; izquierda: 38
Palmer	Derecha/izquierda: $\overline{6|}\overline{|6}$	Derecha/izquierda: $\overline{7|}\overline{|7}$	Derecha/izquierda: $\overline{8|}\overline{|8}$

Índice alfabético

Los números de página seguidos por la letra c indican cuadros; por la letra f figuras y por la letra t tablas.

E

J

L

M

R

S

T

Refuerce sus conocimientos con el DVD adjunto

Mejore su entendimiento de la anatomía, fisiología y oclusión dental con ejercicios interactivos y pruebas de evaluación. **El DVD** incluido en esta obra le da acceso a:

- **Preguntas de repaso tipo examen** según el modelo del National Board Dental Exam
- **24 animaciones 3-D** que representan con gran detalle las estructuras dentales y los movimientos
- **26 animaciones de realidad virtual en QuickTime** con panorámicas de 360 grados sobre la anatomía dental

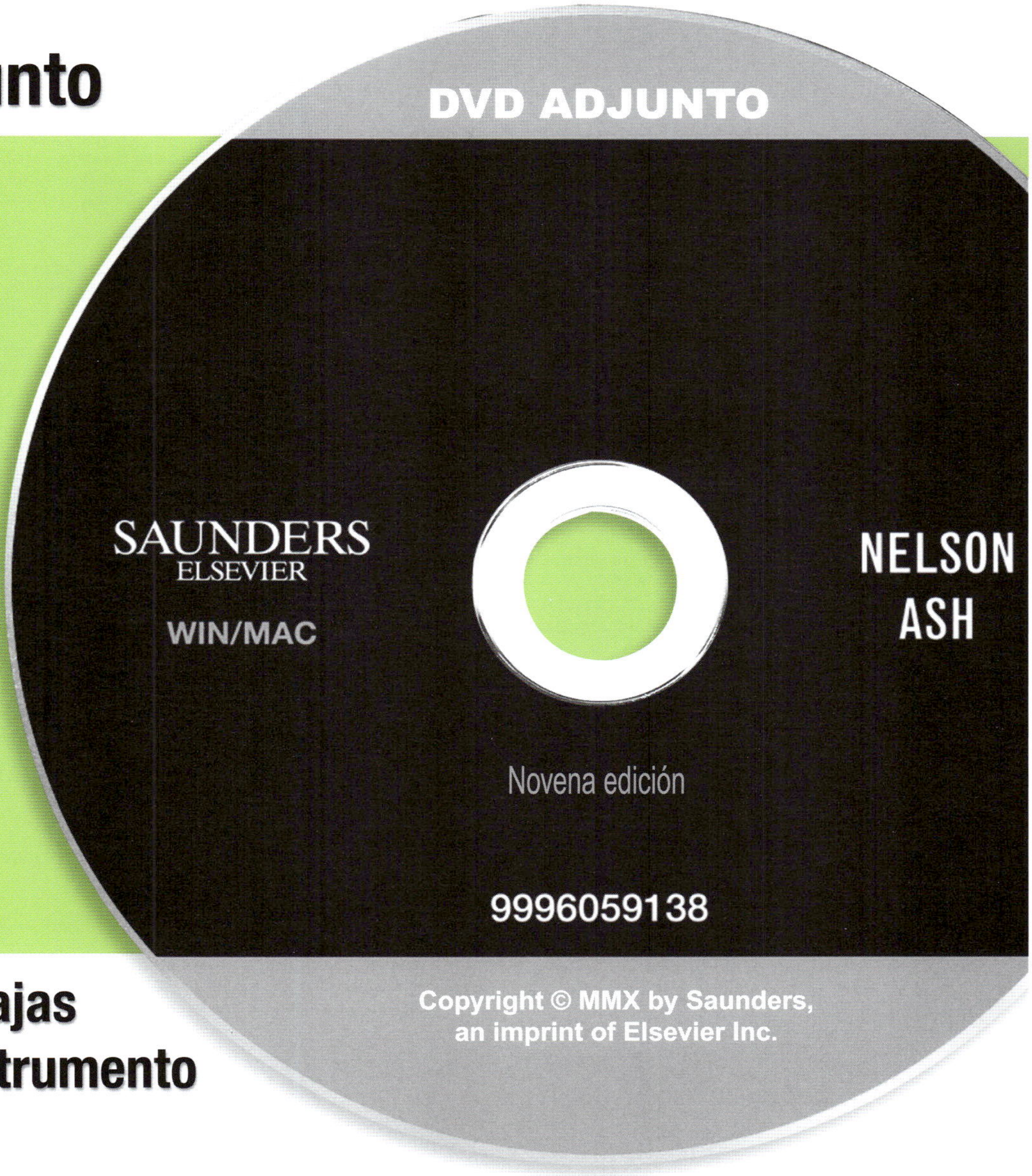

Experimente las ventajas que le ofrece este instrumento multimedia

¡Comience a usar su DVD ahora!

PLEASE READ THE FOLLOWING AGREEMENT CAREFULLY BEFORE USING THIS ELECTRONIC MEDIA PRODUCT. THIS ELECTRONIC MEDIA PRODUCT IS LICENSED UNDER THE TERMS CONTAINED IN THIS ELECTRONIC MEDIA LICENSE AGREEMENT ("Agreement"). BY USING THIS ELECTRONIC MEDIA PRODUCT, YOU, AN INDIVIDUAL OR ENTITY INCLUDING EMPLOYEES, AGENTS AND REPRESENTATIVES ("You" or "Your"), ACKNOWLEDGE THAT YOU HAVE READ THIS AGREEMENT, THAT YOU UNDERSTAND IT, AND THAT YOU AGREE TO BE BOUND BY THE TERMS AND CONDITIONS OF THIS AGREEMENT, ELSEVIER INC. ("Elsevier") EXPRESSLY DOES NOT AGREE TO LICENSE THIS ELECTRONIC MEDIA PRODUCT TO YOU UNLESS YOU ASSENT TO THIS AGREEMENT. IF YOU DO NOT AGREE WITH ANY OF THE FOLLOWING TERMS, YOU MAY. WITHIN THIRTY (.30) DAYS AFTER YOUR RECEIPT OF THIS ELECTRONIC MEDIA PRODUCT RETURN THE UNUSED ELECTRONIC MEDIA PRODUCT AND ALL ACCOMPANYING DOCUMENTATION TO ELSEVIER FOR A FULL REFUND.

DEFINITIONS

As used in this Agreement, these terms shall have the following meanings:

"Proprietary Material" means the valuable and proprietary information content of this Electronic Media Product including all indexes and graphic materials and software used to access, index, search and retrieve the information content from this Electronic Media Product developed or licensed by Elsevier and/or its affiliates, suppliers and licensors.

"Electronic Media Product" means the copy of the Proprietary Material and any other material delivered on Electronic Media and any other human-readable or machine-readable materials enclosed with this Agreement, including without limitation documentation relating to the same.

OWNERSHIP

This Electronic Media Product has been supplied by, Old is proprietary to Elsevier and/or its affiliates, suppliers and licensors. The copyright in the Electronic Media Product belongs to Elsevier and/or its affiliates, suppliers and licensors and is protected by the national and state copyright trademark, trade secret and other intellectual property law of the United States and international treaty provisions, including without limitation the Universal Copyright Convention and the Berne Copyright Convention. You have no ownership rights in this Electronic Media Product. Except as expressly set forth herein, no part of this Electronic Media Product, including without limitation the Proprietary Material, may be modified, copied or distributed in hardcopy or machine-readable form without prior written consent from Elsevier. All rights not expressly granted to You herein are expressly reserved. Any other use of this Electronic Media Product by any person or entity is strictly prohibited and a violation of this Agreement.

SCOPE OF RIGHTS LICENSED (PERMITTED USES)

Elsevier is granting to You a limited. non-exclusive. non-transferable license to use this Electronic Media Product in accordance with the terms of this Agreement. You may use or provide access to this Electronic Media Product on a single computer or terminal physically located at Your premises and in a secure network or move this Electronic Media Product to and use it on another single computer or terminal at the same location for personal use only, but under no circumstances may You use or provide access to any part or parts of this Electronic Media Product on more than one computer or terminal simultaneously.

You shall not (a) copy, download, or otherwise reproduce the Electronic Media Product in any medium, including, without limitation, online transmissions, local area networks, wide area networks, intranets, extranets and the Internet, or in any way, in whole or in part, except that You may print or download limited portions of the Proprietary Material that are the results of discrete searches; (b) alter, modify, or adapt the Electronic Media Product, inc1uding but not limited to decompiling, disassembling, reverse engineering, or creating derivative works, without the prior written approval of Elsevier; (c) sell, license or otherwise distribute to third parties the Electronic Media Product of any part or parts thereof; or (d) alter, remove, obscure or obstruct the display of any copyright, trademark of other proprietary notice on or in the Electronic Media Product or on any printout or download of portions of the Proprietary Materials.

RESTRICTIONS ON TRANSFER

This License is personal to You, and neither Your rights hereunder nor the tangible embodiments of this Electronic Media Product, including without limitation the Proprietary Material, may be sold, assigned, transferred or sublicensed to any other person, including without limitation by operation of law, without the prior written consent of Elsevier. Any purported sale, assignment, transfer or sublicense without the prior written consent or Elsevier will be void and will automatically terminate the License granted hereunder.

TERM

This Agreement will remain in effect until terminated pursuant to the terms of this Agreement. You may terminate this Agreement al any time by removing from Your system and destroying the Electronic Media Product. Unauthorized copying of the Electronic Media Product, including without limitation, the Proprietary Material and documentation, or otherwise failing to comply with the terms and conditions of this Agreement shall result in automatic termination of this license and will make available to Elsevier legal remedies. Upon termination of this Agreement, the license granted herein will terminate and You must immediately destroy the Electronic Media Product and accompanying documentation. All provisions relating to proprietary rights shall survive termination of this Agreement.

LIMITED WARRANTY AND LIMITATION OF LIABILITY

NEITHER ELSEVIER NOR ITS LICENSORS REPRESENT OR WARRANT THAT THE INFORMATION CONTAINED IN THE PROPRIETARY MATERIAL IS COMPLETE OR FREE FROM ERROR. AND NEITHER ASSUMES, AND BOTH EXPRESSLY DISCLAIM, ANY LIABILITY TO ANY PERSON FOR ANY LOSS OR DAMAGE CAUSED BY ERRORS OR OMISSIONS IN THE PROPRIETARY MATERIAL. WHETHER SUCH ERRORS OR OMISSIONS RESULT FROM NEGLIGENCE, ACCIDENT, OR ANY OTHER CAUSE. IN ADDITION, NEITHER ELSEVIER NOR ITS LICENSORS MAKE ANY REPRESENTATIONS OR WARRANTIES. EITHER EXPRESS OR IMPLIED, REGARDING THE PERFORMANCE OF YOUR NETWORK OR COMPUTER SYSTEM WHEN USED IN CONJUNCTION WITH THE ELECTRONIC MEDIA PRODUCT.

If this Electronic Media Product is defective, Elsevier will replace it at no charge if the defective Electronic Media Product is returned to Elsevier within sixty (60) days (or the greatest period allowable by applicable law) from the date of shipment.

Elsevier warrants that the software embodied in this Electronic Media Product will perform in substantial compliance with the documentation supplied in this Electronic Media Product. If You report a significant defect in performance in writing to Elsevier, and Elsevier is not able to correct same within sixty (60) days after its receipt of Your notification. You may return this Electronic Media Product, including all copies and documentation, to Elsevier and Elsevier win refund Your money.

YOU UNDERSTAND THAT, EXCEPT FOR THE 60-DAY LIMITED WARRANTY RECITED ABOVE, ELSEVIER, ITS AFFILIATES, LICENSORS, SUPPLIERS AND AGENTS, MAKE NO WARRANTIES. EXPRESSED OR IMPLIED, WITH RESPECT TO THE ELECTRONIC MEDIA PRODUCT, INCLUDING, WITHOUT LIMITATION THE PROPRIETARY MATERIAL, AND SPECIFICALLY DISCLAIM ANY WARRANTY OF MERCHANTABILITY OR FITNESS FOR A PARTICULAR PURPOSE.

If the information provided un this Electronic Media contains medical or health sciences information. It is intended for professional use within the medical field. Information about medical treatment or drug dosages is intended strictly for professional use, and because of rapid advances in the medical sciences, independent verification of diagnosis and drug dosages should be made.

IN NO EVENT WILL ELSEVIER. ITS AFFILIATES, LJCENSORS, SUPPLIERS OR AGENTS, BE LIABLE TO YOU FOR ANY DAMAGES, INCLUDING. WITHOUT LIMITATION, ANY LOST PROFITS. LOST SAVINGS OR OTHER INCIDENTAL OR CONSEQUENTIAL DAMAGES, ARISING OUT OF YOUR USE OR INABILITY TO USE THE ELECTRONIC MEDIA PRODUCT REGARDLESS OF WHETHER SUCH DAMAGES ARE FORESEEABLE OR WHETHER SUCH DAMAGES ARE DEEMED TO RESULT FROM THE FAILURE OR INADEQUACY OF ANY EXCLUSIVE OR OTHER REMEDY.

U.S. GOVERNMENT RESTRICTED RIGHTS

The Electronic Media Product and documentation are provided with restricted rights. Use, duplication or disclosure by the U.S. Government is subject to restrictions as set forth in subparagraphs (a) through (d) of the Commercial Computer Restricted Rights clause at FAR 52.22719 or in subparagraph (c)(1)(ii) of the Rights in Technical Data and Computer Software clause at DFARS 252.2277013. or at 252.2117015, as applicable. Contractor/Manufacturer is Elsevier Inc., 360 Park Avenue South. New York, NY 10010-5107 USA.

GOVERNING LAW

This Agreement shall he governed by the laws of the State of New York, USA. In any dispute arising out of this Agreement, you and Elsevier each consent to the exclusive personal jurisdiction and venue in the state and federal courts within New York County, New York, USA.